全国高等医药院校药学类专业第五轮规划教材

医院药学

第2版

（供药学、临床药学专业使用）

主　编　杨长青
副主编　许杜娟　赵　彬　宫　建　赵　鑫
编　者　（以姓氏笔画为序）
　　　　付秀娟（吉林大学第二医院）
　　　　朱君荣（南京市第一医院）
　　　　刘平羽（南京医科大学第二附属医院）
　　　　许杜娟（安徽医科大学第一附属医院）
　　　　孙安修（扬州大学附属医院）
　　　　李　俐（南京鼓楼医院）
　　　　李涵涵（中国药科大学）
　　　　杨长青（中国药科大学）
　　　　张　华（齐齐哈尔医学院附属第一医院）
　　　　范　蕾（内蒙古医科大学）
　　　　赵　娣（中国药科大学）
　　　　赵　彬（北京协和医院）
　　　　赵　维（山东大学）
　　　　赵　鑫（广东药科大学）
　　　　宫　建（沈阳药科大学）
　　　　都丽萍（北京协和医院）
　　　　高　晨（首都医科大学附属北京天坛医院）
　　　　郭代红（中国人民解放军总医院药品保障中心）
　　　　黄　健（昆明医科大学第二附属医院）
　　　　葛卫红（南京鼓楼医院）
　　　　曾大勇（福建医科大学附属第一医院）

中国健康传媒集团
中国医药科技出版社

内容提要

本书是"全国高等医药院校药学类专业第五轮规划教材"之一，主要由医院药学绪论，传统的医院药学业务（即处方调剂、药事管理和药品管理等），新型的临床药学业务（患者用药教育、药学信息服务、药物重整服务、药物利用评价、临床营养支持、治疗药物监测、药学监护等），医院药学研究与教育等4部分共25章组成，不仅涵盖了传统和最新的医院药学工作内容，而且专门介绍了药学监护的基本理论和特殊患者的药学监护内容，充分体现了医院药学工作的实际，内容具有新颖性、实用性和适用广泛性等特点，符合培养服务型药学人才的临床药学专业培养目标。本书是书网融合教材，即纸质教材有机融合电子教材、教学配套资源、题库系统、数字化教学服务（在线教学、在线作业、在线考试），使教学资源更加多样化、立体化。

本书可供高等医药院校药学专业及临床药学专业师生使用，也可供新上岗的药师使用。

图书在版编目（CIP）数据

医院药学 / 杨长青主编. —2版. —北京：中国医药科技出版社，2019.12
全国高等医药院校药学类专业第五轮规划教材
ISBN 978−7−5214−1523−0

Ⅰ.①医…　Ⅱ.①杨…　Ⅲ.①药物学−医学院校−教材　Ⅳ.①R9

中国版本图书馆CIP数据核字(2019)第301674号

美术编辑　陈君杞
版式设计　友全图文

出版　**中国健康传媒集团** ｜ 中国医药科技出版社
地址　北京市海淀区文慧园北路甲22号
邮编　100082
电话　发行：010-62227427　邮购：010-62236938
网址　www.cmstp.com
规格　889×1194mm $\frac{1}{16}$
印张　19 $\frac{1}{2}$
字数　434千字
初版　2001年8月第1版
版次　2019年12月第2版
印次　2024年3月第3次印刷
印刷　三河市万龙印装有限公司
经销　全国各地新华书店
书号　ISBN 978-7-5214-1523-0
定价　**55.00** 元

获取新书信息、投稿、为图书纠错，请扫码联系我们。

数字化教材编委会

主　编　杨长青
副主编　许杜娟　赵　彬　宫　建　赵　鑫
编　者　（以姓氏笔画为序）
　　　　付秀娟（吉林大学第二医院）
　　　　朱君荣（南京市第一医院）
　　　　刘平羽（南京医科大学第二附属医院）
　　　　许杜娟（安徽医科大学第一附属医院）
　　　　孙安修（扬州大学附属医院）
　　　　李　俐（南京鼓楼医院）
　　　　李涵涵（中国药科大学）
　　　　杨长青（中国药科大学）
　　　　张　华（齐齐哈尔医学院附属第一医院）
　　　　范　蕾（内蒙古医科大学）
　　　　赵　娣（中国药科大学）
　　　　赵　彬（北京协和医院）
　　　　赵　维（山东大学）
　　　　赵　鑫（广东药科大学）
　　　　宫　建（沈阳药科大学）
　　　　都丽萍（北京协和医院）
　　　　高　晨（首都医科大学附属北京天坛医院）
　　　　郭代红（中国人民解放军总医院药品保障中心）
　　　　黄　健（昆明医科大学第二附属医院）
　　　　葛卫红（南京鼓楼医院）
　　　　曾大勇（福建医科大学附属第一医院）

出版说明

"全国高等医药院校药学类规划教材"，于20世纪90年代启动建设，是在教育部、国家药品监督管理局的领导和指导下，由中国医药科技出版社组织中国药科大学、沈阳药科大学、北京大学药学院、复旦大学药学院、四川大学华西药学院、广东药科大学等20余所院校和医疗单位的领导和权威专家成立教材常务委员会共同规划而成。

本套教材坚持"紧密结合药学类专业培养目标以及行业对人才的需求，借鉴国内外药学教育、教学的经验和成果"的编写思路，近30年来历经四轮编写修订，逐渐完善，形成了一套行业特色鲜明、课程门类齐全、学科系统优化、内容衔接合理的高质量精品教材，深受广大师生的欢迎，其中多数教材入选普通高等教育"十一五""十二五"国家级规划教材，为药学本科教育和药学人才培养做出了积极贡献。

为进一步提升教材质量，紧跟学科发展，建设符合教育部相关教学标准和要求，以及可更好地服务于院校教学的教材，我们在广泛调研和充分论证的基础上，于2019年5月对第三轮和第四轮规划教材的品种进行整合修订，启动"全国高等医药院校药学类专业第五轮规划教材"的编写工作，本套教材共56门，主要供全国高等院校药学类、中药学类专业教学使用。

全国高等医药院校药学类专业第五轮规划教材，是在深入贯彻落实教育部高等教育教学改革精神，依据高等药学教育培养目标及满足新时期医药行业高素质技术型、复合型、创新型人才需求，紧密结合《中国药典》《药品生产质量管理规范》（GMP）、《药品经营质量管理规范》（GSP）等新版国家药品标准、法律法规和《国家执业药师资格考试大纲》进行编写，体现医药行业最新要求，更好地服务于各院校药学教学与人才培养的需要。

本套教材定位清晰、特色鲜明，主要体现在以下方面。

1.契合人才需求，体现行业要求 契合新时期药学人才需求的变化，以培养创新型、应用型人才并重为目标，适应医药行业要求，及时体现新版《中国药典》及新版GMP、新版GSP等国家标准、法规和规范以及新版《国家执业药师资格考试大纲》等行业最新要求。

2.充实完善内容，打造教材精品 专家们在上一轮教材基础上进一步优化、精炼和充实内容，坚持"三基、五性、三特定"，注重整套教材的系统科学性、学科的衔接性，精炼教材内容，突出重点，强调理论与实际需求相结合，进一步提升教材质量。

3.创新编写形式，便于学生学习 本轮教材设有"学习目标""知识拓展""重点小结""复习题"等模块，以增强教材的可读性及学生学习的主动性，提升学习效率。

4.配套增值服务，丰富教学资源 本套教材为书网融合教材，即纸质教材有机融合数字教材，配套教学资源、题库系统、数字化教学服务，使教学资源更加多样化、立体化，满足信息化教学的需求。通过"一书一码"的强关联，为读者提供免费增值服务。按教材封底的提示激活教材后，读者可通过PC、手机阅读电子教材和配套课程资源（PPT、微课、视频、图片等），并可在线进行同步练习，实时反馈答案和解析。同时，读者也可以直接扫描书中二维码，阅读与教材内容关联的课程资源（"扫码学一学"，轻松学习PPT课件；"扫码看一看"，即可浏览微课、视频等教学资源；"扫码练一练"，随时做题检测学习效果），从而丰富学习体验，使学习更便捷。

编写出版本套高质量的全国本科药学类专业规划教材，得到了药学专家的精心指导，以及全国各有关院校领导和编者的大力支持，在此一并表示衷心感谢。希望本套教材的出版，能受到广大师生的欢迎，为促进我国药学类专业教育教学改革和人才培养做出积极贡献。希望广大师生在教学中积极使用本套教材，并提出宝贵意见，以便修订完善，共同打造精品教材。

中国医药科技出版社

2019年9月

前　言

随着社会与经济的快速发展，卫生事业改革不断深入，我国医院药学工作中心从"药物"向"患者"转变，从保障供应型向合理用药的技术服务型转变，促使医院药师的职能从传统的处方调剂转变为专业化的临床药学至药学监护。目前，我国的医院药学工作已经进入由临床药学向药学监护全面发展的阶段，药学监护将是21世纪医院药学发展的必然趋势，将成为新世纪医院药学新的工作模式。

医院药学是以药学为基础，以患者为中心，以用药安全、有效、经济、合理为目的，研究和实施以优质药品用于患者的应用性、综合性和实践性的药学分支学科，其内容包括医院药学部管理，医院处方调剂、临床药物评价与临床合理用药（个体化用药、药品不良反应监测等），药学信息服务，药物中毒管理，患者用药指导，药物临床试验研究，药学监护与临床实践，医院药学人员的职业道德，医院药学教育等。本教材内容反映了医院药师的工作模式从传统的药品保障供应型向技术服务型转变，面向临床，面向患者，开展药学监护。本课程设置，旨在使学生掌握医院药学的工作内容，为学生毕业后从事医院药学及相关领域工作打下理论基础。

本教材主要以医院药师常规进行的医院药学工作内容编写而成，具有如下特点：一是新颖性。在2001年版《医院药学》教材内容的基础上，重新梳理了教材内容和框架，增补了新理念和新内容，努力达到吐故纳新，体现了最新科学技术在医院药学工作中的实际应用。二是实用性。在内容框架上体现了医院的工作实际，并具有科学而先进的理论依据，学生能够把所学到的理论知识直接应用于医院实践（或实习）中。三是适用广泛性。本教材的编写人员由大学教师和医院药师组成，因此教材内容既可满足本科教学的需求又为新上岗医院药师提供参考。四是编写理念符合临床药学专业培养目标，即培养服务型药学人才。五是书网融合，即纸质教材有机融合电子教材、教学配套资源、题库系统、数字化教学服务（在线教学、在线作业、在线考试），使教学资源更加多样化、立体化。

由于医院药学尚处于进一步发展和完善之中，在大学教师、医院药学工作者之间很可能存在理解和认识的差异，加之编写人员的水平和能力所限，本教材中不可避免会存在一些疏漏，敬请广大同道和师生给予批评指正。

编　者

2019年9月

目　录

第一章　绪　论

扫码"学一学"

医院药学（hospital pharmacy）是以药学为基础，以患者为中心，以用药安全、有效、经济、合理为目的，研究和实施以优质药品用于患者的应用性、综合性和实践性药学分支学科，包括医院药学部的管理、处方审核与调剂、临床合理用药（个体化用药、药品不良反应监测）、药学信息服务、药物中毒管理、患者用药指导、临床药物评价、药物临床试验研究、临床药学实践、医院药学人员职业道德、医院药学教育等。医院药学工作具有以下特点：第一，医院药学作为一门重要的应用性、综合性学科，是卫生保健事业的重要组成部分，对防治疾病、维护人们的健康及促进医院建设起着非常重要的作用。它是将药物化学、药剂学、药理学、临床药理学、药物动力学、临床药物治疗学、药事管理学等药学各专业课的综合应用，以医疗工作者和患者为服务对象，以药品供应、提供药物信息服务和用药指导、参与临床安全、有效、合理的药物治疗为职责，以治疗效果为质量标准，在医院特定环境下开展的药学工作。第二，医院药学是一门实践性很强的药学分支学科，体现在药师直接参与患者的治疗，积极参与临床给药方案的制定，并实施药学监护（或药学服务），从而提高患者的药物疗效。同时药师积极开展药物临床试验研究、临床药物评价、合理用药及药物经济学等研究。第三，医院药品管理正从传统的手动管理向自动化、信息化、网络化、数字化、科学化和规范化管理方向不断发展，大大提高了医院药师的工作效率与管理水平。

我国现代医院药学学科的形成已有一百多年时间，医院药学工作模式从传统的处方调剂阶段已发展到临床药学和药学监护阶段，然而医院药学学科的性质与定义、内涵与外延、学科领域的界定、学术研究的范围，均需要进一步完善。

第一节　医院药学的形成与发展史

医院药学的起源与发展经历了漫长的探索与实践过程，我国与世界各国的医院药学发展过程是基本相似的。

一、传统的医院药学阶段

19世纪西医传入了我国，医院开始建立西药房。1881~1910年医院药房条件非常落后，一般为照方配药或配制一些简单的制剂。那时的药师被称为司药，所用药品原料主要为进口。医院的度量衡全为英制。1911年辛亥革命后，才有了中国自办的医药院校和医院，医院药学也有了较大发展。医院开始建有制剂室，炮制临床应用的制剂，如合剂、片剂、丸剂、软膏等。

20世纪50年代，我国医院药学的主要业务是按方调配，处方调剂的工作量大，手工操作多；医院药师严重缺乏，药房设备条件极差；药师难以发挥应有的技术，职业地位低下。在新中国成立后我国医院药学的发展经历了4次大变化。

（1）20世纪60年代末，出现中药制剂。

（2）20世纪70年代，开始研究临床药学和医院药剂学。

（3）20世纪70年代中期，计算机被引入药学管理。

（4）20世纪80年代中期，开始强调医院制剂和药品质量控制。

在这一阶段，医院制剂从小规模到大规模、从基层医院到大型综合性医院都设立制剂室，医院制剂大发展的态势持续到20世纪70年代末，即改革开放前期。传统的医院药学工作主要处在药品供应的保障、药品调剂、简单制剂的配制、医院制剂的制备和供应的阶段。

二、临床药学服务阶段

20世纪60年代，美国首先建立临床药学，而我国临床药学工作是在20世纪60年代开始萌芽。1978年我国实行改革开放以后，随着国家经济和医疗卫生事业的发展，医院调剂工作也获得相应的发展。1980年卫生部在《医院药剂工作条例》中明文提出"有条件的单位应逐步开展临床药学工作"，从此我国医院药学进入以合理用药为中心的临床药学服务阶段。

20世纪80年代后期，医院药师开始进入病房，开展治疗药物监测（TDM）、药学信息咨询、药品不良反应（ADR）监测与报告，参与临床药物治疗，协助医师选用药物，制订合理的给药方案等，临床药学逐渐成为医院药学工作的重心。

在这一阶段，医院药学在开展原有的药品采购与保管、药品调剂、药品调配、制剂等工作的基础上主要以生物药剂学为核心，以化学、药理学、药物动力学及计算机技术为基础学科，逐步向直接面对患者的临床药学服务方向拓展。药师的工作由传统的药品供应、调剂服务转变为技术服务型的临床药学工作。临床药学服务主要集中在三个方面：一是有选择性地开展血药浓度监测的实验工作，并将测得的数据提供给临床医生，帮助制订个体化给药方案；二是开展药学信息服务（medication information service），向全院的医疗人员提供药学信息，向患者提供药物咨询；三是药师直接参与临床查房和患者个体化用药方案的制订，开展药品不良反应监测等。然而，此阶段临床药学工作关注和研究的重点依然是药物本身，许多工作还属于临床药理学的范畴。

目前，临床药学已成为医院药学发展和实践的重要组成部分，是指导医务人员和患者合理用药的关键一环。临床药学服务的开展，为提高医疗服务质量、降低患者医疗费用、解决医患矛盾提供了一个有效的途径与渠道。

三、药学监护阶段

药学监护（pharmaceutical care）是1975年由Mikeal首次提出，1990年由Hepler和Strand做出全面的论述，1993年美国卫生系统药师协会（ASHP）正式做出药学监护的定义，即药师对接受药物治疗的健康人或患者的生命质量直接负责，以用药有利于改善生命质量为目的，承担监督和执行用药安全和有效方面的社会责任（Pharmaceutical care is that responsible provision of drug therapy for the purpose of achieving definite outcomes that improves a patient's quality of life）。药学监护是为了满足社会、医生和患者的需求而产生的必然产物。目前，国内外药学界普遍认为，未来的医院药学应是以患者健康为目标、以"药学服务"为重点的药学专业服务工作。药学监护不仅是21世纪医院药学发展的必然趋势和新的工作模式，而且是药师的未来业务模式，因此实施药学监护是医院药学新的历史使命。

20世纪90年代中期，药学监护的理念传入我国，上海长海医院药学部胡晋红教授提出的"全程化药学监护"（integrated pharmaceutical care）概念获得较普遍的认同。我国医院药学工作重心正式从"药物"转移到"人"，工作模式从传统的"供应保障型"向"技术服务型"转变，主要工作内容向药学监护转变。2002年卫生部、国家中医药管理局颁布的《医疗机构药事管理暂行规定》中也提出，医院药学工作要以患者为中心，以临床药学为基础，以合理用药为核心，提供药学技术服务。

为落实《医疗机构药事管理暂行规定》关于建立临床药师制的规定，充分发挥药师作用，促进临床合理用药，2006年2月卫生部医政司颁布《关于开展临床药师制试点工作的通知》和《临床药师制试点工作方案》，并开展了临床药师制的试点工作和临床药师的培训工作。2011年1月卫生部、国家中医药管理局颁发的《医疗机构药事管理规定》对医疗机构应配备的临床药师标准、临床药师的资历、医疗机构药师的工作职责及药学部门的工作内容等做出规定，表明我国的医院药学工作已进入药学监护阶段。

药学监护概念的出现打破了医院药学内部的传统分工，对药师提出了更新、更高的要求。在患者就医过程中，药学监护要求药师为患者提供专业的药学服务，并与患者建立一对一的服务方式。在药师为患者提供药学监护的过程中，患者是药师的服务对象，药师是患者药学健康服务的提供者。

目前，我国不合理用药现象十分严重，一些基层医院的处方不合格率高达60%以上。随着人民生活水平的不断提高，人们对自身健康和合理用药的认识逐渐提高，因此，传统的医院供药模式亟需改变。随着我国医药卫生事业改革的不断进行，人们保健意识的不断增强，对药学监护的社会需求将日益增加。

药学监护要求医院的各个环节均以患者为中心、药品为手段，运用药学专业技术知识来开展工作，提供服务。药学监护是药师与医师、护士和其他医疗人员共同以患者为中心的医疗服务全过程，包括患者用药前的宣传和教育、用药过程中的顾问、监测及用药后的监测与评价，其特点包括：①广泛性，即任何药物治疗过程（预防性、治疗性、恢复性）、任何时间、任何地点；②服务内容，由单纯的药物治疗发展到疾病预防、保健、治疗和康复；③服务模式，不再是等患者上门，而是走出医院的围墙，走进社区，走入家庭；④服务对象，由患者扩大到公众与患者。

随着社会与经济的快速发展，卫生事业改革不断深入，我国医院药学工作中心从"药物"向"患者"转变，从保障供应型向合理用药的技术服务型转变，促使医院药师的职能从传统的处方调剂转变为专业化的临床药学至药学服务。目前，我国的医院药学工作已经进入由临床药学向药学监护全面发展的阶段，但是医院药学仍然呈现传统的医院药学、临床药学服务和药学监护3个阶段并存的局面。

总之，药学监护将是21世纪医院药学发展的必然趋势，将成为新世纪医院药学新的工作模式。相信在不远的将来，药学监护必将在我国逐步发展和完善，并最终形成蓬勃发展的新局面。

第二节　医院药学的任务与内容

医院药学的主要任务是药师与医师、护士及其他医疗工作者紧密合作，以患者为中心，研究和实施安全、有效、合理、经济、满意的药物治疗，提高患者的生活质量，即全面实施药学监护。医院药学的工作是在医院药事管理与药物治疗学委员会（简称药事管理委员会）的指导和监督下具体由医院药学部或药剂科实施。其工作内容包括医院药学管理、处方调剂等传统的医院药学业务（即非临床药学业务），药学信息服务、药物重整服务、药物利用评价、治疗药物监测及临床营养支持等临床药学业务，以及医院药学研究与教育。

一、传统的医院药学业务

传统的医院药学业务是指医院药学管理，包括药事管理、药品管理、药品配制（compounding）、处方调剂和发药（dispensing and distribution）、医院制剂管理和院内感染管理等，其内容简述如下。

（一）药事管理

根据国家及各级政府卫生行政部门有关医院药学管理的法规，制定本院药事管理的规定制度，规范药事行为，对药学部或药剂科和医院各科室药事管理的各环节进行科学管理，使医院药学工作达到制度化、规范化、标准化，以确保医院药学工作质量。

（二）药品管理

根据《中华人民共和国药品管理法》（简称《药品管理法》）等国家和医院药政管理有关法律、法规、条例及其他有关药事管理的文件，认真贯彻和执行药品的采购、库存、供应和使用等管理，并协调和指导全院合理用药和科学化管理。

（1）特殊药品管理　根据《药品管理法》第三十五条规定："国家对麻醉药品、精神药品、医疗用毒性药品、放射性药品，实行特殊管理"。

（2）药品质量的监督管理　药品是医院医疗卫生工作的物质基础，是防病、治病的有力武器，因此药品的质量不仅影响医院的医疗质量，而且会影响人们的生命健康，因此，医院药品质量的监督管理有极其重要的作用。医院药品质量监督管理的主要内容有：①《药品管理法》和各项药政法规的执行情况；②各类特殊药品的使用、管理情况；③处方及处方核对制度的执行情况；④制剂操作规程和质量检验的执行情况；⑤库存药品的质量情况，包括库房条件、库房的分类保管及验收入库制度的执行情况；⑥检查医院药品流通各环节的药品管理、交接和使用情况，发现问题并及时研究解决办法；⑦其他有关医院药品质量情况。

（三）处方调剂管理

处方是指由注册的执业医师和执业助理医师（以下简称医师），在诊疗活动中为患者开具的，由取得药学专业技术职务任职资格的药学专业技术人员（以下简称药师）审核、调配、核对，并作为患者用药凭证的医疗文书。处方调剂是指药师严格按照处方调配操作规程，根据医师处方或临床科室的请领单，及时、准确地调配和分发药品的过程，其工作程序包括收方、审方、调配药品、复核（核对处方与药品）、发药及用药指导。处方调剂是药学服务的步骤之一，应按照《处方管理办法》严格贯彻和执行，在处方调剂过程中认真实施用药失误管理，并对处方应定期开展点评工作。

根据卫生部的《和《医疗机构药事管理规定》（2011年），对于普通输液静脉用药、肠外营养液、抗生素类和危害药品的静脉用药调配应在静脉药物配置中心进行。

（四）医院制剂管理

医疗机构制剂（简称医院制剂）是医院药学不可或缺的重要组成部分，它不仅是医院临床治疗的需要，而且是医药市场的补充，为新药研发和上市提供坚实的研究资料。因此，为加强医疗机构制剂管理，保证制剂质量，必须严格执行《药品管理法》，按照《医疗机构制剂配制质量管理规范》对医院制剂的生产质量进行管理。

（五）院内感染管理

医院感染是指住院患者在医院内获得的感染，包括在住院期间发生的感染和在医院内获得出院后发生的感染，其对象主要是住院患者和医院工作人员。临床药师通过加强抗菌药物临床使用监控、参与危重感染患者的临床会诊、认真评价处方及病历用药的合理性等方式参与医院感染管理工作，负责全院抗菌药物的合理应用及会诊指导与监督，加强抗菌药物的监控管理。

二、临床药学业务与药学监护

（一）临床药学业务

临床药学业务是药师通过与患者、医师、护士和其他医疗人员的直接接触来完成的药学业务，一般由药学部或药剂科临床药学室的临床药师来承担，其内容主要包括：①药学信息服务（medication information service）；②建立药历（patient medication history）；③患者用药教育（patient education and counseling）；④临床查房（clinical rounding），协助医生制订治疗方案；⑤治疗药物监测（therapeutic drug monitoring，TDM）及药动学咨询；⑥静脉注射液的配伍（IV admixture）；⑦临床营养支持服务（clinical nutrition support）；⑧药物利用评价（medication use evaluation）；⑨药品不良反应监测（ADRs monitoring）；⑩药物中毒管理（poison control/information）；⑪抗感染管理（antibiotic stewardship）；⑫用药失误管理（medication error management）；⑬药物重整服务（medication reconciliation）；⑭药物经济学研究（pharmacoeconomic research）；⑮临床药动学研究（clinical pharmacokinetic research）；⑯新药临床研究（clinical research of new drugs）；⑰家庭监护（home care）。

（二）药学监护

药学监护是医院实施医疗防治工作的重要一环，也是21世纪医院药学部或药剂科新的工作模式，服务对象包括健康人群和患者，因此根据病种和患者的病理生理状况不同其药学监护模式有所不同。目前，国内已开展且比较成熟的药学监护模式主要有以下几种。

（1）抗凝治疗咨询服务。

（2）哮喘患者的药学监护。

（3）慢性肾功能衰竭患者的药学监护。

（4）器官移植患者的药学监护。

（5）重症监护患者的药学监护。

（6）肿瘤化疗患者的药学监护。

三、医院药学研究与教育

（一）医院药学研究

随着医院药学学科的不断发展，医院药学研究的内容变得越来越丰富和"细化"，其研究范围和主要内容如下。

1. 药事管理研究　医院药事管理研究内容有人员管理、药事法规、采购管理、库存管理、制剂管理、质量管理、调剂业务管理、处方管理、网络与计算机应用等。

2. **临床药学研究**

（1）患者用药指导与用药依从性　研究内容主要包括：患者用药依从性的影响因素分析及干预措施；患者用药依从性对生命质量的影响；临床药师对慢性病患者用药依从性的干预效果分析等。

（2）治疗药物监测　开展治疗药物的血药浓度监测，特别是对中毒浓度资料不全的药物监测；研究人体对药物耐受性的差异及血药浓度测定方法的改进等；研究药物浓度、疗效及毒性之间的关系。

（3）药物代谢研究　药物代谢研究重点表现为：药物代谢酶和药物转运体的基因变异及变异体的结构与功能；药物对药物代谢酶和药物转运体等生物分子的诱导和抑制机制；建立非损伤性方法测定人体内各种组分与药物反应的生理意义；与药物代谢有关的个体药品不良反应发生的机制；应用药物代谢与药效学和毒理学关系，解释疗效和药物安全性的个体差异；应用药物代谢机制指导创新药物的设计与结构修饰。

（4）群体药动学的研究　①药动学－药效学的研究：结合临床开展临床药动学－药效学研究，揭示药物在患者体内的动态变化规律，为患者设计个体化给药方案提供科学依据；②个体化给药方案设计：根据监测结果及时调整给药方案，指导合理用药，实现个体化给药；③探讨种族差异和性别差异对疗效的影响：如不同种族间的酶种类差别和性激素对药物的分布和代谢的影响，建立适用于中国人群的用药方案和剂量调整的简便算法；④利用药物基因组学和代谢组学等新方法，探索个体化用药的分子生物学基础和临床合理用药方法。

（5）药品不良反应与相互作用的研究　随着对药物代谢酶如CYP450酶的深入研究，对药物相互作用的研究更多地关注于代谢环节的相互作用。酶诱导、酶抑制、相同底物的竞争抑制等已成为药物代谢环节相互作用的主要原因。因此，代谢性药物体内相互作用的研究为降低药品不良反应、临床联合用药提供合理的依据。

（6）静脉注射液的配伍。

（7）临床营养支持服务。

（8）药物流行病学。

（9）药物经济学和药物利用评价。

（10）药物重整服务。

（11）药学监护模式的研究。

（12）药物生物等效性研究。

（13）新药评价及新药临床试验研究。

3. **新药开发与应用研究**　如改变剂型、开发新制剂等。

4. **医院药学教学研究**　主要涉及医院药学的理论教学和实践教学的课程体系和教学评价体系的研究，包括本科生教学和临床药师培训教学相关的研究。

（二）医院药学教育

医院药学学科的核心定位应是以患者为中心的临床药学服务与实践，培养药学监护和药学研究人才的药学教育；推动以学科发展为原动力的科学研究。因此，医院药学教育内容主要包括医学院校学生的实习教学工作，药师和临床药师的医院药学培训，对医师、护士及其他医疗工作者的药学教育，药学人员的继续教育。

第三节　医院药学、临床药学和药学监护之间的关系

一、医院药学

医院药学（hospital pharmacy）是以药学为基础，以患者为中心，以用药安全、有效、经济、合理为目的，研究和实施以优质药品用于患者的应用性、综合性和实践性药学分支学科。医院药学的内容主要包括药事管理，药品的调剂、调配制剂、临床药学、药物研究、药品检验与质控、药学信息、医院药学科研与教学、药学人才的培养和药学人员的职业道德建设等。医院药学研究对象是门诊及住院患者、医疗工作者、医药院校实习生以及药品等，其中心任务是研究和指导临床合理用药。

二、临床药学

临床药学（clinical pharmacy）是指药学与临床相结合，直接面向患者，以患者为中心，研究与实践临床药物治疗，提高药物治疗水平的综合性应用学科。临床药学的研究对象是个体化的临床患者，临床药学的中心任务也是研究和指导临床合理用药。临床药学的核心是把临床药学专业教育、培养应用型人才和临床药师制建设作为临床药师的职业发展路径，临床药师的角色和职责是面向临床直接参与临床药物治疗，将药学专业知识通过药学临床实践模式服务于患者，其目的是促进药物的合理使用、确保最佳的药物治疗效果。

三、药学监护

药学监护（pharmaceutical care）是指药师对接受药物治疗的正常人或患者的生命质量直接负责，以用药有利于改善生命质量为目的，承担监督和执行用药安全和有效方面的社会责任。药学监护是药师与医师、护士和其他医疗人员共同以患者为中心的医疗服务全过程。药学监护的任务是药师与医师、护士紧密合作做好安全、有效、经济、满意的药物治疗，为患者服务。

四、医院药学、临床药学与药学监护的关系

临床药学和药学监护是医院药学发展过程中的不同阶段，它们的工作内容有很多重合，但又有本质的区别（表1-1），如临床药学的执行者是临床药师，而药学监护的执行者则为所有的药师；临床药学的工作目标是药物使用的合理性，而药学监护的工作目标则是改进用药者的生活质量；临床药学的工作场所主要局限于住院病房，而药学监护的工作场所则是各类医疗机构和社区药房；临床药学的委托人是临床医生，而药学监护的委托人则是患者；临床药学的专业活动面较窄，而药学监护的专业活动面广泛；临床药学的服务对象是部分患者，而药学监护的服务对象则是所有患者和健康人。药学监护是医院药学发展的必然趋势，此项工作的开展是充分发挥药师作用的最佳途径，是药物发挥最大效用的方法。

总之，药学监护的对象范围比临床药学和社区医疗的对象范围更宽泛，包括社会的所有患者和健康人，药学监护承担着预防、保健、治疗和康复疾病的社会责任（图1-1）。

表 1-1　医院药学、临床药学和药学监护之间的区别

内容	医院药学	临床药学	药学监护
施行者	药师或临床药师	临床药师	药师或临床药师
核心任务	合理用药	合理用药	安全、有效、经济、满意的药物治疗；改善患者生活质量
工作场所	门诊和住院药房、病房	住院病房	各类医疗机构、社区药房
委托人	医生	医生	患者
专业活动面	宽	窄	广泛
服务对象	门诊和住院患者	部分住院患者	全体患者和健康人
服务方式	间接或直接面对面	间接或直接面对面	直接面对面

图 1-1　医院药学、临床药学和药学监护之间的关系

第四节　医院药学的使命和展望

随着国家的发展和人民文化素质的提高，患者对医疗质量的要求增高，科学技术的进步、国家医药体制的深化改革、医药新政策新法规的陆续出台给医院药学工作带来新的机遇和挑战，推动医院药学工作者观念的更新。这要求医院药学工作更加科学化、专业化和经济化，要求药学服务更加个性化、具体化、规范化。医院药学应当坚持以患者为中心，以药品为手段，积极转变发展模式，提高服务水平，即21世纪医院药学的工作模式应转变为药学监护。因此，实施药学监护是医院药学新的历史使命，药学监护将是医院药学事业发展的新方向。我国医院药学的使命可归纳如下。

（1）满足国家卫生事业对医院药学发展的总体要求　国家卫生事业的发展要求药学工作者发挥所长，促进临床合理、经济用药，降低虚高的药物治疗费用，将医院药学的发展融入国家卫生事业的总体要求中。

（2）满足医院运营发展的要求　尽管医院药学部门不再是医院利润的主要来源，但药品供应作为医院日常运作中必不可少的环节，仍然在物流和资金流上占有较高的份额。在新医改完成后，医院的核心竞争力明显趋向于追求更高的临床治疗水平、合理的医疗费用和优质的服务水平。医院药学部门和工作者在提高药物治疗水平、促进合理用药、优化药物治疗的成本-效果、降低药疗费用、防止用药失误等方面将有越来越广阔的发展空间。另

外，在日常的药品管理方面，要进一步加强进、销、存管理，减少流通损耗，优化窗口服务，减少医疗纠纷，从而保证医院诊疗活动的顺利运行，促进医院的发展。

（3）满足医院的学科建设需求　药物治疗已成为临床治疗的重要手段，临床各学科的发展对于医院药学的要求日益提高。为了适应临床医疗的需要，治疗药物监测、新药临床试验、临床分子生物学及细胞遗传学监测下的用药指导、多重感染下抗菌药物的联合应用等方面都迫切需要医院药学人员的支持和配合。

（4）满足医护人员的需求以及患者的需求　由于临床医学各专业的分工越来越细，而新型医药产品上市越来越多，临床医护人员对于药品知识特别是药物相互作用的掌握越来越难。复杂、多系统疾病的药物治疗，常常需要使用跨专业和跨系统的药物。因此，临床药师可以从药理学、药物治疗学、药动学和药剂学等方面提出综合的解决方案。

药学监护的兴起使医院药师也面临新的挑战和机遇。他们的工作也正在由保障药品供应型向专业技术服务型转变，药师开始走向临床，直接接触患者，与医护人员合作，共同商讨有关用药事宜，直接参与医疗服务的全过程。因此，药师的使命是实施药学监护，使患者获得最佳的药物治疗，改善患者的生活质量。

将来医院药学发展的重点必然向临床药学和药学监护等药学服务方向转化。药师的服务对象是患者，关注的目标是患者健康，药师走进病房、走进社区、走进家庭等参与药物治疗。药师参与药物治疗方案设计，不仅可以提高药物治疗水平，加速疾病治愈过程，还可在治疗过程中，直接向患者进行用药教育和咨询服务，将用药知识、信息等传播给他们，以充分发挥药物治疗效果，防止因药物使用不当而引发不良反应，同时也可以提高患者依从性。通过药师的临床参与，将协助临床识别潜在的、现实的与药物有关的问题，解决现实的与药物有关的问题并防止潜在的药物问题，这无疑会对患者的康复与生活质量带来巨大的福音。

展望未来，要使医院药学学科取得长足发展，还必须加强多学科、多层次的医院药学学术研究。随着医药事业的发展和科学技术进步，医院药学的学术研究将更加深入，也必将推动医院药学获得更大发展。

（杨长青）

9

第二章　医院药学部的管理

第一节　医疗机构的职责与医院药学部的组织结构

一、医疗机构的职责

医疗机构是指依据《医疗机构管理条例》和《医疗机构管理条例实施细则》的规定，取得《医疗机构执业许可证》的机构。医院是医疗机构最主要的一种类型。医疗机构是以救死扶伤，防病治病，为公民健康服务为宗旨，从事疾病诊断、治疗活动的机构或部门。

二、医院药学部（科）的职能及设置

医院药学是药学与临床医学以及社会学、法学、经济学、管理学等科学相互交叉、渗透形成的药学分支学科，是以药学的理论和技术为基础，并运用现代管理学的理论与方法，研究医院的药品供应、药品的合理使用、药学技术服务以及一切药事活动管理的一门科学。医院药学工作既是专业保障服务，也是综合技术管理，是医院的重要支柱学科之一。

医院药学部（科）是医院的重要组成部分，是医院重要的平台科室，担负着药品供应保障、以临床为核心的药学服务和科研教学等重要任务，也是药事管理的职能部门，在医院医、药、护、技四大体系中占有重要地位。

三、医院药学部（科）的业务领域

医院药学部（科）的工作领域包括药事管理、药品供应、药品调剂、医院制剂、临床药学、药品质控、药学信息、药学科研与教学工作等。其主要业务部门包括：药库管理、调剂管理、制剂管理、临床药学管理、科研与教学管理、药学信息管理等。传统的医院药学职能主要侧重于药品的供应保障，尤其是药品质量的控制管理；医疗机构药品处方集和基本用药供应目录的制定与品种的遴选管理；药品采购计划的审核、药品存量的控制、药品分类与分级、特殊药品的管理等。随着临床合理用药管理的不断深入，针对药品与药学服务质量的管理、临床用药路径与管理、药学科研与教学管理、药学技术人员业务技术培训与考核管理、药学信息资料与技术管理等也成为新的工作重点。

四、医院药学部的组织结构

（一）部门机构的变迁

新中国成立后，医院药学行政机构的名称始终未能统一，多使用"药房"，其含义只是二级和三级医院药学部门的调剂室（即门诊、急诊、住院药房）；因基层医疗机构药剂工作的中心任务是药品调剂和指导患者合理使用药品，一级以下基层医疗机构的药学部门称为

"药房"。20世纪70年代前后，医院制剂的迅速发展为医疗机构预防、诊断和治疗疾病提供了大量的医院制剂，特别是常见病、多发病、慢性病的治疗用药，对我国药物治疗学和静脉输液治疗的发展、提升临床药物治疗水平、提高医疗质量起到重要的作用，从而明确了"医院药剂"的概念，其范畴主要包含药品供应、药品调剂和药物制剂。"药剂科"这一名称逐步形成并统一。

近年来，国内外以药学监护为核心的临床药学学科有了突飞猛进的发展，医院药学工作从长期单一的供应服务型模式，逐渐向以患者为中心的药学专业技术服务型模式转变和发展，最终向参与患者用药的临床延伸，其工作性质和职责范围已超出了原"药剂"词义的范围，原工作模式已不利于医院和医院药学的发展。三级医院逐渐改为"药学部"，相关部门设置也逐步完善。

（二）组织结构模式

根据原卫生部和国家中医药管理局于2011年1月31日颁布的《医疗机构药事管理规定》第十一条规定：医疗机构应当根据本机构的功能、任务和规模设置相应的药学部门，配备与提高与药学部门工作任务相适应的专业技术人员、设备和设施；明确规定：三级医院设置药学部，并可根据实际情况设置二级科室；二级医院设置药剂科；其他医疗机构设置药房。该规定已适应当今临床药学学科和医院药学发展，满足现代医院高质量药物治疗的需要。

综合医院药学部门的组织机构模式如下。

1. **三级综合医院** 根据现阶段我国三级医院药学部门的实际情况，药学部可设置临床药学科、调剂科、药品供应科等二级科室，并依据需要下设适宜的功能室。临床药学科应包括临床药学室、药学研究室、信息资料室和临床药理室等；调剂科应包括门诊调剂室、急诊调剂室、病房调剂室等；根据开展中药工作情况，可以考虑中药调剂是否设科；设"静脉用药调配中心"的药学部，应根据其任务、规模和工作量以及药师参与静脉用药治疗工作情况决定是否需要单独设科。规模较小的三级医院可只设药学部，不设二级科，或者设置药剂科即可。

2. **二级综合医院** 医院二级管理中的"二级综合医院"，医院药学部门可设药剂科，下设药品调剂室、临床药学室、药品库房等。根据医院部门设置需求，药品调剂室包括门诊药房、急诊药房、住院药房等，各功能室分别设置组长，由科主任直接领导。

3. **一级医院、社区医疗服务中心及乡镇卫生院等基层医疗机构** 城镇和乡镇一级医院、一级城镇社区医疗服务中心与医疗服务站、乡镇卫生站等基层医疗机构可设药房。根据各医疗机构具体情况开展相应的药品调剂和药学技术服务。其主要任务是做好药品调剂和保障药品供应，要从药品专业角度认真防范药害事件的发生，做好用药安全教育和提供药学信息咨询服务等。

第二节　药事管理与药物治疗学委员会

药事管理是指医院以患者为中心，以临床药学为基础，对临床用药全过程进行有效的组织实施与管理，促进临床科学、合理用药的一种药学技术服务和相关的药品管理工作。医院药事管理是医院管理的重要组成部分，是医院监督贯彻有关药事法规的重要保障，也是保证医疗质量的重要因素。医院药事管理的核心是药品，药品是完成医疗任务的重要物质基础，确保提供安全性高、疗效好、价格合理的优质药品同时保障药品的正常供应是药学部门的基本职能。医院药事管理既有纵向管理又有横向管理。纵向管理是药学部门自身的内部管理，横向管理是对医院各科室的药品供应和临床药品使用的管理，纵横交叉，相辅相成，相得益彰。医院药学部门一方面有对自身的管理，另一方面也担负着对整个医院的药学工作的管理，其通过行使管理职能，贯彻、监督、检查相关药事法规在医院中的执行，已经成为整个医疗工作的一个重要平台。

根据《医疗机构药事管理规定》，要求二级以上医院应当设立"药事管理与药物治疗学委员会"（pharmaceutical administration and therapeutics committee，PATC），其他医疗机构应当成立药事管理与药物治疗学组。

一、组织性质

药事管理与药物治疗学委员会（以下简称委员会）是监督和指导本医院科学管理药品和合理使用药品的咨询、参谋机构，属于学术性质的组织。医院成立委员会是负责医院药事管理和药物治疗管理的专业技术组织，在医院院长的领导下开展工作。

二、组织机构

通常委员会设主任委员1名，由医院院长担任；副主任委员4名，分别由分管药事及医疗的副院长、药学部负责人和医务部负责人担任；其他委员若干名。二级以上医院的药事管理组织委员应由具有高级技术职务任职资格的药学专家、临床医学专家、护理和医院感染管理、医疗行政管理等负责人组成。其他医疗机构的药事管理组织委员会，可以根据实际情况由具有药师、医师以上专业技术职务任职资格的上述人员组成。同时，药事管理组织应制定工作制度，定期召开委员会会议，日常工作由药学部门负责。

委员会下设药品质量监督、药品遴选与采购、药品不良反应/事件监测、合理用药监督指导和特殊药品使用等五个工作小组，负责监督、指导本机构科学管理和药品合理使用。工作组设组长1名，由委员会成员兼任。

委员会下设专家组，由具有高级技术职称的临床医学和药学专业技术人员组成。相关人员实行兼职聘任制，一般聘用期为3年，可连选连任。特殊情况由委员会主任委员提名做出调整。

三、职责和任务

（一）委员会的职责

（1）在上级行政主管部门和行业学会的指导、医院院长的领导下，负责组织和实施医院的药事管理工作。

（2）贯彻执行医疗卫生及药事管理等有关法律、法规、规章。审核制定医院药事管理和药学工作规章制度，并监督实施。

（3）制定本机构药品处方集和基本用药目录。

（4）推动药物治疗相关临床诊疗指南和药物临床应用指导原则的制定与实施，监测和评估本院药物使用情况，提出干预和改进措施，指导临床合理用药。

（5）分析和评估用药风险、药品不良反应和药品不良事件，并提供咨询与指导。

（6）建立药品遴选制度，评估本院临床科室申请新购入的药品，调整药品品种或者供应企业，指导申报医院制剂等事宜。

（7）监督和指导麻醉药品、精神药品、医疗用毒性药品及放射性药品的临床使用与规范化管理。

（8）对医务人员进行有关药事管理法律法规、规章制度和合理用药知识教育培训，向公众宣传安全用药知识。

（二）各管理工作小组职责

1. **药品质量监督管理工作小组** 在委员会的指导和协助下，负责全院药品的采购、养护、领取、保管和使用等环节的规范管理，制定相应管理制度，通过组织检查、分析、监督，确保全院药品质量，保障用药安全。

2. **药品遴选与采购管理工作小组** 在委员会的指导和协助下，负责全院用药目录和处方集的审定和更新，制定新药遴选以及淘汰药品管理办法，审核并评估临床科室新药引进申请，严格执行上级主管部门有关药品采购的各项规章制度。

3. **药品不良反应监测管理工作小组** 在委员会的指导和协助下，负责全院用药过程中发生的药品不良反应的监测、登记和存档，按规定上报各级药品不良反应监测中心，并及时协助处理、善后。

4. **合理用药管理工作小组** 在委员会的指导和协助下，负责指导全院抗菌药物、抗肿瘤药物等合理使用，开展处方点评、合理用药监测和预警工作；制定相应管理制度，规范全院有关药物特别是高警示药物的合理使用，检查、统计和分析有关药物使用存在的不合理问题，配合医院医疗质量管理委员会落实质量改进措施。

5. **特殊药品管理工作小组** 在委员会的指导和协助下，负责全院麻醉药品、精神药品等特殊药品的管理，制定相应的管理制度，监督和检查医院特殊药品的管理情况。

四、工作制度和运行机制

（1）委员会实行例会制，原则上每季度一次，每次会议应在有2/3以上委员出席的情况下召开。遇特殊情况可由主任委员直接提议或由3名以上委员提议经主任委员同意召开临时会议。

（2）委员会会议由主任委员或副主任委员主持，研究医院药事管理的有关问题，检查和总结工作，并安排下阶段工作；根据分管职责，各委员应征集对药事管理工作的意见和建议，向会议提交议题讨论；必要时可邀请院内外相关专家参加。

（3）会议决议应经参加会议的半数以上委员的同意方可通过、颁行。

（4）委员会办公室负责会议通知、资料的准备与发放、会议记录、全部文件的建档、保管和相关信息发布等工作。会议记录应真实、完整，并形成会议纪要，其内容包括：主持人、参会人员、决定事项、内容简述、责任部门、落实时限、检查与监督等，会议纪要经主任委员签字等。

（5）医务处、药学部、护理部等各职能部门应在药事管理任务的执行过程中充分发挥主动协调机制，保证各项工作及时、有效地实施。委员会办公室是委员会的执行机构，负责监督委员会决议的落实和执行。

（6）除委员会例会外，委员会办公室原则上每季度召集一次新药评审工作讨论会议，针对已完成新药遴选试用期的品种进行汇报、讨论，由委员会专家库成员进行署名投票，大于等于参会专家2/3以上人数同意的品种归入医院常规药品供应目录。

（7）委员会办公室向委员会主任委员负责，有责任和义务直接向主任委员报告工作情况。医院纪委负责人为委员会第一监督人，有权对委员会工作进行全面监督和检查，并有义务参加委员会所有会议，但不得干涉委员会的正常工作。

五、委员的权利和义务

（一）委员的权利

（1）按有关法律和规定，独立履行职责，并对委员会负责，不受任何单位和个人的干涉。

（2）对医院药事管理问题进行评议，提出意见和建议。

（3）对医院各临床科室的用药进行监督检查。

（4）参加委员会会议，提出会议议题，发表意见，参与讨论和表决。因故不能参加会议的，可以采取书面形式发表意见。

（5）监督委员会办公室的药事管理工作。

（二）委员的义务

（1）按时参加会议，本着认真负责和科学公正的态度参与议题的讨论和决议的表决。

（2）对委员会的有关议题和决议应保守秘密，特别是对新药申购计划的讨论情况、评审意见及其他有关情况予以保密。

（3）委员与委员会讨论的议题有直接利害关系时，应主动向主任委员申明并在评议表决时回避。

（4）委员有义务向委员会举报任何部门和个人的不公正、不廉洁行为。

（5）收集药事管理信息，征集有关意见和建议，经过整理后提交委员会办公室。

（6）学习医院药事管理法规和知识，参与有关培训，不断提高药事管理的水平和能力。

（7）积极宣传并带头落实委员会的各项决议。

第三节　医院药学部的管理

一、药品管理

（一）药品采购管理

药品采购是医院药学部（科）药事管理的重要工作之一，供应是否及时，品种是否齐全，质量是否可靠，将直接影响临床的药物治疗。它不仅涉及药物的专业知识，还涉及药物经济学、市场营销学、药品政策法规等知识。药品采购是一个受多方制约的问题，只有做好采购管理，保证药品安全、有效、合理、经济，才能满足临床医疗、教学、科研的需求。

1. 药品采购的原则

（1）药品质量第一原则　在药品采购过程中必须坚持质量第一的原则，采购符合国家标准的合格药品。

（2）药品价格合理原则　药品价格一般分为出厂价、批发价、零售价。根据我国对药品价格管理政策，对采购药品中有国家定价或国家制定指导价的药品应严格按照国家制定的价格采购；医疗机构原则上应根据各级卫生行政主管部门组织的药品集中招标采购结果按照程序规范采购，并执行药品中标价格。

（3）药品供应商资质审核原则 医疗机构在采购药品前应对其药品供应商实施资质审核，应选择具有《药品生产许可证》或《药品经营许可证》的药品生产经营企业。

为了保证医疗机构使用的药品供应的连续性和稳定性，医疗机构药品采购部门在药品供应商资质审核的基础上，应将采购的主要品种、数量集中在数个较大型的药品经营企业。

（4）基本药物选用原则 2009年《关于深化医药卫生体制改革的意见》及《2009~2011年深化医药卫生体制改革实施方案》中要求城乡基层医疗卫生机构应全部配备、使用国家基本药物，其他各类医疗机构也要将国家基本药物作为首选药物并确定使用比例。按照国家基本药物制度的相关规定，药品采购主要实行招标采购、统一配送的方式，保证医疗机构的药品供应。基本药物的遴选原则是防治必需、安全有效、价格合理、使用方便、中西药并重。

2. 药品的采购计划 药品采购计划是采购环节中最核心的要素，药品采购应坚持"质量第一、按需进货"的原则。通过医院合作的供货方，把医院使用（品种、规格、数量、价格）的药品按照医院规定时间内送到医院。药品采购应以"医院药品消耗"为基础利用计算机制作采购计划，可酌情增减数量，从而提高药品库存周转率、降低采购成本。运用科学的管理方法进行药品采购（如库存管理中的ABC分析法。药品ABC分类管理法是指将库存药品按品种和占用资金的多少分为重要的A类、一般重要的B类和不重要的C类3个等级，针对不同等级分别进行管理和控制的一种方法），制定采购计划，控制药品库存。根据医院的经济状况、库存允许水平、本地药品市场的供需情况以及医院工作特点来确定采购周期。特别关注临床急抢救药品和紧缺药品的适量储备。

3. 药品库存的管理 随着公立医院改革、国家实施基本药物制度、药品实行零差销售、现代物流技术在各方面的广泛应用，药品库存的科学管理越来越受到重视。

（1）严格执行医疗机构管理制度 同一通用名药品不同规格不得超过2个，若临床确实需要，超过的品规必须通过药事管理与药物治疗学委员会审批。入库的药品，除输入药品的基本信息外，利用计算机信息系统同时录入库存上下限、批号、有效期等，可自动监控药品的效期及库存。

（2）针对医院药品库的结构设置一级库和二级库 一级库负责全院药品计划、入库、保管等管理，二级库负责门诊、急诊、住院患者药品的使用。用量较大且比较稳定的药品可实行零库存管理模式，由配送公司直接配送到二级库。

（3）使用现代化物流 所谓的现代化物流就是指依托一定的物流设备、技术和物流管理信息系统，有效整合营销渠道上下游资源，通过优化药品供销配运环节中的验收、存储、分拣、配送等作业过程，提高订单处理能力，降低药品分拣差错，降低库存及缩短配送时间，减少物流成本，提高服务水平和资金使用效益，实现自动化、信息化和效益化。

（二）药品仓储管理

药品仓库是用来储存和保管药品及辅料等特殊物质的地方。根据中国目前各类型医院临床保障需要，各医院均设置中、西药库房等仓库用于储存和保管药品，卫生主管部门和药品监督管理部门对药品仓库设施与设备有具体的要求，如《中华人民共和国药品管理法》《药品经营质量管理规范》等。

1. 药品仓库的基本要求

（1）仓库分类 ①按照储存条件，一般分为常温库、阴凉库、冷藏库；②按照药品性质可分为西药库、中成药库、草药（中药饮片）库、特殊药品库、易串味药品库、危险品库。

（2）建筑要求　药品仓库应具备如下条件。①一定的强度及稳定性：能够安全承受恒久和暂时的荷重，一般每平方米承重不小于500kg；②保温和安全防水性能：建筑设计要考虑库房的恒温、安全牢固和防水性；③地势开阔、交通方便，地势干燥、不易积水，通风良好，以保证药品进出方便和库区干燥，防止药品受潮；④防火设备齐全；⑤危险品库要远离生活区。

（3）使用要求　①库区的划分：库区需分为货物储存区和通道，主通道应不小于1.5m、货架间距离不小于1m，以便于货物的搬运和搬运工具进出方便；②药品的陈列：按剂型、用途以及储存要求分类陈列，并设置醒目标志，类别标签字迹清晰、放置准确；药品放置于货架（柜），摆放整齐有序，避免阳光直射；外用药与其他药品分开摆放；拆零药品集中存放于拆零专柜或者专区；冷藏药品放置在冷藏设备中，并按规定对温度进行监测和记录，保证存放温度符合要求；中药饮片柜斗谱的书写应当正名正字；装斗前应当复核，防止错斗、串斗；应当定期清斗，防止饮片生虫、发霉、变质；不同批号的饮片装斗前应当清斗并记录。

2. 药品仓库必备的设施和设备

（1）仓库的选址、设计、布局、建造、改造和维护应当符合药品储存的要求，防止药品的污染、交叉污染、混淆和差错。

（2）药品储存作业区、辅助作业区应当与办公区和生活区分开一定距离或者有隔离措施。

（3）库房的规模及条件应当满足药品的合理、安全储存，并达到以下要求，便于开展储存作业：①库房内外环境整洁，无污染源，库区地面硬化；②库房内墙、顶光洁，地面平整，门窗结构严密；③库房有可靠的安全防护措施，能够对无关人员进入实行可控管理，防止药品被盗、替换或者混入假药；④有防止室外装卸、搬运、接收、发运等作业受异常天气影响的措施。

（4）库房应当配备以下设施设备：①药品与地面之间有效隔离的设备，如垛垫，防止药品直接放在地面引起吸潮、发霉、变质；②避光、通风、防潮、防虫、防鼠等设备，仓库应有捕鼠器、灭鼠药、杀虫灯、杀虫剂等捕杀鼠、虫措施；③有效调控温、湿度及室内、外空气交换的设备，主要设备有换气扇、抽湿机、加湿器、制冷设备、供暖设备等；④自动监测、记录库房温、湿度的设备，如温、湿度计等；⑤符合储存作业要求的照明设备，仓库内电气、照明的设计要符合安全用电要求，各类熔断、保险、配电设备齐全，危险品仓库使用防爆照明灯具；⑥用于零货拣选、拼箱发货操作及复核的作业区域和设备；⑦包装物料的存放场所；⑧验收、发货、退货的专用场所；⑨不合格药品专用存放场所；⑩经营特殊管理的药品有符合国家规定的储存设施；⑪冷藏、冷冻药品应当配备以下设施设备：配备与其储存规模和品种相适应的冷库，储存疫苗的应当配备两个以上独立冷库，用于冷库温度自动监测、显示、记录、调控、报警的设备，冷库制冷设备的备用发电机组或者双回路供电系统，对有特殊低温要求的药品，应当配备符合其储存要求的设施设备，配备保温箱等设备。

（5）中药材、中药饮片应当有专用的库房和养护工作场所，直接收购地产中药材的应当设置中药样品室（柜）。

3. 药品的储存与养护

（1）普通药品　①按包装标示的温度要求储存药品；②储存药品相对湿度为35%~75%；

③库房储存药品，按色标管理：合格药品为绿色，不合格药品为红色，待确定药品为黄色；④储存药品应当按照要求采取避光、遮光、通风、防潮、防虫、防鼠等措施；⑤搬运和堆码药品应当严格按照外包装标示要求规范操作，堆码高度符合包装图示要求，避免损坏药品包装；⑥药品按批号堆码，不同批号的药品不得混垛，垛间距不小于5cm，与库房内墙、顶、温度调控设备及管道等设施间距不小于30cm，与地面间距不小于10cm；⑦药品与非药品、外用药与其他药品分开存放，中药材和中药饮片分库存放；⑧特殊管理的药品应当按照国家有关规定储存；⑨拆除外包装的零货药品应当集中存放；⑩储存药品的货架、托盘等设施设备应当保持清洁，无破损和杂物堆放；⑪未经批准的人员不得进入储存作业区，储存作业区内的人员不得有影响药品质量和安全的行为；⑫药品储存作业区内不得存放与储存管理无关的物品。

（2）冷藏药品 ①医院药品按规定设置低温冷藏库（柜），各药房配备冷藏库（柜）以保存低温冷藏药。②冷藏库需配备用于冷库温度自动监测、显示、记录、调控、报警的设备；冷库制冷设备需有备用发电机组或者双回路供电系统。③冷藏库（柜）的环境要求为：按包装标示的温度要求储存药品，包装上没有标示具体温度的，按照《中华人民共和国药典》规定的贮藏要求进行储存，湿度35%~75%。药品冷藏库（柜）需进行温、湿度监测，定时进行并由专人负责登记。④冷藏药品验收时需严格审核供货单位运送冷藏药品所使用的相应设施、设备，供货单位需提供完善的全程冷链记录。

（3）特殊药品 ①麻醉药品、第一类精神药品应设立专库或专柜储存。专库应当设有防盗设施并安装报警设置；专柜应当使用保险柜。专柜和专库应当实行双人双锁。应配备专人负责管理工作并建立储存麻醉药品和第一类精神药品的专用账册。严格出、入库及交接手续。②第二类精神药品应设立专库或专柜，并建立专用账册，实行专人管理。定期检查，严格出、入库手续。③医用毒性药品需建立保管、验收、领、发、核对制度，需由中级以上药师负责，专柜加锁、专账登记。毒性药品包装容器及存放专柜必须印有毒药标志。④放射性药品的包装必须安全实用，符合放射性药品质量要求，具有与放射性药品剂量相适应的防护装置。

（4）危险品 危险品系指易受光、热、空气等外来因素影响而引起自燃、助燃、爆炸或具有强腐蚀性、刺激性、剧烈毒性的药品。此类药品应贮存于危险品库内，一般不得与其他药品同库贮存，并远离电压，同时应由专人负责保管。

（5）贵重药品 定期检查效期，以防失效。定期盘点，实施数量管理，确保账物相符。

（6）中草药 中草药种类繁多，性质各异，应根据其特性加以妥善保管，着重防止霉变与防治虫害。数量小或贵重药材宜用瓷缸或金属箱贮存。

4．药品的出、入库管理

（1）药品入库应根据"入库凭证"进行验收，包括药品的通用名、商品名、剂型、规格、批号、有效期、生产厂商、药品批准文号、供货单位、购进数量、购进日期、价格、发票号码等内容。验收完毕及时入库。特殊管理的药品应实行双人验收，并验收到最小包装。

（2）药品出库凭科室请领单方能发出。药品的出库应遵循"先产先出""近期先出"和"按批号发放"的原则，并应进行复核和质量检查以保证数量和质量。

5．药品质量监督管理 医疗机构应依据相关药品使用质量管理规范、对本单位药品的购进、储存、调配等环节实行质量管理，建立包括组织结构、职责制度、过程管理和设施设备等方面的质量管理体系，并保证有效运行。

（1）机构与人员 ①医疗机构负责人应保证本单位严格执行药品监督管理的相关法律、

法规，对本单位使用药品的质量承担领导责任；②医疗机构应在药事管理与药物治疗学委员会下建立药品质量管理工作小组。其主要职责是：监督、指导、协调本单位的药品质量管理工作，定期召开会议，研究、解决药品质量管理存在的问题；③医疗机构药品质量管理机构负责人或专职检查员应熟悉国家有关药品管理的法律、法规、规章和药品使用的专业知识，有一定的实践经验，可独立解决使用过程中的药品质量问题，行使质量管理职能并对本单位使用的药品质量行使否决权；④医疗机构应配备与其规模相适应的药品采购、验收、养护等组织或人员；⑤一级以上医疗机构药品采购、验收、保管、养护、调配等工作必须由药学技术人员担任，采购与验收人员不得相互兼任；⑥医疗机构应制定考核培训计划，并建立培训考核档案，加强对药学人员的药事法规及专业知识的培训考核；凡培训考核不合格的人员，不得从事药剂工作；⑦医疗机构应建立药学人员健康档案。直接接触药品的人员，每年进行一次健康检查。凡发现患有精神病、传染病或者其他可能污染药品疾病的，应立即调离直接接触药品的工作岗位。验收、养护人员应进行视力、辨色力检查。

（2）制度与管理　医疗机构应根据本单位的实际情况，制定相应的药品质量管理制度，定期对本单位药品采购、验收、入库、储存、出库、调配、使用等制度执行情况进行检查、考核，并做好记录。

①质量管理制度应包括以下内容：有关部门、组织和人员的质量责任；药品采购、验收、入库、储存、出库等岗位的管理制度；特殊药品管理制度；首次供货企业和品种资质及质量审核制度；处方调配与评价管理制度；药品拆零管理制度；效期药品管理制度；中药饮片炮制、配方、代煎等管理制度；不合格药品及退货药品管理制度；药品不良反应报告制度；质量信息管理制度；企业资质证明文件及药品检验报告书留存登记制度；质量事故报告和处理制度；药学人员培训考核制度；药学人员健康状况管理制度；相关药品法律法规及药学专业知识学习制度；药品质量监督管理定期自查及考核制度；②一级以上医疗机构应具有独立的计算机管理系统，能覆盖医疗机构内药品的购进、储存、使用的全过程；能如实记录医疗机构实施本规范的全过程；③医疗机构在药品使用过程中发现假劣药品，必须立即停止使用，并及时向所在地食品药品监督管理部门和卫生行政管理部门报告，不得擅自处理；④医疗机构应按照《药品不良反应报告和监测管理办法》等有关规定，建立药品不良反应监测报告制度，依法履行药品不良反应监测报告义务。临床用药发生不良反应时，应及时向当地食品药品监督管理部门报告。

二、处方调剂管理（药品调配总则）

医院药品调配是医院药师日常主要工作之一。2007年5月1日起实施的《处方管理办法》要求取得药学专业技术职务任职资格的人员方可以从事处方调剂工作。药师应当凭医师处方调剂处方药品。

（一）调剂工作规程

1. 处方调配工作程序

（1）审核处方　药师应当按照《处方管理办法》要求审核处方。除了应逐项检查处方前记、正文、后记的书写是否清晰、完整、规范，以及确认处方合法性，还应当审核以下内容：①对规定必须做皮试的药品，处方医师是否注明过敏试验及结果的判定；②处方药品和临床诊断的相符性和适宜性；③剂量、用法是否正确；④剂型和给药途径是否适宜；⑤是否存在重复给药现象；⑥是否有潜在临床意义的药物相互作用和配伍禁忌；⑦药师审核处方后，认为存在用药不适宜的情况时，应告知处方医生，请其确认或者重新开具处方；⑧药师发现严重不合理用药或者用药错误，应拒绝调剂，及时告知处方医生，并应当记录，按照有关规定报告。

（2）调配药品 ①药师调剂处方时必须做到"四查十对"：查处方，对科别、姓名、年龄；查药品，对药名、剂型、规格、数量；查配伍禁忌，对药品性状、用法用量；查用药合理性，对临床诊断。②对于不规范处方或者不能判定其合法性的处方，不得调剂。③按照处方顺序逐一调配，调配好一张处方的所有药品后再调配下一张处方，以免发生差错。④药品配齐后，与处方逐一核对药名、规格、数量，准确规范地书写或打印标签。⑤对需要特殊保存的药品加贴醒目的标签提示患者注意，如"请放在2~8℃保存"发药时要做特别交代提醒。⑥对于分包装药品除了标明以上药品信息外，还要注明有效期或失效期。

（3）发药 ①核对患者姓名，确认患者身份，正确书写药袋或粘贴标签，注明患者姓名和药品名称、用法、用量等。②逐一核对药品与处方相符性，检查规格、数量并签字。③发现配方错误时，应将药品退回配方人并及时更正，同时做好差错登记。④向患者交付药品时，按照药品说明书或者处方用法进行用药交代与指导，包括每种药品的用法、用量、注意事项、禁忌等。⑤发药时应注意患者隐私。⑥药师完成处方调剂后，应当在处方上签名或者加盖专用签章。⑦设置咨询窗口或咨询室，解答患者关于药品及用药中的问题，做安全合理用药教育。

2. 麻醉药品和精神药品的调配 调配麻醉和精神药品，除了要遵循上述操作规范以外，还需要注意以下几点。

（1）麻醉药品（和第一类精神药品）实行"五专"管理：专人负责、专柜加锁、专用处方、专用账册、专册登记。

（2）麻醉药品专用处方为淡红色，右上角标注"麻"；第一类精神药品按照麻醉药品进行管理，处方为淡红色，右上角标注"精一"；第二类精神药品专用处方为白色，右上角标注"精二"。

（3）药师接收麻醉药品和第一类精神药品处方时，应注意核对患者信息，验明患者姓名、身份证号、代办人身份证号及患者疾病状态等，是否与处方和专用病历记载一致。

（4）麻醉药处方审核时还应注意：开具处方的医师是否具有麻醉药品处方权，其处方签名与药房备样是否相符，是否使用专用麻醉处方，处方内容是否书写完整，内容与病历是否一致，所开具的麻醉药品用法用量和天数是否符合相关规定等。

（5）长期使用贴剂或注射剂的患者，每次取药时，均需交回已使用过的麻醉药品和第一类精神药品的空安瓶或废贴，药师应核对所回收的空安瓶或废贴品名、数量、批号与药品专册登记本登记的是否相符，正确后方予以调配。

（6）每日将麻醉药品处方，按年月日逐日编制顺序号，统一规范管理。

3. 高警示药品的调配 高警示药品，指若使用不当会对患者造成严重伤害或死亡的药品。

（1）调剂部门需设置专门药架存放高警示药品，不得与其他药品混合存放。高警示药品存放药架应标识醒目，设置警示牌提醒药学人员注意。

（2）高警示药品实行专人管理。调剂室负责人指定药师以上专业技术人员负责高警示药品的养护、清点等工作。严格按照说明书储存和养护。

（3）高警示药品的调剂实行双人复核制度，并做到"四查十对"，确保调剂准确无误。

（二）调剂流程

1. 门诊调剂流程

（1）门诊调剂室的任务 门诊调剂室的任务是负责本院门诊处方及科室领药单等的调剂发放工作，保障门诊用药；提供药物咨询服务，监督和指导药品的合理应用和正确使用，保证患者用药安全有效；做好药品的管理和分装工作，确保药品质量；宣传合理用药。

（2）门诊调剂室的用药特点 门诊部与住院部相比，具有患者流动性大、疾病谱较广、慢性病多和诊治时间短的特点。门诊调剂室以治疗慢性病、常见病的药物为主，剂型以口服、外用为多，注射用药相对较少。

（3）门诊调剂流程 门诊调剂室有关药品的主要工作为"领、分、发"3个方面。对于患者要体现以人为本的宗旨，做好药学服务，保证药物治疗的安全、有效。门诊调剂室处方调配的程序是：收方→审方→配药→复核→发药。按门诊工作强度配备发药窗口，每一窗口配备收方调配和发药人员各一名，配备工作站一台，备好足够的大小药袋、笔、粘胶标签、药篮及其他调配发药工具。药品调剂人员应经过专门上岗前培训，掌握国家药品管理的有关法律法规，以及各级行政部门关于药品使用的有关规定。审方人员审核处方完整性和用药合理性。审查处方合格后，打印药品清单，后台药品调配人员按照药品清单的药品名称、剂型、剂量进行药品调配。调配同时检查药品是否变质，包括变色、风化、潮解、破碎等；对整包装药品，应检查可打开最小包装；有效期药品应检查是否过期。所取同一种药品若有不同批号时，取批号最早调配。后台药品调配人员按药品清单调配完成后，将所取药品、清单交给窗口发药药师。窗口药师核对患者姓名、药品名称、剂型、剂量、数量与电脑显示的处方信息是否一致。确认无误后，呼叫处方患者姓名，确认患者姓名、年龄、性别无误后，按处方顺序将药品逐个交予取药者，同时核对所取药品名称、剂型、剂量、数量与药品清单所载是否一致，并将药品清单一并交予取药人。贴上写有用法用量的小标签，并检查可打开的最小包装是否完整，数量是否准确，药品有否过期或变质。每发完一种药品，向取药者交代用法用量及药品应用和保存的注意事项等。窗口药师发药完毕后，应告诉取药者药已配齐。

（4）门诊调剂室的药学服务 随着医药科技的迅猛发展和药学专业的分化，药品调剂逐渐从药品供应服务型向技术服务型转型，如何保证患者用药的安全、有效，已成为门诊药师的工作重点。在门诊工作中药学信息咨询服务占有越来越重要的地位，其服务内容主要有处方审核、指导患者依照处方合理使用药品、提供常用药品信息、解答药学咨询、向医师提供合理用药咨询等。

2. 住院调剂流程

（1）住院调剂室的任务 住院调剂室的任务是及时、准确地审核、调配病区住院患者的用药医嘱；积极配合病区危重患者的抢救工作，做好抢救药品的及时供应；定期检查、清点病区小药柜药品的保管和使用，防止病区药品的囤积、过期，发现问题及时和病区协调处理解决；加强和临床科室的联系，开展临床药学工作，通过定期提供药品供应信息或新药介绍等资料，为临床合理使用药品提供信息；病区患者发生药品不良反应后的及时监测、上报和处置；准确反馈临床用药信息，为本院基本药物供应目录的制定提供建议；为临床医护工作者和患者提供药物咨询。

（2）住院调剂室的用药特点 住院患者一般需要综合性的治疗，疑难病症多、重症多、大手术多、综合化疗多，临床经常使用的药品有近千种，贵重药、抗感染药、麻醉药、抗肿瘤药、血液制品等药品消耗量大，需求复杂。因此，药品管理是住院调剂室工作的重点和难点。

（3）住院调剂流程　目前我国各级医院住院调剂室实行的药品调配形式主要有3种：摆药、领药、基数药和病区智能药柜。

①摆药：打印医嘱用药清单，仔细核对医嘱中药品的名称、规格、产地以及有无配伍禁忌和用法用量错误等，根据医嘱单对每个患者按医嘱的用法用量进行单剂量摆放。核对后将药品送至相应病区。部分医院建立静脉药物集中调配中心，住院患者中注射用药的长期医嘱由静脉调配中心完成调配，住院调剂室负责注射用药的临时医嘱和住院的口服、外用类药品的调剂。②领药：打印医嘱用药清单。仔细核对药单中药品的名称、规格、产地和用法用量，根据药单对整张药单中的所有药品进行调剂。核对后将药品送至相应病区。③基数药：护士凭请领单到住院调剂室领取病区常用药品，存放在病区中，然后由护士在病区按医嘱摆药发放给患者。其优点是便于护士及时取用药品给患者用药，缺点是护士对药品的性质和贮存条件不了解，保管不当易造成失效、变质，影响用药安全。药师每月到各病区检查基数药有效期等。④病区智能药柜：类似于基数药，但药品所有权与管理权归药剂科负责。利用智能化药品储存柜，存放病区常用药品，医生开具医嘱后，护士可凭指纹或密码等开启智能药柜后，取得药品用于患者。

3. 调剂的发展　随着药学服务理念的深入，调剂窗口为患者和临床提供专业的药学服务，调剂窗口的药学服务已被广大药学人员认可并得以实施。

（1）工作职能和工作模式转变　建立具有专科特色的病区卫星药房/药柜，由几名药师负责和承担所辖病区的药品调剂工作，同时参与病区患者药物治疗，设计临床药物治疗方案，开展患者用药指导。

（2）建立具有药学技术保障的现代化药房调剂　国内许多地区的医院已建立现代化的药房调剂流程，使用单剂量分包机、快速发药机等自动化设备辅助药师的调剂工作，防止调剂差错，防止药品的浪费、丢失、积压，加快发药速度，方便药品的核对、正确使用，也便于药品的运送。

（三）调剂质量

1. 服务礼仪

（1）仪容仪表　发型修饰得体。面容不得浓妆艳抹。手部不允许涂抹有色指甲油。与患者交谈时自然从容、目光温和。统一着装，佩戴胸卡并正面向外。

（2）体态语言　药师站姿、坐姿符合工作场合要求，给患者严谨、大方、安全之感。回答患者问题要注视对方，以示对患者尊重。

（3）口头语言　药师的语气要温和耐心，声音清晰，语速适中。称呼适当，应使用尊称。服务过程中语言精练，使用敬语，语言切忌"生""冷""硬""顶"。态度和善，充分尊重患者的人格和习惯。

2. 准确调配药品

（1）依序调配药品，注意每次调配好一种药品后再调配下一种药品，避免混淆。

（2）核对所调配药品包装及标签上注明的药品名称、规格、剂型与处方所开具药品名称、规格、剂型的一致性；特别注意药品名称相似、包装相似、多种规格、多种剂型的易混淆药品的正确辨识和调配。

（3）核对所调配药品包装和标签上注明的用法、用量与处方所开具药品给药剂量的一致性。

（4）核对药品性状、包装外观及标签的完整性，确保所调配药品的质量是合格的。发现药品标签不清或缺损，包装松动、变形、污染，颜色改变、性状改变或异样时，一律严禁调配，并将其按质量问题报告和处理。

（5）核对所调配药品包装数量与处方所开具药品总数量的一致性。

（6）核对所调配药品的有效期，确保发出的药品在患者处方治疗周期内是有效的。

3. 用药差错管理

（1）用药差错的涵义　①用错患者：将药物给予不应该使用此药的患者。②用错药物：给患者用了与治疗无关的或对于患者不适宜的药物。③用错剂量：用药剂量过大造成中毒或剂量过小延误治疗时机。④用错给药途径：口服、外用、注射等给药部位或方法错误。⑤用错时间：错误的给药时间、间隔和疗程。

（2）调剂相关的用药差错　①审方疏漏：药师通过审方未能发现并纠正医师的错误处方，将错误处方的药物发给患者。药师审方的疏漏常见于：皮试药品未标注"皮试阴性"；儿童使用不宜用于儿童的药物，如喹诺酮类；孕妇使用可能导致流产或致畸的药物，如沙利度胺、维A酸等；老年患者用药剂量过大；注射剂溶媒选用不当；两种药物含相同成分，可能导致重复用药；两种药物具有不良的相互作用或潜在意义上的配伍禁忌；用法错误，如青霉素每日一次。承担审方责任的药师必须具备丰富的经验，掌握药物正确的用法和配伍禁忌，熟悉特殊患者的用药特点，了解药物配伍和药动学特性，才能审方正确，并及时发现处方错误。有条件的单位应安装合理用药软件，利用计算机自动审查处方，并对计算机自动提示的处方错误进行判断。②处方调剂错误：处方调剂错误指在调剂工作过程中发生的药品调配错误。这类差错较常发生，分为内部差错和外部差错两类。内部差错可以由负责核对的药师发现并及时纠正，对患者未造成不良后果。如果没有经双人核对，或者核对的人也没有发现差错，将错误的药品发给了患者，就构成了外部差错。外部差错可能导致患者用药错误，不仅可能造成患者身体伤害等严重后果，还影响医院形象。为了避免调剂差错，可以设置双人核对；科学合理摆放药架上的药品，将易混淆药品分开摆放，必要时在货架上设置提醒；合理配备调剂人员，避免疲劳作业；保证调剂室光线明亮、药品存储空间充足、降低噪音干扰；自动化和智能化的调剂设备是降低处方调剂错误的有效措施。③处方（医嘱）信息缺失与辨识错误：患者信息和药品信息都是药师在调剂时需要考虑的因素。处方信息必须充实、完整地提供给药师，以帮助患者正确使用药品。在处方信息传递的过程中，信息缺失或错误都将可能造成严重的用药错误。④药品使用错误：药品使用错误指错误的药品已经给患者使用，或正确的药品以错误的方法给患者使用。包括处方（医嘱）错误、护士执行错误、患者用药错误等。

（3）用药差错的呈报　要减少用药错误、加强用药安全，必须建立一个良好的差错报告制度。只有依靠医护人员对用药错误的报告，分析和评价用药错误事件，制定并执行有效措施，才能减少或预防用药错误发生。目前世界上有很多国家已建立了有效的用药差错报告系统，中国药学会在2005年发布的《优良药房工作规范》中倡导建立用药差错报告系统，并制定了用药差错报告表。报告系统具有一定的共性特点：首先是倡导以患者为中心的文化，鼓励医务人员报告用药差错事件；其次系统认为报告应该是自愿的、非惩罚性的、保密的和独立的。用药差错报告系统收集、整理、研究用药错误和不良事件报告，分析严重事件和有意义的可能导致失误的事件，提供安全用药实践的推荐意见和策略，对于严重事件进行根因分析、调查、评估、研究与分享，同时和药厂协作，进行产品变革，改善药品的使用安全性。

三、医院制剂管理

（一）医院制剂的定义与特征

2005年国家食品药品监督管理局下发的《医疗机构制剂注册管理办法》（试行）第三条阐述了医院制剂的定义："医疗机构制剂，是指医疗机构根据本单位临床需要经批准而配制、自用的固定处方制剂。医疗机构配制的制剂，应当是市场上没有供应的品种"。具体范畴包括：①用于预防、治疗、诊断人的疾病，有目的地调节人的生理功能，并规定有适应证、用法和用量的药物制剂，包括中药制剂、西药制剂等。②用于皮肤、医疗器械和医疗环境消毒处理的药剂，包括皮肤消毒剂、手术器械浸泡液和空气消毒液等。③用于诊断仪器的辅助药剂，如导电胶、耦合剂等，以增加仪器诊断的灵敏度。④用于保存脏器和组织的辅助药剂，如离体脏器保存液、心脏停搏液等。第十四条又进一步明确规定了医院制剂室不准配制的制剂品种：①市场上已有供应的品种；②含有未经国家食品药品监督管理局批准的活性成分的品种；③除变态反应原外的生物制品；④中药注射剂；⑤由中药、化学药组成的复方制剂；⑥麻醉药品、精神药品、医疗用毒性药品、放射性药品；⑦其他不符合国家有关规定的制剂。

（二）医院制剂管理法规

1.《医疗机构制剂配制质量管理规范》 2000年12月5日国家食品药品监督管理局公布《医疗机构制剂配制质量管理规范》，以下简称《规范》，是国家第一次针对医院制剂生产全过程的质量控制而制定的管理标准。其主导思想是医院制剂同样属于药品范畴，其监管标准不能降低。《规范》共分为11章63条，其中20条针对硬件设施，43条针对软件管理，与制药工业实施的《药品生产质量管理规范》章节条款高度一致。

2. 医院制剂许可证制度 2001年1月以前，医疗机构制剂室生产资质的取得采取卫生局备案制的管理方式。2001年11月以后，根据《药品管理法》二十三条：医疗机构配制制剂，须经所在地省、自治区、直辖市人民政府卫生行政部门审核同意，由省、自治区、直辖市人民政府药品监督管理部门批准，发给《医疗机构制剂许可证》。无《医疗机构制剂许可证》的，不得配制制剂。

3. 医院制剂注册管理制度 2005年6月国家食品药品监督管理局下发《医疗机构制剂注册管理规范》（试行）。这是新中国成立以来第一个针对医疗机构制剂注册管理的文件，与国家药品注册管理办法的规定相一致，使医疗机构制剂生产品种由原来的备案制度变为审批制。

（三）医院制剂的质量管理

1. 质量管理组织的人员组成 根据《医疗机构制剂配制质量管理规范》第六条规定："医疗机构制剂配制应在药剂部门设制剂室、药检室和质量管理组织。机构和岗位人员职责应明确，并配备具有相应素质及相应数量的专业技术人员。"因此，药学部门应设立制剂质量管理组织。相关机构人员组成原则：

（1）质量管理组织机构应由药学部门主管院长与药学部门主任结合单位实际工作需要和人员情况建立。贯彻精简、高效原则。

（2）质量管理组织至少应由药学部门主任、配制机构负责人、检验机构负责人组成。此外，还可以吸收各部门负责人参加。

（3）配制和检验机构负责人应具有医药或相关专业大专以上学历，并由具有5年以上制剂生产经验或药品检验经验的人员承担。对工作中出现的异常情况能作出正确判断，同时具有处理和解决问题的能力。

（4）配制机构负责人与检验机构负责人不得互相兼任。

2．质量管理组织机构的职责

（1）质量管理组织负责制定制剂与配制管理相关的规章制度和操作规程等管理文件。

（2）分析处理不合格制剂的投诉问题并制定处理方案。

（3）研究解决各部门不能自行解决的制剂生产过程中出现的技术问题。

（4）定期听取制剂生产各部门负责人及药检室负责人的工作汇报，并作出评价。

（5）对制剂生产有关质量的人和事负有监督实施、改正及阻止的责任。

（6）负责审查本院新制剂与新工艺的技术资料，报食品药品监督管理局审批。

（7）组织制剂生产各部门人员与药检室人员的技术与法规培训。

四、临床药学业务的管理

1999年，卫生部在《医院药师规范化培训大纲》中首次提出要"培训临床药师"。2005年卫生部颁布《医院管理评价指南（试行）》，进一步明确要求开展临床药学工作；同年，卫生部在全国设立了第一批临床药师培训试点基地，通过参加临床药物治疗实践培训临床药师，探索建立在职临床药师培养模式与标准以及在职人才培养的相关管理制度和规范。2007年，卫生部发布《关于开展临床药师试点工作的通知》，正式启动了医院临床药师制的试点工作，以探索真正适合我国国情的临床药师准入标准、配备标准、管理制度、工作模式、岗位职责以及临床药师工作的评价体系等。2010年，国家临床重点专科建设项目首次将"药学部（临床药学）"纳入评审科目。

2011年，卫生部发布《医疗机构药事管理规定》，明确医院药学将从以保障药品供应的传统医院药学模式向以服务患者为中心的药学监护工作模式和以合理用药为核心的临床药学工作模式转变，同时对医疗机构药事管理及临床药师制有关问题做了进一步明确规定，并明确规定了医院药学部门要"设立临床药师""建立以患者为中心的药学管理工作模式"，开展以合理用药为核心的临床药学工作，参与临床疾病诊断、治疗，提供药学技术服务，提高医疗质量。

另外，《麻醉药品和精神药品管理条例》《处方管理办法》《抗菌药物临床应用管理办法》《二、三级综合医院药学部门基本标准（试行）》《医院处方点评管理规范（试行）》等一系列法律、法规和规章制度的公布和实施有助于推进临床药学的发展，发挥药师作用，规范临床药物治疗，促进合理用药，保障患者用药安全。

（一）临床药学服务的基本要求

临床药学在医院药学中占有核心地位，是以合理用药为核心的医院药学的重要工作，是医疗机构药学学科建设发展方向。药师应深入临床与其他专业人员合作，共同参与患者的临床药物治疗，为患者的安全、合理用药提供良好的专业服务。

1．临床药学工作的基本原则　以患者为中心，在日常医疗工作中，发现、解决和防止潜在的或实际存在的用药问题，优化药物治疗效果，促进药物的安全、合理使用。

2．药师的工作职责　药师应主动介入、积极参与临床药学工作。

（1）药师应与临床多学科团队合作，参与患者药物治疗方案的制订，努力将药学知识与临床实践相结合，发现问题和解决问题，确保患者的用药安全。

（2）应在新药遴选、药品管理、药品调剂、制剂配制等相关工作环节中，保障药品的安全有效。

（3）应为医生、护士和患者提供有价值的临床药学服务，促进合理用药的持续改进。

（4）应负责临床实践教学、临床技能培训以及继续教育等方面的带教工作。

（二）临床药学服务的工作方向

临床药学服务应紧紧围绕以患者为中心、以合理用药为核心，组织药师参与临床药物治疗，提供药学专业技术服务，开展临床药学工作，提高患者用药的安全性和有效性，促进医疗机构药物临床应用管理的持续改进。其主要工作方向体现在两个方面。

1. 针对患者个体用药，提供药学专业技术服务

（1）对住院患者，应按相关规定，专科临床药师直接参与用药相关的临床工作，在选定的临床科室参加日常性药物治疗工作；开展药学查房，对重点患者建立药历，实施药学监护；参加病例讨论，提出用药意见和个体化药物治疗建议；参加院内疑难重症会诊，为危重患者的救治提供专业技术支持；进行用药医嘱审核，发现不适宜医嘱时主动与临床医师沟通和干预；定期为临床医师、护士以及其他医务工作者提供合理用药培训和药学信息咨询服务；对患者进行用药教育和必要的药物治疗管理。

（2）对门诊患者，应提供用药交代或患者用药指导。

（3）参与药品安全监测与合理用药管理相关工作：收集、填写和评价药品不良反应及不良事件表，上报不良反应报告；参与处方点评，开展合理用药评价；开展抗菌药物合理使用监察工作；在医院临床路径和单病种相关工作中提供药学专业技术服务；开展包括药物基因组学在内的治疗药物监测，提高药物治疗效益。

2. 对医院药事管理，提供药学专业技术支持

（1）参与医院有关合理用药各项政策和规范的制定工作。

（2）参与制定医院处方集和用药指南。

（3）参与合理用药相关管理和持续改进工作。

（4）协助建立药物治疗决策信息系统。

（5）宏观监控药物使用的合理性。

（6）与临床医师合作，积极参与药物治疗学、药学信息学、循证医学、药物利用、药物经济学和用药安全等研究，促进临床安全与合理用药。

（7）为医务工作者提供系统的合理用药信息，为患者提供用药教育和咨询服务。

（三）临床药学服务的主要内容

1. 药师深入临床，参与药物治疗　是临床药学工作最基本、最重要的工作内容。临床药师作为医疗团队的成员负责如下日常性药物治疗工作。

（1）深入临床科室了解药物应用动态，对用药医嘱进行审核，对药物临床应用提出改进意见。

（2）参与查房和会诊，参加危重患者的救治和病案讨论，对药物治疗提出建议。

（3）对重点患者进行药学监护与用药教育。

（4）指导护士做好药品请领、保管和正确使用工作。

（5）协助临床医师做好新药上市后的临床观察，收集、整理、分析和反馈药物安全信息。

（6）宣传合理用药知识。

2. 药师参与个体化的精准药物治疗　利用现代的分析手段，对一些重点药物和重点患者进行血药浓度监测和遗传药理学基因监测，并根据测定结果，设计个体化给药方案，实施个体化药物治疗，做到安全、合理用药，将临床用药从传统的经验模式提高到科学水平。

（1）治疗药物监测（therapeutic drug monitoring，TDM） 根据国内外的共识，目前需常规开展血药浓度监测的药物有20余种，包括环孢素、万古霉素、伏立康唑、卡马西平、阿米替林、地高辛、胺碘酮、甲氨蝶呤（大剂量化疗时）等。

（2）基于药物基因组学，实施"化学药物用药指导的基因检测" 通过CYP2C19基因多态性检测，CYP2C9和VKORC1基因多态性检测，MTHFR（C677T）基因检测，CYP2D6*10、CYP2C9*3、ADRB1（1165G>C）、AGTR1（1166A>C）、ACE（I/D）检测，乙型肝炎耐药基因检测，结核分枝杆菌耐药基因检测，万古霉素耐药基因检测，耐甲氧西林葡萄球菌耐药基因检测，病原体用药指导的基因检测等，实施伏立康唑、华法林、氯吡格雷、他克莫司、可待因、曲马多、地西泮、西酞普兰、氟伏沙明、埃索美拉唑等药物的个体化治疗。

药师应根据临床实际、患者状况和药物特点，为患者合理选择监测项目，并知晓其方法及特点；在获知检测结果后，应及时根据监测结果为临床提供合理用药指导。同时药师应主动与临床科室沟通，依据循证药学知识，开展监测项目的优化与精选，为临床治疗提供个体化的药物治疗方案。为保证获得可靠的测定结果，开展治疗药物监测和药物基因组学监测工作的临床实验室应按照相关管理办法和规定建立全面质量管理体系，并定期进行室内质控。

3. **药学信息服务** 各医院可根据自己的实际情况，配备经过培训的全职或兼职的信息药师，同时配备尽可能完善的资料，如工具书和医药学文献资料、计算机及其软件、数据库等，利用计算机网络功能，以提高药学信息服务的水平。其具体内容包括：

（1）通过电话、微信公众号、信件、传真或网络等多种形式提供药学信息服务。

（2）为临床提供信息支持和药学信息咨询服务。根据临床医疗需要，提供药学相关文献和合理用药相关信息；在病房查房和临床会诊中，对药物选择、药物相互作用和治疗方案等进行分析并提出建议；为临床课题研究提供药学相关技术支持；参与医务人员的入职教育和继续教育，对安全、合理用药提供建议和培训；编辑药讯或药学信息快报等，并定期发布，传递最新的药品信息和药物警戒信息。

（3）为患者提供药物咨询和用药指导服务，解决患者及家属的用药相关问题；为出院患者提供用药指导等。

（4）为医疗质量管理和医疗机构行政决策提供药学信息支持，为药事管理与药物治疗委员会、医疗机构感染管理委员会等提供信息支持；编写本院的"药品目录""处方集"等，便于临床查阅；参与制定院内合理用药规范与临床路径等；逐步建立和完善药学服务信息网，实现电子化药历和药学信息数据库；逐步建立患者TDM、用药史或咨询情况数据库；逐步建立医疗机构之间、地区，甚至全国的药学服务信息网，实现资源共享和信息互通等。

（5）为药学人员提供咨询和信息支持，参与药学专业人员的继续教育工作，对工作实践问题提供咨询和建议；应药学人员要求，提供文献检索和信息支持；为临床合理用药提供循证医学文献支持。

4. **药品不良反应（adverse drug reactions，ADR）监测和报告** 按照国家颁布的《药品不良反应报告和监测管理办法》，应把药品不良反应监测列为常规工作，应有专人负责，并建立报告制度。一旦发现药品不良反应，应按规定及时收集和登记填报药品不良反应报告表，同时对所发现的药物不良反应进行因果关系分析，做出客观评价，确定药品不良反应的性质、类型和等级，并将登记的不良反应情况，定期通过网络上报。

5. 开展处方点评和药物利用评价（drug utilization evaluation，DUE）　按《处方管理办法》和《医院处方点评管理规范（试行）》规定，医院应建立处方点评制度，药学部门应成立处方点评工作小组，按照相关文件要求定期开展处方点评，以提高医院合理用药。通过处方调查和分析，可以掌握本单位或本地区的用药情况，了解药品动态用量；可进行不同时期和不同单位之间的比较，评价药物使用的合理性，并发现和查找存在的问题，为今后的合理用药提供依据。

DUE是指从经济学角度出发，结合临床疗效，对药物的合理使用进行评价，对节约卫生资源，对药品使用的社会和经济效益进行综合评估。DUE对促进合理用药，协助国家卫生行政部门进行宏观决策有重大意义。

6. 结合临床开展有关科学研究　医疗机构药学部门的药师应结合临床工作实践，主动开展药学研究，因地制宜，应用新知识和新方法来改进用药，促进学科建设，提高专业水平。可开展的研究内容如下。

（1）药物利用研究及评价，如医嘱/处方分析、药物使用分析、药物合理应用与耐药趋势分析、药品不良反应报告与评价、循证医学与循证药学等。

（2）临床药物动力学和药效学研究，如特殊病理生理条件下的药物动力学研究，种族、性别、饮食对药物动力学的影响，基因多态性与个体化治疗，剂量调整计算方法，药物代谢性相互作用，群体药物动力学研究等。

（3）药物经济学研究，如临床治疗方案的药物经济学分析，本医疗机构或本地区用药情况分析，药品市场的价格分析等。

（4）药剂学研究，如新制剂、新剂型、新工艺、贮存稳定性、配伍稳定性、上市后药品质量评价等。

（5）新药临床研究，如新药 I 期研究、生物利用度与生物等效性研究、新药安全性监测研究等。

（6）中药的临床药学研究，如中药安全性监测研究；中药与中药、中药与化学药的相互作用；中药处方/医嘱点评；中药合理应用研究等。

（7）药事管理方面研究，如开发药品管理软件，探索药学部门管理模式和经验，药事管理规范化、标准化的研究，卫生资源的配置和合理使用，调剂流程优化研究，差错防范与安全文化研究，药学职业道德与伦理学教育和研究等。

（8）药学信息化服务及数据库建设的研究，如本单位各种信息的收集和一些数据库的建设，推荐联合本地区或本省开展和建设共享的信息支持数据库，关于用药风险预警提示、用药禁忌或超量拦截、适应库存上下限的论证与设置等。

（9）临床急需阐明的药物治疗学中与药学技术有关的问题研究。

（10）其他与医疗机构药学相关的研究。

（葛卫红　李　俐）

扫码"练一练"

第三章 医院药学部的处方调剂

调剂学是研究如何依据医师处方（或医嘱）调配药品，并对患者进行用药交代，回答患者咨询的学问。处方调剂是医院药房日常工作的中心环节，是一项技术性、专业性、规范性和服务性很强的特殊工作，其过程包括收方、审方、配方、核对、发药以及用药指导等环节和内容。直至20世纪90年代初，我国的医院药师大部分从事单纯的药品采购、供应和传统的处方调剂工作（即管理供应型：只局限于根据医师的处方准确无误地把药发给患者），但是随着临床药学的发展，目前医院药师的工作从传统的管理供应型已转化为知识信息型、医药结合型和药学服务型，而且医院的医疗模式也从以药物为中心转化为以患者为中心，处方调剂也从传统的处方调剂（狭义）转变为现代处方调剂（广义）。现代处方调剂除了传统的处方调剂以外还包括审核处方、患者用药指导（或用药交代）、患者的药历记录、药品不良反应的预防、早期发现以及处理等与药品相关的所有调剂工作。

《处方管理办法》第三十三条（2007年2月）和《医疗机构药事管理规定》第二十八条（2011年1月）中明确指出，药师发出药品时应当告知患者用法、用量以及注意事项，指导患者合理用药，对患者进行用药指导是药师的责任和义务，表明处方调剂和用药指导是医院药房药师的主要工作内容。

本章重点叙述医院药学部（或药剂科）处方调剂的工作内容。

第一节 医院处方调剂概述

一、处方

根据《处方管理办法》第二条规定，处方是指由注册的执业医师和执业助理医师（以下简称医师）在诊疗活动中为患者开具的、由取得药学专业技术职务任职资格的药学专业技术人员（以下简称药师）审核、调配、核对，并作为患者用药凭证的医疗文书，也包括医疗机构病区用药医嘱单。处方是医师对患者防治疾病而开具的书面文件，是药剂人员调配、发放药品的书面依据，也是药房统计调剂工作量、进行月底盘点消耗数量的原始资料，在发生任何与药房有关的医疗或经济事故时的法律依据。

处方根据是否使用纸质可分为纸质处方和电子处方。随着医院的电子计算机管理化，纸质处方的使用逐渐变少，电子处方的使用增大。电子处方是指通过医院信息系统（hospital information system，HIS）实现的数字化和无纸化处方。另外，处方也可分为门诊处方、急诊处方和住院处方（或医嘱）。按照2010年《病历书写基本规范》的规定，医嘱是指医师在医疗活动中下达的医学指令。

二、处方调剂

处方调剂是药师以医师的处方为依据在医院药房和社会药房中进行的工作。因此处方调剂可分为医院药房处方调剂和社会药房处方调剂。医院药房处方调剂又可分为门诊处方调剂、急诊处方调剂和住院处方调剂。

处方调剂涉及处方管理，药品管理，制度、规范制定，质量控制，职责、流程管理，技能培训与实践等多方面内容。调剂工作程序包括收方、审方、调配药品、复核（核对处方与药品）、发药及患者用药指导（或用药交代）。《处方管理办法》第三十一条规定：具有药师以上专业技术职务任职资格的人员负责处方审核、评估、核对、发药以及安全用药指导；药士从事处方调配工作。审方和用药指导的药师应具备丰富的临床药学相关的知识。

三、医院处方调剂的分类

根据处方调剂的场所不同，医院处方调剂分为门诊处方调剂、急诊处方调剂和住院处方调剂。

四、处方调剂方式

《医疗机构药事管理规定》第二十九条规定：医疗机构门、急诊药品调剂室实行大窗口或者柜台式发药；住院（病房）药品调剂室对注射剂按日剂量配发，对口服制剂药品实行单剂量（unit dose）调剂配发；肠外营养液、危害药品静脉用药应当实行集中调配供应。

第二节　门诊处方调剂

门诊药房是药师根据医师处方为患者提供优质药品，并进行用药交代的窗口，医疗机构门诊药品调剂室实行大窗口或者柜台式发药。门诊药房的处方调剂工作流程包括：接受处方（收方）、审核处方（审方）、调配处方、复核处方及药品（核查）、发药以及用药交代（图3-1）。

图 3-1　医院门诊处方调剂的流程图

处方调剂操作规程如下：

1. 认真审核处方。

2. 准确调配药品。

3. 正确书写药袋或粘贴标签，应注明患者姓名和药品名称、用法、用量。

4. 向患者交付处方药品时，按照说明书或处方用法，进行用药交代（包括每种药品的用法、用量、注意事项等）。

5. 药学专业技术人员在完成处方调剂后，应当在处方上签名或盖章。

一、处方审核

处方审核（审方）是指药师在日常处方调配前履行对处方实行审核和安全用药检查把关的专业技术服务过程。随着医院调剂的自动化、信息化、网络化、数字化，虽然大部分三甲医院常采用HIS医院信息系统中的嵌入式合理用药软件系统自动审方，但是仍有很多医院是由药师进行人工审核。此外，若合理用药软件审核出问题的处方，也要进行人工审核。

（一）处方书写

处方由三个部分组成。

1. **处方前记**　包括医疗单位全称、科别、患者姓名、性别、年龄、处方日期、门诊号或住院号等；麻醉药品处方和第一类精神药品处方还包括患者身份证号、代办人姓名和身份证号、诊断名等；儿科处方还需注明体重、实足年龄等。

2. **处方正文**　处方正文以拉丁文"R"或"RP"起头，表示"请拿"；处方内容包括药品的名称、剂型、规格、数量、用法、用量和给药方式等。

3. **处方后记**　包括医生签名、盖章以及配发人和审方人签名。

处方权限：在严格意义上，处方只能由在职的执业医师开具；在特殊情况下，助理医师开具的处方在经执业医师签名并加盖专用签章后有效；乡镇、村的医疗机构的助理医师可在注册的执业地点取得相应的处方权。医师经考核合格后可取得麻醉药品和第一类精神药品的处方权；药师经考核合格后取得麻醉药品和第一类精神药品调剂资格。试用期人员开具的处方，应当经所在医疗机构有处方权的执业医师审核并签名或加盖专用签章后方有效。进修实习医师由所在医疗机构对其胜任本专业工作的实际情况进行认定后授予相应的处方权。任何有处方权的医师都要将本人签名或印章留存于药剂科作存档鉴证。

处方书写制度：处方的书写必须做到内容完整准确，目前很多医院已经发展为电子处方，要求字体清晰明朗，不可出现字迹模糊、处方不全等现象。处方如要修改，需原开药医师签字盖章方能生效，在调配过程中，如发现处方书写不符合要求或有差错，需及时与医师联系，修改后做调配，药师不得擅自修改处方。处方的书写应遵循《处方管理办法》第十七条和第六条。

（二）审核处方内容

1. **处方的颜色**　普通处方为白色，急诊处方为黄色，儿科处方为淡绿色，第一类精神药品处方为淡红色，第二类精神药品处方为白色，麻醉药品处方为红色。

2. **药品类别**　中药药品单独开方，西药和中成药可单独或一起开方；不能出现重复用药的现象，同一类别甚至同一成分不同厂家的药品不可以开在同一张处方上。例如，一张处方上同时出现泰嘉和波立维，成分均为硫酸氢氯吡格雷，赛诺菲（杭州）制药有限公司生产的药品商品名为波立维，而深圳信立泰药业股份有限公司生产的药品商品名为泰嘉，这张处方就属于不合格处方。

（1）处方量：门诊一般不得超过7日量，急诊一般不得超过3日量。对某些慢性病、老年病或特殊情况，处方量可适当延长，但医师应注明理由。

（2）门诊处方一般应在3日内调配。

（3）每张处方限开具5种药品。

另外，还要注意对于处方中短缺的药品，应及时与库房联系，如果有缺货的药品要主动与临床医师沟通使用其他药品替代，对于处方中有任何异议的，调配药师要及时与开药医师进行商议，不能自行修改处方。

（4）确认日剂量和给药频率、最大剂量。如果超过最大剂量，应与处方医师联系。

（三）审核处方的用药适宜性

1. 规定必须做皮试的药品，处方医师是否注明过敏试验及结果的判定

2. 处方用药与临床诊断的相符性

非适应证用药：例如，肠球菌感染应用克林霉素会出现耐药现象；用阿奇霉素治疗无感染的咳嗽者。

过度治疗用药：例如，顺铂、氟尿嘧啶、表柔比星、依托泊苷合用于食管癌患者，后两者疗效不明显且毒性过大等。

3. 选用剂型（或给药途径）、剂量与用法的合理性 给药途径、剂量与用法会影响起效的快慢、作用强度及作用的持续时间，也可能会产生不同的药理作用，甚至会发生毒性反应。例如，甘露醇作为冲洗剂应用于经尿道前列腺切除术，静脉滴注给药可用于组织脱水；硫酸镁口服给药产生导泻作用，注射给药用于镇静、抗惊厥；氯己定栓剂用于杀菌，溶液剂用于治疗口腔溃疡；当茶碱用于治疗支气管哮喘时，其注射剂、片剂和栓剂的作用时间依次递增。

4. 是否有重复给药现象

（1）同一个处方中有重复的药物（如具有相同或相近成分但商品名不同）。

（2）不同处方中有重复的药物（不同临床科室的处方中出现重复药物或与患者正在服用中的药物重复）。

5. 是否有潜在临床意义的药物相互作用和配伍禁忌 审核处方时，支持有益的药物相互作用；拒绝调配有害的相互作用，对于有争议的药物相互作用，应主动提醒临床医生注意督查用药，一旦发现问题，要及时上报。若有药剂学或药理学的配伍禁忌，应与处方医师联系并确认；处方上应记录处方医师姓名、与医师联系的日期和时间，并由负责药师签名。

有益的药物相互作用是指药理作用相加、可减少不良反应的合用情况。有害的相互作用是指出现竞争性拮抗作用、产生不良反应甚至毒性增强的合用情况，例如，阿司匹林与青霉素竞争自肾小管排泄；四环素类药品与多潘立酮合用生成难溶性物质；水合氯醛与抗肿瘤类药品合用竞争结合血浆蛋白，使游离药物增多，药效降低。产生不良反应甚至毒性增强：肝素钠与双嘧达莫合用增加出血的危险；山莨菪碱与哌替啶合用毒性增加；甲氧氯普胺与吩噻嗪类抗精神药品合用会加重锥体外系反应；氨基糖苷类药品与万古霉素合用使肾、耳毒性增强。

6. 是否有潜在临床意义的配伍禁忌 禁忌事项包括小儿禁忌、老年人禁忌、孕妇禁忌和哺乳期妇女禁忌。例如，阿昔洛韦与齐夫可定注射液配伍引起肾毒性；亚胺培南与更昔洛韦合用可诱发癫痫；地高辛与麻黄碱合用会诱发心脏毒性；复方利血平与麻黄碱合用，影响降压效果；苯巴比妥类镇静药品不能与含酒精的药品合用，会抑制中枢神经；阿托品与生物碱合用，容易发生药品中毒。

若处方中有配伍禁忌或妊娠禁忌，应拒绝调配；处方中药物用量超过常规用量，需要处方医师重新签字。

当处方中出现禁忌药物时应联系处方医师，处方上应记录处方医师姓名、与医师联系的日期和时间，负责药师签名后按确认后的结果进行处方调剂。

7. 疑义处方的对策 疑义处方是指存有缺陷或不清楚之处的处方，且这些疑问使得药师无法理解处方者的治疗方案而无法判断和调剂药品，或者是处方中存在严重用药安全隐患或不合理性等问题。当处方审核中发现疑义处方时，应当拒绝调剂，及时联络处方医师进行再次确认或修改处方，并按照有关规定记录和报告。

8. 审方资格 《处方管理办法》第三十一条规定，具有药师以上专业技术职务任职资格的人员负责处方审核、评估、核对、发药以及安全用药指导；药士从事处方调配工作。

（四）检查医师签名或盖章

审方时，药师应确认处方医师的签名或盖章情况，医师签名要与医务部门的签名留样一致。

门、急诊处方原则上都是当天有效，过期处方必要时经由原开方医师修改日期后重新签字盖章方能生效。

二、调配处方

根据《处方管理办法》第三十七条规定：药师调配处方时必须做到"四查十对"。"四查十对"的内容包括：①查处方，对科别、姓名、年龄；②查药品，对药名、剂型、规格、数量；③查配伍禁忌，对药品性状、用法用量；④查用药合理性，对临床诊断。

不得调剂的规定如下：①须凭医师处方调剂处方药品，非经医师处方不得调剂；②药师对于不规范处方或者不能判定其合法性的处方，不得调剂。

药师完成调剂后，在处方上签名或加盖专用签章。

不得限制门诊就诊人员持处方外购药品的规定如下：除麻醉药品、精神药品、医疗用毒性药品和儿科处方外，医疗机构不得限制门诊就诊人员持处方到药品零售企业购药。

调配处方的过程如下。

（1）调配人员收到处方后，首先应该从头到尾认真阅读处方，发现问题要及时与收方人员进行沟通，并处理和解决问题。

（2）确认处方无误后，开始按照处方中药品的顺序逐一调配，将一张处方调配齐全后，再处理第二张处方，切勿在一张处方未调配结束前开始调配第二张处方，以免出现药品混淆差错。调配人员要努力做到零差错，以免造成前台发药人员工作上的难度。

（3）调配人员应核查药品的批号、有效期，发给患者带走的药品要保证药品效期至少要有一个月，院内使用的药品要在距失效期一周内，过期药品不能发出。对于特殊药品的发放要分别进行登记入账，确认药品齐全后，与处方逐一核对（药品的名称、剂型、规格、数量和用法），粘贴用药交代标签。准确规范的书写标签应特别标识注意事项，如餐前或餐后服用、驾驶员及运动员禁用、摇匀后服用等，对于需要特殊保存的药品（如2~10℃保存）应贴上醒目标签。

（4）核对无误后要在调配一栏内签字盖章，以示其法律效应。

三、复核处方

复核处方是指药师发药之前再次核对处方中药品名称和已调配药品的准确性。通过药师的处方复核能够降低处方调剂过程中发生的用药失误。

（1）处方中的药品调配完成后，另一名药师进行核查，确认调配无误后，复核药师签字盖章。

（2）核对内容一般包括再次核实处方内容，即核对科别、患者的姓名及年龄，核对处方药品和调配药品的名称、剂量、规格、数量、药品的性状、用法与用量是否一致，核对无误后方可发药。

四、发药与用药交代

发药时，根据《处方管理办法》第三十三条"向患者交付药品时，按照药品说明书或者处方用法，进行用药交代与指导"规定和《医疗机构药事管理规定》第二十八条"发出药品时应当告知患者用法用量和注意事项，指导患者合理用药"规定，药师必须给患者进行用药交代。

（一）发药与用药交代

发药是处方调剂的最后一道关口，一旦出现错误，将直接影响患者的用药，造成不可挽回的后果，因此发药时药师必须时刻保持警惕。

（1）核对患者姓名，确认患者。

（2）逐一核对处方与已调配药品的相符性，即检查药品的名称、规格、数量、包装。若发现处方有问题，及时与患者、临床医师沟通并解释，将处方退回给临床医师；若发现调配处方有问题，将处方和药品退还给调配人员，并及时改正。

（3）最后将药品交至患者手中，交付处方药的同时必须进行用药交代，确保患者遵守医师制定的药物治疗方案（即提高患者的用药依从性）。

用药交代内容主要包括用法与用量、用药时间（如餐前或餐后服用）、注意事项（如驾驶员及运动员禁用、摇匀后服用等）及特殊保存等，具体实例如下：

药物服用的适宜时间：①根据生物钟规律，肾上腺素、抗高血压药物以及抗抑郁药物应在清晨服用；②阿苯达唑等驱虫类药物在清晨服用可增加药物与虫体的接触；③利尿药物应在白天服用，避免夜尿的发生；④二甲双胍、格列美脲、阿卡波糖、对氨基水杨酸等药物在餐中服用，可减少胃肠道不良反应；⑤餐中服用灰黄霉素，脂肪餐可使药物的溶解变大，提高药效；⑥餐后服用维生素 B_1 和维生素 B_2 使药物的吸收增加，提高药效；⑦睡前服用茶碱缓释片可预防哮喘的凌晨发作；⑧睡前服用阿托伐他汀等他汀类调血脂药使药效增强；⑨抗过敏药可能会引起嗜睡反应，应睡前服用，避免白天服用，并提醒患者服药后尽量不要开车等高风险活动。

不同剂型的使用方法：①泡腾片严禁直接服用或做含片食用，用温水浸泡待溶解或气泡消失后再饮用；②舌下片为迅速给药，要求舌下含服五分钟，不能咀嚼或直接吞咽，并且含服后半小时内尽量不要饮水或吃东西；③含漱剂要求在口腔内多停留一段时间，不宜立刻进食；由于剂型中含有防腐消毒成分，严禁儿童吞服；④栓剂要求在使用前排便，睡前清洗后使用；在夏季由于温度较高，栓剂会变软，影响使用，可以连包装一起放在冷藏环境下，待其变硬后再使用；⑤打开滴眼液包装后应尽快使用，若发现药液变色或浑浊应立即舍弃，停止使用；阿托品、毛果芸香碱等具有一定毒性，使用后要压迫泪囊区2~5分钟，以免回流至泪囊和鼻腔，引起中毒反应；⑥透皮贴剂直接贴于患者皮肤，不可贴于破损、溃烂、红肿的皮肤处，初次使用应观察皮肤四周的情况，出现任何异样，应立即撕开，并就近找医护人员进行检查。

服用药物与饮食问题：①一些药物服用后需要多饮水。例如，苯溴马隆、丙磺舒和别嘌醇等降低尿酸的药物，服用后要多饮水，防止尿酸沉积形成结石；磺胺类药物容易形成结晶性沉淀，因此需要碱化尿液并多饮水。②一些药物服用后需要限制饮水。例如，治疗胃肠道疾病的药物、止咳药、舌下含片、抗利尿药物等，饮水可降低血药浓度，应在服药后的一定时间内限制水量的摄入。③一些药物在服用期间应严禁饮酒。例如，别嘌醇会与酒精反应而降低其抑制尿酸生成的效果；酒精会加速苯妥英钠的代谢，减弱药效，导致癫痫发作无法人为控制；酒精与甲硝唑、头孢曲松、头孢哌酮、氯丙嗪等药物反应引起双硫仑样反应，严重时可导致死亡；乙醇可拮抗性抑制利福平的代谢，加重患者的肝损害；乙醇加快普萘洛尔的代谢，可促发心绞痛与心动多速等不良反应。④一些药物应避免与茶水同服。例如，麻黄碱、阿托品类生物碱、洋地黄、人参以及含有钙等多价金属离子的药物与茶中的鞣酸结合形成沉淀，降低药物的吸收，降低血药浓度；若鞣酸与胃蛋白酶、胰蛋白酶、淀粉酶等蛋白质类药物合用，可使其酶类药物失去药理活性。

（二）患者用药指导

给患者发药后，必要时让患者到门诊药物咨询室详细咨询。患者用药指导的内容主要包括：①药品名称；②药物治疗的意义；③药物的用法与用量；④药物的疗效（适应证）、不良反应及注意事项（孕妇、老年人、哺乳期妇女等）；⑤药物相互作用；⑥药物的储存；⑦忘记服用药物时的对策。

五、处方的保管和其他事项

1. 处方的保管　处方由医疗机构妥善保存。普通处方、急诊处方、儿科处方保存期限为1年，医疗用毒性药品、第二类精神药品处方保存期限为2年，麻醉药品和第一类精神药品处方保存期限为3年。处方保存期满后，经医疗机构主要负责人批准、登记备案，方可销毁。医疗机构应当根据麻醉药品和精神药品处方开具情况，按照麻醉药品和精神药品品种、规格对其消耗量进行专册登记，登记内容包括发药日期、患者姓名、用药数量。专册保存期限为3年。

2. 其他　处方中还存在很多细节问题，如处方药品是否需要皮试，需要特别注意部分会引起过敏反应的药品，一般需做皮试的药品有青霉素类、细胞色素C注射剂、普鲁卡因、破伤风抗毒素、胸腺素、降纤酶等。

六、处方调配差错的处理与防范

（一）处方调配差错的处理

1. 医师处方错误，但药师未能审核出　调配人员应立即收回药品，联系开处方医师，咨询正确的处理方法，及时纠正错误，避免后果。

2. 医师开具处方正确，但药师调配处方出现错误　当发生这种情况时，首先要查找原始处方并核实。若确实为调剂人员失误，应协商合适的处理方案，其大致的方案及处理流程如下：①患者未服用错发的药品：第一时间发给患者正确的药品，换回错发的药品。②患者错服药物，但临床表现不明显：对于只误服一次且无临床表现的患者，向患者耐心解释错服的药品对其身体无任何伤害，并发给正确的药品，且耐心告知药品的使用方法和储存条件；对于服用两次以上、已出现临床表现的患者，应及时协助患者就诊，并给予积极的治疗。③患者错服高危药品：根据患者的症状，分析药物的作用、半衰期以及不良反应，确认对患者的伤害程度后酌情处理；对于只服用一次的患者，分析是否已过5个半衰期，观察是否有明显的不适；若患者均表示良好，赔礼道歉，告知患者药物已代谢和排泄、无任何危险，给予正确的药品，并获得患者的谅解；对于服用两次以上的患者，若未过5个半衰期的时间，应立即询问患者的各项指征，及时请临床医师进行相应诊疗，在此期间药师要积极配合医师的治疗，将患者的损失降低到最小。

3. **调配差错报告**　调配差错发生后，当事人必须第一时间向负责人报告，在负责人的指导下进行处理，认真全面地分析发生错误的过程、细节、原因、事故发生后的解决方案、改正措施，并将该事件作为案例警示其他处方调剂人员避免类似事故的再次发生。

（二）处方调配差错的防范

（1）门诊药房要制定合理有效的药品货位管理制度，按照药物的药理作用、剂型、药品名称首字母等进行合理分类，并确保药品与货架标签严格对应；对于高危药品应贴上标签以示警醒；对于音似、形似等易发生差错的药品，应分开摆放；严格遵循先进先出，近期先出的原则，定期进行药品盘点，对于药品效期数量要做到有账可依。高危药品要按照相关规定严格管理。

（2）定期对调剂人员进行岗位培训，告知调配、发药岗位操作规章，树立正确的职业道德规范。另外，还应制定合理有效的防范差错措施：①保证值班人数，并在工作高峰期适当增加工作人员；②定期组织工作人员进行新药相关信息的学习；③定期召开工作会议，总结上阶段出现的不良现象，及时分析出现调配事故的原因、后果以及处理措施，以儆效尤。

第三节　急诊处方调剂

急诊普通处方的调剂流程与门诊处方调剂一致（图3-1）。

一、收方、审方

急诊药房人员接到值班医师为患者开具的急诊处方，首先要按照《处方管理办法》进行"四查十对"，审查处方是否合格，如有不合格之处应及时联系医师改正。具体审方内容与前面的门诊处方调剂相同。

二、调配处方

（1）按处方书写顺序调配，调配时要注意药品名称、规格、含量、数量、厂家及有效期。

（2）在口服药品外包装上按医嘱注明用法、用量，再次自行核对后，调配人员签字或盖章。

注意事项：①需要拆除外包装的药品不能用手直接接触，并尽可能保存其内包装或使用厂家的原容器包装；②内服、外用药品应按规定使用相应的药袋分开包装，并注明用法用量；③已拆外包装但未发出的剩余药品，应与整包装药品分开存放，并注明批号/有效期；④同一药品存在不同批号/有效期时，在保证药品质量和用药安全的前提下，要用旧存新。同一张处方，应尽可能调换为同一批号/有效期的药品。对于无法调换的应向患者明确说明，征得患者同意后方可调配，并在药品外包装上标示清楚。

三、复核处方与发药

（1）药品调配完毕后，仔细核对患者姓名、药品名称、规格、数量、厂家、用法用量是否与处方一致。核对有无配伍禁忌、妊娠禁忌和超剂量用药。对特殊管理药品和老年人、孕妇、哺乳期妇女的用药剂量应特别仔细核对。

（2）复核有无多配、错配、漏配。对易发生调剂差错的药品应特别仔细核对。

（3）在处方和药品进行准确复核后将药品发给患者并签字盖章。

注意事项：①处方中注明的药品特殊用法、用量及注意事项必须向患者口头交待清楚；对于超剂量用药应该提示处方医师在用量处再次签名；②发现问题及时找有关人员纠正，属差错事故要按规定程序报告。

第四节　住院处方调剂

根据《医疗机构药事管理规定》第二十九条：住院（病房）药品调剂室对注射剂按日剂量配发，对口服制剂药品实行单剂量调剂配发，肠外营养液、危害药品静脉用药应当实行集中调配供应。

出院带药调配程序：收方→审方→调配→核对→发药。

住院医嘱调配程序：医嘱→审核医嘱→核对摆药单→摆药→核对→发给病房护士（图3-2）。

图3-2　住院处方调剂的流程图

（一）审核处方

药师负责对医师的住院处方（即长期医嘱和临时医嘱）进行审核，审核内容包括患者姓名、性别、年龄、体重、职业、药物过敏史、药物名称、用药剂量、给药频率、药物剂型或给药途径及药物相互作用等，尤其是化疗药物和全肠外营养（TPN）。对于主要经肝脏代谢或经肾脏排泄的药物，药师应确认患者的肝功能和肾功能指标，并确定医师开具的剂量是否正确等。当发现问题及时与医师联系，对使用的药物建议调整给药方案或更换药物。

如果医师开具不在医院药品基本目录（essential drug list in hospital，EDLH）内的药物，药师应联系处方医师建议选用作用相似的EDLH药物。医师可以同意或拒绝药师的建议，药师要尊重医师拒绝的意见。但是应填写一张药物使用登记单并交给药剂科主任，由药剂科主任定期向医院药物治疗委员会汇报。

一些容易耐药的抗菌药物的使用必须得到医院感染委员会的同意才能使用，如果药师未接到同意使用的通知，药师应及时联系医师，提醒医师及时向医院感染委员会提出该抗菌药物使用的申请。病区抗菌药物的使用应定期更换，以防耐药菌株的产生。化疗药物必须由相当于主治医师以上资格的医师才能开写，药师同样负责监督处方医师是否具备资格以及双签名是否遗漏。

住院处方（即长期医嘱和临时医嘱）的审核内容包括：①给药途径、用药剂量、给药次数、疗程是否正确；②有无重复用药；③联合用药是否合理，有无药物相互作用和配伍禁忌；④注射剂溶媒选择是否合理；⑤医师有无特殊用药交待；⑥患者有无药物过敏史；⑦使用特殊药品是否规范，抗菌药物使用是否符合相关规定。

用药医嘱若有错误或疑问之处，必须联系医师进行干预，并记录干预内容和结果。

（二）调剂处方

1. 住院医嘱的调剂　药师对医嘱审核后方可调剂，一般采取每天调剂的方式发放长期医嘱与临时医嘱。

（1）住院药房实行单剂量配发药品。住院患者口服药按每次用药包装，包装上应注明患者姓名和服药时间。

（2）需提示特殊用法和注意事项的药品，应由药师加注提示标签，或向护士特别说明。

（3）制定夜间临时医嘱取药的程序和地点。

（4）医嘱变更须将药品退回药房，不能辨认的药品应作报废处理。

（5）麻醉药品使用后须将注射剂包装或贴剂交还药房检查，集中作销毁处理。

2. 出院带药的处方调剂

（1）审核出院带药处方，包括患者姓名、病案号、药名、剂量、用法用量、疗程、重复用药、配伍禁忌等。

（2）加注服药指导标签。逐步开展出院患者用药教育，提供书面或面对面的用药指导。

（3）在药品外包装袋上应提示患者：当疗效不佳或出现不良反应时，及时咨询医生或药师。告知医院及药房电话号码。

3. 特殊调剂　根据患者个体化用药的需要，药师应在药房中进行特殊剂型或剂量的临时调配，如稀释液体、磨碎片剂并分包、分装胶囊、制备临时合剂、调制软膏等，应在清洁环境中操作，并作记录。

4. 住院处方的调剂方式

（1）中心摆药　药师将经审核的处方输入电脑系统，先把一张包含患者姓名、药名和数量、给药途径、用法用量、配药日期、有效期的标签打印出来，由药士（或技术员）按病区进行摆药，将摆好的药品封装在药袋中并贴上标签，由药师核对后双方签字，将药品放到患者的药盒内，然后送到各个病区。

（2）单剂量调剂（unit dose dispensing，UDD） 是调剂人员把患者所需服用的各种固体制剂药品，按一次剂量借助分包机用铝箔或塑料袋热密封后单独包装。包装上标有患者姓名、病案号、床号、病区名、药名、剂量等。UDD便于药师、护士和患者自己进行核对，能够避免过去发给患者的散片无法识别、核对的缺点，从而保证用药正确无误。

针对住院患者用药，美国从20世纪60年代起就开始采用单剂量调剂，目前美国、日本的大多数医院都实现了电脑自动化的UDD，即单剂量调剂系统（UDD system，UDDS）。单剂量调剂系统是指药品自动单剂量分包机与医院信息系统（HIS）中的计算机医嘱录入（computer physician order entry，CPOE）方式连接，使住院处方调剂实现全自动化的一种先进的处方调剂系统。

自21世纪初，国内部分医院陆续在医院信息系统（HIS）上设计并建立了药品单剂量调剂计算机管理系统，实现了住院药房的药品单剂量调剂。药品单剂量调剂不仅能够进一步加强药品管理，保证药品调剂的准确性，降低药品的消耗和浪费，而且还能提高药学服务质量，方便患者。

（3）注射剂的配制 原卫生部颁发的《卫生部关于印发二、三级综合医院药学部门基本标准（试行）的通知》（2010年）、《静脉用药集中调配质量管理规范》（2010年）和《医疗机构药事管理规定》（2011年）等文件中明确规定：静脉给药的药品必须在静脉药物配制中心（pharmacy intra venous admixture service，PIVAS）中进行配制。因此我国很多医院已设有PIVAS，并实施相关的规定。静脉给药的药品主要包括使用前需要稀释的药品、需要延长给药时间的药品、需要制定个体化给药方案的药品、混合后不能进行最终灭菌的药品及对无防护措施的医护人员有害的药品等。

PIVAS一般分为4个区域，如抗生素类药品配制室、危害药品配制室（包括抗肿瘤药物等）、全静脉营养液配制室及普通药物配制室。

药师审核处方后并打印标签。标签内容应包括：患者姓名、病区、床号、药品名称、用药剂量、稀释药品的溶液、配制日期、失效日期、给药方法等，然后由技术员配制，再由药师审核，检查合格的成品需加标签、核查人签字、加外包装。

在国内PIVAS中注射液的配制工作是由药师、技术员或护士完成，而国外是由药师或技术员完成。

技术员负责将检查后的药品按病区药车依次放在每个患者的药盒中，再经药师复核已装入药车的药品，然后每天定点由技术员送到各个病房，并换回另一套药盒。有些药品需送到病床，有些直接将药品送到病房指定的位置。另外部分常用药品摆放在分布于各个病区的自动发药机中，由该病区护士凭密码打开取用，药师负责定期检查一次药品有效期，保证药品安全有效。

（4）急救药品的准备 医院根据各科室治疗和抢救需要，经过医院治疗委员会审定各科室急救药品目录，技术员将急救药品调配后由药师审核，然后每天定点由技术员送到各个科室并取回另一套急救车，由临床药师将取回的急救车的药品清点审核后，打印出需要补充或更换的药品清单，技术员调配后再由临床药师审核双方签字封存后备用。

（三）临时处方药品的发放

一般临时处方经过药师审核后，由药士调配再经过药师核对后由技术员直接送到相关科室。

（四）病区贮备药品的管理

为方便患者用药，可根据情况，在病区贮备少量药品作为基数药。

（1）制定各病区的贮备药品目录和基数，包括抢救车备药、止痛药、麻醉药、解痉药、镇静催眠药等。病房药房和病区护士站各留存一份贮备药清单。

（2）由护士长指定专人专柜保管药品，并认真配合药房的监管。

（3）基数药取用后应及时补充。

（4）根据药品效期管理的有关规定，临近效期的药品，需及时向药房更换，避免过期失效和浪费。

（5）药师定期到病区检查，检查项目包括品种、数量、外观质量、有效期、保存条件等。

第五节　静脉用药集中调配中心

一、概述

（一）静脉用药集中调配中心的发展概况

1.国外发展概况　1969年世界上第一个静脉用药集中调配中心（pharmacy intravenous admixture service，PIVAS）成立于美国俄亥俄州立大学医院。经过四十多年的发展，PIVAS已成为国外医院药师的重要工作内容之一。目前，英国、澳大利亚、加拿大、日本、新加坡等发达国家的医院均开展静脉用药集中调配服务。迄今，美国及西方发达国家的医院均建有规模不等的PIVAS，与此同时，PIVAS静脉用药调配范围不断扩大，集中调配的自动化程度越来越高，部分国家的PIVAS已从部分调配（如全静脉营养、细胞毒药物等）发展到全面调配，甚至将服务范围扩大至周围社区，并且大部分实现了全自动化或半自动化调配。

2.国内发展概况　我国第一个PIVAS于1999年在上海市静安区中心医院建立。此后，广东、上海、云南、江苏等省市也相继建立PIVAS。目前，PIVAS已成为药学部门扩展药学服务的重要工作基地。虽然起步较晚，但我国的PIVAS吸取了国外卓越实践经验，立足国内的客观现状，进一步强调我国药学专业人员在静脉用药过程中的重要价值。迄今全国已建立或规划建设PIVAS的医疗机构超过1000家。原卫生部也及时更新了相关规定，《医疗机构药事管理规定》《处方管理办法》《二、三级综合医院药学部门基本标准（试行）》等条例中均对PIVAS的相关工作做出了说明。2007年7月28日，由中国医院协会药事管理专业委员会起草的《静脉用药集中调配质量管理规范（试行）》，经卫生部医政司同意，先以中国医院协会药事管理专业委员会名义，下发医疗机构参照执行；并于2010年4月由卫生部正式颁布执行。从此，我国PIVAS进入了有法可依的新时代。

我国目前较多三级医疗机构设有PIVAS，但建设水平参差不齐。随着医疗技术水平的不断提高，PIVAS调配规模从品种到数量都将逐步扩大，调配规范性也将逐步提高。信息化与自动化的紧密结合和不断完善，使建立适合我国国情的自动化配液系统逐渐成为现实，细胞毒药物等高危害药物的调配有望由人工调配逐步转变为机器人自动化调配。我国医院药学和临床药学的发展，将使PIVAS的功能从单一的静脉用药调配向全方位的药学服务转变，不断缩小与发达国家的差距。

（二）输液方式和输液容器的发展历史

1.输液方式　1832年，英国发生了霍乱病的大规模流行。医务人员将大量煮沸冷却的生理盐水给患者输注，发现未输注生理盐水的患者死亡率超过50%，而大部分接受生理盐水治疗的患者得救，但其中许多患者出现了"发热"症状，说明输液治疗是一个非常有效的治疗方式，但敞开式输液受污染的可能性非常大。

随着医疗安全意识的提高，静脉输液方式也有了较大演变。最初从全开放的输液方式发展到半开放的输液方式，即通过空气导管加压使液体完成输注，但仍然存在空气污染的可能。到20世纪70年代，输液方式转变为全封闭系统，即真空输液袋直接输注。输液方式的发展图3-3。

图3-3　输液方式的发展
A.全开放系统；B.半开放系统；C.全封闭系统

2.输液容器　输液容器从最初的敞开式输液容器，逐渐演变为半开放的硬质玻璃瓶和塑料瓶，全密闭塑料软袋输液系统的出现使输液方式最终演变为全封闭输液系统。由于是真空包装，全封闭塑料软袋输液系统不再需要使用带空气导管的输液器，受空气污染的程度大大下降，达到真正无菌输液的状态。输液容器的发展见图3-4。

图3-4　输液容器的发展
A.敞开的玻璃瓶；B.硬质玻璃瓶、塑料瓶；C.全密闭塑料软袋

3.输液方式的发展对输液调配方式的新要求　输液方式从敞开式输液系统发展到半开放式输液系统，再发展到目前使用的全封闭塑料软袋输液系统，都是基于人们对输液受环境污染认识的逐步提高。然而，若在开放的治疗室调配输液，或使用带空气导管的输液器进行输液治疗，即使使用全封闭塑料软袋，仍不能真正隔绝空气污染，达到无菌状态，也将失去使用全封闭输液系统的意义，因此对调配输液的环境提出了新的要求，而PIVAS即为满足此要求的产物。

（三）国内输液治疗现状

1.静脉输注治疗方式使用比例大　我国住院患者静脉输注给药方式的使用比例高达70%，高于国外的20%~30%；门诊患者也大量使用输液方式进行治疗。90%以上的输液加药使用，加药种类多，配伍禁忌及药物相互作用较多，存在不合理用药情况。

2.采用传统输液调配方法　传统的输液调配方法，按需临时调配；未充分考虑调配场所的洁净度、调配人员的专业素质和临床药物治疗学要求等。

3.药品浪费较大　患者病情变化、临时调整医嘱等使已调配药品无法使用；非整剂量使用的剩余药品直接丢弃容易造成药品浪费，也会导致环境污染。

4.药师的作用较难体现　传统的输液调配方法，在全过程中均无药师参与，无法对医嘱用药合理性进行审核，药害事件发生的风险增加。全医嘱审核以及前置处方审核软件的应用，使医嘱用药合理性有了较大的改观。

5.护理人员工作强度大，缺乏职业防护　护理人员需消耗大量时间处理输液调配工作，妨碍对患者病情观察和处理的及时性。此外，护理人员在敞开的环境中调配药品，极易对护理人员产生职业暴露，特别是调配危害药品时，飞溅出的药物细末是对环境及人员造成危害的主要原因。

（四）静脉用药集中调配的概念及建立PIVS的目的和意义

1.静脉用药集中调配及静脉用药集中调配中心的概念　静脉用药集中调配，是指医疗机构药学部门根据医师处方或用药医嘱，经药师进行适宜性审核，由专业技术人员按照无菌操作要求，在洁净环境下对静脉用药物进行加药混合调配，使其成为可供临床直接静脉输注使用的成品输液的操作过程。

静脉用药集中调配中心（PIVAS），是指在医疗机构药学部门统一管理下，由受过专业培训的药学和护理人员，在依据静脉用药调配特性设计的洁净操作环境中，严格按照无菌操作要求，进行包括肠外营养液、危害药物和抗菌药物等静脉用药的调配，为临床提供优质的成品输液和药学服务的部门。

2.建立静脉用药集中调配中心的目的　传统静脉输液调配工作是由护理人员在各病区分散完成，不仅增加了护理人员的工作量，更重要的是治疗室为非封闭环境，人员出入及空气流动不可避免，各种操作均暴露于非净化空气中，药液污染的可能性增加。药品是一种特殊商品，生产、流通和使用均需保证安全、有效、稳定、均一，引入PIVAS的目的是加强对药品使用环节的质量控制，保证药品质量体系的连续性。

3.建立静脉用药集中调配中心的意义

（1）保证输液质量，确保静脉用药安全　PIVAS由受过专业培训的人员，在依据静脉用药调配特性设计的洁净操作环境中，严格按照无菌操作规程进行药品的转移、混合，大大降低了微生物、热原及微粒污染的概率，最大限度地降低输液反应，确保静脉用药安全。

（2）提升药学服务能力，促进合理用药　通过PIVAS的处方审核环节，药师能更深入地开展药学服务，确保药物相容性和稳定性，推广合理用药。

（3）减少药品浪费，降低医疗成本　PIVAS使医疗资源和人力资源相对集中，通过集中化和标准化的静脉用药调配，可以将药品集中管理，合理拼用药品、防止药品流失、变质失效和过期等，从而减少浪费，以显著降低医疗成本。

（4）加强职业防护，降低环境污染　在传统的调配环境中，护理人员易受到某些危害药物的伤害。危害药物是指能产生职业暴露危险或危害的药物，主要包括肿瘤化疗和某些细胞毒药物。在PIVAS调配此类药物时，由于采用了生物安全柜及相对负压的洁净环境，调配人员需穿戴专门的隔离衣、手套、口罩及护目镜，加强了对调配人员的防护。

（5）减轻护理人员工作量，提高护理质量　在以"患者为中心"医疗理念的推动下，将本不应该由临床护理人员承担的药物调配工作归由PIVAS承担，从而使护理人员有更多时间用于患者的治疗服务，提高了护理人员的工作效率，具有明显的社会效益与经济效益。

建立PIVAS后，输液调配环境极大改善（图3-5），操作更加安全规范（图3-6）。

图 3-5　输液调配环境变化

图 3-6　输液调配操作的变化

二、静脉用药集中调配质量管理规范

卫生部医政司于2003年8月提出起草制定《静脉用药集中调配质量管理规范》和《静脉用药集中调配操作规程》，通过调研发现医疗机构输液调配的传统模式存在较多弊端：输液易受污染，输液反应较多，静脉用药管理水平低；药品浪费较大；药师未能参与医师医嘱的审核，不正确、不合理处方发生率也较高；危害药品对病区及护理人员都造成了不同程度的损害；实行"静脉用药集中调配"尚缺乏经验，需要规范与统一。经过多次修订，于2010年4月20日正式颁布了《静脉用药集中调配质量管理规范》和《静脉用药集中调配操作规程》，给全国各医疗机构规划建设以及建成运行的PIVAS提供了法律依据。

（一）机构与人员

1.机构要求

（1）医疗机构负责人应对《静脉用药集中调配质量管理规范》在本机构的实施负责。

PIVAS由医疗机构药学部门统一管理。医疗机构药事管理组织与质量控制组织负责指导、监督和检查本规范、操作规程与相关管理制度的落实。PIVAS负责人应依据本规范，全面负责技术规范和操作规程的实施，并具体组织落实质量改进工作。

（2）医疗机构开展肠外营养疗法、临床使用危害药物的，应建立肠外营养液和（或）危害药物PIVAS，实行集中调配和供应。

（3）普通输液静脉用药的调配是否采用集中调配和供应，应根据各医疗机构实际情况而定，但应改变开放式加药混合调配方法，均应在洁净或清洁环境下的层流台内进行调配操作。

（4）应建立相应的规章制度、岗位职责和标准操作规程（standard operation procedure，SOP）。

（5）应建立各级质量管理小组，负责监督、检查PIVAS对规范、规程、制度的落实，并提出改进措施。

2.人员资质要求

（1）PIVAS负责人应当具有药学专业本科以上学历，本专业中级以上专业技术职务任职资格，有较丰富的实际工作经验，责任心强，有一定管理能力。

（2）负责静脉用药医嘱或处方适宜性审核的人员，应当具有药学专业本科以上学历、5年以上临床用药或调剂工作经验、药师以上专业技术职务任职资格。

（3）负责摆药、加药混合调配、成品输液核对的人员，应当具有药士以上专业技术职务任职资格。

（4）从事静脉用药集中调配工作的药学专业技术人员，应当接受岗位专业知识培训并经考核合格，定期接受药学专业继续教育。

（5）与静脉用药调配工作相关的人员，每年至少进行一次健康检查，建立健康档案。对患有传染病或者其他可能污染药品的疾病，或患有精神病等其他不宜从事药品调剂工作的，应当调离工作岗位。

（二）环境、设施与设备建设

1.环境布局要求

（1）PIVAS总体区域设计布局、功能室的设置和面积应当与工作量相适应，并能保证洁净区、辅助工作区和生活区的划分，不同区域之间的人流和物流出入走向合理，不同洁净级别区域间应当有防止交叉污染的相应设施。

（2）PIVAS应当设于人员流动少的安静区域，且便于与医护人员沟通和成品的运送。设置地点应远离各种污染源，禁止设置于地下室或半地下室，周围的环境、路面、植被等不会对静脉用药调配过程造成污染。洁净区采风口应当设置在周围30米内环境清洁、无污染地区，离地面高度不低于3米。

（3）PIVAS的洁净区、辅助工作区应当有适宜的空间摆放相应的设施与设备；洁净区应当含一次更衣、二次更衣及调配操作间；辅助工作区应当含有与之相适应的药品与物料贮存、审方打印、摆药准备、成品核查、包装和普通更衣等功能室。

2.硬件设施建设要求

（1）PIVAS室内应当有足够的照明度，墙壁颜色应当适合人的视觉；顶棚、墙壁、地面应当平整、光洁、防滑，便于清洁，不得有脱落物；洁净区房间内顶棚、墙壁、地面不得有裂缝，能耐受清洗和消毒，交界处应当成弧形，接口严密；所使用的建筑材料应当符合环保要求。

（2）PIVAS洁净区应当设有监测温度、湿度、气压等设备和通风换气设施，保持静脉用药调配室温度为18~26℃，相对湿度为40%~65%，保持一定量新风的送入。

（3）PIVAS应当根据药物性质分别建立不同的送、排（回）风系统。排风口应当处于采风口下风方向，其距离不得小于3米或者设置于建筑物的不同侧面。

（4）PIVAS内安装的水池位置应当适宜，不得对静脉用药调配造成污染，不设地漏；室内应当设置有防止尘埃和鼠、昆虫等进入的设施；淋浴室及卫生间应当在中心（室）外单独设置，不得设置在静脉用药调配中心（室）内。

3.仪器和设备基本要求

（1）PIVAS应当有相应的仪器和设备，保证静脉用药调配操作、成品质量和供应服务管理。仪器和设备须经国家法定部门认证合格。

（2）PIVAS仪器和设备的选型与安装，应当符合易于清洗、消毒和便于操作、维修和保养的原则。衡量器具应准确，且应定期进行校正。维修和保养应当有专门记录并存档。

4.各功能区的洁净级别要求

（1）一次更衣室、洗衣洁具间为十万级；二次更衣室、加药混合调配操作间为万级；层流操作台为百级。

（2）PIVAS洁净区的洁净标准应当符合国家相关规定，经法定检测部门检测合格后方可投入使用。

（3）其他功能室应当作为控制区域加强管理，禁止非本室人员进出。

（4）洁净区应当持续送入新风，并维持正压差；抗生素类、危害药品静脉用药调配的洁净区和二次更衣室之间应当呈5~10Pa负压差。

（三）药品及物料管理

1.药品管理

（1）静脉用药调配所用药品应当按规定由医疗机构药学及有关部门统一采购，应当符合有关规定。静脉用药调配所用的注射剂应符合《中国药典》中规定的静脉注射剂质量要求。

（2）药品储存应当有适宜的二级库，按其性质与储存条件要求分类定位存放，不得堆放在过道或洁净区内。应当分设冷藏、阴凉和常温区域，库房相对湿度40%~65%。二级药库应当干净、整齐，门与通道的宽度应当便于搬运药品和符合防火安全要求。有保证药品领入、验收、贮存、保养、拆外包装等作业相适宜的房屋空间和设备、设施。

（3）药品的贮存与养护应当严格按照《静脉用药集中调配操作规程》等有关规定实施。应建立药品的进销存账册、药品盘点、报损制度，确保药品管理账物相符。

2.物料、耗材管理

（1）静脉用药调配所用医用耗材和物料应当按规定由医疗机构药学或有关部门统一采购，应当符合有关规定。

（2）医用耗材和物料的储存应当有适宜的二级库，按其性质与储存条件要求分类定位存放，二级库的温湿度应符合医用耗材和物料的储存条件要求。有保证医用耗材和物料领入、验收、贮存、保养、拆外包装等作业相适宜的房屋空间和设备、设施。

（3）静脉用药调配所使用的注射器等器具，应当采用符合国家标准的一次性使用产品，临用前应检查包装，如有损坏或超过有效期的不得使用。

（4）应建立医用耗材和物料的进销存账册、盘点、报损制度，确保账物相符。

（四）感染控制管理

1. 卫生与消毒基本要求

（1）PIVAS应当制定卫生管理制度、清洁消毒程序。各功能室内存放的物品应当与其工作性质相符合。

（2）洁净区应当每天清洁消毒，其清洁卫生工具不得与其他功能室混用。清洁工具的洗涤方法和存放地点应当有明确的规定。选用的消毒剂应当定期轮换，不会对设备、药品、成品输液和环境产生污染。每月应当定时检测洁净区空气中的菌落数，并有记录。进入洁净区域的人员数应当严格控制。

（3）洁净区应当定期更换空气过滤器。进行有可能影响空气洁净度的各项维修后，应当经检测验证达到符合洁净级别标准后方可再次投入使用。

（4）设置有良好的供排水系统，水池应当干净无异味，其周边环境应当干净、整洁。

（5）重视个人清洁卫生，进入洁净区的操作人员不应化妆和佩戴饰物，应当按规定和程序进行更衣。工作服的材质、式样和穿戴方式，应当与各功能室的不同性质、任务与操作要求、洁净度级别相适应，不得混穿，并应当分别清洗。

（6）根据《医疗废弃物管理条例》制定废弃物处理管理制度，按废弃物性质分类收集，由本机构统一处理。

2. 净化环境清洁消毒及监测要求

PIVAS洁净区使用的各类物品及设备均须每日清洁消毒，包括层流台、传递窗、座椅、装药篮、推车等；洁净区及辅助工作区的地面须每日进行清洁消毒，门、窗、墙面须每周进行清洁消毒，天花板须每月进行清洁消毒。

PIVAS每月应进行净化空气、物体表面取样、手套指尖取样等细菌培养监测。每年还须对洁净空调系统及洁净层流台的风速、洁净环境的悬浮粒子等洁净级别控制指标进行监测，以满足洁净环境要求。

（五）文件管理制度

（1）PIVAS应当建立健全各项管理制度、人员岗位职责和标准操作规程。其中，管理制度说明规定事项的原因，岗位职责规定不同岗位需要完成的相关事项，SOP规定完成相关事项的具体流程。

（2）制定管理制度、岗位职责、标准操作规程等文件应符合相关法律、法规、规章的规定与要求。

（3）制度及SOP通常可由文件识别信息、目的、适用范围、正文、参考文献、附件等内容组成。文件识别信息包括制度标题、文件编码、制订人（修订人）签名及日期、审核人签名及日期、批准人签名及日期、颁布时间、生效时间、修订记录和审查记录等要素。目的应准确说明文件的性质；适用范围是说明文件适用的部门或人群；正文应对规定事项描述准确、简洁、易懂；参考文献列举产生此制度及SOP的相关法律法规、参考书籍；附件可以列出执行此文件的相关记录表格或流程图等。

（4）PIVAS应当建立SOP的制定制度、明确制度及SOP的起草、修订、审核、批准、编码、颁布、保管、生效及失效时间等的管理流程，根据文件性质，应由药学部门或医疗机构领导批准。

（5）PIVAS应当建立文书保管制度。文书包括自检、抽检及监督检查管理记录；处方医师与静脉用药调配相关药学专业技术人员签名记录文件；调配、质量管理的相关制度与记录文件等。

（6）PIVAS应当建立药品、医用耗材和物料的领取与验收、储存与养护、按用药医嘱摆发药品和药品报损等管理制度，定期检查落实情况。药品应当每月进行盘点和质量检查，保证账物相符，质量完好。

（六）质量控制管理

1.质量控制体系建设　医疗机构根据实际情况针对PIVAS的质量控制可以建立PIVAS、药学部门、医院药事管理与治疗学委员会或医院质控部门组成的三级质量控制体系，制定相关规章制度与规范，对静脉用药集中调配的全过程进行规范化质量管理。PIVAS应建立岗前培训制度，药学和护理专业技术人员须经过岗位培训及考核，合格者方准上岗，并每年进行形式多样的继续教育。药师在静脉用药调配工作中，应遵循安全、有效、经济用药原则，参与临床静脉用药治疗，宣传合理用药，为医护人员和患者提供相关药物信息与咨询服务。

2.质量控制要点

（1）医师应当按照《处方管理办法》有关规定开具静脉用药处方或医嘱；药师应当按《处方管理办法》有关规定和《静脉用药集中调配操作规程》，审核用药医嘱所列静脉用药混合配伍的合理性、相容性和稳定性，对不合理用药应当与医师沟通，提出调整建议。对于用药错误或不能保证成品输液质量的处方或用药医嘱，药师有权拒绝调配，并做记录与签名。

（2）集中调配要严格遵守标准操作规程，不得交叉调配；洁净区和洁净台质量管理应按操作规程进行，检查设备是否处于正常工作状态，温度、湿度等是否达到要求，每月应定期检测洁净区空气中的菌落数，并有记录；调配过程中出现异常应当停止调配，立即上报并查明原因。

（3）静脉用药调配及清洁卫生工作每道工序完成后，药学人员应当按操作规程的规定，填写各项记录，内容真实、数据完整、字迹清晰。各道工序与记录应当有完整的备份输液标签，并应当保证与原始输液标签信息相一致，备份文件应当保存1年备查。

（4）医师用药医嘱经药师适宜性审核后生成输液标签，标签应当符合《处方管理办法》规定的基本内容，并有各岗位人员签名的相应位置。书写或打印的标签字迹应当清晰，数据正确完整。

（5）核对后的成品输液应当有外包装，危害药品应当有明显标识。成品输液应当置入各病区专用密封送药车，加锁或贴封条后由工人递送。递送时要与接收护理人员有书面交接手续。

（6）药品、医用耗材及物料的购进、储存与养护、调配使用等应严格按照规定执行。各种设施设备按照相关规定做好验收、使用、养护、维修等工作。

（七）信息系统管理

具有医院信息系统（HIS）的医疗机构，PIVAS应当建立用药医嘱电子信息系统，电子信息系统应当符合《电子病历基本规范（试行）》有关规定。PIVAS应当逐步建立与完善药学专业技术电子信息支持系统。电子处方或用药医嘱信息系统应当建立信息安全保密制度，医师用药医嘱及调剂操作流程完成并确认后即为归档，归档后不得修改。PIVAS的信息系统管理通常包含药品管理、工作流程管理、审方技术辅助三方面内容。

1.药品管理　药品管理系统可以包含：药品请领采购、药品入库、药品出库、药品盘点、效期管理、滞销药品、药品退货等模块。加强药品、医用耗材及物料的成本核算和账务管理，应当做到每月清点、账物相符，并自动形成药品月收支结存报表，如有不符应当及时查明原因。

2.工作流程管理

（1）实现用药医嘱的分组录入、药师审核、标签打印、药品调剂排药、调配管理、核对打包、病区签收等工序的信息化管理，各道工序操作人员应当有身份标识和识别手段，操作人员对本人身份标识的使用负责。

（2）药学人员采用身份标识登录电子处方系统完成各项记录等操作并予确认后，系统应当显示药学人员签名。

（3）排药模式：PIVAS目前采用的排药模式主要有按病区排药、按主药排药、按主药和病区排药，医疗机构PIVAS可以根据自身情况确定适合的模式来设定信息化管理方式。

（4）收费模式：不同省市收费模式不同，有些按药品类型收费，如按"普通药物""抗生素""肠外营养液"和"抗肿瘤药物"等。多数省市仅对"肠外营养液"和"抗肿瘤药物"收费。

3.审方技术辅助

（1）审方软件应该能对药品说明书的各个事项进行分类管理及审核，特别对配伍禁忌、溶媒选择、药物浓度、药物剂量、滴速等事项能分项审核，不符合要求的医嘱应着重提示给审方药师。

（2）审方软件对各个病区医嘱使用的输液品种及用量，根据临床用药规则进行分批次管理，将静脉用药集中调配工作分批次进行，以避免工作量过于集中，导致病区患者无法及时得到输液治疗。

（3）特殊滴速、避光滴注、特殊用药监护等注意事项打印在标签上提示临床护理人员。

（4）审方药师每天对临床病区新生成医嘱进行审核，对审方软件无法完成的审核进行人工审核，但对于医疗机构的协定处方及用药错误的经验，审方软件应可个性化设置。

目前，较多PIVAS审方软件仅能对患者的单组输液用药进行审核，对同一患者多组用药的相互作用无法审核，对复杂的肠外营养液组成的合理性及抗肿瘤药物的综合治疗方案也较难审核。因此，应不断加强审方能力。部分PIVAS在努力向全医嘱审核方向发展，即不单是对患者多组输液用药的配伍禁忌及相互作用进行审核，还对该患者的注射用药与口服用药及其他途径用药相互作用进行审核。

三、静脉用药集中调配工作

（一）PIVAS基本工作流程

临床医师开具静脉输液治疗处方或用药医嘱→用药医嘱信息传递→药师审核→打印标签→贴签摆药→核对→混合调配→输液成品核对→输液成品包装→分病区放置于密闭容器中、加锁或封条→由工人送至病区→病区药疗护理人员开锁（或开封）核对签收→给患者用药前护理人员应当再次与病历用药医嘱核对→给患者静脉输注用药。

（二）静脉用药混合调配注意事项

（1）不得采用交叉调配流程。

（2）静脉用药调配所用的药物，如果不是整瓶（支）用量，则必须将实际所用剂量在输液标签上明显标识，以便校对。

（3）若有两种以上粉针剂或注射液需加入同一输液时，应当严格按药品说明书要求和药品性质顺序加入；对肠外营养液、高危药品和某些特殊药品的调配，应当制定相关的加药顺序调配操作规程。

（4）调配过程中，输液出现异常或对药品配伍、操作程序有疑点时应当停止调配，报告当班负责药师查明原因，或与处方医师协商调整用药医嘱；发生调配错误应当及时纠正，重新调配并记录。

（5）调配操作危害药品应当重视操作者的职业防护；调配完成后，必须将危害药品的成品输液独立包装；一次性注射器、手套、口罩及检查后的西林瓶、安瓿等废弃物，按医疗机构规定统一处理；危害药品溢出处理按照相关规定执行。

（三）无菌操作技术

1.无菌操作技术相关概念

（1）无菌操作技术（aseptic technique） 是指在执行医疗、护理技术过程中，防止一切微生物侵入机体和保持无菌物品及无菌区域不被污染的操作技术和管理方法。

（2）无菌物品 经过物理或化学方法灭菌后，未被污染的物品称无菌物品。

（3）无菌区域 经过灭菌处理而未被污染的区域，称无菌区域。

2.洁净环境及层流洁净台的基本构成
PIVAS洁净系统分为送回风洁净空调系统和送排风洁净空调系统；其中普通及营养药物调配操作间可以采用送回风洁净空调系统，抗菌药物及危害药物调配间可以采用送排风洁净空调系统。净化系统主要由送风机、初效过滤器、中效过滤器、温湿度调节设备和送风管道、回（排）风管道以及置于送风管道末端的高效过滤器组成。

3.层流台区域划分

（1）内区 最靠近高效过滤器的区域，距离高效过滤器10~15cm，适宜放置已打开的安瓿和其他一些已开包装的无菌物体。

（2）工作区 即工作台的中央部位，离洁净台边缘10~15cm，所有的调配应当在此区域完成；生物安全柜的工作区在离工作台外沿20cm，内沿8~10cm，并离台面至少10cm区域内进行。

（3）外区 距台边15~20cm的区域，可用来放置有外包装的注射器和其他带外包装的物体（应尽量不放或少放）。

4.无菌物品的准备
PIVAS通常需准备的无菌物品有：一次性口罩、帽子，洁净服（一次性或重复使用），各种型号的手套、各种规格的注射器，输液袋，酒精等。所有无菌物品均不能脱落纤维或颗粒物质。

5.层流台物品摆放要求

（1）应当尽量避免在操作台上摆放过多的物品，较大物品之间的摆放距离宜约为15cm；小件物品之间的摆放距离约为5cm。

洁净工作台上的无菌物品应当保证洁净的空气第一时间从其流过，即物品与高效过滤器之间应当无任何物体阻碍，也称"开放窗口"。

（2）避免任何液体物质溅入高效过滤器，高效过滤器一旦被弄湿，很容易产生破损及滋生霉菌。

（3）放置物体避免过于靠近高效过滤器，所有的操作应当在工作区内进行，不要把手腕或胳膊肘放置在洁净工作台上，随时保持"开放窗口"。

6.无菌操作要点　PIVAS主要是完成输液调配，调配工作的重点即为无菌操作，做好无菌操作的前提是强调和培训工作人员的无菌意识。"无菌区域"不能跨越、"开放窗口"不能阻挡，以及物品摆放符合要求是无菌操作全过程都必须时刻关注的关键问题，无菌操作除此之外，还需注意以下操作要点。

（1）抽取安瓿药液注意手势、手法，注射器刻度应朝上，避免污染。

（2）最大吸取药物量应至少低于最大刻度的20%。

（3）消毒安瓿时，应先消毒砂轮；控制安瓿锯痕小于1/4。

（4）为防止穿刺时西林瓶橡胶的碎屑掉落进药液中，正确的穿刺方法应该是针头斜面向上，斜行穿刺，切忌针头垂直插入胶塞。

（5）操作安瓿时，为利于抽取全部药液，可以选取单侧孔针头抽吸药液。

（四）PIVAS的新技术应用

PIVAS由于每天输液的调配量较大，信息化及自动化配液将是PIVAS工作的发展方向。根据PIVAS的工作流程，系统的PIVAS自动化设备包括智能审方系统、智能摆药系统、智能贴签系统、智能配液系统、智能分拣系统、智能运送系统等。PIVAS自动化设备能够代替大量的人工操作，其主要优点是减少差错、降低强度、提高效率，并改善和提升PIVAS的整体工作环境。

四、静脉用药集中调配中心的建设与运行

（一）PIVAS的规划设计思路

1.场地的选择　PIVAS场地的设置应远离各种污染源，且便于成品输液的运输。

2.静脉药物集中调配范围和规模的确定　医疗机构根据场地条件，确定PIVAS的调配范围和规模。首先保证全肠外营养液和危害药物的集中调配，然后是抗菌药物的调配，最后考虑普通药物的调配。应先调研医疗机构集中调配范围内的输液用量规模，以满足所有病区需要为出发点，尽量避免调配规模过大（指药物的调配范围超出其承担能力）而适用范围不足（指只能保证部分病区而不是所有病区）的缺陷。

3.各功能室设置　PIVAS应设置辅助工作区及洁净区，辅助工作区应包括但不限于以下区域：普通更衣区（间）、药品库房（常温区、阴凉区、冷藏区）、脱包区（间）、摆药准备区（间）、耗材存放区（间）、审方打印区（间）、普通清洗区（间）、成品核对区（间）、推车存放区（间）、洁净空调机房、办公休息区（间）等；洁净区应设置一更间、二更间、洁净区清洗间及洁净调配间，并配备相应设备。PIVAS辅助工作区设计时应当注意人流、物流的走向合理性，避免交叉、折返，应当考虑流程的合理性，其设计布局及面积大小应与其流程及规模相匹配，保证合理性的同时兼顾人员工作的舒适性。

（二）工作人员组成、分工及培训

1.工作人员组成　大多数PIVAS主要由药学人员、护理人员及工勤人员组成。PIVAS隶属于药学部门，由于《静脉用药集中调配质量管理规范》要求以及护理人员履职晋升职称等问题，部分PIVAS仅由药学人员及工勤人员组成。

2.工作人员分工

（1）药学人员　从事静脉用药集中调配工作的药学专业技术人员，应当接受岗位专业知识培训并经考核合格，定期接受药学专业继续教育。药学人员应用其专业知识检查处方药物的配伍禁忌、相互作用及稳定性等。从事工作内容：医嘱接收、审方、定批次、排药、

校对、成品核查、包装、药品管理、药学服务等。

（2）护理人员 护理人员参与PIVAS工作是PIVAS发展过渡期造成的。《静脉用药集中调配质量管理规范》要求：静脉药物调配中从事排药、核对、调配、拆包、加药、工作间及用具的清洁消毒等工作，应由药学人员完成。

（3）工勤人员 可以是非专业技术人员，主要从事清洁、包装、运送等非技术工作。

3. 工作人员规范化培训

（1）岗前规范化培训 具体培训内容可以包括：相关法律、法规、政策的培训；管理制度、岗位职责、标准操作规程的培训；药学专业知识培训；实际操作技能培训；特殊药品相关知识培训；净化环境相关知识培训；医院感染管理知识培训；突发事件处理应急预案培训；临床治疗方案及用药习惯培训等。工作人员只有经过岗前规范化培训，并考核合格后才可上岗调配输液，以确保成品输液的质量安全。

（2）继续教育培训 可以包括：职业道德准则培训；药品说明书的强化学习；药物合理使用的技术规范培训；常见病症的治疗指南培训；强化实际操作技能培训；相关专业多学科知识与进展培训；国内外药学领域的新理论、新知识、新技术和新方法的培训等。

（三）信息系统的建设

医疗机构PIVAS信息化建设都是在医院HIS系统的基础上建立的独立专业模块，为此，在PIVAS信息化建设过程中要加强与医院HIS系统软件工程师的沟通，明确各种信息的交互方法，确保各项流程的顺利运行。

（四）药品、耗材及物料的管理

根据PIVAS的具体情况，建立药品二级库及耗材物料储存区（库），建立药品、耗材及物料的请领、保管与养护、发放、退回、盘点等相关管理制度，专人负责药品、耗材及物料的管理，包括做好电子信息维护、实时监控库存、物品的请领验收、在库养护、滞销物品、近效期物品管理等。

（五）与病区的沟通及反馈

1. PIVAS运行前做好宣传工作 让临床医师、病区护士了解PIVAS工作的意义以及工作流程，为相互配合开展工作打好基础。

2. 新增调配病区前召开协调会 新开调配科室时，可以先对该科室近期临床医嘱开具情况进行调研，对不合理的医嘱进行分析，制作"PIVAS工作沟通函"。召集相关科室医师、护士，告知相关工作流程要求和注意事项、不合理医嘱开具情况，望得到临床科室的配合。同时，临床科室提出对输液调配时间、批次、质量等方面的要求，PIVAS尽可能满足临床病区的合理要求。

3. 运行工作中及时与病区沟通、协调 运行工作中，若PIVAS调配的输液出现质量问题，或出现送错、送漏、破损等现象时，多与临床病区进行沟通协调，积极寻找合理的解决方案。运行一段时间后，可以采取满意度调查等方式，听取临床病区对PIVAS工作的建议与意见，相互了解，及时调整，不断完善，确保工作顺利开展。

4. 及时沟通处理医师、护士传统工作习惯与PIVAS工作流程的冲突 临床传统用药方法为医师开具医嘱处方，药品由药师在药房汇总发药，护士加药调配。PIVAS工作开展后，对医师工作习惯的改变较大，医师开具医嘱处方须经药师审核，对医师用药合理、规范提出了要求，工作习惯的改变需经过一定时间磨合，冲突需及时沟通处理。

五、静脉用药集中调配中心与合理用药

（一）注射剂的配伍稳定性

PIVAS主要是调剂注射用药物，并需要在洁净环境中进行调配，故主要考虑的是注射用药物配伍禁忌问题。配伍禁忌是指两种以上药物混合使用或药物制成制剂时，发生体外的相互作用，出现使药物中和、水解、破坏失效等理化反应，这时可能发生浑浊、沉淀、产生气体及变色等外观异常现象。

影响静脉用药配伍稳定性的因素有：不合理配伍、溶液组成改变、pH改变、缓冲剂、离子作用、直接反应、盐析作用、调配液的量、药物混合顺序、反应时间、氧与二氧化碳的量、成分纯度、光敏感度等。

（二）全肠外营养液（total parenteral nutrition，TPN）的调配原则

（1）应用正确的混合顺序调配液体，葡萄糖先与氨基酸混合后方可与脂肪乳混合，混合时应边混合边振摇。

（2）有配伍反应的药物混合前，应先进行稀释或缓冲。

（3）电解质、微量元素不能直接加入脂肪乳中，应先溶于氨基酸或葡萄糖溶液；钙、镁制剂不能在同一输液中直接混合。

（4）含磷制剂应加入葡萄糖溶液。

（5）脂溶性维生素溶解水溶性维生素后加入脂肪乳中；无脂溶性维生素时，水溶性维生素应用葡萄糖或脂肪乳溶解后加入其中。

（6）调配完毕的营养液需进行排气并封口，至少翻转三次以便混合均匀。

（7）TPN最好现配现用，24小时内输注完毕。

（三）危害药物的调配原则

（1）危害药物调配应当重视操作者的职业防护，调配时应当拉下生物安全柜防护玻璃，前窗玻璃不可高于安全警戒线，以确保负压。

（2）危害药物调配完成后，必须将留有危害药物的西林瓶、安瓿等单独置于适宜的包装内，核查并与成品输液一并送出。

（3）危害药物的成品输液应与其他药品分开包装，并应有专门标识。

（4）调配危害药物用过的一次性注射器、手套、口罩及检查后的西林瓶、安瓿等废弃物，按规定由本医疗机构统一处理。

（5）PIVAS应制定危害药物溢出的应急预案，一旦出现危害药物溢出，按照应急预案执行。

（四）不合理用药常见问题

PIVAS常见不合理用药类型主要包括溶媒选用不当、总用药剂量超标、给药频次或间隔时间不当、单次用药剂量超标、药物浓度超标（用法用量错误）、配伍禁忌、重复用药、给药途径不当、规格与剂量不符（操作失误）等。

PIVAS是今后医疗机构药学部门调剂工作的重要发展方向之一，是临床药学工作的扩展，面向临床、面向患者，以质量安全为核心，以合理用药为根本，以提高效率为保证，为临床提供优质、专业、负责的服务。PIVAS目前仍有许多地方需要规范，但随着时间的推移及医药人员的共同努力，今后必将为大众健康做出应有的贡献。

（黄　健）

第六节 处方传递系统和调剂新技术

一、门诊处方调剂的发展与思考

门诊处方调剂是患者在医院就诊的最后环节，发药准确率以及效率会直接影响患者的就医服药情绪，逐渐复杂化的药物种类对医师的药学知识提出了巨大挑战，增加了医师开具处方的难度，加重了药师调配的工作量。

目前电子处方系统已经基本取代旧式的手写处方，电子处方系统主要利用信息以及网络传输等技术，承载医师在具体诊疗活动中为患者提供的相关药物信息，电子处方系统的运用可帮助医师在较短的时间内选择对患者病情有最佳效果的方案，提升药师和医师的工作效率，减少了很多不必要的差错。作为一种医疗文书软件，它是目前医院信息系统中的主要构成要素，也是实现医疗业务网络化、数字化以及无纸化发展的主要工具，同时能提供患者使用药物的临床资料，医师可以随时对目标资料进行查阅，减少就诊用药所需要的时间，药师则可以在系统的帮助下不断更新自我药学知识架构，从而为患者提供更为优质的药学服务。目前先进的电子处方系统甚至能够为医师提供目标疾病的选择用药方案，例如，医师将某患者的疾病名称输入到适应证检索项，就能显示出供选药物，系统对电子处方加以自动的初步分析，明确不同药物之间的相互作用，提供药物的配伍禁忌。另外，药师在进行发药时，可以利用扫描来寻找患者的相关信息，在对药物确认之后，药房库存就会减少。因此，电子处方系统在实际运用过程中具有药品统计以及查询功能，药房管理工作人员和计算机管理人员紧密配合，对药品的消耗、使用情况、库存、药品调价以及药品控制等工作进行操作，并对药房工作人员的发药量加以计算，电子处方系统在现代门诊药房中的运用能够从根本上提升门诊药房的工作效率，保证药师能够为患者提供更加优质、高质量的药学服务，从而在方便患者的同时改变传统的门诊工作方式，杜绝以往手写处方容易出现的问题，还能够减少发错药的几率。为了使现代电子处方系统在门诊药房中的运用效果不断提升，相关工作人员需要进行不断的监察和改进，医师和药师也应积极参与到电子处方系统的改进工作当中，提升电子处方系统的运用水平和质量，使其能够更好地服务于临床。

另外，医院药房设备实现自动化管理也已成为当代门诊药房发展的必然趋势，自动发药机就是在这个契机下出现的，它可以将药师从重复繁重的机械手工处方调剂中释放出来，使药师有更多的时间和精力进行用药指导、咨询、合理用药等以患者为中心的人性化药学服务，从而提高门诊药房的工作效率和医疗服务质量，目前自动发药机已出现在众多门诊药房中，门诊药房自动发药系统的一般工作流程，见图3-7。

这项技术的引进对于门诊药房来说具有实质性的改进。配药药师劳动强度大幅降低，同时工作积极性整体增加，差错率显著下降，患者排队候药的时间有所减少，可以充分提高患者的满意度。但在使用自动发药机的过程当中仍然存在很多问题有待解决，首先是配药准确率问题，自动配药系统的实施必然会降低差错率，配药设备配错的可能性非常低，医师开具的电子处方直接传送到服务器，经过系统转换成自动配药设备可识别的指令，配药的品种和数量是根据指令执行的，但是轨道中的药品是否正确，设备是无法识别的，因此在这一环节就需要有配药药师对发药机进行检查，从而保证调剂的准确性，从源头杜绝差错的发生，结合医院自身的特点设计优化措施，可在启用后尽快发挥其功能作用；另外自动发药机系统在使用初期还不够成熟，仍然需要在应用中根据出现的问题不断地改进和优化，不断地发现和解决问题，以保证自动配药系统长期、高效率地运行。自动配药系统的良好运行，可在很大程度上为患者的安全用药提供保障、节约资源，自动发药机在医院药房的应用中具有良好的前景，加之新医疗体制改革的推行，自动化、系统化、数字化管理是药房发展的必然趋势。

图 3-7　门诊药房自动发药系统的一般工作流程

门诊药房调剂处方的形式会随着现代社会的发展不断演变，我们处在发展的长河之中，需要意识到其中的机遇和挑战，每一位调剂药师都要不断积累经验，提高自身的知识架构，还应不断关注高新技术的发展，并从自身的工作中不断寻找和思考药学发展的方向，努力提升医院的整体服务水平，将我们的关爱寄托在调剂的每一个环节，为患者安全有效用药提供保障，也为药学的未来发展贡献自己的力量！

二、住院处方调剂的发展与思考

住院药房处方传递系统（order communication system，OCS）所传输的医嘱是一种科学的、客观的、有相对固定或公认标准的规范文书信息，传输的医嘱是根据对患者的诊治需要产生的，因此，严格按医嘱执行的自身规律组织患者的就诊流程，用网络传输手段实现医嘱信息的快速传递和最大范围的共享，带来病历信息的电子化、规范化和集约化，并使电子病历有可能实现充分的共享和灵活的分类检索、统计。

（一）OCS的主要功能

OCS是医院管理系统的一个重要组成部分。OCS对操作人员设置权限管理，需输入个人工号及个人密码方可进入所属部门系统，OCS主要由药房管理程序、医嘱摆药程序、处方管理程序、药品查询程序四个功能模块组成。

1. 药房管理程序

（1）药品出入库管理　入库管理主要包括药房与药库之间的领药入库，住院药房与其他药房之间的调整入库，由领药方录入数据，确认保存，对方确认保存数据，打印领药单，发出药品，领药方签收，进行系统记账处理，完成入库操作；出库管理包括药房与药库间的退药出库，住院药房与其他药房之间的调整出库及手术室领药单领药，同样需双方确认才可完成数据出库处理，报损出库由本部门录入数据，打印报损单，按流程操作后，进行系统出库记账处理。系统设置出库数量不能超过原库库存总数。

（2）药品月结盘点　住院药房实行每月盘点制，盘点前系统自动提醒，要求所有出入库单记账到位方可生成盘点清单，实时盘点，记录各药品数量，并输入电脑，数据录入完后核查盘点数据，确认无误后进行数据保存，打印盘点表备查。

2. 医嘱摆药程序 病区医生接诊或查完房后录入或变更医嘱，医嘱信息整体发送至药房，药师审方确认打印医嘱单后进行调剂，病区医嘱包括长期医嘱和临时医嘱。

3. 处方管理程序 出院带药或住院药房实行处方发药，由病区医生录入电子处方，住院药房药师审核，确认处方信息，打印纸质处方后进行调剂。处方管理程序含退药程序，录入药品数量时输入负数，打印退药申请单，注明退药原因，药房药师审核、确认，进行退药/账处理。

4. 药品查询程序 信息系统可随时查询用药历史记录，输入相应时间，可查每月盘存信息。查询程序的功能主要包括患者用药查询、退药查询、病区用药量统计查询、药品出入库查询、即时库存查询、药品价格查询；查询程序含自动统计功能，包括摆药药品消耗统计、摆药出库去向统计、处方出库品种金额统计；可实时查询、打印药品日消耗报表、药品盘点清单。

（二）应用前景

1. 温湿度监控系统 药品管理中有很多需要冷藏存储的药品，特别是生物制剂、血液类药品。为了确保冷藏药品使用过程中的温度能够得到有效监控，确保患者用药安全，使用冷链管理系统，通过无线传感器网络，对冷藏药品的温度数据进行采集和记录，实时监控，使药品始终处于所需的低温环境，以保证药品质量安全，减少损耗，防止污染。传统的药库温湿度管理是通过人工监控和手工记录模式实现的，这样操作费时费力，而且做不到实时监控。引入温湿度监控系统后，通过温湿度传感器实时获取温湿度情况，所有数据记录在温湿度监控系统中。温湿度监控系统应用后节约人力，提高温湿度记录的准确性，并且能提供预警机制，更好地保证药品质量。

2. 计算机网络监测系统 建立知识库，录入药品的适应证、不良反应、禁忌证、用法用量、药物之间的配伍禁忌、相互作用等信息，对医师医嘱合理用药进行审查，监测并建立自动报警程序。

3. 药品批次追踪 药品采购全过程信息化后，药品的数量、批次等相关信息随每笔采购入库记录到药库药品信息数据库中，并伴随出库信息延伸到药房药品的相关信息，再经由药房配合自动单剂量分包机与智能药柜的每一次分发记录关联到每个用药的患者，实现药品的批次追踪。

4. 用药信息查询和共享 药品领用时提供近一次的请领药品的时间、批号、近期用量等信息，有利于领药工作的及时准确；药品查询功能可以提供各病区抗菌药物使用率等合理用药数据，进一步提高药学人员的工作时效；医嘱接收时，病区与药房之间建立语音系统或设立窗口自动弹出提示。建立药物信息查询系统，在药品管理信息化的基础上，医院药房网络化管理的最终目的，就是利用网络在信息传输和信息共享方面的优势，建立反应迅速、具有综合性和辅助决策能力的信息咨询系统。

（三）应用OCS的优势

（1）OCS具有简便、快捷、易于操作的特点，有效地解决了病区药房与用药各环节的信息传递工作。药房系统工作程序明晰，做到长期/临时医嘱、处方用药分开调剂，退药用负数参数，简化了工作流程，减轻了病房医护人员的工作量，总体还提高了临床医务人员的工作效率。

（2）提高了工作精准率，确保了计价的准确性。可实时查询药品的使用情况，药品管理由原来的金额管理向数量管理过度，盘点时账物准确率提高，加强了药房管理，做到双向制约、宏观统一管理，建立了交互式信息确认，避免了药费欠款调剂现象，减少了漏收错收造成的经济损失。

（3）药库和各药房可随时查询每种警戒线药品数量动态变化的情况，相互之间可以调剂，随时调整各部门存药量，相关部门也可随时了解药品资源信息及库存量情况，更合理有效地保障临床用药，同时也避免造成药品积压，可以加速药品周转。

（4）提高了工作效率，减少人工录入环节。从采购计划到采购入库全过程药品的信息录入工作均通过信息系统闭环自动生成，减轻了人工录入的工作量，避免了人工录入产生的差错。通过自动检索药房内低于数量下限的药品，系统自动生成药品申领单，药库根据申请单为药房补货，为保障药品供应起到了很好的作用。

（5）调价盈亏，账实相符。每年定期或不定期的药品调价已经成为常态，数量至少涉及几十个品规，而调价后的退换货又往往要滞后调价数月。调价时所涉及的药品，药库与药房均有存货，在调价后进行定期盘点时产生的调价盈亏与日后退换货费用差值的对应则难以实现。通过信息化改造后，在调价的前一时点，将涉及调价的药品全部退回药库调价，调价后，再根据之前退库的情况，原数出库给药房；全过程由信息系统自动完成，避免了人工操作的繁杂易错，既满足了调价，又实现了盈亏统一体现在药库的目的，便于日后退换货时核对费用差值。极大地减轻了工作人员调价及核对药品调价盈亏的工作量，又保证了调价相关统计的数据准确性。

三、现代化调剂设备

药房全程实行集成计算机控制；对医嘱全面实时监控；引进自动药品调剂设备保证全品种单剂量供应；为住院患者用药提供独立包装。

（一）自动单剂量分包机

1. 自动单剂量分包机的应用　20世纪90年代，在药品现代化管理思想的指导下，德国、美国、日本等发达国家就已经开始了药房自动化方面的研究。21世纪初，药房现代化设备开始陆续被欧美等发达国家的医疗机构所接受并开始普及。医院药房自动单剂量分包机通过OCS或HIS系统连接，实现医院药品调剂工作的信息化和自动化，改变医院药房现有手工调剂分发药品的模式，提高摆药速度和质量，实现了从"人找药"到"药找人"的改变，提高了医院的管理水平，满足医院长远发展的需求。该系统通过接收电子处方信息，将片剂或胶囊药品按住院患者单次服用量自动包在药袋内，并在药袋上打印患者信息、药品信息、服药信息、条形码等。

2. 应用自动单剂量分包机的优势

（1）提高摆药效率，节约成本　传统摆药方式参与的摆药人员较多，增加了药房运行成本。片剂自动摆药模式为"机器自动摆药"，药师核对发药患者的医嘱，摆药信息传输到药房内自动单剂量分包机后，自动单剂量分包机根据处方信息自动准确摆药，将药品装入药袋内，同时将药品的服用时间、用药说明、剂量等打印在药袋上，药师通过核对后将药品送达病区，实现了后台自动摆药，提高了工作效率，节省了时间和人力成本。

片剂自动单剂量分包机摆药速度最快可以达到60包/分钟，高安全模式下平均包药速度也能达到40~45包/分钟。使用自动单剂量分包机后，可减少或不使用药架、大幅缩小护士领药核对区域，大概可以节约2/3以上现有摆药空间。

（2）将护理人员的时间还给患者 目前，医院由药师分药后再由各病区护士领药、核对并发放给患者，这一过程大约需要消耗每名护士大概2个小时。使用自动单剂量分包机后由机器进行摆药，药师核对后再由护工配送，护士的时间可以还给患者，极大的减轻了护理部的压力。

（3）科学进行药品有效期的管理 可提高药品调剂效率并可以做好有效期的管理，减少药品浪费。电脑系统具有库存信息和效期管理功能，可以科学的进行效期管理。杜绝非正常的药品损耗；手工摆药的特点决定了其不可避免的会出现药品浪费的情况。使用自动单剂量分包机后药品精确发放，不会滞留于病区。且自动单剂量分包机具有库存管理功能，可以有效管理药品。

管理系统对用药信息的统计、分析使管理人员对药品使用情况、库存情况及时了解并采取相应措施确保临床用药。减少了药品的积压和缺乏，库存管理精度提高。

（4）最大程度杜绝药品污染和交叉污染 手工单剂量摆药由于工作条件和流程不可避免的会造成一定污染，而且使用的药盒做不到每次使用每次清洗，必然会造成药品之间的交叉污染，自动单剂量分包机采用一次专用塑封袋由机器流水作业完成，最大程度杜绝了污染，保证用药安全。

（5）提高投药准确率 据抽样调查，医院手工摆药误投率一般为1/1000~2/1000。以1000张病床的医院为例，每年约有100万张处方，平均每天有2.7~5.4张错方，由药师摆药护士核对转变为机器自动摆药和具有药理知识的药师核对，有效提高了投药准确率。

（6）为患者提供用药信息 分包药品附带的药品明细（名称、规格、数量、服用时间和每袋中的片数等）与"一审二核三签字"制度的严格实施，不仅对药师和临床护士口服类药品的核对工作提供了极大的帮助，同时也为患者提供了药品信息，进一步保证了药品使用准确性，极大降低差错发生率。由于社会的进步，患者服药的合理用药意识逐渐加强，为患者提供用药信息有利于药品的正确使用，提高患者依从性，充分发挥药物疗效，减少不良反应，保证患者用药安全。

自动单剂量分包机引入医院的作用是在以患者为中心的前提下，实现药房自动化可以显著提高摆药、发药效率，增加药事服务安全性，避免出现医疗事故，减少药品浪费，提高医院整体管理水平。

（二）智能药柜与药品管控系统

1. **智能药柜** 智能药柜终端设置在病区，存放该病区的贵重药品、毒麻药品和常用药品。医生开医嘱后，医嘱自动传送到智能药柜终端，护士指纹登录药柜，按照医嘱取药，智能药柜自动提示药品位置及数量。如果护士在设定的时间内未取药品，系统自动报警提示，药房药师可以实时监控病区智能药柜的库存情况及病区患者药品使用情况。智能药品管控系统进行药品管理，可以监管药品从进入药房到应用到患者的整个流程，在药品使用的各个环节进行把控，保证患者的用药安全，同时节省了医护人员进行药品管理花费的时间，大大提高了工作效率，降低了用药风险。

2. **智能药品管控系统** 智能药品管控系统用于存储和管理毒麻药品，其主要流程是：由西药库调拨药品到住院西药房后，调拨单自动传送到智能药柜中，药品入库到智能药柜中，自动生成药品入库单，并可自动跟踪药库发放的药品批号、有效期。通过智能药柜的药品发放规则，智能药柜为医院所有病区发放的毒、麻药品，可以确定其批号和有效期，用电子化记录替代了手工登记的过程。同时智能药柜作为手术室药柜的上级库房，可根据手术室药柜库存下线提示，自动生成补药单，将药品发放给手术室。如果在设定时间内手术室药柜内的药品没有被及时填充，药房设备自动报警。智能药柜所发出的药品批号和有效期可自动跟踪到手术室药柜的填充和使用环节，实时、准确确认每个批号的药品存放位置、使用患者、发放及使用人员，形成毒、麻药品的入库、发放、传输、使用闭环管理。

（高　晨　刘平羽　黄　健）

扫码"练一练"

扫码"学一学"

第四章　临床合理用药

药物是治疗疾病的主要武器。药物存在两重性，既有治疗作用，也有不良反应。

虽然医生是合理用药的第一责任人，但是药师也应在合理用药中承担重要职责。在门诊处方调剂中，药师必须审核处方，为合理用药把关，并指导患者合理用药（即给予患者用药交代或用药指导）。医院药师应该开设药学门诊，开展用药咨询、治疗药物监测、药品不良反应监测，并走进临床，协助医生和护士的用药治疗，参与疑难病的诊治，向患者提供直接的、负责任的药学监护（pharmaceutical care）。

第一节　合理用药的基本原则

一、合理用药的基本要素

合理用药包括安全、有效、经济、适当四个基本要素。

WHO提出的合理用药标准包含五条：

（1）确保药物质量安全有效；

（2）开具处方的药物应适宜；

（3）在适宜的时间，给予患者价格适中的药物；

（4）正确地调剂处方；

（5）以准确的剂量、正确的用法和用药时间使用药物。

广义地讲，合理用药是指以当代系统的医学和药学知识指导用药，使药物治疗达到有效、安全、经济、适当的基本要求。这个基本要求也是合理用药的基本准则，其涵盖了药物治疗的全过程。首先，存在着对疾病正确诊断从而合理选用药物问题；其次，根据个体化药物治疗原则设计正确的给药方案问题；第三，处方中的合并用药应避免潜在的药物不良相互作用，这一切都与合理用药有关。合理用药不仅是医务人员的问题，而且涉及患者的用药依从性（即按医嘱用药）问题，因此合理用药还需要医务人员和患者的密切合作。

用药合理性是相对的，并不是绝对的。一般认为，评价某疾病治疗药物的选用是否合理，应结合患者所能获得的各种选择来评价。经济性要建立在药物有效和安全的前提之下，绝对无不良反应的药物是不存在的。

二、选择适宜的药品

在正确诊断疾病的基础上，根据疾病临床诊疗指南推荐的治疗药品和药品说明书标明的适应证，结合患者的生理病理特点、医保支付类别、经济承受能力，选择适宜的治疗或预防药品。

超适应证、超功能主治的用药，其疗效与安全性通常缺乏循证医学证据的支持，因此尽可能避免超适应证、超功能主治用药。

三、选择适宜的剂型与用药途径

用药途径通常是指给药方法。为患者制订给药方案时，除了合理选择药物外，根据患者的生理及病理状态的差异选择恰当的剂型和给药途径也是十分重要的。给药途径通常分为全身给药与局部给药两大类。同一药物的不同给药途径有可能引起不同的效应。通常，注射剂比口服给药吸收快、吸收率高，表现出起效迅速、药理作用强的特点。

（一）全身给药

全身给药后，药物通过体内吸收入血液，经血液循环到达全身各个部位发挥药理作用。

全身给药途径可分为口服、注射、舌下、吸入和直肠内给药等方法，其中口服和注射两种方法最常用。

1.口服给药　常用、安全、方便，多用于神志清醒、主动配合的患者，但不适于昏迷、呕吐的患者。

2.注射给药　注射剂直接进入组织内、体腔内、血管内。按注射部位不同又可分为皮内注射、皮下注射、肌内注射、静脉推注、静脉滴注、鞘内注射、心内注射、动脉内注射、硬膜下注射等。

注射给药具有起效快的特点，但是操作要求高。不同注射部位适宜的注药量各异，如皮下注射适用于少量药液，一般少于2ml；肌内注射药液量少于10ml；静脉注射则适于较大量药液。

3.舌下给药　某些首过效应大的药物可以舌下给药，通过黏膜吸收能迅速起效，如硝酸甘油片。

4.吸入给药　治疗呼吸道疾病的药物制剂常采用吸入法，如沙丁胺醇气雾剂等。

5.直肠黏膜给药　为减少某些药物的不良反应，可制成栓剂，直肠内给药，如吲哚美辛栓剂等。

舌下、吸入、直肠给药等，看似局部给药，实际上药物多进入体循环发挥作用，仍属于全身给药。

（二）局部给药

局部给药是指药物在皮肤及黏膜局部发挥作用，如常用的皮肤病外用贴剂，用于黏膜的滴眼剂、滴鼻剂等。

四、设计适当的剂量

在一定剂量范围内，药物剂量愈大，组织与器官中的药物浓度愈高，药理作用也愈强。

药品说明书、《中华人民共和国药典临床用药须知》（以下简称《临床用药须知》）所规定的常用剂量，是对大多数成人产生明显的治疗作用而又不致产生严重不良反应的剂量。极量是治疗量增加的最大限度，可以看作是"最大治疗剂量"。为了保证用药安全，医生应避免超过极量。

绝大多数药品说明书上列出了儿童体重与对应用量。对于说明书没有标示儿童用量的药品，参照药品说明书、《临床用药须知》规定的成人用量，儿童可按照体重来估算。但儿童对药物反应与成年人不同，不仅是因为儿童体重较轻，还由于生长发育上的差异，这点应予注意。

五、设计合理的每日给药次数

每日用药次数，需要参考药物的半衰期而定。但药物的半衰期也可随个人病理、生理情况变化而不同，在给药时必须注意这一点。

抗菌药物要遵循PK/PD理论设计每日给药次数。时间依赖性抗菌药物适宜每日多次给药，而浓度依赖性抗菌药物每日1次给药更有效、更安全。

六、选择合适的服药时机

有些口服药物，服药时间是决定药物能否发生应有作用的重要因素。例如促胃动力药适宜在饭前服用，催眠药适宜在晚间临睡前服用，驱虫药通常空腹或半空腹时服用，某些导泻药在早餐前服用且效果好。

凡是有刺激性的药物，应在饭后或饭时服用，可以减少消化道的反应。抗酸药近年主张在饭后0.5~1小时服用。

七、设计合理的疗程

大部分疾病的对症治疗（如止咳、化痰、镇痛）通常没有固定的疗程，但部分疾病的对因治疗需要一定疗程，才能取得预期的疗效。

急性盆腔炎抗菌药物疗程需要14天，疗程不足有可能病情反复发作或转成慢性。

肾盂肾炎抗菌药物疗程通常为14天，但若患者曾经反复发作则疗程需要延长到4~6周。

针对幽门螺杆菌感染，铋剂四联方案（质子泵抑制剂+铋剂+阿莫西林+甲硝唑或质子泵抑制剂+铋剂+阿莫西林+四环素），14天疗程治愈率超过90%。

同一种疾病采用不同治疗方案，疗程可能有所不同。例如，治疗慢性乙型肝炎，采用核苷类抗病毒药物（拉米夫定、替比夫定、恩替卡韦、阿德福韦酯）疗程至少1年；采用胸腺肽、干扰素免疫治疗的首个疗程为6个月，若患者经过首个疗程后无应答则改用其他药物，如患者有应答则疗程可延长到1年。

高血压、糖尿病等慢性病，目前仍然需要终生用药。

第二节　特殊人群的合理用药

一、孕妇、哺乳期妇女的合理用药

（一）妊娠期用药的安全性

孕妇难免会使用药物。据统计，妊娠期用药的妇女高达80%左右。

1. 妊娠期用药的FDA分级　针对妊娠期用药的安全性分级，美国FDA将药物分为A、B、C、D、X五级。

（1）A级药物　在有对照组的早期妊娠妇女中未显示对胎儿有危险，并在中、晚期妊娠中亦无危险的证据，可能对胎儿的伤害极小。

维生素属于此类药物，如维生素B、维生素C、叶酸等。

值得注意的是，维生素A在正常剂量范围里安全性是A级，大剂量（每日2万IU剂量，可致畸）即转成X级。

（2）B级药物　在动物生殖试验中并未显示对胎儿的危险，无孕妇的对照组，或对动物生殖试验显示有副反应，但在早孕妇女的对照组中并不能肯定其副反应，并在中、晚期妊娠亦无危险的证据。

B级药物包括青霉素类、头孢菌素类，以及林可霉素，克林霉素，红霉素，阿奇霉素，乙胺丁醇，非甾体抗炎药（吲哚美辛、双氯芬酸、布洛芬），地高辛，毛花苷C，泼尼松等。

（3）C级药物　在动物的研究中证实对胎儿有副反应，如致畸或使胚胎致死等，但在妇女中无对照组或在妇女和动物研究中无可以利用的资料。药物仅在权衡对胎儿的利大于弊时给予。

C级药物较多，对氨基水杨酸钠，异烟肼，抗病毒药（阿昔洛韦、齐多夫定），镇静剂（乙琥胺、苯巴比妥、戊巴比妥），拟胆碱药，抗胆碱药，血管活性药（肾上腺素、麻黄素、多巴胺），降压药（甲基多巴、哌唑嗪），利尿剂（呋塞米、甘露醇），糖皮质激素（倍他米松、地塞米松）等均属C级药物。

阿司匹林小剂量使用时安全性为C级，长期大剂量服用时因对胎儿损害而成为D级。

C级药物的安全性仍需要等待有更多的临床研究予以证实，所以C级药物的使用要谨慎，如果有可以替代的药物则选用替代药物，否则在权衡利弊后，向患者或患者家属告知该药的安全性。

（4）D级药物　对人类胎儿的危险有肯定的证据。孕妇面临生命垂危或疾病严重而无更安全的药物情况下才可使用。

妊娠期特别是在妊娠早期尽可能不用D级药物。例如，四环素类破坏胎儿牙釉质，氨基糖苷类可能损伤第八对颅神经而发生听力丧失，甲氨蝶呤可发生绒毛坏死而导致流产。

四环素类，氨基糖苷类药物，大部分抗肿瘤药（甲氨蝶呤、顺铂、5-氟尿嘧啶），镇静催眠药（地西泮、氯氮平、甲丙氨酯、奥沙西泮），利尿剂（氢氯噻嗪、依他尼酸）均属于D级。

（5）X级药物　动物或人的研究中已证实可使胎儿异常，或基于人类的经验获知其对胎儿有危险。通常该类药物对孕妇的危险明显地大于获益。该类药物禁用于已妊娠或将妊娠的妇女。

他汀类降脂药，利巴韦林，沙利度胺，己烯雌酚，维A酸，镇静剂（氟西泮、氟硝西泮）等均属X级药物。

X级药物并不多，但致畸率高，或对胎儿危害很大。例如，沙利度胺引起海豹胎，己烯雌酚引起阴道腺癌，故孕妇禁用X级药物。

2.妊娠期用药注意事项

（1）妊娠期用药，单独用药有效情况下要避免联合用药，并尽可能选择B级药物。

（2）妊娠期的疾病治疗既要考虑胎儿风险，又要兼顾孕妇疾病的痛苦。

（3）不仅药物可以致畸，还要注意到其他各种致畸的可能性，在用药时应对患者作认真的解释。

（4）要注意孕早期是胎儿身体各部分及器官的分化阶段，药物致畸容易发生在此阶段。中、晚期妊娠用药的安全性有所增加，但某些药物，例如乙醇，对胎儿特别是神经系统的危害，贯穿妊娠整个阶段。

（二）孕妇、哺乳期妇女对抗菌药物的应用

1.妊娠期患者对抗菌药物的应用　　妊娠期抗菌药物的应用需考虑药物对母体和胎儿两方面的影响。

（1）对胎儿有致畸或明显毒性作用者，如氟喹诺酮类、氨基糖苷类抗菌药物，孕妇禁用。

（2）对母体和胎儿均有毒性作用者，如氨基糖苷类、四环素类等，妊娠期应避免应用；但在有明确应用指征，经权衡利弊，用药时患者的受益大于可能的风险时，也可在严密观察下使用。氨基糖苷类等抗菌药物有条件时应进行血药浓度监测。

（3）药物毒性低，对胎儿及母体均无明显影响，也无致畸作用者，妊娠期感染时可选用。如青霉素类、头孢菌素类等 β-内酰胺类抗菌药物。

2.哺乳期患者对抗菌药物的应用　　哺乳期患者接受抗菌药物后，某些药物可自乳汁分泌，通常母乳中药物含量不高，不超过哺乳期患者每日用药量的1%；少数药物乳汁中分泌量较高，如氟喹诺酮类、四环素类、大环内酯类、氯霉素、磺胺甲噁唑、甲氧苄啶、甲硝唑等。

青霉素类、头孢菌素类等 β-内酰胺类和氨基糖苷类等在乳汁中含量低。

然而无论乳汁中药物浓度如何，均存在对乳儿潜在的影响，并可能出现不良反应，如氨基糖苷类可导致乳儿听力减退，氯霉素可致乳儿骨髓抑制，磺胺甲噁唑等可致乳儿核黄疸和溶血性贫血，四环素类可致乳儿牙齿黄染，青霉素类可致乳儿过敏反应等。因此治疗哺乳期患者时应避免用氨基糖苷类、喹诺酮类、四环素类、氯霉素、磺胺类药物等。

（三）孕妇、哺乳期妇女对糖皮质激素的应用

孕妇慎用糖皮质激素，大剂量使用糖皮质激素者不宜怀孕。特殊情况下临床医生可根据情况决定糖皮质激素的使用，例如慢性肾上腺皮质功能减退症及先天性肾上腺皮质增生症患者妊娠期应坚持糖皮质激素的替代治疗，严重的妊娠疱疹、妊娠性类天疱疮也可考虑使用糖皮质激素。

哺乳期妇女应用生理剂量或维持剂量的糖皮质激素对乳儿一般无明显不良影响。但若哺乳期妇女接受中等剂量、中程治疗方案的糖皮质激素时不应哺乳，以避免经乳汁分泌的糖皮质激素对婴儿造成不良影响。

二、儿童的合理用药

儿童人口约占世界人口的四分之一，保护儿童健康是全体公民的义务和职责，是医务人员的神圣而又艰巨的任务。研究儿童生理和用药特点，保证临床安全、有效、合理使用药物十分重要。

（一）儿童发育阶段的划分

儿童是一组处在生长发育旺盛时期的人群。根据儿童发育阶段的不同特点，儿童可以按年龄划分为如下几个阶段。

1.胎儿期（fatal period）　　从受精卵形成到小儿出生为止，共40周。胎儿期组织与器官的迅速生长和功能渐趋成熟。

2.新生儿期（neonatal period）　　自胎儿娩出脐带结扎时开始至28天之前为新生儿期。

3.婴儿期（infancy）　　自出生到1周岁称为婴儿期。婴儿期生长发育极其旺盛，体格生长和中枢神经系统发育迅速。

4. 幼儿期（toddler's age）　自1周岁至3周岁为幼儿期。幼儿期体格生长和中枢神经系统发育渐趋缓慢，语言、行动与表达能力明显提高。

5. 学龄前期（preschool age）　自3周岁到六七岁进入小学前称为学龄前期。学龄前期生长发育变慢，动作和语言能力逐步提高。

6. 学龄期（school age）　自小学开始（六七岁）至青春期为学龄期。学龄期脑的形态结构基本完成，智能发育进展较快，淋巴系统发育迅速。

7. 青春期（adolescence）　年龄范围一般从10~20岁，女孩的青春期开始年龄和结束年龄都比男孩早2年左右。青春期体格发育加速，生殖系统发育成熟。

（二）婴幼儿生理与用药特点

婴幼儿期包括婴儿期和幼儿期，年龄从出生后1个月至3岁。这时期的生理特点是体格生长显著加快，各器官功能渐趋完善。例如体重，除初生数日呈生理性下降外，前3个月以平均每周200~250g，即每月800~1000g的速率增长，3~4个月的体重约为初生时的2倍；以后体重增加渐慢，3~6个月平均每月增重500g，6~12个月平均每月增重250g，1周岁体重约为初生时的3倍，2岁体重约为初生时的4倍。又如药物代谢的主要酶系肝微粒体酶、葡萄糖醛酸转移酶的活性已成熟，特别是药物和葡萄糖醛酸结合的酶的活性，在新生儿期迅速日趋完善，婴、幼儿期已达成人水平。

由于这一时期，生长发育迅猛，特别要密切注意药物通过不同机制影响儿童的正常生长发育。婴幼儿对药物的毒性反应或过敏反应可以是明显、也可以是不明显的，要警惕中枢神经系统的毒性。例如氨基糖苷类对婴幼儿很难反映出药物早期中毒的指征，一旦听神经受损，会导致聋哑，终身残疾。

这一时期是主要的哺乳期，要注意药物通过乳汁进入婴幼儿体内的后果。

1. 吸收　婴幼儿胃内酸度仍低于成人，3岁左右才达成人胃液pH，胃容积1岁时已达40ml/kg左右，仍小于成人。到6~8个月胃肠才有蠕动，胃排空时间较新生儿缩短，在十二指肠的药物吸收速度快于新生儿。对于危重患儿，为了及时达到有效血浓度，宜用注射方法给药。

2. 分布　1岁时的体液总量已从新生儿的80%下降至70%，仍高于成人的55%~60%，细胞外液从新生儿的45%，到6个月时已降为42%，1岁时为35%，仍高于成人的20%，水溶性药物在细胞外液的浓度被稀释。新生儿体内脂肪含量少，随年龄增长而有所增加，幼儿脂溶性药物分布容积较新生儿期大。婴幼儿血-脑屏障功能仍较差，某些药物可进入脑脊液。

3. 代谢　婴幼儿期药物代谢的主要酶系肝微粒体酶、葡萄糖醛酸转移酶的活性成熟。由于婴幼儿期肝脏相对重量增加，新生儿期为3.6%，6个月为3.9%，1岁时达4%，为成人的2倍，因此，幼儿期药物的肝代谢速率高于新生儿，亦高于成人，使很多以肝代谢为主要消除途径的药物 $t_{1/2}$ 短于成人。

4. 排泄　婴幼儿期肾小球滤过率和肾血流量迅速增进，6~12个月可达成人值，肾小管排泌能力在7~12个月也接近成人水平。肾脏占全身的比例，1~2岁为0.74%，仍高于成人的0.42%，因此，一些以肾排泄为主要消除渠道的药物，消除较快，$t_{1/2}$ 短于成人。

（三）儿童期生理和用药特点

儿童期包括学龄前儿童和学龄儿童，年龄从3~12岁。

儿童期生理特点是生长发育缓慢，10岁前体重年平均增长约2kg左右。但新陈代谢旺盛，代谢产物排泄快，对水、电解质调节能力差，易受药物影响引起平衡失调。如利尿剂可能引起低钠、低钾现象；低氧血症、酸中毒时可以增加异丙基肾上腺素的毒性反应，发生室性心动过速等。在这一时期，要注意药物是否会影响儿童听力、注意力、营养吸收等。

儿童期的末期由于内分泌的改变，生长发育特别快，第二性征开始出现，进入青春发育早期。

（四）儿童剂量

各时期的儿童由于脏器发育及其功能不同对药物在体内处置也不同。因此儿童用药剂量与成人相比较复杂，除了简单的剂量折算外，尚需结合临床经验适当增减。

儿童剂量有多种计算法，如按体重、年龄、体表面积计算等。

1.按体重计算法

（1）正常儿童体重推算方法

3~12个月儿童体重（kg）=［年龄（月）+9］/2

1岁~6岁儿童体重（kg）=年龄（岁）×2+8

7岁~12岁儿童体重（kg）=［年龄（岁）×7-5］/2

用本法推算的体重可能需要视营养状况适当增减。

（2）儿童剂量

儿童每日剂量=患儿体重（kg）×每日每千克体重所需药量

儿童每次剂量=患儿体重（kg）×每次每千克体重所需药量

上述公式中的"每日每千克体重所需药量""每次每千克体重所需药量"，部分药品说明书里有比较明确的说明。

2.按体表面积计算法

体重30kg以下儿童体表面积（m²）=0.1+0.035×体重（kg）

体重30kg以上儿童体表面积（m²）=0.105+0.02×［体重（kg）-30］

3.按年龄计算法 简便易行，适用于营养类药品等安全性较高、剂量幅度较大、通常不需要十分精准的药品。

4.按成人剂量折算法 儿童剂量=成人剂量×儿童体重（kg）/50。此方法计算出的剂量一般偏小，故仅适用于说明书中未提供儿童剂量的药品。

（五）儿童临床用药的注意事项

1.严格掌握适应证，精心挑选药物 由于儿童正处于生长发育阶段，身体各方面比较娇嫩，组织器官尚不成熟，功能尚不完善，抵御外界侵害的能力极弱。因此选择药物时应严格掌握适应证，精心选择疗效确切、不良反应较小的药物，特别是对中枢神经系统，肝、肾功能有损害的药物尽可能少用或不用。

2.根据儿童特点，选择给药途径 根据儿童特点和疾病程度，慎重选择适当的给药途径。口服给药为首选，但要注意牛奶、果汁等食物的影响；肌内注射给药要充分考虑注射部位的吸收状况，避免局部结块、坏死；静脉注射虽然吸收完全，但易给患儿带来痛苦和不安全因素；栓剂和灌肠剂对儿童不失为一种较安全的剂型，但目前品种较少；儿童皮肤吸收较好，然而敏感性较强，不宜使用含有刺激性较大的品种。

3.根据儿童不同阶段，严格掌握用药剂量 儿童用药，特别是新生儿、婴幼儿用药，应严格掌握剂量，太小达不到治疗效果，太大有可能危害病儿。还应注意，随着年龄增长，儿童的体重逐步增加，组织器官逐步成熟，功能逐步完善，用药剂量应相应逐步增加。目前儿童剂量的计算方法很多，有体重计算法、体表面积计算法、年龄计算法、成人剂量折算法，可选择使用。

4.根据儿童生理特点，注意给药方法 儿童给药，应因势利导。根据儿童年龄不同阶段和自主能力，采取适当的方法。特别是口服给药要防止呕吐，切不能硬灌，以防意外。

5.严密观察儿童用药反应，防止产生不良反应 儿童应激能力较差，较敏感，极易产生药品不良反应。在用药过程中应密切注意药品不良反应，以免造成严重后果。

（六）儿童患者抗菌药物的应用

儿童患者在应用抗菌药物时应注意以下几点。

1.氨基糖苷类 该类药物有明显耳、肾毒性，6岁以下患者应避免应用。临床有明确应用指征且又无其他毒性低的抗菌药物可供选用时，方可选用该类药物，并在治疗过程中严密观察不良反应。

有条件者应进行血药浓度监测，根据结果个体化给药。

2.糖肽类 该类药有一定肾、耳毒性，小儿患者仅在有明确指征时方可选用。在治疗过程中应严密观察不良反应，有条件者应进行血药浓度监测，个体化给药。

3.四环素类 可导致牙齿黄染及牙釉质发育不良，不可用于8岁以下小儿。

4.喹诺酮类 由于对骨骼发育可能产生不良影响，该类药物避免用于18岁以下未成年人。

（七）儿童糖皮质激素的应用

儿童长期应用糖皮质激素更应严格掌握适应证和妥当选用治疗方法。应根据年龄、体重（体表面积更佳）、疾病严重程度和患儿对治疗的反应确定糖皮质激素治疗方案。更应注意密切观察不良反应，以避免或降低糖皮质激素对患儿生长和发育的影响。

三、老年人的合理用药

人口老龄化是人口发展的自然趋势。发达国家65岁以上的人占总人口数的11%~12%，预计到2030年可能达到17%。同时，老年人消耗整个国家药费达20%~30%。中国是世界人口最多的国家，全国人口中老年人1.26亿，占10%。上海是我国较早步入老年型的城市，据初步统计，1999年上海市60岁以上的老人有235万，占总人口的18%。

随着年龄增长，老年人生理功能、药动学和药效学发生改变，发病率增加，使老年患者对药物产生不良反应的可能性增加，所以研究老年人的生理和用药特点尤为重要。

（一）老年人年龄阶段的划分

WHO对年龄划分标准为：18~44岁为青年人，45~59岁为中年人，60~74岁为年轻老年人，75~89岁为老老年人，≥90岁为长寿老人。

中华医学会老年医学学会对年龄划分标准为：45~59岁为中年人（老年前期），60~89岁为老年人（老年期），≥80岁为老龄老人，90~99岁为长寿老人，≥100岁为百岁老人。

（二）老年人的生理特点

随着年龄的增长，人类机体的形态与功能发生一系列变化。主要为细胞数量的减少，再生能力的降低。老年人的特征包括：①组织逐渐脱水；②细胞分裂、细胞生长及组织恢复能力降低；③基础代谢率降低；④细胞萎缩及变性；⑤组织弹性减低，结缔组织变性；

⑥神经系统退行性改变：肌反应速度减缓；⑦骨强度及韧性减低；⑧调节内环境稳定的诸因素发生障碍。

1.老年人机体组成改变 表现为体内水分减少，脂肪组织增多。正常成人男性身体总水分占体重的60%，女性约占50%，而60岁以上的老年人男性占体重的51.5%~52%；女性占42%~45.5%。此外老年人细胞外液比青年人多，细胞内液的绝对值及其与细胞外液之比较低。相对脂肪含量增加，导致身体肥胖。肥胖是引起高血压、冠心病、糖尿病等的重要诱因。

2.视力与听力的变化 一般表现为"老花眼"，看近物调节力减弱，对暗适应能力明显减退，视野范围缩小。听力下降，触觉、嗅觉、味觉减退。

3.神经系统的变化 老年人神经系统的变化主要表现在神经细胞与脑重量的减少，尚存的脑神经细胞功能减退。神经细胞是属于出生后不再进行分裂的细胞，老年人脑神经细胞减少10%~17%，剩余的脑细胞承受了较重的负荷。60岁以后脑重量明显减少，并随增龄逐渐萎缩。由于脑神经细胞的减少和形态改变，可导致老人行动迟缓，智力衰退，记忆力下降等。

4.呼吸系统的变化 老年人由于胸廓变形，限制了胸廓的活动范围。肺脏的弹性回缩力减退，进氧量减少。因而表现出"老年性肺气肿"。老年人肺活量平均每年减少0.55%。老年人肺和血管壁的结构变化，导致呼吸黏膜扩散量减少，氧利用系数降低。肺功能呈进行性减退。

5.循环系统的变化 成年以后，心排出量随年龄增长每年以1%的速度呈直线下降。65岁的老年人与25岁的青年人相比，心排出量约减少40%。心脏的潜在力量，70岁时只相当40岁的50%。

血管弹性降低，特别是主动脉和肺动脉。有功能的毛细血管数量减少，血流减慢，脆性增加。血压升高，心律变慢而弱，脉搏细微。

6.消化系统的变化 口腔牙齿脱落，牙周萎缩。胃液与消化酶分泌减少，胃肠蠕动减缓，胃排空率降低，消化吸收功能下降。

7.肾脏与肝脏的变化 老年人肾脏重量减轻，肾小球数量减少，肾体积缩小。早期肾单位减少伴皮质量减少，很快累及髓质和肾血流量。与年龄相关的药动学改变最重要的是肾小球滤过率减低。

肾功能随年龄增长呈直线性下降。到80岁时，即使肾脏的重量和血清肌酐水平等参数没有改变，肾小球滤过率也减少到20岁时的一半左右。对经肾排泄的药物影响尤为明显，如地高辛、氨基糖苷类抗生素和大多数ACE抑制剂。

老年人肝脏重量减轻，大约比30岁成人减少30%左右。在组织学上出现变性细胞，在细胞水平上染色体、线粒体发生改变，肝微粒体酶数量降低，活性减弱。肝血流量比青年人减少40%~45%，因此肝脏代谢功能和清除率下降。如钙通道阻滞剂、β-受体拮抗剂等药物清除将受到影响。

8.内分泌系统的变化 老年人胰岛素作用减弱，即细胞膜上胰岛素受体数量减少，因而限制了细胞对胰岛素的反应性。此外性激素分泌减少，性功能减退。

9.免疫功能下降 表现为T淋巴细胞数量减少，功能降低，老化的体液免疫是对外来抗原产生抗体的能力降低，而对自身抗原产生抗体的能力亢进。这表明老年人易发生自身免疫性疾病。

（三）老年人药物动力学特点

1.吸收　老年人唾液分泌减少，口腔黏膜吸收能力降低，使舌下给药吸收较差；食管蠕动功能减弱，使药物在食管中停留时间延长；胃酸分泌减少，胃液pH升高，酸性药物离子型吸收减少；胃肠道蠕动减慢，影响药物的吸收速率，尤其是影响固体制剂的吸收，对液体制剂影响较小。对主要经被动转运的药物和非胃肠道途径给药的药物无影响。

2.分布　药物在人体的分布主要取决于药物的理化性质（分子大小、亲脂性、pH），血浆蛋白的结合及机体的组成。老年人由于水分减少，脂肪组织增加，因而水溶性药物如地高辛、普萘洛尔、哌替啶等分布容积减少，血药浓度增高。而脂溶性药物如利多卡因、地西泮、氯丙嗪等分布容积增大，血药浓度较低。但奎尼丁、华法林、丙硫氧嘧啶等老年人表观分布体积却没有改变。老年人血浆白蛋白约减少20%左右，因此，许多与血浆蛋白结合的药物游离浓度增高，而引起药物的不良反应。

3.代谢　药物代谢的主要场所是肝脏，大多数药物代谢由肝微粒体药物代谢酶（药酶）代谢，只有少数药物由非微粒体酶代谢。老年人由于肝脏重量的降低，肝血流减少，肝药酶活性下降，使肝脏药物代谢能力下降，药物半衰期延长。老年人应用肝摄取率（hepatic extraction ratio）高的药物如异丙肾上腺素、硝酸甘油时应特别谨慎。老年人肝清除率下降，使血浆中这些药物浓度大大提高。

4.排泄　老年人肾功能减退，药物易滞留在血浆中，使半衰期延长，特别是以原型从肾脏排泄的药物如ACE抑制剂、阿替洛尔等半衰期延长更明显，因此在给药时要了解肾功能。必须指出，老年人血清肌酐清除率<132.6 μmol/L（1.5 μg/dl）时不能提示肾小球滤过率正常，而必须观察内生肌酐清除率的改变。因此，最好根据内生肌酐清除率调整药物剂量。为了避免药物的积蓄和不良反应的出现，必须减少给药剂量与延长给药间隔。此外，以肾小球为主的维持体液平衡的功能减退，易引起电解质紊乱，在应用利尿剂和补液时需特别注意。

（四）老年人药效学的特点

不同药物老年人和青年人的药效学有显著差异。临床研究发现，老年人应用阿片类镇痛剂（吗啡、芬太尼等）、地高辛、氨茶碱等药物后，血浆药物浓度位于正常的治疗范围，或与青年人血浆药物浓度相似，但老年人药理效应更强、更易出现毒性反应。

1.老年人对药物的反应性增加　靶器官对某些药物的敏感性增加（如中枢神经系统药物、抗凝药、利尿剂、降压药等），可提高疗效。对少数药物的反应性降低，即靶器官对药物的敏感性降低（如β-受体激动剂与拮抗剂），可降低疗效。药效学的改变涉及药物受体数目及其与靶细胞的亲和力、信号传导机制、细胞反应与内环境稳定功能减退等。

2.老年人用药个体差异大　老年人用药个体差异之大是其他任何年龄组都不能比拟的。同龄的老人，药物剂量可相差数倍之多。至今，人们仍没有找到一个适合于老年人的药物剂量公式。个体差异大的原因是：①遗传因素和老化进程有很大差别；②各组织器官老化改变不同；③过去所患疾病及其影响不同；④多种疾病多种药物联合使用的相互作用；⑤环境、心理素质等。

3.老年人的药品不良反应增多　很多学者都一致认为，药物不良反应随年龄的增加而增加。在75岁以上的老人中最多见。老年人比年轻人大约增加一倍。老年医学机构的研究表明，15%~30%的入院老年患者可能是与药物不良反应有关，而在一般入院患者中却只有

3%。药品不良反应的普遍发生是老年人的一个重大问题。大多数不良事件与剂量相关，而不是特异体质或过敏现象。老年患者不良反应危险性增加的其他因素有：①药品不良反应的既往史；②因多种病状而使用多种药物；③肾脏和肝脏功能紊乱；④疾病表现不典型，临床评价不恰当；⑤患者用药的依从性差，体内药物消除情况改变。

药品不良反应可能表现为跌倒、精神错乱、大小便失禁和反应迟钝的急性或逐渐发作。易引起不良反应的药物有：影响精神行为的药物、抗高血压药、口服降糖药、利尿药、地高辛、抗菌药和抗心律失常药。处于危险状态的老年人更常使用上述药物。

（五）老年人的用药原则

老年人的生理、药动学和药效学发生改变，老年人用药要掌握下列原则。

1.切实掌握用药指征，合理用药　每用一种药都必须有明确的指征。要在全面了解老年人整体健康水平及药物治疗史的基础上开出处方。研究表明，服用6种或更多药物的住院老年患者，药品不良反应发生率增加27%，所以尽量避免多种药物用于同一患者。

2.慎重地探索"最佳"的用药量　在用药剂量这个问题上，由于老年人个体差异很大，所以要严格遵循个体化原则，寻求最适宜的剂量。

老年人由于生理功能改变，很多药物的用量与成年人有所不同，尤其肝肾功能改变是影响用药最重要的药动学因素。老年患者肝肾对药物消除能力下降，如提高多次给药的稳态血药浓度，疗效和不良反应随之增加，故老年人用药应减少剂量。一般地，60岁以上的老年患者可用成人剂量的3/4。

（1）根据年龄，50岁以后每增加一岁药量应减少成人标准剂量的1%。

（2）半量法则，即大多数药物在开始时，只给成人常规剂量的一半，这种给药方案特别适用于经肾脏排泄的药物。

（3）多数学者认为用年龄和体重综合衡量用药，估算出每日用药剂量。

（4）按照老年人肾功能，即根据肾内生肌酐清除率调整剂量（主要从肾脏排泄的药物）。

（5）有条件的可以监测血药浓度，根据血药浓度制定个体化给药方案。

3.用药从简　药物品种应尽量简单，尽管老年人往往同时患有几种疾病，也应避免同时给予太多的药物，宜视病情轻重缓急先后论治，以减少药物的不良反应。对于出院带药和门诊患者，应特别注意。

4.联合用药　为了减少药物的不良反应，老年人用药剂量宜小，如不足以产生疗效，则需要联合用药。如以小剂量的皮质酮和硫唑嘌呤联合应用治疗老年人类风湿关节炎。

5.加强药物监测　定期监测肝、肾功能、电解质和酸碱平衡状态。对某些药物，如地高辛、茶碱等尽可能检测血药浓度。要密切观察患者的临床反应，既要重视客观指征，又要了解患者主观感受。

6.选择适宜的给药方法　老年人需要长期用药时，尽可能口服给药，对部分吞咽困难的最好用液体制剂，必要时注射给药。此外，老年患者药瓶和药袋上的标签应以大字注明药物名称、用法和用量，不但要对患者本人，而且要对家属及陪护人员交待清楚，对高龄、行动不便及智能障碍者尤为重要。

鉴于老年人生理、病理、心理状况，根据老年患者的身体状况和动力学、药效学的特点，选择合适的药物剂量和给药方案，医生、患者和亲属共同努力，增加患者依从性，保证老年患者用药安全有效。

（六）老年患者抗菌药物的应用

由于老年人组织器官呈生理性退行性变，免疫功能下降，一旦罹患感染，在应用抗菌药物时需注意以下事项。

（1）老年人肾功能呈生理性减退，按一般常用量接受主要经肾排出的抗菌药物时，由于药物自肾排出减少，可导致药物在体内积蓄，血药浓度增高，易发生药品不良反应。因此老年患者，尤其是高龄患者接受主要自肾排出的抗菌药物时，可按轻度肾功能减退减量给药。青霉素类、头孢菌素类和其他β-内酰胺类的大多数品种即属此类情况。

（2）老年患者宜选用毒性低并具杀菌作用的抗菌药物，无用药禁忌者可首选青霉素类、头孢菌素类等β-内酰胺类抗菌药物。氨基糖苷类具有耳、肾毒性，应尽可能避免应用。万古霉素、去甲万古霉素、替考拉宁等药物应在有明确应用指征时慎用，必要时进行血药浓度监测，并据此调整剂量，使给药方案个体化，以达到用药安全、有效的目的。

四、肝功能不全患者的合理用药

肝脏是大多数药物代谢的场所，肝功能障碍时，药物的吸收、代谢、排泄等各环节均受到不同程度的影响。

（一）肝功能不全时药动学改变

1.游离型增多　肝功能不全时，肝脏合成白蛋白的能力降低，严重时可发生低蛋白血症，从而使药物的蛋白结合型减少，游离型增多。

2.药物生物转化减慢　药物在体内经生物转化后水溶性增高，易从肾脏排出体外。当肝功能不全时，肝药酶活性均降低，从而使药物代谢减慢，清除率下降，半衰期延长。

3.药物排泄减慢　某些药物如利福平、红霉素、四环素等主要经胆汁分泌排泄，当慢性肝损害时，胆汁分泌排泄障碍，使其排泄受阻，导致血浆内药物总浓度升高，但药物结合型与游离型比例可因药物本身酸碱性而异。

4.药物分布容积增大　肝硬化伴有水肿或腹水时，组织间隙的容积增大，药物易从组织间隙扩散至组织中，导致药物效应增大。

综上所述，肝功能不全时主要经肝代谢的药物，表现为代谢减慢、半衰期延长、药效与毒副作用增强。

（二）肝功能不全时用药注意点

1.应了解所用药物在肝病时药代动力学改变　一般地，慢性肝功能不全时，主要经过肝脏代谢的药物其清除率可降低50%，因而所用剂量应减少一半。

2.避免或慎用肝毒性药物　中药，抗肿瘤药物，抗菌药物（抗结核药物、抗真菌药物）都可能引起急、慢性肝细胞损害。一类是与剂量、疗程有关具有肝毒性的药物，如乙醇、四环素、利福平、泛影葡胺等。另一类是与药物剂量无关而与特异质相关的肝损伤药物如苯妥英钠、对氨基水杨酸、氯丙嗪、氨茶碱、红霉素、西咪替丁、雷尼替丁等。肝功能不全时，药物在体内滞留时间延长，对肝的毒性也更大。因此，在使用肝毒性药物时，尤其某些抗生素必须使用时应特别注意。

3.注意合并用药时药物的相互作用　有些药物具有诱导肝药酶作用，也有些药物具有抑制肝药酶作用。尤其酶抑制作用药物如氯霉素等，当其与双香豆素、氯磺丙脲、甲苯磺丁脲、苯妥英钠等同时应用时，会延缓这些药物代谢、灭活，造成血药浓度增高，出现毒性反应，在肝功能不全时更甚。因此在合并用药时，必须仔细选择药物并认真观察药物毒副反应。

（三）肝功能减退患者抗菌药物的应用

肝功能减退时，抗菌药物的选用及剂量调整需要考虑肝功能减退对该类药物体内过程的影响程度，以及肝功能减退时该类药物及其代谢物发生毒性反应的可能性。由于药物在肝脏代谢过程复杂，不少药物的体内代谢过程尚未完全阐明，根据现有资料，肝功能减退时抗菌药物的应用有以下几种情况。

（1）药物主要经肝脏或有相当量经肝脏清除或代谢，肝功能减退时清除减少，并可导致毒性反应的发生，肝功能减退患者应避免使用此类药物，如氯霉素、利福平、红霉素酯化物等。

（2）药物主要由肝脏清除，肝功能减退时清除明显减少，但并无明显毒性反应发生，肝病时仍可正常应用，但需谨慎，必要时减量给药，治疗过程中需严密监测肝功能。红霉素等大环内酯类（不包括酯化物）、克林霉素、林可霉素等属于此类。

（3）药物经肝、肾两途径清除，肝功能减退者药物清除减少，血药浓度升高，同时伴有肾功能减退的患者血药浓度升高尤为明显，但药物本身的毒性不大。严重肝病患者，尤其肝、肾功能同时减退的患者在使用此类药物时需减量应用。经肾、肝两途径排出的青霉素类、头孢菌素类等均属此种情况。

（4）药物主要由肾排泄，肝功能减退者不需调整剂量。氨基糖苷类、糖肽类抗菌药物等属此类。

五、肾功能不全患者的合理用药

肾脏是许多药物及其代谢物排泄的主要器官，当肾功能不全时，药物肾排泄能力大为减弱。因此肾功能不全时会影响药物的效应和增加药物毒性。

（一）肾功能不全时药动学特点

1.影响药物的吸收、分布、代谢和反应性　肾功能不全尤其肾衰患者对药物的体内处置有很大影响。①肾衰竭患者由于体液中尿素氮增加及胃肠道pH升高，而常引起明显恶心、呕吐、腹泻、致使口服药物吸收受到影响。因肌肉、皮下组织水肿，肌内注射药物吸收亦延迟。②肾衰竭使机体内代谢产物排泄受阻，体内毒性产物潴留，影响生物酶的活性，尤其肝微粒体酶系活性受到抑制，影响了药物代谢与解毒。③肾衰竭时因蛋白质流失及摄入减少，引起低蛋白血症及尿毒症时药物与蛋白的亲和力下降，均可致药物的血浆蛋白结合率降低，而活性的游离型药物浓度增高。④肾衰竭患者严重贫血，组织供氧相对减少，酸中毒使体液携氧能力减低，影响某些药物的氧化反应及代谢。⑤尿毒症时机体对某些药物反应性增强，如麻醉剂、镇静剂及磺酰脲类药物的敏感性增强。

2.影响药物的排泄　按药物的排泄和对毒性的影响可分三种类型：①主要以原型从肾脏排出的药物，肾衰竭时血中浓度增加，故须减量或延长给药间隔，如巴比妥、氨基糖苷类、青霉素类、头孢菌素等；②活性或毒性代谢产物主要经肾脏排泄的药物，因肾衰竭时引起积蓄中毒，须减少剂量，如别嘌呤醇、利福平、地高辛、硝普钠、盐酸哌替啶等；③主要通过肝脏代谢体内清除的药物，仅有15%以下的原型由肾排出，肾衰竭时对药物影响较小，可用常用剂量，如地西泮、硝西泮、氯霉素、红霉素、克林霉素、华法林、肝素等。

（二）肾功能不全时用药注意

（1）必须根据肾功能不全时尤其肾衰竭时药动学改变，合理选择药物。

（2）避免或慎用肾毒性药物。

（3）谨慎联合用药，防止产生不利的药物相互作用。

（三）肾衰竭时给药方案的调整

1.减少药物剂量　肾衰竭时由于药物排泄减少，对主要由肾排泄的药物应减少剂量。

一般首次先给予正常剂量，以后根据肾衰竭程度按正常间隔时间给予较小维持量。可按下式计算：

肾衰竭时药物维持量=（正常时血肌酐浓度/肾衰竭时血肌酐浓度）×正常时药物维持量。此法的优点是药物有效浓度保持时间较长，药效优于延长给药间隔时间法。但当肾功能严重损害时，即使每次给予较小剂量，也可能达到中毒水平。故当血肌酐大于10mg/dl时，用此法无参考价值。

2.延长给药间隔时间　对于主要由肾脏排泄药物，每次用正常剂量，只延长给药间隔时间也可维持药效。

3.根据肾功能试验进行剂量估算　以内生肌酐清除率判定肾功能轻、中和重度损害后，分别将每日剂量减为正常剂量的1/2~2/3、1/5~1/2和1/10~1/5。

4.血药浓度监测结果制订个体化给药方案　对毒性大的氨基糖苷类抗生素、万古霉素、去甲万古霉素等进行血药浓度测定，以此调整给药方案是最理想的方法。可按峰-谷浓度法估算剂量，或按药动学方法计算给药剂量及间隔。

（四）肾功能减退患者抗菌药物的应用

1.基本原则　许多抗菌药物在人体内主要经肾排出，某些抗菌药物具有肾毒性，肾功能减退的感染患者应用抗菌药物的原则如下。

（1）尽量避免使用肾毒性抗菌药物，确有应用指征时，严密监测肾功能情况。

（2）根据感染的严重程度、病原菌种类及药敏试验结果等选用无肾毒性或肾毒性较低的抗菌药物。

（3）使用主要经肾排泄的药物，须根据患者肾功能减退程度、抗菌药物在人体内清除途径调整给药剂量及方法。

2.抗菌药物的选用及给药方案调整　根据抗菌药物体内过程特点及其肾毒性，肾功能减退时抗菌药物的选用有以下几种情况。

（1）主要由肝胆系统排泄，或经肾脏和肝胆系统同时排出的抗菌药物用于肾功能减退者，维持原治疗量或剂量略减。

（2）主要经肾排泄，药物本身并无肾毒性，或仅有轻度肾毒性的抗菌药物，肾功能减退者可应用，可按照肾功能减退程度（以内生肌酐清除率为准）调整给药方案。

（3）肾毒性抗菌药物避免用于肾功能减退者，如确有指征使用该类药物时，宜进行血药浓度监测，据以调整给药方案，达到个体化给药，疗程中需严密监测患者肾功能。

（4）接受肾脏替代治疗患者应根据腹膜透析、血液透析和血液滤过对药物的清除情况调整给药方案。

第三节　常用药物的合理使用

一、抗菌药物的合理使用

（一）抗菌药物治疗性应用的基本原则

抗菌药物临床应用是否合理，基于以下两方面：有无抗菌药物应用指征；选用的品种及给药方案是否适宜。

1.诊断为细菌性感染者方有指征应用抗菌药物 根据患者的症状、体征、实验室检查或放射、超声等影像学结果，诊断为细菌、真菌感染者方有指征应用抗菌药物；由结核分枝杆菌、非结核分枝杆菌、支原体、衣原体、螺旋体、立克次体及部分原虫等病原微生物所致的感染亦有指征应用抗菌药物。缺乏细菌及上述病原微生物感染的临床或实验室证据，诊断不能成立者，以及病毒性感染者，均无应用抗菌药物指征。

2.尽早查明感染病原，根据病原种类及药物敏感试验结果选用抗菌药物 抗菌药物品种的选用原则上应根据病原菌种类及病原菌对抗菌药物敏感性，即细菌药物敏感试验（以下简称药敏试验）的结果而定。因此有条件的医疗机构，对临床诊断为细菌性感染的患者应在开始抗菌治疗前，及时留取相应合格标本（尤其是血液等无菌部位标本）送病原学检测，以尽早明确病原菌和药敏结果，并据此调整抗菌药物治疗方案。

3.抗菌药物的经验治疗 对于临床诊断为细菌性感染的患者，在未获知细菌培养及药敏结果前，或无法获取培养标本时，可根据患者的感染部位、基础疾病、发病情况、发病场所、既往抗菌药物用药史及其治疗反应等推测可能的病原体，并结合当地细菌耐药性监测数据，先给予抗菌药物经验治疗。待获知病原学检测及药敏结果后，结合先前的治疗反应调整用药方案；对培养结果阴性的患者，应根据经验治疗的效果和患者情况采取进一步诊疗措施。

4.按照药物的抗菌作用及其体内过程特点选择用药 各种抗菌药物的药效学和人体药动学特点不同，因此各有不同的临床适应证。临床医生应根据各种抗菌药物的药学特点，按临床适应证（参见"各类抗菌药物适应证和注意事项"）正确选用抗菌药物。

5.综合患者病情、病原菌种类及抗菌药物特点制订抗菌治疗方案 根据病原菌、感染部位、感染严重程度和患者的生理、病理情况及抗菌药物药效学和药动学特点制订抗菌治疗方案，包括抗菌药物的选用品种、剂量、给药次数、给药途径、疗程及联合用药等。

在制订抗菌药物的应用方案时应遵循下列原则。

（1）品种选择 根据病原菌种类及药敏试验结果尽可能选择针对性强（窄谱）、安全性高、价格适中的抗菌药物。进行经验治疗者可根据可能的病原菌及当地耐药状况选用抗菌药物。

（2）给药剂量 一般按各种抗菌药物的治疗剂量范围给药。治疗重症感染（如血流感染、感染性心内膜炎等）和抗菌药物不易达到部位的感染（如中枢神经系统感染等），抗菌药物剂量宜较大（治疗剂量范围高限）；而治疗单纯性下尿路感染时，由于多数药物尿药浓度远高于血药浓度，则可应用较小剂量（治疗剂量范围低限）。

（3）给药途径 对于轻、中度感染的大多数患者，应予口服治疗，选取口服吸收良好的抗菌药物品种，不必采用静脉或肌内注射给药。仅在下列情况下可先予以注射给药：①不能口服或不能耐受口服给药的患者（如吞咽困难者）；②患者存在明显可能影响口服药物吸收的情况（如呕吐、严重腹泻、胃肠道病变或肠道吸收功能障碍等）；③所选药物有合适的抗菌谱，但无口服剂型；④需在感染组织或体液中迅速达到高药物浓度以达杀菌作用者（如感染性心内膜炎、化脓性脑膜炎等）；⑤感染严重、病情进展迅速，需给予紧急治疗的情况（如血流感染、重症肺炎患者等）；⑥患者对口服治疗的依从性差。肌内注射给药时难以使用较大剂量，其吸收也受药动学等众多因素影响，因此只适用于不能口服给药的轻、中度感染者，不宜用于重症感染者。

接受注射给药的感染患者，经初始注射治疗病情好转并能口服时，应及早转为口服给药。

抗菌药物的局部应用宜尽量避免：皮肤黏膜局部应用抗菌药物后，很少被吸收，在感染部位不能达到有效浓度，反而易导致耐药菌产生，因此治疗全身性感染或脏器感染时应避免局部应用抗菌药物。抗菌药物的局部应用只限于少数情况：①全身给药后在感染部位难以达到有效治疗浓度时加用局部给药作为辅助治疗（如治疗中枢神经系统感染时某些药物可同时鞘内给药，包裹性厚壁脓肿脓腔内注入抗菌药物等）；②眼部及耳部感染的局部用药等；③某些皮肤表层及口腔、阴道等黏膜表面的感染可采用抗菌药物局部应用，但应避免将主要供全身应用的品种作局部用药。局部用药宜采用刺激性小、不易吸收、不易导致耐药性和过敏反应的抗菌药物。青霉素类、头孢菌素类等较易产生过敏反应的药物不可局部应用。氨基糖苷类等耳毒性药不可局部滴耳。

（4）给药次数　为保证药物在体内能发挥最大药效，杀灭感染灶病原菌，应根据药动学和药效学相结合的原则给药。青霉素类、头孢菌素类和其他β-内酰胺类、红霉素、克林霉素等时间依赖性抗菌药，应一日多次给药。氟喹诺酮类和氨基糖苷类等浓度依赖性抗菌药可一日给药一次。

（5）疗程　抗菌药物疗程因感染不同而异，一般宜用至体温正常、症状消退后72~96小时，有局部病灶者需用药至感染灶控制或完全消散。但血流感染、感染性心内膜炎、化脓性脑膜炎、伤寒、布鲁菌病、骨髓炎、B组链球菌性咽炎和扁桃体炎、侵袭性真菌病、结核病等需较长的疗程方能彻底治愈，并减少或防止复发。

（6）抗菌药物的联合应用　单一药物可有效治疗的感染不需联合用药，仅在下列情况时有指征联合用药：①病原菌尚未查明的严重感染，包括免疫缺陷者的严重感染。②单一抗菌药物不能控制的严重感染，需氧菌及厌氧菌混合感染，2种及2种以上细菌感染，以及多重耐药菌或泛耐药菌感染。③需长程治疗，但病原菌易对某些抗菌药物产生耐药性的感染，如某些侵袭性真菌病；或病原菌含有不同生长特点的菌群，需要使用不同抗菌机制的药物联合使用，如结核和非结核分枝杆菌。④毒性较大的抗菌药物，联合用药时剂量可适当减少，但需有临床资料证明其同样有效。如两性霉素B与氟胞嘧啶联合治疗隐球菌脑膜炎时，前者的剂量可适当减少，以减少其毒性反应。

联合用药时宜选用具有协同或相加作用的药物联合，如青霉素类、头孢菌素类或其他β-内酰胺类与氨基糖苷类联合。联合用药通常采用2种药物联合，3种及3种以上药物联合仅适用于个别情况，如结核病的治疗。此外必须注意联合用药后药品不良反应亦可能增多。

（二）抗菌药物预防性应用的基本原则

1.非手术患者抗菌药物的预防性应用

（1）预防用药目的　预防特定病原菌所致的或特定人群可能发生的感染。

（2）预防用药基本原则　①用于尚无细菌感染征象但暴露于致病菌感染的高危人群。②预防用药适应证和抗菌药物选择应基于循证医学证据。③应针对一种或二种最可能细菌的感染进行预防用药，不宜盲目地选用广谱抗菌药或多药联合预防多种细菌多部位感染。④应限于针对某一段特定时间内可能发生的感染，而非任何时间可能发生的感染。⑤应积极纠正导致感染风险增加的原发疾病或基础状况。可以治愈或纠正者，预防用药价值较大；原发疾病不能治愈或纠正者，药物预防效果有限，应权衡利弊决定是否预防用药。⑥以下情况原则上不应预防使用抗菌药物：普通感冒、麻疹、水痘等病毒性疾病；昏迷、休克、中毒、心力衰竭、肿瘤、应用肾上腺皮质激素等患者；留置导尿管、留置深静脉导管及建立人工气道（包括气管插管或气管切口）患者。

（3）对某些细菌性感染的预防用药指征与方案　严重中性粒细胞缺乏(ANC≤0.1×10⁹/L)

持续时间超过7天的高危患者和实体器官移植及造血干细胞移植的患者，在某些情况下有预防用抗菌药物的指征，但由于涉及患者基础疾病、免疫功能状态、免疫抑制剂等药物治疗史等诸多复杂因素，其预防用药指征及方案需参阅权威诊疗规范。

2. 围手术期抗菌药物的预防性应用

（1）预防用药目的　主要是预防手术部位感染，包括浅表切口感染、深部切口感染和手术所涉及的器官/腔隙感染，但不包括与手术无直接关系的、术后可能发生的其他部位感染。

（2）预防用药原则　围手术期抗菌药物预防用药，应根据手术切口类别、手术创伤程度、可能的污染细菌种类、手术持续时间、感染发生机会和后果严重程度、抗菌药物预防效果的循证医学证据、对细菌耐药性的影响和经济学评估等因素，综合考虑决定是否预防用抗菌药物。但抗菌药物的预防性应用并不能代替严格的消毒、灭菌技术和精细的无菌操作，也不能代替术中保温和血糖控制等其他预防措施。①清洁手术（Ⅰ类切口）：手术脏器为人体无菌部位，局部无炎症、无损伤，也不涉及呼吸道、消化道、泌尿生殖道等人体与外界相通的器官。手术部位无污染，通常不需预防用抗菌药物。但在下列情况时可考虑预防用药：手术范围大、手术时间长、污染机会增加；手术涉及重要脏器，一旦发生感染将造成严重后果者，如头颅手术、心脏手术等；异物植入手术，如人工心瓣膜植入、永久性心脏起搏器放置、人工关节置换等；有感染高危因素如高龄、糖尿病、免疫功能低下（尤其是接受器官移植者）、营养不良等患者。②清洁-污染手术（Ⅱ类切口）：手术部位存在大量人体寄殖菌群，手术时可能污染手术部位引致感染，故此类手术通常需预防用抗菌药物。③污染手术（Ⅲ类切口）：已造成手术部位严重污染的手术。此类手术需预防用抗菌药物。④污秽-感染手术（Ⅳ类切口）：在手术前即已开始治疗性应用抗菌药物，术中、术后继续，不属于预防应用范畴。

（3）抗菌药物品种选择　①根据手术切口类别、可能的污染菌种类及其对抗菌药物敏感性、药物能否在手术部位达到有效浓度等综合考虑。②选用对可能的污染菌针对性强、有充分循证医学证据、安全、使用方便及价格适当的品种。③应尽量选择单一抗菌药物预防用药，避免不必要的联合使用。预防用药应针对手术路径中可能存在的污染菌。如心血管、头颈、胸腹壁、四肢软组织手术和骨科手术等经皮肤的手术，通常选择针对金黄色葡萄球菌的抗菌药物。结肠、直肠和盆腔手术，应选用针对肠道革兰阴性菌和脆弱拟杆菌等厌氧菌的抗菌药物。④头孢菌素过敏者，针对革兰阳性菌可用万古霉素、去甲万古霉素、克林霉素；针对革兰阴性杆菌可用氨曲南、磷霉素或氨基糖苷类。⑤对某些手术部位感染会引起严重后果者，如心脏人工瓣膜置换术、人工关节置换术等，若术前发现有耐甲氧西林金黄色葡萄球菌（MRSA）定植的可能或者该机构MRSA发生率高，可选用万古霉素、去甲万古霉素预防感染，但应严格控制用药持续时间。⑥不应随意选用广谱抗菌药物作为围手术期预防用药。鉴于国内大肠埃希菌对氟喹诺酮类药物耐药率高，应严格控制氟喹诺酮类药物作为外科围手术期预防用药。

（4）给药方案　①给药方法：给药途径大部分为静脉输注，仅有少数为口服给药。静脉输注应在皮肤、黏膜切开前0.5~1小时内或麻醉开始时给药，在输注完毕后开始手术，保证手术部位暴露时局部组织中抗菌药物已达到足以杀灭手术过程中沾染细菌的药物浓度。万古霉素或氟喹诺酮类等由于需输注较长时间，应在手术前1~2小时开始给药。②预防用药维持时间：抗菌药物的有效覆盖时间应包括整个手术过程。手术时间较短（小于2小时）的清洁手术术前给药一次即可。如手术时间超过3小时或超过所用药物半衰期的2倍以上，或成人出血量超过1500ml，术中应追加一次。清洁手术的预防用药时间不超过24小时，心脏手术可视情况延长至48小时。清洁-污染手术和污染手术的预防用药时间亦为24小时，污染手术必要时延长至48小时。过度延长用药时间并不能进一步提高预防效果，且预防用药时间超过48小时，耐药菌感染机会增加。

（5）常见围手术期预防用抗菌药物的品种选择　参见《抗菌药物临床应用指导原则》。

二、糖皮质激素的合理使用

糖皮质激素在临床主要用于抗炎、抗毒、抗休克和免疫抑制，合理应用主要取决于以下两方面：一是适应证是否准确，二是给药方案是否合理。

（一）严格掌握糖皮质激素的适应证

1.**内分泌系统疾病**　用于原发性和继发性肾上腺皮质功能减退症、先天性肾上腺皮质增生症的替代治疗；肾上腺危象、垂体危象、甲状腺危象等紧急情况的抢救；重症亚急性甲状腺炎、Graves病、激素类生物制品〔如胰岛素及其类似物、促肾上腺皮质激素（adreno-cortico-tropic-hormone，ACTH）等〕药物过敏的治疗等。大、小剂量地塞米松抑制试验可判断肾上腺皮质分泌状况，诊断和病因鉴别诊断库欣综合征（皮质醇增多症）。

2.**风湿性疾病和自身免疫病**　弥漫性结缔组织疾病皆有自身免疫参与，常见的如红斑狼疮、类风湿关节炎、原发性干燥综合征、多发性肌病/皮肌炎、系统性硬化症和系统性血管炎等。糖皮质激素是最基本的治疗药物之一。

3.**呼吸系统疾病**　主要用于支气管哮喘、外源性过敏性肺泡炎、放射性肺炎、结节病、特发性间质性肺炎、嗜酸粒细胞性支气管炎等。

4.**血液系统疾病**　多种血液系统疾病常需糖皮质激素治疗，主要为两种情况：一是治疗自身免疫病，如自身免疫性溶血性贫血、特发性血小板减少性紫癜等。二是利用糖皮质激素溶解淋巴细胞的作用，将其作为联合化疗方案的组分之一，用于淋巴系统恶性肿瘤如急性淋巴细胞白血病、淋巴瘤、多发性骨髓瘤等的治疗。

5.**肾脏系统疾病**　主要包括原发性肾病综合征、多种肾小球肾炎和部分间质性肾炎等。

6.**严重感染或炎性反应**　严重细菌性疾病如中毒型细菌性痢疾、暴发型流行性脑脊髓膜炎、重症肺炎，若伴有休克、脑病或其他与感染有关的器质性损伤等，在有效抗感染的同时，可加用糖皮质激素以缓解中毒症状和器质性损伤；严重病毒性疾病如急性重型肝炎等，也可用糖皮质激素辅助治疗。

7.**重症患者（休克）**　可用于治疗各种原因所致的休克，但须结合病因治疗和抗休克治疗；急性肺损伤，急性脑水肿等。

8.**异体器官移植**　用于异体组织器官移植排斥反应的预防及治疗；异基因造血干细胞移植后的移植物抗宿主病的预防及治疗。

9.**过敏性疾病**　过敏性疾病种类众多，涉及多个专科，许多疾病如严重的荨麻疹等，需要糖皮质激素类药物治疗。

10.**神经系统损伤或病变**　如急性视神经病变（视神经炎、缺血性视神经病变），急性脊髓损伤，急性脑损伤等。

11.**慢性运动系统损伤**　如肌腱末端病、腱鞘炎等。

12.**预防治疗某些炎性反应后遗症**　应用糖皮质激素可预防某些炎性反应后遗症及手术后反应性炎症的发生，如组织粘连、瘢痕挛缩等。

（二）掌握糖皮质激素避免使用、慎重使用的情况

1.下述情况避免使用 严重精神病史，癫痫，活动性消化性溃疡，活动性肺结核，新近胃肠吻合术后，骨折，创伤修复期，单纯疱疹性角、结膜炎及溃疡性角膜炎、角膜溃疡，严重高血压，严重糖尿病，较严重的骨质疏松，未能控制的感染（如水痘、真菌感染），妊娠初期，寻常型银屑病。

2.下述情况慎重使用 库欣综合征、动脉粥样硬化、急性心力衰竭、糖尿病、青光眼、高脂蛋白血症、高血压、重症肌无力、严重骨质疏松、消化性溃疡病、有精神病倾向、病毒性感染；哺乳期妇女、儿童也应慎用。

（三）合理制订糖皮质激素治疗方案

注意根据不同糖皮质激素的药代动力学特性和疾病具体情况合理选择糖皮质激素的品种、剂型，设计适宜的剂量、疗程和给药途径。

1.品种选择 各种糖皮质激素的药效学和人体药代动力学（吸收、分布、代谢和排泄过程)特点不同，因此各有不同的临床适应证，应根据不同疾病和各种糖皮质激素的特点正确选用糖皮质激素品种。

2.给药剂量 生理剂量和药理剂量的糖皮质激素具有不同的作用，应按不同治疗目的选择剂量。一般认为给药剂量（以泼尼松为例）可分为以下几种情况。①长期服用维持剂量：2.5~15mg/d；②小剂量：<0.5mg/（kg·d）；③中等剂量：0.5~1mg/（kg·d）；④大剂量：大于1mg/（kg·d）；⑤冲击剂量：（以甲泼尼龙为例）7.5~30mg/（kg·d）。

3.疗程 不同的疾病糖皮质激素疗程不同，一般可分为以下几种情况。

（1）冲击治疗 疗程多小于5天。适用于危重症患者的抢救，如暴发型感染、过敏性休克、严重哮喘持续状态、过敏性喉头水肿、狼疮性脑病、重症大疱性皮肤病、重症药疹、急进性肾炎等。冲击治疗须配合其他有效治疗措施，可迅速停药，若无效大部分情况下不可在短时间内重复冲击治疗。

（2）短程治疗 疗程小于1个月，包括应激性治疗。适用于感染或变态反应类疾病，如结核性脑膜炎及胸膜炎、剥脱性皮炎或器官移植急性排斥反应等。短程治疗须配合其他有效治疗措施，停药时需逐渐减量至停药。

（3）中程治疗 疗程3个月以内。适用于病程较长且多器官受累性疾病,如风湿热等。生效后减至维持剂量，停药时需要逐渐递减。

（4）长程治疗 疗程大于3个月。适用于器官移植后排斥反应的预防和治疗及反复发作、多器官受累的慢性自身免疫病，如系统性红斑狼疮、溶血性贫血、系统性血管炎、结节病、大疱性皮肤病等。维持治疗可采用每日或隔日给药，停药前亦应逐步过渡到隔日疗法后逐渐停药。

（5）终身替代治疗 适用于原发性或继发性慢性肾上腺皮质功能减退症，并于各种应激情况下适当增加剂量。

4.给药途径 包括口服、肌内注射、静脉注射或静脉滴注等全身用药，以及吸入、局部注射、点滴和涂抹等局部用药。

（四）糖皮质激素的不良反应监测

糖皮质激素的不良反应与品种、剂型、剂量、疗程、用法等明显相关，其严重程度与用药剂量及用药时间成正比。

（1）医源性库欣综合征，如向心性肥胖，满月脸，皮肤紫纹淤斑，类固醇性糖尿病（或已有糖尿病加重），骨质疏松，自发性骨折甚或骨坏死（如股骨头无菌性坏死），女性多毛、月经紊乱或闭经不孕，男性阳萎、出血倾向等。

（2）诱发或加重细菌、病毒和真菌等各种感染。

（3）诱发或加剧胃十二指肠溃疡，甚至造成消化道大出血或穿孔。

（4）高血压、充血性心力衰竭和动脉粥样硬化、血栓形成。

（5）高脂血症，尤其是高三酰甘油血症。

（6）肌无力、肌肉萎缩、伤口愈合迟缓。

（7）激素性青光眼、激素性白内障。

（8）精神症状如焦虑、兴奋、欣快或抑郁、失眠、性格改变，严重时可诱发精神失常、癫痫发作。

（9）儿童长期应用影响生长发育。

（10）长期外用糖皮质激素类药物可出现局部皮肤萎缩变薄、毛细血管扩张、色素沉着、继发感染等不良反应；在面部长期外用时，可出现口周皮炎、酒渣鼻样皮损等。

（11）吸入型糖皮质激素的不良反应包括声音嘶哑、咽部不适和念珠菌定植、感染。长期使用较大剂量吸入型糖皮质激素者也可能出现全身不良反应。

（12）停药反应。长期中或大剂量使用糖皮质激素时，减量过快或突然停用可出现肾上腺皮质功能减退样症状，轻者表现为精神萎靡、乏力、食欲减退、关节和肌肉疼痛，重者可出现发热、恶心、呕吐、低血压等，危重者甚至发生肾上腺皮质危象，需及时抢救。

（13）反跳现象。在长期使用糖皮质激素时，减量过快或突然停用可使原发病复发或加重，应恢复糖皮质激素治疗并常需加大剂量，稳定后再慢慢减量。

（五）糖皮质激素应用期间的药学监护

糖皮质激素有许多禁忌证、不良反应，用药期间的药学监护非常重要。

（1）有精神病史的患者长期用药，应注意情绪、行为、睡眠、精神状态等，警惕精神病复发。

（2）注意患者电解质尤其是血钙水平，如有抽筋、烦躁、心律失常等发生，要及时测定血清钙，决定是否要补充钙。长期应用可引起骨质疏松，甚至有压缩或自发性骨折的危险。患者外出需有人陪同，睡硬板床。

（3）长期用药者，应定期检查血压、餐后血糖。糖尿病患者应每天查血糖1次，如血糖明显高于正常值，应适当减少激素用量；伴消化性溃疡患者应及时加服抗溃疡药物；高血压患者根据血压波动及时调整降压方案。

（4）治疗类风湿病时，长期大量使用不安全，故应以其他消炎镇痛药为主，用本品辅助治疗。

（5）长期用于眼疾时，应每1~2个月检查眼压一次。

（6）注意患者的体重变化。在开始用药后，食欲增进，体重增加；但在稳定后，若体重持续增长，应限制钠摄入量，少吃或不吃高钠食物，多吃清淡及高钾食物。

（7）长期应用可抑制机体免疫功能而致免疫力降低，故应同时加用免疫增强剂。

（8）长疗程使用糖皮质激素，患者会出现向心性肥胖，表现为满月脸、水牛背、痤疮、多毛等，但停药后可逐渐恢复，所需时间一般一年左右。要告诉患者不必紧张，更不要擅自停用。

（9）长疗程用药者不可突然停药，否则可致撤药综合征。必须逐渐减量，使因药物导致的部分萎缩的肾上腺皮质功能得以恢复，或重建下丘脑–垂体–肾上腺功能，需监护一年左右。如有严重应激情况（创伤、手术、感染等）时，还需用糖皮质激素或盐皮质激素治疗。

三、抗肿瘤药物的合理使用

鉴于大部分抗肿瘤药物具有显著的毒副作用，抗肿瘤药物的应用尤其要遵循谨慎、合理原则。合理应用抗肿瘤药物是提高肿瘤患者生存率和生活质量，降低死亡率、复发率和药品不良反应发生率的重要手段，是肿瘤综合治疗的重要组成部分。在使用抗肿瘤药物过程中，应注意以下几点。

1.权衡利弊，最大获益 力求患者从抗癌治疗中最大程度上获益。根据患者病情，用药前进行严格的风险评估，权衡患者对抗肿瘤药物预期毒副反应的耐受力和经济承受力，客观评估预期疗效。即使毒副作用不危及生命，并能被患者接受，也要避免所谓"无效但安全"的不当用药行为。

2.目的明确，方案有序 抗肿瘤药物治疗是肿瘤整体治疗的一个重要环节，应针对患者肿瘤临床分期和身体耐受情况，进行有序治疗，并明确每个阶段的治疗目标。

3.医患沟通，知情同意 用药前务必与患者及其家属充分沟通，说明治疗目的、疗效、给药方法及可能引起的毒副作用等，医患双方尽量达成共识，并签署知情同意书。

4.治疗适度，合理规范 抗肿瘤药物治疗应行之有据，合理规范，依据临床诊疗指南、规范或专家共识实施治疗，确保药物适量、疗程足够，不宜随意更改，避免过度治疗或治疗不足。药物疗效相近时，治疗应舍繁求简，讲求效益，切忌重复用药。

5.熟知病情，因人而异 应根据患者年龄、性别、种族，以及肿瘤的病理类型、分期、耐受性、分子生物学特征、既往治疗情况、个人治疗意愿、经济承受能力等因素综合制定个体化的抗肿瘤药物治疗方案，并随患者病情变化及时调整。

老年、肝肾功能不全患者，应充分考虑其生理特点，从严掌握适应证，制定合理可行的治疗方案。

6.处方审核，认真把关 药师调配抗肿瘤药物前必须认真核对患者信息、药品信息，审核药物之间的配伍禁忌，以及潜在的相互作用。

7.预防渗漏，安全操作 医护人员应掌握抗肿瘤药物的相关不良反应及药液渗漏发生时的应急预案和处置办法。一旦出现给药部位药液漏出，需及时采取相应的对症处理，以减轻对患者造成的局部损害。有较大刺激性的药物应采取深静脉给药方式。

静脉用药的配液操作，尽可能在静脉用药调配中心（室）内进行，实行集中调配与供应，要有完善的静脉用抗肿瘤药物配置的防护措施和操作规程。

用药过程中，应注意抗肿瘤药物的输注速度、输注时间、渗漏处理等各个环节，严格把关。

8.不良反应，谨慎处理 提前评估及时发现可能出现的毒副作用，提前制定药源性损害的救治预案，毒副反应一旦发生，应及时处理。

（孙安修）

扫码"练一练"

第五章 个体化用药

扫码"学一学"

第一节 个体化用药概述

传统的药物治疗模式遵循的是药物的群体与经验治疗，临床医生通过临床诊断、辅助检查结果并结合自身的临床经验去判断和选择相应的治疗药物。该种模式忽略了药物的体内过程、效应的个体差异，药物过量时造成不良反应的发生，用量不足时造成疗效欠佳，不能最大程度地发挥药物的疗效，最终都导致治疗失败，未能做到精准的个体化治疗。

一、个体化用药的概念

个体化用药是指在充分考虑每位患者的个体特征，如遗传因素、性别、年龄、体重、生理、病理特征以及合并用药等综合情况的基础上，制定出安全、有效、合理、经济的药物治疗方案，即"在最适的时间、对最适的患者、给予最适的药物与最适的剂量"。更广泛的定义是指，在整个治疗期间（包括疾病的预防、诊断、治疗及预后），根据患者的需求、喜好和特点进行患者"量身裁药"式的药物治疗，以期达到治疗效果最大化和毒副作用最小化的新型药物治疗模式。

二、个体化用药的模式

实现个体化用药，通常可采用两种模式：一是治疗药物监测（Therapeutic drug monitoring，TDM）模式，即在服药后，测定患者体内的药物浓度，即时调整给药剂量。但TDM是在服药以后展开，患者已经有了药物暴露。二是基因导向的个体化用药模式（又称药物基因组学），即在服药前，检测患者的遗传学差异，预测个体之间药物代谢、药物效应和不良反应的差异，据此制定药物治疗方案。

三、个体化用药的临床意义

现阶段，临床药物治疗处于传统用药向个体化用药的精准药学转变阶段，精准药学的核心是做到安全、有效、合理的个体化用药。在药动学原理基础上进行的TDM是个体化用药指导最常见且最重要的手段之一。TDM是建立在血药浓度与药效相关的前提条件下，若一般状况、疾病诊断、药物使用、血药浓度相同而疗效有差异、用传统的药动学原理无法解释时，则需考虑药物作用位点（如代谢酶、受体蛋白等）是否产生变异。此时通过药物基因组学对患者进行基因分析，明确不同人群的基因差异，制订初步给药方案，随后通过血药浓度监测对相应给药方案进行调整与修正，使目标血药浓度维持在理想的浓度范围内，将药物基因组学与血药浓度监测手段进行有机整合，促进真正的"个体化用药"。因此，个体化用药指导正逐渐由过去的血药浓度监测为目标的定量模式，向血药浓度监测与药物基因检测相结合指导的治疗方案为主的多药物、多环节、多因素的定性定量参数结合的有机系统监测模式转变。

通过药物基因组学研究实现临床用药个体化是血药浓度监测的进一步延伸和充实，目的在于更好地发展和完善"个体化用药"这一主题。药物基因组学的应用，弥补了以往只根据血药浓度监测进行个体化给药的不足，也为以前无法解释的药效学现象找到了答案，为临床个体化用药开辟了一条新的方向。无需质疑，虽然个体化用药临床实践中仍有许多问题：血药浓度与基因检测是否可以结合，如何结合；国内关于基因检测成本效果的研究数据有限；我国药物基因检测领域处在发展阶段，相关指南及法规尚不完善；部分药物基因检测还未能纳入医疗保险系统；部分临床医师缺乏个体化治疗的相关知识等，导致个体化用药目前的研究成果和研究方法仍不足以广泛应用于临床。

随着现代分析技术的飞速发展，将药物基因组学与血药浓度监测进行有机整合，指导特定药物对特定患者的合理使用，不仅能对某一特定患者给予最合适的药物，在治疗开始就给予最合适与最安全的剂量，而且在治疗过程中可维持稳定的、合适的治疗浓度，提高疗效、缩短病程、减少不良反应、降低治疗成本，促进真正的"个体化用药"与"精准药学"目标的实现。

（李涵涵）

第二节　治疗药物监测与个体化用药

一、治疗药物监测概述

（一）治疗药物监测的概念

治疗药物监测（TDM），是以生物药剂学、药代动力学和临床药理学为基础，运用现代分析手段测定血液或其他体液中的药物浓度，再根据药代动力学原理来制定合理的给药方案，以达到提高疗效、避免或减少毒副反应的目的。

（二）治疗药物监测的意义

随着人们生活水平的提高，对医疗水平也提出了更高的要求。由于患者个体间存在绝对差异，因而从疾病的易感风险、发生、进展和药物治疗干预的疗效和不良反应都存在个体化的异质性。这就要求我们量体裁衣、因人而异的进行医疗，即"个体化医疗"。TDM有助于制定合理的给药方案，达到提高疗效、避免或减少毒副反应的目的。其建立和发展得益于药剂学、药理学理论和分析技术的发展，治疗药物监测是在临床进行药物治疗过程中，观测药物疗效的同时，定时采集患者的血液（有时是尿液或者唾液），测定药物浓度，以药动学和药效学基础理论为指导，使给药方案个体化，从而达到满意的疗效及避免发生毒副反应，同时也可以为药物过量中毒的诊断和处理提供有价值的实验室依据。

1. **有助于实施个体化给药**　对大多药物而言，药理效应的强弱和持续时间，与药物作用部位的浓度呈正比。直接测定作用部位的浓度目前尚无法做到，通常只能测定血液中的药物浓度。血液中的药物浓度与作用部位的药物浓度形成一个可逆的平衡。因此，血液中的药物浓度间接反映了药物在作用部位的浓度，药理效应与血药浓度的相关性强于与剂量的相关性。同一剂量在不同患者体内的浓度存在个体间差异，也造成了疗效和不良反应发生风险的不同。TDM的根本目的在于实现"个体化治疗"，但是两者并不等同。个体化治疗的内容比较宽泛，不仅包括监测体液药物浓度，也可以通过监测血压、心率、血糖等生理和药效学指标来指导用药；此外，根据患者的诊断结果，甚至包括"望闻问切"等经验诊断方法来对不同患者进行"量体裁衣"式的治疗均称为个体化治疗。由此可见TDM只是"个体化治疗"中的一种，其特点是以药代动力学理论为指导、以血药浓度监测为基础的一种个体化治疗。

2. 降低不良反应发生率　对于治疗窗窄的药物，TDM可有效预防患者不良反应的发生。如环孢素的血药浓度和免疫抑制的强度相关，也与其肾毒性反应相关，药物导致的肾毒性和异体器官移植的排异反应临床表现有时不易鉴别，环孢素的有效浓度与中毒浓度又很接近，加之不同患者都有不同的药代动力学改变，因此在环孢素的临床应用过程中，必须进行血药浓度监测，以有利于提高移植器官的存活率，降低不良反应发生的风险。

3. 提高患者依从性　患者依从性是指患者对医师药物治疗的信任程度。临床疗效既取决于医师医嘱的正确性，又取决于患者是否合作、是否按医嘱用药。临床治疗中，某些患者治疗效果与应用药物呈现不相关或负相关，主要原因是由于患者依从性差，未遵医嘱用药。TDM是判断患者用药依从性的有效手段，可通过监测患者体内药物浓度，判断患者是否按医嘱服药，从而提高患者用药依从性。

（三）进行治疗药物监测的前提条件

虽然治疗药物监测能够提高药物疗效，减少药物的毒副作用，但并不是所有的药物均需要进行治疗药物监测，需要进行治疗药物监测的药物的典型指征如下。

1.药物动力学因素　①药物动力学个体差异大，且药理活性强，如三环类抗抑郁药、苯妥英钠；②由于遗传因素等导致药物代谢存在较大差异，如去甲替林，美托洛尔；③具有非线性动力学特征，如苯妥英钠、茶碱和水杨酸等；④药物-药物相互作用，药物与肝药酶抑制剂或诱导剂合用；⑤特殊生理状况导致药物的体内行为异常，如肾移植患者、儿童、老年人、妊娠期妇女、肥胖者用药；⑥特殊病理状况导致药物的体内行为异常，如患有心、肝、肾、胃肠道等脏器疾病。

2.药效学因素　①治疗指数低、安全范围窄、毒副作用强的药物，如强心苷、氨基糖苷类抗生素；②疾病症状与药物中毒症状相似，如地高辛、苯妥英；③药物治疗失败将导致严重后果，如免疫抑制剂、部分抗生素；④需长期治疗且缺乏明确的疗效指标，如免疫抑制剂、抗癫痫药物；⑤不同的治疗目的需要不同的血药浓度，如免疫抑制剂、抗生素。

3.特殊原因　①判定患者依从性，如常规剂量下无效或者出现中毒反应；②药物中毒的判断与解救，如过量服用药物时；③提供司法依据，如兴奋剂检测、判定中药中是否混有西药等。

以下一种或多种情况下均可排除于治疗药物监测之外：①治疗窗不明确的药物，即使获得了相关的血药浓度数据，也无法正确解释和指导临床用药；②有切实可行的临床指标用于判断疗效和不良反应，据此就可以有效地进行用药剂量的调整；③治疗范围比较宽的药物，在比较大的剂量范围和血浓度范围内都有较好的疗效和安全性；④应用不可逆的药物或作用于局部的药物，血药浓度不能预测药理作用强度。表5-1列出了常规治疗药物监测的药物。各个医院应根据自己的患者类型，制定并随时调整TDM药物目录。

表 5-1　进行 TDM 的常见药物

药物种类	常规监测药物
心血管系统药物	
强心苷类药物	地高辛、洋地黄
抗心律失常药	利多卡因、普鲁卡因胺、奎尼丁、胺碘酮、因卡胺、异丙吡胺
中枢神经系统药物	
抗癫痫与抗惊厥药物	苯妥卡因、苯巴比妥、乙琥胺、卡马西平、丙戊酸钠、拉莫三嗪、托吡酯、非氨酯、加巴喷丁、氨己烯酸、唑尼沙胺、奥卡西平、左乙拉西坦
抗抑郁药物	阿米替林、丙米嗪、去甲替林
抗精神病药物	氯氮平
抗躁狂药物	碳酸锂
抗微生物药物	
抗细菌药物	庆大霉素、卡那霉素、妥布霉素、链霉素、万古霉素、去甲万古霉素
抗真菌药物	伊曲康唑、酮康唑、伏立康唑、泊沙康唑、两性霉素 B
抗病毒药物	抗艾滋病病毒药物
免疫抑制剂	环孢素 A、他克莫司（FK506）、西罗莫司、霉酚酸酯
抗肿瘤药物	甲氨蝶呤、顺铂
平喘药	茶碱、氨茶碱
镇痛药	对乙酰氨基酚、水杨酸盐

二、血药浓度的测定方法

（一）生物样本预处理

治疗药物监测采用的生物样品包括血液、尿液、唾液、脑脊液、乳汁、精液等样本。在测定之前，样本需要进行预处理。

1.血液　血液样本常用的处理方法有蛋白沉淀法、有机溶剂提取法和固相萃取法。

（1）蛋白沉淀法　向血浆或血清样品中加入与水混溶的有机溶剂，如甲醇、乙腈、乙醇、丙酮等，可使蛋白质分子内分子间的氢键发生变化而使蛋白质凝聚，使与蛋白质结合的药物释放出来。当血浆或血清与水溶性有机溶剂的体积比为 1：（1~3）时，就可以将 90% 以上的蛋白质除去。也可加入中性盐，如饱和硫酸铵、硫酸钠、镁盐、磷酸盐等，中性盐能将与蛋白质水合的水转换出来，从而使蛋白质脱水而沉淀。加入强酸使 pH 低于蛋白的等电点时，蛋白质以阳离子形式存在，同时强酸与蛋白质阳离子形成不溶性盐而沉淀，也可除去生物样品中的蛋白质，常用强酸有 10% 三氯醋酸、6% 高氯酸和 5% 偏磷酸等。

（2）有机溶剂提取法　由于大多数药物都是有机化合物，并有不少为弱酸、弱碱，它们在 pH 不同的溶液中，将发生程度不等的解离。因此，应选用对待测物溶解度高、与所用标本不相混溶也不发生乳化的有机溶剂，并根据待测物的酸碱性和 pK_a，酸化或碱化样本，使待测物尽可能多地以脂溶性高的分子态存在，从而主要分配到有机溶剂中，最后挥去有机溶剂使样品浓缩以便进样测定。

（3）固相萃取法 根据待测物的理化性质选用合适的常压短色谱柱，TDM中常用疏水性填料柱。待标本过该柱后，以适当强度的溶剂洗脱，选择性收集含待测组分的洗脱液部分，即可达到较理想的提取目的。也可用强度不同的溶剂分次洗脱，仅收集洗脱待测组分。本法虽比有机溶剂提取法繁琐，但具有较高的回收率及提取特异性。固相萃取法和有机溶剂提取法所得药物浓度均为游离药物与结合药物的总浓度。

（4）其他 需要测定游离药物浓度时可采用超滤法，该法是以多孔性半透膜作为分离介质的一种膜分离技术，按照截留分子量大小，通过选用不同孔径的不对称微孔膜达到理想的分离效果。血液中游离药物的测定可采用相对分子量截留值在5万左右的超滤膜，用加压过滤法或高速离心法将血浆或血清中游离药物分离，从超滤液或离心液中得到的游离药物可直接或经浓缩后测定浓度。

近年来，干血滤纸片法（dried blood spots，DBS）陆续被用于药物浓度监测。与传统的静脉采血相比，干血滤纸片法优点如下：①简单，微创取样。DBS采样方便，患者舒适度更高。对患者进行足够的训练后，患者可自行采血，便于随访药物浓度，患者无需在医院等候。②所需样本体积量小，可取指尖血进行测定。③稳定性高，便于储存和运输。DBS样本相比传统样本稳定性高，可以室温条件下通过正常的邮政系统发送，无需专门的邮寄环境，便于储存和运输。在药物浓度监测方面，全血是否比血浆或血清更具代表性，尚存在争议。DBS也有其缺点：①由于样本量小，需要更加灵敏的测试分析方法；②存在污染风险，如果同一患者进行自我采血，却同时在服用检测药物，则存在污染的可能；③患者采血不一定能成功，尽管对患者已进行训练，但仍有失败的可能；④血细胞比容的个体化差异和同质性对测试结果的影响需要明确。

2.唾液 唾液标本的收集宜在自然分泌状态下进行，可采用自然吐出，或用特制的负压吸盘采集，咀嚼石蜡块等机械刺激可促进唾液排出。若以维生素C、柠檬酸等置于舌尖，虽可刺激唾液大量分泌，但因可降低唾液药物浓度，改变唾液pH及可能干扰测定，不宜使用。唾液采集后，最好立即测定其pH，以便供解释结果时参考。若为口服用药，应在口服后充分漱口，并不宜在服药后短期内取样，以免残留药物污染干扰。口腔有炎症时，炎性渗出物可能干扰测定，不宜用唾液作为TDM标本。采集唾液是患者乐意接受的方式。唾液中的药物除极少数种类可以主动转运方式进入外，大多是血浆中未与蛋白质结合的游离药物，尤其是高脂溶性的分子态游离药物，以被动扩散的方式进入。另一方面，与血浆相比，唾液中蛋白量甚少，并且为黏蛋白、淀粉酶、免疫球蛋白等不与药物结合的蛋白质，因此唾液中的药物几乎均以游离态存在，并和血浆中游离药物浓度关系密切，用于反映靶位药物浓度较总血药浓度更适合。但是，唾液pH波动在6.2~7.6，平均约6.5。唾液pH的波动将导致与稳定的血浆pH间的差值变动，从而改变药物在两种体液间产生不稳定的解离度和分配比，即唾液药物浓度与血浆游离药物浓度比值出现波动。此外，唾液分泌量及成分受机体功能状态影响，若处于高分泌状态，将产生大量稀薄唾液，一些扩散慢的药物将难以和血药达分布平衡。由于前述pH差异，一般中性或弱酸性药物能较快进入唾液，达到分布平衡；而碱性较强的药物则相反，往往出现唾液中的药物浓度较血药浓度滞后的现象。

采用唾液作为TDM生物样品主要适用于下列情况：①已知唾液药物浓度与血浆药物浓度（总浓度或游离药物浓度）比值较恒定的药物；②在唾液与血浆间能较快达到分布平衡

的药物，多数弱碱性、中性及在体内分布属单室模型的药物都属此类；③本身或同时使用的药物应无抑制唾液分泌的M胆碱受体阻断作用。丙米嗪等三环类抗抑郁药、氯丙嗪等吩噻嗪类抗精神分裂症药、苯海拉明等抗组胺药及阿托品等胃肠解痉药，都可抑制唾液分泌，改变唾液中药物浓度，并且收集唾液困难，所以不能用唾液作TDM标本。有关唾液药物浓度与药物效应间关系的资料极少，因此以唾液为标本进行TDM时，结果的解释评价多通过建立唾液与血药浓度间的关系，再借助后者的资料进行。可用唾液作TDM的药物有对乙酰氨基酚、水杨酸类、苯妥英钠、苯巴比妥、氨茶碱、甲磺丁脲、锂盐等。特别是锂盐，虽是以主动转运方式进入唾液，其唾液浓度可为血浆的2~3倍，但对同一个体，达稳态浓度后，其二者间比值相当恒定，尤宜采用。

3.尿液　体内药物主要以原型或代谢物形式通过尿液排出，因此尿液中药物浓度较高，收集量可以很大，收集也很方便。尿液放置后会有盐类析出，并有细菌繁殖、固体成分的崩解，因而尿液易变浑浊，因此必须放入适当防腐剂保存。采集的尿液是自然排尿，包括随时尿、晨尿、白天尿、夜间尿及时间尿几种。因尿液浓度变化较大，所以应测定一定时间内排入尿中的药物总量。采集尿液的容器常用涂蜡的一次性纸杯或玻璃杯，并用量筒准确量好体积放入储尿瓶，并做好记录。从理论上讲，以滤过方式从肾小球排泄的药物，任一时刻的排泄速率等于该药的肾清除率和该时刻的游离血浆药物浓度的乘积，因此药物的尿排泄率与血浆药物浓度成正比。但上述假设与实际有差异，尿液生成不可能是均匀的，并且未考虑影响肾小管对药物重吸收的因素，特别是尿液pH改变对其中的药物解离度的影响所致被动扩散重吸收的变化。事实上，尿液pH随饮食成分、饮水量多少、水电解质和酸碱平衡状态的改变而变化，可有较唾液pH更大的波动。因此，在TDM的实际工作中以尿液作为标本甚少。但对用作治疗泌尿道感染的药物，及可产生肾小管损害的药物，检测尿药浓度则有其特殊意义。

（二）血药浓度测定方法

随着分析技术的发展，生物样品的测定方法也越来越多，主要分为光谱分析法、色谱分析法和免疫分析法三大类，目前以色谱分析法与免疫分析方法最为常用。现对各方法进行简要阐述。

1.光谱分析法　利用被测物质在特定波长处或一定波长范围内的吸收度来测定物质的含量，称为吸收光谱法，包括比色法和紫外分光光度法。紫外分光光度法适用于测定具有紫外吸收的药物与代谢物。在一般药物分析中，通常采用吸收系数法、对照品比较法和标准曲线法来进行定量。但在体内药物分析中，由于生物样品含多种杂质，药物难以自生物基质中定量提取和线化，不能采用吸收系数法；又由于需要分析的生物样品数量多，药物浓度波动范围较大，也不能采用对照品单点比较法。为适应生物样品分析的特点，一般采用标准曲线法，并且是将已知量的药物对照品（或标准品）溶于与样品相同的生物基质中，配制成已知药物浓度梯度的对照品溶液，经预处理后测定吸收度，以吸收度对生物基质中的药物浓度建立标准曲线，供样品分析使用。该法灵敏度不高，已逐渐被现代色谱分析法所取代。光谱分析法主要为紫外分光光度法（UV）。所需仪器一般临床实验室均具备，检测成本低、技术简单、省时、易于推广。但所需样本量大，对于多个成分混合样品不易分离、定量，专属性较差，有一定局限性。以上缺点限制了该类方法在监测血药浓度上的广泛应用。但是，对血药浓度水平较高，安全范围不是特别狭窄的药物，如氨茶碱、苯妥英钠等，仍不失为一种可供选择的方法。

2.色谱分析法　色谱分析法是一种物理或物理化学的分离分析方法，其分离原理主要是利用物质在流动相和固定相中的分配系数或吸附能力的差异而达到分离的目的。色谱分析法包括薄层色谱法、气相色谱法和液相色谱法。色谱法目前已在药学研究中广泛用于解决各种复杂困难的分离分析课题，并成为药学工作者不可缺少的分离分析工具，特别是气相色谱法与液相色谱法，在体内药物分析中已成为分离检测中重要的方法。

（1）薄层色谱法　是将固定相均匀地涂布在具有光洁表面的玻璃、塑料或金属膜等表面形成薄层，将被分离物质点在薄层板的一端，置展开室中借助展开剂进行展开，在此过程中不同物质可以进行色谱分离，其分离机制随所用的固定相不同而异，根据不同的分离机制，薄层色谱法可分为吸附薄层色谱法、分配薄层色谱法、离子交换薄层色谱法和凝胶薄层色谱法等。该法具有分离速度快、检出灵敏度高、选择性好、显色方便等优点。

（2）气相色谱法　具有选择性好、灵敏度高、所需样品量少、分析速度快等特点。因此特别适合组分比较复杂的生物样品微量有机药物及其代谢物的分离测定，主要不足在于要求被测药物及其代谢物必须具有一定的挥发性与热稳定性。色谱柱由柱管和固定相组成，在气相色谱法中起分离作用。按色谱柱的粗细，可分为填充色谱柱和毛细管色谱柱。填充色谱柱多为玻璃、不锈钢或特氟隆塑料制成的螺旋形管柱，内径为4~6mm，长为1.5~4m，生物样品分析中以玻璃柱最为常用。常用的毛细管柱有开口毛细管柱和填充毛细管柱两种，开口毛细管柱固定相涂布或交联在毛细管内壁上，管中心是空的；填充毛细管柱是将固定相装到玻璃或石英毛细管中，然后再拉成毛细管。

气相色谱仪的检测器有数十种之多，但用于生物样品中药物及代谢物测定的检测器，主要有氢火焰离子化检测器、电子捕获检测器、质谱检测器。其中的质谱检测器是一种灵敏度极高的检测器，在质谱分析中，有机分子在高真空离子源中受电子流轰击或强电场作用，失去外层电子，生成分子、离子；或其化学键发生有规律的断裂，生成具有特征质量的碎片离子。这些碎片离子在磁场中，按其质荷比（m/z）的不同而被分离。收集并记录这些离子及其强度，便得到分子的质谱图，给出相对分子量等分子结构信息。联用系统中所采用的质谱离子源主要有电子轰击源、化学电离源、场致电离源、场解吸附源和解析化学电离源等。

（3）高效液相色谱法　高效液相色谱法是20世纪60年代末迅速发展的一种新型分离、分析技术。它以经典液相色谱法为基础，以微粒型填料为固定相，采用高压泵输送流动相和各种高灵敏度检测器检测药物，具有分离效能高、分析速度快、检测灵敏度高等特点，与气相色谱法相比，高效液相色谱法具有更为广泛的应用范围。

输液泵是高效液相色谱法的动力源，它的作用是产生高压输送流动相，其种类较多，多数液相色谱仪采用柱塞往复泵。柱塞往复泵具有体积小，循环快、流量恒定，泵中保留的溶剂很少，容易清洗及更换流动相等特点。进样器是待测样品进入高效液相色谱仪的入口，目前多采用自动进样器，自动进样器在计算机程序的控制下，可自动进行取样、进样、清洗取样系统等一系列动作，操作者只需要将样品溶液装入贮样瓶并按顺序排列即可。色谱柱是色谱分离系统的核心部分，色谱柱由柱管和填料组成，柱管由不锈钢制成，管内壁要求很高的光洁度，以减少死体积。色谱柱的类型不同，色谱柱的填料类型也不同。液-固吸附色谱固定相为吸附剂，常用的有硅胶、氧化铝、分子筛；液-液分配色谱固定相为物理涂渍固定相或化学键合固定相。在药物分析中多采用硅氧烷型化学键合固定相。根据化学键合固定相极性强度分为极性、中性和非极性三类。极性键合相有氨基、氰基键合相等；中极键合相常用的有醚基键合相；非极性键合相常用的有十八烷基键合相，适用于分析非极性或弱极性的药物。检测器用于检测被色谱柱分离后的样品，样品在流动相中的浓度或物理量的变化，由检测器连续地转换成电信号，在记录器上迅速给出直观信息。目前常用的检测器有紫外、荧光、电化学、蒸发光散射检测器和质谱检测器等。紫外检测器是高效液相色谱仪上最常用的一种检测器，适用于被测样品组分的分子结构中含有 $\pi - \pi$ 共轭及 $n - \pi$ 共轭药物的检测。这种检测器具有很高的灵敏度，对环境温度及流速波动不敏感，适于梯度洗脱操作。荧光检测器比紫外检测器有更高的灵敏度和选择性，其灵敏度可检测到 10^{-10}g/ml 的药物。此检测器只用于能产生荧光或能生成荧光衍生物的药物。电化学检测器是将电化学中的氧化还原反应，应用于洗脱液中痕量电活性组分的测定，其检测限可达 10^{-12}g/ml。蒸发光散射检测器是一种通用型检测器，可测定所有化合物。是一种质量型检测器，其色谱峰的面积只与峰中所含物质的质量有关。质谱检测器与气相色谱中所用检测器相当，但高效液相色谱－质谱联用中的接口技术不像气相色谱－质谱联用中那么简单，液相色谱一般分离热不稳定、挥发性差的样品，这类化合物所需离子化方法也有所不同。目前，这类接口技术主要有直接液体导入、连续流动快原子轰击、传送带、热喷雾、电喷雾和各种离子束方法等。

（三）免疫分析法

免疫分析法是指以特异性抗原－抗体反应为基础的分析方法，包括酶免疫分析法、化学发光免疫分析法、荧光免疫分析法、时间分辨免疫分析法等。各种免疫分析方法虽然名称各异，但检测原理基本相同，实质都是抗原－抗体竞争结合反应，即竞争抑制原理。当反应体系中存在一定限量的特异抗体时，体系中的标记抗原和未标记抗原便会与特异抗体发生竞争结合。免疫分析法的优点在于灵敏度极高，大多可达ng甚至pg检测水平，可满足所有药物TDM的要求；该法所需标本量少，一般均不需预处理，操作简便，并可制成商品化试剂盒；还可利用一般生化、荧光自动分析仪进行自动化操作，缺点是TDM中免疫分析法存在特异性易受干扰的问题。

放射免疫分析法是利用放射性同位素的测量方法与免疫反应基本原理相结合的一种同位素分析技术。由于该法具有灵敏度高、特异性强、样品用量少、标记物容易制备以及放射性强度容易检测等优点，特别适合复杂样品中微量或痕量物质的分析。随着放射免疫方法的标准化、试剂盒的商品化及检测技术的自动化，该法应用将更方便，推广更容易。

酶免疫分析法是以酶作为标记物的免疫测定方法，该法与放射免疫法的不同之处在于具有高效专一催化特性的标记酶代替了放射性同位素标记物。按照是否需要将结合的酶标药物与游离的酶标药物分开，可分为均相酶免疫分析法和非均相酶免疫分析法，均相酶免疫分析法是酶标抗原同抗体结合后，所形成的酶标抗原－抗体复合物可使酶的活性发生变化（增强或减弱），且不需将游离的酶标药物与结合的酶标药物分开，就可直接通过测定酶活性的变化，求出样品含量的方法。非均相免疫分析法是指酶标抗原同抗体结合后，形成的结合物与游离的酶标抗原一样，其标记酶都具酶活性。因而必须将结合的酶标药物与游离的酶标药物分开后，再测定酶活性的变化，以求出待测药物的含量。非均相免疫分析法最重要的条件是选择分离方法，以固相法最常用。固相法是将一种反应物固定在固相载体上，当另一种反应物与其结合后，可通过洗涤、离心等方法将液相中未结合的其他物质除去，然后测定结合在固定相上的酶活性。

化学发光免疫分析法是将化学发光反应的高度灵敏性和免疫反应的高度专一性结合起来，用于测定超微量物质的一种检测技术，它包括化学发光反应和免疫反应两个部分。化学发光反应是利用某些特定的化学反应所产生的能量能使其产物或反应中间态分子激发，形成电子激发态分子，当这种激发态分子回到稳定的基态时所释放出的化学能量能以可见光的形式发射。化学发光反应多属于氧化反应，能产生化学发光反应的物质称为化学发光剂或化学发光底物。如果将化学发光物质直接标记在抗原或抗体上，或用酶作用于发光底物，即可进行化学发光免疫分析，根据免疫反应所产生的光信号强度，即可求得待测药物的含量。

荧光免疫分析法是以荧光物质作为标记物与待测药的结合，所形成的荧光标记药物能与抗体发生免疫反应，引起荧光强度发生变化的一种分析方法。它亦可分为均相和非均相两类，由于均相荧光分析法易实现自动化操作，较非均相荧光分析法应用广泛。

（四）检测技术新进展

1.手性药物的高效液相色谱法 目前常用药物中约有一半至少含有一个手性中心，其中90%为外消旋体。创造手性环境，构造非对映异构体是实现手性拆分的基础，目前高效液相分离手性药物对映体的主要方法分为间接法和直接法。间接法是先对对映体进行柱前衍生化，形成一对非对映体，然后用常规柱进行分离。直接法通过手性固定相法或手性流动相法进行分离。无论哪种方法，均以现代色谱分离技术为基础，引入手性环境，使药物对映体间呈现理化特性的差异，最终实现对对映体的分离。

2.气相色谱-质谱联用技术 气相色谱与质谱联用的发展，得益于质谱技术的发展，在质谱仪中，质量分析器是核心部件，它将离子源产生的离子按其质荷比的不同，在空间的位置、时间的先后或轨道的稳定与否进行分离，以便得到按质荷比大小顺序排列而成的质谱图。质谱仪中常用的质量分析器有：磁质量分析器、四极杆质量分析器、飞行时间质量分析器、离子阱质量分析器和离子回旋共振质量分析器。

3.液相色谱-质谱联用技术 近年还出现了超高效液相色谱仪，超高效液相色谱法的原理与高效液相色谱法基本相同，所改变的地方主要是采用小颗粒固定相填料和超高压输液泵。小颗粒、高性能微粒固定相的出现更加利于物质分离；由于使用的色谱柱粒径减小，使用时所产生的压力也自然成倍增大，故需要使用超高压输液泵。与传统的高效液相仪相比，超高效液相色谱仪的速度、灵敏度及分离度分别是高效液相色谱仪的9倍、3倍及1.7倍，它缩短了分析时间，同时减少了溶剂用量降低了分析成本。质谱仪的质量分析器主要有扇形磁场质谱仪、四极杆质谱仪、飞行时间质谱仪、傅立叶变换质谱仪和离子阱质谱仪等。此外，还有质谱-质谱联用技术，是由二级以上质谱仪串联组成，故又称为串联质谱法。

4.液相色谱-核磁共振联用技术 虽然目前高效液相色谱-质谱联用技术已得到推广和普及，但质谱本身并不能提供足够的分子结构信息，因此在实际使用过程中，往往需要借助核磁共振的数据才能准确鉴定药物的分子结构。在目前的仪器分析领域，核磁共振能够提供最大量的分子结构信息，但该仪器要求样品纯度较高，并不利于样品的快速分析，因此液相色谱与核磁共振的联用便应运而生。但核磁共振的检测灵敏度明显低于常规的高效液相色谱检测器，需要提供大量的样品，而且流动相的混合溶剂往往产生多重强溶剂峰而影响药物的检测。近年来随着高性能脉冲梯度场技术和选择激发技术的出现，使得多重溶剂峰的有效抑制得以实现，高声探头性能的不断改进，大大提高了核磁共振仪的检测灵敏度。

三、影响血药浓度的因素

（一）药物因素

1. 制剂工艺 药物的制剂因素能够影响药物的吸收和生物利用度。同一药物不同剂型、不同厂家和批号，虽然药物含量相同，但产生的临床效果不一定相同。影响因素包括：理化性质、剂型、处方、辅料、工艺过程等。例如：较速释制剂而言，缓控释制剂的药物释放缓慢，在体内的药物浓度–时间曲线更为平稳，峰浓度变小，因此可以提高疗效并减少药物的毒副作用。

2. 合并用药 药物的相互作用也可能对药物动力学和药效学产生影响：药物动力学相互作用是药物吸收、分布、代谢及排泄被其他药物所改变；药效学相互作用是指一个药物直接改变另一个药物分子的、细胞的或生理的作用。合并用药是临床用药过程中的常见现象，特别是对于老年人，其生理功能降低、抵抗力下降、呈现多病性，常常多药并用。据报道，50%以上的老年患者同时服用4~6种药物。一种药物使另一种药物的药动学或药理效应发生改变称为药物–药物相互作用，而药物–药物相互作用使不良反应的发生率明显上升。如：甲氧氯普胺能加速胃排空，使同时服用的对乙酰氨基酚很快进入小肠，加快吸收；丙磺舒可延缓青霉素从肾脏排泄，使其血中浓度升高；保泰松、苯妥英钠、水杨酸类可使华法林从蛋白结合部位释出，其抗凝作用增加造成出血；氯霉素可使甲苯磺丁脲的代谢减慢、作用增强；氨基糖苷类抗生素除有抗菌作用外，有一定的耳毒性、肾毒性和神经肌肉阻滞作用，和一些具有耳毒性药物（阿司匹林、红霉素、呋塞米等）、肾毒性药物（第一代头孢菌素、右旋糖酐注射液等）及具有肌松作用的药物（苯二氮䓬类、普萘洛尔等）联合应用，可导致毒性加强。由此可见，合并用药时，药师应密切关注药物的治疗效果和不良反应发生情况，并依情况即时作出调整。环孢素A（CsA）、他克莫司（FK506）和雷帕霉素（RPM）等免疫抑制药物口服后，主要由肠道吸收，胃排空速度和肠蠕动速度的改变均可影响药物吸收，导致药物的生物利用度改变，进而影响血药浓度。由于进食时胃排空和肠蠕动速度加快，影响肠道对药物的吸收，导致血药浓度下降。因此，应在进食前1小时或进食后2小时口服普乐可复等免疫抑制剂。

（二）机体因素

1. 生理因素

（1）性别 在生理上，男性与女性有许多区别，一般来说，男性在身高、体重与肌肉量方面均大于女性，女性的脂肪多于男性，男性与女性在激素水平方面也有显著区别。女性肺活量较小，使得她们在使用气雾剂等吸入剂型时，吸收率较男性低；女性对痛觉更为敏感，她们往往需要稍大剂量的止痛药才能获得和男性一样的止痛效果。此外，在某些治疗学领域（特别是心血管疾病）公布的临床试验分析显示，在很多研究中，很少或没有女性参与试验。这一疏漏就留下了疑点，即所开发药物对于女性患者是否有效？

（2）年龄 人体在不同年龄阶段时各器官组织的功能不同，特别是对于儿童与老年人。儿童正处于迅速生长发育的过程中，其肝、肾功能未完全达到成人水平，药物在体内的代谢和排泄缓慢；在儿童的不同年龄阶段，药物动力学和药效动力学也是有显著区别的，因此，掌握各年龄段儿童的生理特点，研究药物在儿童体内的药代动力学和药效学特点，对合理用药至关重要。而老年人器官功能减退和身体组成比例的改变，使药物在体内的动力学行为和药物效应也不同于青年人，如肝、肾功能的减退，造成药物代谢缓慢，半衰期延长，容易引起体内药物的蓄积而中毒。

（3）种族　研究表明，某些药物在不同种族人群中的体内行为、疗效和安全性等存在明显的差异，这种由于种族因素导致的差异就是药物种族差异。如经CYP3A4酶代谢的药物普萘洛尔的清除率在中国人、高加索人和非洲人中有种族差异，硝苯地平的药时曲线下面积在亚洲人、高加索人和尼日利亚人中有种族差异；中国人和其他亚洲人对氟哌啶醇和氯氮平的反应较白种人敏感。我国是一个多民族的国家，各族人民的起源不同，在漫长的历史进程中经历过多次迁移、融合与分化形成了具有不同的群体遗传结构特征的民族与族群。中国各民族人群在起源、遗传学、生理和病理、生活环境、生活习惯、饮食结构、社会经济、教育状况等方面均存在一定差异，这些民族差异和种族差异一样可能会导致不同民族对同一种药物的药物动力学和药效学存在差异。

（4）体重　体重可显著影响药物的表观分布容积，体重小的患者在血容量、肌肉、脂肪、皮肤、骨骼和体内器官等各个方面均小于体重大的患者，服用等剂量的药物后，药物在各组织器官分布的浓度较体重大的患者高，这势必影响药物的效应强度。此外，体重指数（body mass index，BMI），是用体重千克数除以身高米数平方得出的数字，是目前国际上常用的衡量人体胖瘦程度以及是否健康的一个标准，它能从一定程度上反映人体各组织成分的比例，对药物的组织分布也会产生一定的影响。

（5）遗传因素　CYP450酶系是药物及其他内、外源物质的主要代谢酶，其中的CYP3A4、CYP2D6、CYP2C9、CYP2C19、CYP2E1、CYP1A2和CYP2A6参与了近90%的药物代谢。然而这些代谢酶在不同的人群中存在明显的多态性，CYP450酶的多态性是引起药物个体差异的重要因素。对于某药物的慢代谢型患者用药后的清除率较低，半衰期延长，药物效应增强甚至可能引起蓄积中毒；而快代谢患者正好相反，药物代谢迅速，药效减弱甚至无效。理论上讲临床上的用药应该是因人而异的，首先应该先确定患者的CYP450的基因型，然后判断其表型是快代谢者还是慢代谢者，从而确定个体的用药量，以免达不到应有的疗效或者产生严重不良反应。

（6）生活方式　吸烟不但可以损害心血管、呼吸道、消化道功能及胎儿的发育，还能够影响药物代谢酶，使某些药物在人体内的代谢和消除明显加快甚至疗效降低，已知的有右丙氧芬、吗啡、茶碱、咖啡因、普萘洛尔、美西律、非那西丁、对乙酰氨基酚、保泰松、胰岛素等。饮用酒中主要成分为乙醇，它对肝药酶有双向调节作用，小剂量和大剂量分别具有酶促和酶抑作用，长期饮酒会导致肝损害，必然影响药物的体内代谢及药物疗效。

2. 病理因素

（1）肝功能受损　肝脏疾病时，肝内血流阻力增加，门静脉高压，肝脏内在清除率下降，内源性的缩血管活性物质在肝内灭活减少，影响高摄取药物的摄取比率，药物不能有效地经过肝脏的首过作用，使主要在肝脏内代谢清除的药物生物利用度提高，同时体内血药浓度明显增高而影响药物的作用，而药物的不良反应发生率也可能升高。药物在体内的分布主要通过与血浆蛋白结合而转运。药物的血浆蛋白结合率主要与血浆蛋白浓度减少程度密切相关，血浆中与药物结合的蛋白质主要是白蛋白、脂蛋白和酸性α-糖蛋白。酸性药物主要与白蛋白结合，碱性药物主要与脂蛋白和酸性α-糖蛋白结合。在肝脏疾病时，肝脏的蛋白合成功能减退，血浆中白蛋白浓度下降，使药物的血浆蛋白结合率下降，血中结合型药物减少，而游离型药物增加，虽然血药浓度测定可能在正常范围，但具有活性的游离型药物浓度增加，使该药物的作用加强，同时不良反应也可能相应增加，尤其对于蛋白结合率高的药物，其影响更为显著；肝脏损伤时胆红素分泌增加，胆红素与药物竞争血浆蛋白上的结合位点，亦可导致游离型药物增加，血药浓度升高。人体内代谢药物的主要酶是细胞色素P450超家族（cytochrome P450 proteins，CYP），它们是一类主要存在于肝脏、肠道中的单加氧酶，多位于细胞内质网上，催化多种内、外源物质的（包括大多数临床药物）代谢。P450酶能通过其结构中的血红素中的铁离子传递电子，氧化异源物，增强异源物质的水溶性，使它们更易排出体外。CYP有多个亚家族，包括CYP3A4、CYP3A5、CYP2D6、CYP2C9、CYP2C19等。肝硬化患者的肝组织中细胞色素P450含量降低，活性降低。此外，肝脏损伤后，储存在肝细胞内的代谢酶释放进入血液，使血液中的酶活性升高，如丙氨酸氨基转移酶（ALT）、天门冬氨酸氨基转移酶（AST）、醛缩酶、乳酸脱氢酶（LDH）以及单胺氧化酶（MAO）等；肝脏受损时，主要在肝细胞合成的代谢酶合成减少，活性降低，如凝血酶、凝血因子如维生素K依赖因子（Ⅱ、Ⅶ、Ⅸ、Ⅹ）几乎均在肝脏中合成，肝功能受损早期，白蛋白检测几乎正常，但维生素K依赖因子显著降低。进入肝脏的药物，经肝脏代谢之后，一部分经肝静脉进入体循环，一部分随胆汁的分泌排出体外。肝脏功能受损及肝血流量减少时，胆汁分泌减少，胆道阻塞，经胆汁排泄的药物或代谢物减少，可导致药物及其代谢产物在体内蓄积。

（2）肾功能受损　肾脏是调节机体水和电解质平衡的主要器官，也是药物及其代谢产物排泄的最重要器官。轻、中度肾功能不全对药物吸收的影响较小，但晚期慢性肾病（CKD）患者胃肠道功能紊乱，某些治疗肾功能不全的药物等可影响药物的吸收速率与吸收程度，因此肾功能不全时应尽可能静脉给药，以免口服给药时因吸收率降低而影响疗效。药物在体内的分布主要用表观分布容积来表示，可根据体内药物含量除以血药浓度计算得到，主要受药物的脂溶性和蛋白结合率的影响。蛋白结合率大或水溶性药物的分布容积较小，而脂溶性药物的分布容积较大。肾功能不全时患者体液增多，如水肿、腹水等，可增加药物的表观分布容积，血药浓度降低，同时血浆蛋白尤其是白蛋白浓度降低，药物与蛋白结合率下降，药物游离部分增多，血药浓度升高。因此，肾功能不全对药物分布的影响较难判断。药物经肝脏代谢转化后大多数失去药物活性而水溶性增强，可迅速经肾脏排泄出去，肾功能不全时，某些主要经由肾脏排泄的毒性代谢产物将在体内蓄积，从而增加药物的不良反应的发生率。此外，肾皮质内的活性微粒体氧化酶系统参与药物的代谢，肾功能不全亦会导致其活性降低。肾功能不全导致肾性贫血，组织供氧减少，影响药物在肝脏内的代谢。除部分药物经肝胆系统清除外，绝大多数药物主要以原型或代谢产物的形式通过肾脏排泄。肾功能减退时，药物的排泄减慢，血药浓度升高，消除半衰期延长，而容易在体内蓄积。

（3）心功能衰竭　心功能衰竭（简称"心衰"）对药物的体内行为有较大的影响。在吸收方面，由于心衰患者血液流速降低可使胃肠道、肌肉及皮下血液流量不足，从而使口服、肌肉和皮下给药途径吸收速度及生物利用度不稳定而难以预测，此时对于特殊患者可采用静脉注射的方法。血液流量的不足会引起血流的重新分布，血液更多进入大脑和心肌，而进入肾脏、肝脏、肌肉等其他组织器官的血液显著减少，则导致更高的血药浓度，即心衰患者药物的表观分布容积更小，如静脉给予利多卡因后，心衰患者的血浆药物浓度要高于正常患者。此外，心脏疾病患者还可能出现蛋白结合异常，如心肌梗死引发感染反应，产生大量循环急性期反应物，包括α$_1$酸性糖蛋白，而α$_1$酸性糖蛋白可以与部分碱性药物结合，使奎尼丁及利多卡因等蛋白结合率增加。肝血流量的减少导致肝脏的代谢能力下降，如利多卡因半衰期清除在无心衰的心肌梗死患者中延长3倍，明显心衰患者中延长可达6倍。心输出量轻度下降时虽然肾脏可通过自身调节维持肾小球滤过率水平，但长时间的心衰或更严重的心衰中肾小球滤过率也可能下降，虽然目前心衰对肾小管功能的影响尚不明确，但心衰患者的药物排泄功能异于非心衰患者的事实是毋庸置疑的。

（4）血-脑屏障受损　血-脑屏障（blood-brain barrier，BBB）是由介于血循环与脑实质间的软脑膜、脉络丛的脑毛细血管壁和包于壁外的胶质膜所组成，能阻挡病原生物和其他大分子物质由血液循环进入脑组织和脑室，这种结构可使脑组织少受甚至不受循环血液中有害物质的损害，从而保持脑组织内环境的基本稳定，对维持中枢神经系统正常生理状态具有重要的生物学意义。中枢神经系统疾病可引起血脑屏障结构和功能的剧烈变化，如新生儿核黄疸和血管性脑水肿，使脑毛细血管内皮细胞间紧密连接开放，屏障的通透性显著提高以致大分子物质都可通过屏障。在无炎症脑脊液中青霉素钠的浓度仅为血药浓度的1%~3%，在有炎症的脑脊液中浓度可达血药浓度的5%~30%。氨苄西林透过正常脑膜能力低，但在脑膜发炎时则透过量明显增加。

（5）低蛋白血症　低蛋白血症（hypoproteinemia）指血浆总蛋白的减少，特别是血浆白蛋白的减少，具体指血清总蛋白低于60g/L或白蛋白低于35g/L。低蛋白血症不是一个独立的疾病，而是各种原因所致负氮平衡的结果。血液中的蛋白质主要是血浆蛋白质及红细胞所含的血红蛋白。血浆蛋白质包括血浆白蛋白、球蛋白、纤维蛋白原及少量结合蛋白（如糖蛋白、脂蛋白等），总量为6.5~7.8g。低蛋白血症发生的原因有：①蛋白摄入不足或吸收不良。各种原因引起的食欲不振及厌食，如严重的心、肺、肝、肾脏疾患，胃肠道淤血，脑部病变；消化道梗阻，摄食困难，如食管癌、胃癌，以及慢性胰腺炎、胆道疾患、胃肠吻合术所致的吸收不良综合征。②蛋白质合成障碍。各种原因的肝损害使肝脏蛋白合成能力降低，血浆蛋白质合成减少。③长期大量蛋白质丢失。如消化道溃疡、痔疮、钩虫病、月经过多、大面积创伤渗液等均可导致大量血浆蛋白质丢失；反复腹腔穿刺放液、终末期肾病腹膜透析治疗时可经腹膜丢失蛋白质；肾病综合征、狼疮性肾炎、恶性高血压、糖尿病肾病等可有大量蛋白尿，蛋白质从尿中丢失；消化道恶性肿瘤及巨肥厚性胃炎、蛋白漏出性胃肠病、溃疡性结肠炎、局限性肠炎等也可由消化道丢失大量蛋白质。④蛋白质分解加速。如长期发热、恶性肿瘤、皮质醇增多症、甲状腺功能亢进等，使蛋白质分解超过合成，而导致低蛋白血症。

药物起效依赖于血液中游离药物浓度。药物与血浆蛋白的结合率取决于药物与血浆蛋白的亲合力及血浆蛋白的量，白蛋白是结合容量最大的血浆蛋白。当患者发生低蛋白血症时，药物与蛋白结合率降低，血中游离药物浓度升高，易发生中毒反应。

（6）血液透析　血液透析（hemodialysis），简称血透，又称之为人工肾、洗肾，是血液净化技术的一种，是利用半透膜原理，通过扩散、对流将体内各种有害以及多余的代谢废物和过多的电解质移出体外，达到净化血液、纠正水电解质及酸碱平衡的目的。透析对药物的排泄有着至关重要的作用，半透膜尺寸越小、透析流量越低则对药物的消除能力越低。此外，药物的性质对透析也有重要影响：水溶性大的药物容易分配进水透析液，而脂溶性药物则保留在血液中；只有游离药物能够通过半透膜，而蛋白结合药物的分子量过大，无法透过，因此蛋白结合率较低的药物游离分数较大，容易被透析清除，相反蛋白结合率高的药物则不易通过透析清除；分布容积大的药物由于多集中于组织结合部分而非血液中，因此不易被透析清除，相反分布容积小的药物则有较高的清除率。

（三）环境因素

工作或生活环境中长期接触某些化学物质会对药物的体内过程产生影响。如多环芳香烃类和挥发性全麻药可诱导CYP酶活性，铅中毒可抑制CYP酶活性，从而影响CYP酶底物在机体内的浓度。

四、治疗药物监测咨询服务

治疗药物监测（TDM）是由医师、药师、护士以及检验人员等多学科人员协作完成的一项团队医疗行为，其核心目的是为了实现患者的个体化用药，确保药物治疗安全、有效，其实施过程分为以下四个步骤：治疗药物监测的申请、生物样品的采集、样品测定、数据分析与解释等。

（一）治疗药物监测的申请

在临床治疗过程中，通常由医师根据患者的治疗情况和临床指征来决定是否实施TDM，在提出TDM时，应当明确其目的。通常情况下TDM的目的有两种：①常规性目的，即通过TDM以了解患者的当前血药浓度水平是否在有效范围内或是否中毒，以及对需要长期用药的患者了解其用药的依从性如何等。②解决药物治疗方案的合理性问题，通过监测患者的药动学数据来建立个体化用药方案，或评价和判断某一治疗方案是否合理等，这类TDM事先应做详细调查，并需要制定周密的监测计划，属于研究性的。在进行TDM之前需要填写TDM申请表，申请表的作用在于：①将一项监测请求通知给临床药师，同时也通知护士具体的采样时间和方法；②将患者有关情况告诉临床药师，以供参考。因此临床医师必须认真、完整、准确地填写治疗药物浓度监测申请单，申请表中的基本内容应该包括：①患者的基本情况，包括一般身份项目、所患疾病及主要临床症状、主要脏器（心、肝、肾）功能；②用药情况，包括申请监测的药物名称及其用药方法、时程、合并用药等情况；③样品情况，包括取样时间、样品性质等；④特殊情况，包括代谢酶的基因型等。医院药师在这个环节中的主要职责是协助临床医师将TDM的申请控制在合理的范围，主要体现在两个方面：首先应提醒医师进行必要的TDM，其次对于不合理的TDM申请应建议取消。

（二）生物样品的采集

给药与生物样品采集工作通常是由护士具体实施，并由医院药师提供必要的技术支持。生物样品采集前应当确定以下内容：采集样品的类型、取样容器（抗凝剂）、采样时间、采样量、样品处理方法和样品保存条件等。样品类型一般为血液样品，某些情况下可采集唾液样品。为了准确的进行结果解释和剂量调整，采样时间应当尽可能严格控制，尤其是对于半衰期较短的药物，其血药浓度变化较快，如果采样时间不精确，会导致测定结果偏差较大。采样量主要与分析测定的方法有关，随着现代化分析仪器的逐渐普及和提高，所需样品量倾向于越来越少。样品的处理方法主要由监测的药物和后续的分析方法决定，是指血液是否需要抗凝、避光或添加保护剂等。

1.采样的时间

（1）采样前需考虑的因素 ①多剂量给药时，在血药浓度达稳态后采血，以考察与目标浓度（安全有效范围）的符合程度。多在下一次给药前采取血样，所测浓度接近谷浓度，称偏谷浓度。②用于设计给药方案时，必须按照各方法的不同要求采血。③当怀疑患者出现中毒反应或急救时，可以随时采血。

（2）理想的采样时间 一般情况下，测定血药浓度的目的是估算个体的分布容积和清除率，并以此来预测负荷剂量和维持剂量，达到有效的治疗浓度范围。在治疗开始时取血测定，主要是估算分布容积，达到稳态后取血测定，才可用于估算清除率。确定理想的采样时间，主要取决于药物的给药形式和半衰期。

以氨茶碱为例，假设某患者哮喘急性发作，此前已经口服氨茶碱片剂，而现在需要给一个静脉负荷剂量。如果在静脉注射前和静脉注射后约20分钟取样测定浓度，并根据分布容积来调整剂量，就可能导致不准确的结果。因为氨茶碱的半衰期为8小时，给药后1小时内消除的药物<5%，所以，此时的血药浓度并不能反映清除率。换句话说，较早期测定的血药浓度并不能用来作为给药方案设计和剂量调整的依据。患者如果希望尽早测定血药浓度并调整给药剂量，至少应在氨茶碱给药后4小时（此时大约30%的给药剂量被清除）取样才是比较合适的，并且在24小时内以及随后几天定时取样，直到获得理想的治疗浓度。

对于非急性哮喘发作，口服氨茶碱治疗一般不用负荷剂量，而应用缓释制剂200~400mg，2次/日。取样时间可选择在32小时（4个半衰期）后，此时血药浓度已达稳态，可以准确地计算清除率，再进一步求算患者所需的维持剂量。

地高辛口服后需要较长时间才能完全分布于组织中。当首次给予地高辛负荷剂量后，血药浓度可达20μg/L，但6~8小时后又下降到2μg/L，此时地高辛的组织分布基本完成。所以，地高辛血药浓度监测的首次取样时间至少应在给药后6小时（主要用于估算分布容积）。又因地高辛的半衰期较长，约36小时，其血药浓度至少需要经过1周才能达到稳态，若想根据较准确地清除率来计算维持剂量，则采样测定应选择在1周后进行。

（3）采血注意事项 ①准确记录患者用药时间、采血时间。根据药物动力学原理，体内血药浓度变化是一个经时的动态过程，如果不准确记录采血时间，测得的结果难以分析和解释。②血样应立即送检测部门处理，以免放置过程出现分解或溶血。后者会影响一些药物的测定结果，如溶血可使地高辛的测定值偏低。③采血试管不可随意代用。某些药物易被塑料试管吸附，从而影响测定结果的准确性。

2.有效血药浓度范围 多数药物的血药浓度与药理效应及毒副反应具有良好的相关性。如苯妥英的浓度为10~20μg/ml时，出现眼球震动，30~40μg/ml时产生运动失调，超过40μg/ml时可出现精神异常。当血药浓度低于一定水平时，则不表现出药理反应。因此，临床上"有效血药浓度范围"的概念，通常是指最低有效浓度（minimum effect concentration，MEC）与最低中毒浓度（minimum toxic concentration，MTC）之间的范围，该范围又称治疗窗（therapeutic window）。临床上常将此范围作为个体化给药的目标值，以此调整血药浓度。设计给药方案的基本依据，以期达到最佳疗效和避免毒副反应。

必须指出，有效血药浓度范围是一个统计学结论，它建立在大量的临床观察基础之上，是对大部分人有效且能很好耐受的范围，但并不一定适用于每一个人和每一个具体情况。事实上，不存在一个对所有人均有效而无毒副反应的浓度范围。在此范围内，少数患者可能无效，另有一些人则出现严重的毒副反应。例如，茶碱的有效浓度范围是10~20μg/ml，但有的老年患者的有效浓度仅为4μg/ml，当其血药浓度达到10.7μg/ml（一般人的MEC）时，却出现了茶碱中毒反应。另外，有些药物可用于治疗数种疾病，而治疗范围则会随病种不同而改变。

这些现象表明，血药浓度和药理效应的相互关系既非常密切，也相当复杂。两者的相关性可能因某些因素如衰老、疾病、合并用药等而产生变异，致使有效浓度范围在某个患者体内显著地不同于一般人。为了避免死板硬套有效浓度所造成的治疗失误，近年来有人提出目标浓度的概念。与有效浓度范围不同，目标浓度无绝对的上下限，也不是大量数据的统计结果，而是根据具体病情和药物治疗的目标效应为具体患者设定的血药浓度目标值。显然，目标浓度的设立必须考虑治疗指征、患者的各种生理病理学参数、以往治疗该患者的经验以及患者的反应等等，注重血药浓度与药理效应之间相关关系的个体化。

目前国内描述血药浓度多惯用μg/ml（或ng/ml）表示，常规TDM药物的有效血药浓度范围见表5-2。

表5-2　常规TDM药物的有效血药浓度范围

药物	消除半衰期（h）	有效浓度（μg/ml）	潜在中毒浓度（μg/ml）
卡马西平	成人：10~30	单一用药：4~12	>12
	儿童：8~19	合并用药：4~10	
乙琥胺	成人：50~60	40~100	>150
	儿童：30~50		
苯巴比妥	成人：96（53~140）	15~40	>50
	儿童：62（37~94）		
	新生儿：103（43~404）		
苯妥英	成人：18~30	10~20	>25
	儿童：12~22		
扑米酮	成人：6~8	6~15	>18
	儿童：5~8		
丙戊酸	成人：10~12	50~100	未定
	儿童：8~15		
阿米替林	成人：15~25	0.15~0.25	>0.50
去甲替林	成人：18~43	0.05~0.15	>0.50
丙米嗪	成人：9~24	0.20~0.30 *	>0.50
去甲丙米嗪	成人：12~54	0.15~0.30	>0.50
碳酸锂	成人：8~35	0.08~1.40	>2.00 **
茶碱	成人：3~8	10~20	>20
	儿童：1~8		

续表

药物	消除半衰期（h）	有效浓度（μg/ml）	潜在中毒浓度（μg/ml）
双异丙吡胺	成人：4~8	2.0~5.0	>7.0
利多卡因	健康成人：74~140	1.5~5.0	>5.0
	心衰患者：115~360		
普鲁卡因胺	成人：2.2~4.0	4~10	>16
普萘洛尔	成人：2~5	0.05~0.10	未定
奎尼丁	成人：4~7	2.0~5.0	>5.0
	儿童：6		
地高辛	36	0.0008~0.002	>2.0
洋地黄毒苷	164（144~192）	0.013~0.025	>0.034
庆大霉素	2~4	5~10	>12
甲氨蝶呤	成人：10.4	0.2~10	
	儿童：1.5		

注：＊原药与去甲基代谢产物浓度之和；＊＊单位mmol/L。

（三）样品测定

目前，国内的TDM的生物样品检测工作主要在药剂科的药物浓度监测室进行，在进行样品测定前，需要明确测定对象是原型药物还是活性代谢物、是总药物还是游离药物、是外消旋体还是对映体（手性药物），依据不同的测定对象选择不同的测定方法。除前体药物外，活性代谢物的浓度一般较低，没有必要另行测定，仅在活性代谢物浓度较高，活性较强或者因受到肝、肾功能障碍影响而导致其浓度明显上升，也就是对药物疗效和毒性反应可能发挥明显作用时考虑进行测定。某些药物具有较高的蛋白结合率，当各种原因导致药物的蛋白结合发生变化时，游离药物浓度会发生明显变化，从而导致药理性显著增强甚至出现毒副反应，这时必须直接监测游离药物浓度才能有助于剂量调整。有些对映体之间存在药效-药动学的差异，如果仅测定维拉帕米的消旋体药物浓度，则不能很好地反映剂量、浓度与效应之间的相关性。在进行正式的样品测定前需要建立准确可靠的测定方法，测定方法应满足特异性、精密度、准确度、灵敏度、线性范围等方法学的相关要求。

（四）数据分析与解释

1.采集必要的资料　对血药浓度测定结果的解释是TDM的关键，关系临床决策，意义重大。

要正确地解释结果，首先要掌握必要的资料，详细了解患者的生理、病理状态，尤其是要了解影响药物与血浆蛋白结合率的因素；应详细了解患者的所用药物情况，特别是被检测药物的使用过程；应了解被检测药物的药动学参数群体值和有效浓度范围，了解该药的剂量、血药浓度与效应间的相关程度和影响因素等。因此，需重视患者资料的收集。下述资料均与血药浓度的解释有关。

（1）临床资料

①年龄：药物在人体内的动力学性质与年龄有关。一些重要的参数如分布容积、半衰期等表现出年龄相关性，甚至血药浓度有效范围也是如此。

②体重、身高：与计算药物剂量、分布容积、清除率等参数有关。

③合并用药：药物间的相互作用可引起药物动力学参数的变化，此外，还可避免某些合并用药对分析方法的干扰。特殊生活方式如吸烟、饮酒等亦要予以记录。

④剂量、服药时间、采血时间：用于计算参数、调整给药方案。

⑤病史、用药史、诊断、肝肾功能、血浆蛋白含量等：对血药浓度值的解释至关重要。

除了收集上述资料外，在解释血药浓度时，还必须考虑以下因素：

⑥血药浓度范围：在具体情况下可能会发生变化。例如，老年患者长期服药时，往往对药物有一定的耐受性，但由于各脏器的老年性改变，对药物的敏感性亦会增强，结果使得药物的安全有效范围变窄。近年来发现抗癫痫药物有效浓度范围相差甚大，可能与不同类型的癫痫对血药浓度的需求不同有关。

⑦患者依从性：近年来，由于TDM的广泛开展，发现患者的依从性是一个不容忽视的问题。有报道称，国外50%以上的患者不按医嘱用药，表现为非依从性，从而导致治疗失败。通过TDM技术，易于发现导致治疗失败的重要原因。发现血药浓度异常时，应当询问患者是否遵从医嘱用药。

⑧其他疾病的影响：肝肾功能损害时，药物从体内的消除或代谢减慢，导致药效成分血药浓度升高或降低。当胃肠疾病或外源性损伤（如放射性治疗）时，会影响口服药物的吸收，血药浓度下降。尤其是病情危重时，脏器功能在短时间内变化较大，使得药物的体内动力学性质处于不断变化的状态，必须慎重做出解释。

⑨合并用药的影响：许多药物具有肝药酶诱导或抑制作用，合并使用时可显著改变其他药物的动力学性质，使血药浓度变化异常。

⑩特殊患者群体：老年人、儿童、婴儿、新生儿、妊娠期妇女等，均有其特殊的药物动力学特点，需加以注意。

需要采集的临床资料见表5-3。

表5-3 制定给药方案应采集的临床资料

项目	内容
一般情况	年龄、性别、体重、身高
临床诊断	主要症状、体征、临床诊断
并发症	影响药动学参数的疾病，如肝肾功能不全等
肝功能	血清清蛋白、胆红素、球蛋白、转氨酶
肾功能	血清肌酐、尿素氮
蛋白结合	血清清蛋白、球蛋白，α_1-酸性糖蛋白浓度，胆红素，游离胆红素等置换因子
电解质	血清Na^+、K^+、Cl^-、Ca^{2+}等离子，酸碱平衡
营养状态	特别饮食，深静脉营养等
用药情况	指测定药物的给药方案
合并用药	影响药动学参数、生化指标和测定方法的药物
采样情况	准确的采血时间，采样条件
与测定有关的因素	给药剂量，临床治疗效果，有无可能中毒；细菌，感染部位和严重程度，MIC（测定抗菌药物时）

需要指出，并不是每一位患者使用某种药物时都需要了解表5-3中的所有项目，因为临床实践中不易做到，但如果患者的病历上有这些内容的记录，则应收集起来，有些生化项目的检查对分析TDM的结果很重要，如果缺乏，则应及时补做。

（2）药动学资料　除临床资料外，还应掌握有关的药动学资料（表5-4）。当然，资料中的一些内容依序不易得到，但临床医师和药师应了解，这些因素会影响个体的药动学参数，这在分析有关的结果时应予以考虑。

表5-4　制定给药方案时应掌握的药动学资料

分类	内容
健康人的参数	模型与各项药动学参数
病态时的参数	心、肝、肾、甲状腺等疾病时
	休克、烧伤、肥胖、水肿、血透、发热时
生理变化时的参数	年龄（新生儿、婴幼儿、老年人），性别，妊娠，遗传，种族
	饮食（高脂肪、高蛋白、高碳水化合物）
	烟、酒、茶等嗜好，活动情况，环境因素

2.结果解释

（1）实测值与预测值比较　在掌握上述资料的基础上，根据现有的药动学资料计算血药浓度水平作为预测值，将此值与实际测定值作比较（表5-5），对比较的结果做进一步分析。

表5-5　血药浓度实测值与预测值的比较

比较结果	结果分析
实测值 > 预测值	患者是否按医嘱用药（用药量增加）
	药物制剂的生物利用度偏高
	蛋白结合率增加，游离药物减少
实测值 > 预测值	分布容积比预计的少
	消除比预计的慢
实测值 < 预测值	患者是否按医嘱用药（用药量减少）
	药物制剂的生物利用度偏低
	蛋白结合率下降，游离药物增加
	分布容积比预计的大
	消除比预计的快

当实测值与预测值不相符合时，应作出合理的解释，从患者用药依从性、药物生产厂家、生物利用度、药物的蛋白结合率、患者的生理病理因素等方面考虑。观察血药浓度与疗效的关系，即血药浓度在有效浓度范围内时，临床上是否表现为有效；当遇到不一致情况时，应找出原因，着重考虑影响药效的因素。

（2）求算药动学参数　根据测定的血药浓度，求算患者的药动学参数，并与已知值作比较。根据患者的具体情况，包括生理、病理情况及合并用药等，做出分析和判断（见表

5-6），以确定是否需要修改给药方案。

表5-6 患者药动学参数与已知值的比较

比较结果			处理意见
实测血药浓度（C_p）	临床疗效	患者的药动参数	
C_p在有效范围内	有效	与文献一致	给药方案合适，不需要调整
C_p<有效范围	不准	与文献不一致	给药方案不合适，需要修改；再监测
C_p<有效范围	有效	与文献不一致	给药方案合适，待病情有变化时再监测
C_p<有效范围	无	与文献不一致	根据新参数修改给药方案；再监测
C_p在有效范围内	不佳	与文献一致	根据新参数修改给药方案；谨慎地提高C_p，密切观察病情变化

（3）制定新的给药方案 根据新的药动学参数，制定新的给药方案。经患者执行后，适时重新测定血药浓度，一般情况下，此时的实测值与预测值则会比较一致。

如果长期使用该药物，还应定期监测血药浓度，以观察血药浓度是否有变化，因为这种变化可能随病情或用药不同而经常发生。

给药方案的个体化设计是治疗药物监测和临床药物动力学的中心环节，临床给药方案设计是指选定最佳药物之后，确定药物的剂型、给药途径、剂量、给药间隔、给药时间及疗程等。设计或调整给药方案，必须明确两点：目标血药浓度范围及药物动力学参数的来源。

目标血药浓度范围：一般以文献报道的安全有效范围为目标浓度范围。特殊患者可根据临床观察药物的有效性或毒副反应来确定。

药物动力学参数的确定：可采用文献报道的群体药代动力学参数。特殊患者需测定个体化参数。

设计或调整给药方案，首先是需要采集多个血样，绘制较为完整的药时曲线，既不经济，也不易得到患者的配合。此外，还会涉及繁琐的数学计算，以下介绍几种临床上简便的给药方案设计方法。

①稳态一点法：多次用药，当血药浓度达到稳态水平时，测定血药浓度，若此浓度与目标浓度相差较大，可根据式（5-1）对原有给药方案进行调整。

$$D' = D * C' / C \tag{5-1}$$

式中，D'：校正剂量；D：原剂量；C'：目标浓度；C：测定浓度。

说明：使用该公式的条件是：血药浓度与剂量呈线性关系；必须在血药浓度达稳态后采血，通常在下一次给药前采血，所测得的浓度为偏谷浓度。

②重复一点法：对于药物动力学参数偏离正常值或群体参数变异较大的患者，往往需要根据其个体参数值来设计给药方案。测定和求算患者药物动力学参数的系统方法是在给药后采取一系列血样，并应用计算机拟合相应的房室模型计算数据。所得参数齐全、准确，但费时费力，不便采用。重复一点法只需采血两次，即可求算出与给药方案相关的两个重要参数：消除速率常数（K）和表观分布容积（V_d）。

具体方法：给予患者两次试验剂量，每次给药后采一次血，采血时间须在消除相的同一时间。准确测定两次血药浓度，按下述公式求算K和V_d：

$$K=\ln\left[C_1/\left(C_2-C_1\right)\right]/\tau \tag{5-2}$$

$$V_d=D*e^{-K\tau}/C_1 \tag{5-3}$$

式中，C_1和C_2分别为第一次和第二次所测血药浓度值，D为试验剂量，τ为给药间隔时间。

说明：该方法只适用于第一、第二次给予试验剂量，而不能在血药浓度达稳态时使用；血管外给药时，应注意在消除相时采血；血样测定务求准确，否则计算的参数误差较大。

由此可见，如果已经给药，但没有取到第一次、第二次血样，则本法不再适用。

另外，本方法的计算中引入了两个药动学参数，即消除速率常数K和表观分布容积V_d。当患者有肥胖、水肿、心肌梗死、肝肾功能不全和低蛋白血症时，V_d可有较大的变化，而肝肾功能不全时还会引起K的变化，这些都会影响计算的结果。K和V_d两个参数，如果其中一个参数有变化，另一个参数无变化或变化很小，本法仍然适用。

3.肾衰时的参数校正　对于以肾排泄为主的药物，如地高辛，当肾功能严重受损时，其消除速率常数K和消除半衰期$t_{1/2}$显著增大，应根据肾功能校正参数和调整剂量，避免毒性反应。

肾衰时的消除速率常数K可按式（5-4）校正：

$$K'=K\left[CL'_{Cr}/CL_{Cr}-1\right]*F_u\right] \tag{5-4}$$

式中，K'和K分别为肾衰和正常情况下的药物消除速率常数，CL'_{Cr}和CL_{Cr}分别为肾衰和正常情况下的肌酐清除率，F_u为药物由尿中排泄的分数。

肌酐清除率可由血清肌酐值求得：

$$CL_{Cr,\,m}=\left(140-A\right)\times BW\left(kg\right)\times Crs/72 \tag{5-5}$$

$$CL_{Cr,\,f}=CL_{Cr,\,m}\times0.9 \tag{5-6}$$

式中，$CL_{Cr,\,f}$和$CL_{Cr,\,m}$分别为男性和女性的肌酐清除率，A为年龄，BW为体重（kg），Crs为血清肌酐值。

（五）治疗药物监测实例

患儿，男性，4岁，尿毒症，肾脏双边发育不全伴膀胱输尿管返流，于2008年10月行肾脏移植，初始免疫抑制治疗给予他克莫司（普乐可复）、霉酚酸酯及泼尼松方案。2009年9月，将他克莫司（普乐可复）速释制剂更换为缓释制剂新普乐可复，采用酶联免疫方法，根据Advagraf全血谷浓度监测结果调整剂量。

2009年10月，给予新普乐可复，2.5 mg/d，由于患儿血压升高（140/78 mmHg），加用氨氯地平0.5 mg/（kg·d）。之后，他克莫司谷浓度从3.7 ng/ml升高至12.2 ng/ml，AUC_{0-24h}从211 h/（ng·ml）上升至638 h/（ng·ml），血肌酐由66 μmol/L上升至95 μmol/L，初步怀疑药物相互作用导致的肾毒性。将Advagraf剂量下调至2 mg/d，谷浓度降至9.4 ng/ml，AUC_{0-24h}降至454 h/（ng·ml），血肌酐下降至89 μmol/L，合用氨氯地平使他克莫司清除率减少61%，表观清除率从11.8 L/h下降至4.6 L/h。

病历中未发现有影响他克莫司清除率的临床因素（如感染、腹泻和移植排斥）或生理指标异常（如天门冬氨酸转氨酶、丙氨酸转氨酶、白蛋白和血细胞比容），未使用其他影响其代谢的药物（如依那普利）。患儿的药物代谢酶基因检测结果显示，CYP3A4*1B，CYP3A5*3/*3，ABCB1 C1236T（T/T），ABCB1G2677T/A（G/T），C3435T（C/T）。

该病例证实了氨氯地平显著影响了他克莫司在患儿体内的代谢、暴露量和肾毒性。在肝脏和肠道，CYP3A4和CYP3A5参与他克莫司的代谢，P-gp影响其生物利用度。该患儿的基因型属于风险基因型，CYP3A5表达弱，氨氯地平又是CYP3A4和P-gp的底物，因此CYP3A4和P-gp成为导致药物相互作用的主要途径，从而导致他克莫司浓度升高。通过治疗药物监测，结合药物代谢酶基因检测结果，及时调整剂量，降低药物相互作用导致的不良反应发生的风险。

（赵　维　李涵涵）

第三节　药物基因组学与个体化用药

一、药物基因组学的诞生和发展

基因组学的最早起源据传是公元前510年，毕达哥拉斯发现一部分人群食用蚕豆后会导致潜在的致命性溶血性贫血，而其他人则没有这种现象。几个世纪后，人们才发现这是由于遗传导致的葡萄糖-6-磷酸脱氢酶缺乏引起的。20世纪50年代，人们发现不同的遗传背景会导致药物反应的差异，而这些差异是由基因多态性造成。1959年，Elliott Vesell和George Page的一个里程碑式实验表明相对于异卵双胞胎，同卵双胞胎之间安替比林的药代动力学特征更加相似。在此基础上，Vogel提出的"遗传药理学"就是药物基因组学的一种雏形，它从单基因的角度研究遗传因素对药物代谢和药物反应的影响，特别是遗传因素引起的异常药物反应。

1997年6月，金赛特（巴黎）可伯特实验室宣布成立世界上第一个独特的基因与制药公司，研究基因变异所致的不同患者对药物的不同反应，并在此基础上研制出新药或新的用药方法，避免患者服用低效、无效甚至有毒副作用的药物，这一概念被称为药物基因组学（pharmacogenomics）。20世纪末，随着分子生物学、分子遗传学的发展和人类基因组计划的顺利实施，人类基因的多态性不断被发现和证实，人类认识到人体的许多基因参与药物的体内过程，某一药物的体内反应和代谢涉及多个基因的相互作用，从而为从基因组水平研究药物反应的个体差异奠定了基础。药物基因组学就是在这样的历史背景下诞生的。

二、药物基因组学的概念、研究任务及研究内容

（一）药物基因组学的概念

基因多态性是生物群体中正常个体等位基因的差别，是造成药物反应个体差异的主要原因。因此，药物基因组学是指从基因水平研究基因序列的多态性与药物效应多样性之间的关系，即研究基因本身及其突变体对不同个体药物作用效应差异的影响，以此为平台开发药物，指导合理用药，提高用药的安全性和有效性。

基因多态性常分为三大类：限制性片段长度多态性（restriction fragment length polymorphism，RFLP）、DNA重复序列多态性和单核苷酸多态性（single nucleotide polymorphism，SNP）。限制性片段长度多态性是由于单个碱基突变或DNA分子内部发生较大顺序变化使限制性内切酶位点发生变化，导致DNA片段长度改变。DNA重复序列多态性主要表现为重复拷贝序列的缺失或插

入，如小卫星DNA长度多态性、微卫星DNA长度多态性。单核苷酸多态性为不同等位基因之间存在个别单核苷酸的不同，通常为碱基的置换。按照惯例，当人群中单个核苷酸的改变大于1%时，便将其定义为多态性。人体内大多数的遗传变异（大约80%）是由SNP造成的（也就是一个核苷酸被另外一个替换）。据估计，平均每300bp就有一个SNP发生。相反，在更低频率发生的单核苷酸的改变通常称为遗传变异或者突变。

目前关于SNP命名，有以下几种方法：

（1）用数字和字母表示特定基因和变异的位置。例如ABCB1 1236C>T，ABCB1是编码三磷酸腺苷结合盒蛋白B1（adenosine-triphosphate binding cassette protein B1，ABCB1）基因的名称，数字1236表示SNP在DNA上的位置，C代表原始（参考）核苷胞嘧啶，字母T是指突变核苷胸腺嘧啶。

（2）根据等位基因来表示SNP。等位基因（allele）又称对偶基因，是指位于一对同源染色体的相同位置上控制着相对性状的一对基因。人类是二倍体生物，每个染色体和特定的基因都有两个拷贝，因此人类具有两个等位基因，个体的基因型由两个等位基因共同决定。以CYP2C19为例，CYP2C19*1为原始等位基因亚型，CYP2C19是指蛋白，*和后面的数字是表示等位基因亚型，CYP2C19*2和CYP2C19*3则为不同的等位基因亚型，不同的亚型功能不同。CYP2C19*2/*2代表个体基因型为纯合子，两个等位基因均为CYP2C19*2。若一个等位基因为CYP2C19*1，一个等位基因为CYP2C19*2，则基因型为CYP2C19*1/*2的杂合子。一般情况下，编号按照等位基因鉴定的年代顺序排列。

（二）药物基因组学的研究任务

药物基因组学是在整个基因组水平上研究遗传因素对药物治疗效果的影响，它主要基于对基因多态性（包括药物代谢酶、药物转运体、药物作用靶点的基因多态性）和对已有蛋白质的结构和功能的研究，来针对性地合成药物，抑制与疾病有关的蛋白质。药物基因组学研究等位基因多态性与药物反应多态性之间的内在联系，从而改变传统的"一个药物适合所有人"的观点，根据基因的特性为某个群体甚至个体选择药物的种类和剂量，实现真正意义上的"个体化用药"，提高药物的特异性、有效性，降低和避免不良反应，节约医疗保险费用，降低研发成本等。

药物基因组学的主要研究任务有以下四个方面：一是根据基因组结构和传统药物的作用靶点，确定新的药物的作用靶点，并结合计算机辅助设计、组合化学及其他手段进行新药高通量筛选；二是根据某些基因多态性和表达谱的特异性改变其对药物的敏感性，为个体化治疗提供依据；三是根据与疾病相关的蛋白质的空间结构，寻找药物的新作用靶点；四是进行药理作用机制的研究。

（三）药物基因组学的研究内容

1.药物代谢酶细胞色素P450家族基因多态性　目前与药物反应相关的基因多态性研究主要集中在药物代谢酶，其中对细胞色素P450家族研究最深入。细胞色素P450酶（cytochrome P450，CYP450）是由一群基因超家族编码的酶蛋白组成，参与临床上60%以上的药物代谢。P450酶基因多态性是造成不同个体药物代谢差异的主要根源。CYP系统命名委员会网站http://www.cypalleles.ki.se/提供最新的遗传变异信息。CYP主要有3个基因家族CYP1、CYP2、CYP3，涉及体内大多数药物代谢的亚型包括CYP2D6、CYP2C9、CYP2C19、CYP3A、CYP2E1、CYP1A1、CYP1A2、CYP1B1、CYP2B6和CYP2C8等都存在基因多态性的现象。总之，编码CYP酶的基因可分为两类，一类是相当保守的，没有临床上重要的功能多态性，比如CYP1A2、CYP2E1、CYP3A4等；另一类是高度变异多态性，可导致重要的功能性后果，比如CYP2C19、CYP2D6等。对于高度变异多态性，不同的突变类型会对P450酶的活性产生不同影响。按照代谢的快慢分为强代谢型和弱代谢型。快代谢者药物代谢消除快、半衰期短、血药浓度低，慢代谢者恰好与此相反。

（1）CYP2D6 CYP2D6亚家族是第一个被发现具有遗传多态性的P450药物代谢酶基因，其是在抗高血压药异喹胍的代谢缺陷现象中发现的。CYP2D6酶的表达水平很低，组成了人肝脏中CYP蛋白总量的2%~4%。但其大约是25%药物的代谢酶，尤其是碱性药物，包括布非洛尔、帕罗西汀等。所有参与药物代谢的细胞色素P450基因家族中，CYP2D6是唯一不能被诱导的酶，其基因多态性对酶的个体活性有重要影响。CYP2D6的基因多态性可表现为4种表型：慢代谢型（poor metabolizer，PM）、中间代谢型（（intermediate metabolizer，IM）、有效代谢型（extensive metabolizer，EM）、超快代谢型（ultrarapid metabolizer，UM）。

CYP2D6等位基因存在明显的种族和人群差异。高加索人中，慢代谢型发生频率为5%~10%，而在亚洲人中，慢代谢型发生频率约为1%、中间代谢型则占了51%。慢代谢的基因基础为CYP2D6*3、CYP2D6*4、CYP2D6*5、CYP2D6*10等位基因突变或缺失等。在亚洲人群中没有CYP2D6*3和CYP2D6*4突变，因此慢代谢者少。

（2）CYP2C9 CYP2C9是CYP2C亚家族中的一种同工酶，主要分布在肝脏组织，约占肝微粒体CYP酶总量的20%。大约10%的临床常用药物经由CYP2C9氧化代谢，主要包括双氯芬酸、布洛芬、萘普生、吲哚美辛、苯妥英、卡马西平、格列本脲等。CYP2C9主要有3种代谢表型的基因，分别为CYP2C9*1（野生纯合子）和CYP2C9*2（突变杂合子）和CYP2C9*3（突变纯合子）。基因型的不同对药物的代谢能力也不同。

CYP2C9的遗传多态性存在明显的种族差异。CYP2C9*1、CYP2C9*2和CYP2C9*3在高加索人中发生频率分别为70%、22%和8%（酶活性异常达30%），亚洲人中分别为92%、0%和8%（酶活性异常8%）。

（3）CYP2C19 S-美芬妥因的羟化代谢呈现快慢两种代谢类型，后被证实与CYP2C19基因多态性相关。所以CYP2C19也称为S-美芬妥因羟化代谢酶基因，CYP2C19酶主要有4种代谢表型的基因，分别为CYP2C19*1（强代谢型）、CYP2C19*2（弱代谢型）、CYP2C19*3（弱代谢型）和CYP2C19*17（超强代谢型）。除了美芬妥因外，CYP2C19的代谢底物包括抗抑郁药阿米替林、丙米嗪等，抗惊厥药苯妥英、苯巴比妥等，质子泵抑制剂奥美拉唑、兰索拉唑等。

CYP2C19的遗传多态性存在明显的种族差异。如CYP2C19*2在高加索人中发生频率为13%，尼格罗人种为13%~25%，亚洲人为23%~32%。CYP2C9*3在高加索人中发生频率为0，尼格罗人种为0~2%，亚洲人为6%~10%。所以CYP2C19慢代谢型亚洲人整体占29%~42%，而高加索人为13%，尼格罗人种为13%~27%。

（4）CYP3A CYP3A家族是最重要的药物代谢酶之一，参与了50%临床常用药的代谢。其在成人肝和肠中主要表现为CYP3A4和3A5，二者与底物的结合特征相似，但是CYP3A5的酶活性较CYP3A4低。CYP3A4占肝脏CYP450酶总量的25%，代谢38个类别约150种药物，代谢临床药物60%。个体CYP3A4活性差异85%是由遗传因素决定。咪哒唑仑、硝苯地平、辛伐他汀、环孢素A等代谢与CYP3A4活性显著相关，在CYP3A4基因中发现了近30种单核苷酸多态性，其突变等位基因从CYP3A4*2至CYP3A4*19，但基因多态性因素造成个体间差异，尚无定论。目前发现CYP3A4基因多态性的变异率较低，而CYP3A5更为常见。在CYP3A5多个基因变异型中，CYP3A5*3是最常见的。其是由于内含子3发生剪接缺陷，导致CYP3A5蛋白表达受阻，酶蛋白合成和活性均显著减少，与野生型相比代谢能力降低。CYP3A5*3在高加索人的发生频率为62%~83%，尼格罗人种发生频率为27%~55%，中国人为71%~76%。

常见代谢酶的基因多态性，见表5-7。

表5-7　常见代谢酶的基因多态性

CYP	CYP 等位基因命名	关键突变位点	rs 号码	位置	功能
CYP2D6	CYP2D6*3	2549delA	rs35742686	移码突变	无功能
	CYP2D6*4	1846G>A	rs3892097	剪接缺陷	无功能
	CYP2D6*5	重组	——	缺失	无功能
	CYP2D6*6	1707delT	rs5030655	移码突变	无功能
	CYP2D6*10	100C>T	rs1065852	P34S	蛋白表达和活性降低
	CYP2D6*17	1023C>T	rs28371706	T1071R296C	蛋白表达和活性降低
		2850C>T	rs16947		
CYP2C9	CYP2C9*2	3608C>T	rs1799853	R144C	活性降低
	CYP2C9*3	42614A>C	rs1057910	I359L	活性显著下降
CYP2C19	CYP2C19*2	19154G>A	rs4244285	剪接缺陷	无功能
	CYP2C19*3	17948G>A	rs4986893	W212X	无功能
	CYP2C19*17	−806C>T	rs12248560	启动子	蛋白表达和活性增加
CYP3A5	CYP3A5*3	6986A>G	rs776746	剪接缺陷	蛋白表达和活性显著下降
	CYP3A5*6	14690A>G	rs10264272	剪接缺陷	蛋白表达和活性显著下降
CYP2E1	CYP2E1*2	1168G>A		外显子2	蛋白表达和活性下降
CYP1A	CYP1A1*2C	2454A>G	rs1048943	I462V	活性增加
	CYP1A2*1C	−3860G>A	rs2069514	启动子	诱导性下降
	CYP1A2*1F	−163C>A	rs762551	内含子	诱导性增加
CYP1B	CYP1B1*6	142C>G	rs10012	R48G A119S L432V	活性下降
		355G>T	rs1056827		
		4326C>G	rs1056836		
CYP2B	CYP2B6*4	18053A>G	rs2279343	K262R	蛋白表达和活性增加
	CYP2B6*5	25505C>T	rs3211371	R487C	蛋白表达和活性下降
	CYP2B6*6	18053A>G	rs2279343	Q172H K262R	蛋白表达下降，活性改变
	CYP2B6*18	21011T>C	rs28399499	I328T	蛋白表达和活性显著下降
	CYP2B6*22	−82T>C	rs34223104	启动子，TATA 盒	蛋白表达和活性增加，诱导性增加
	CYP2C8*2	11054A>T	rs11572103	I269F	活性下降
	CYP2C8*3	2130G>A	rs11572080	R139K K399R	活性发生改变
		30411A>G	rs10509681		
	CYP2C8*4	11041C>G	rs1058930	I264M	活性下降

引自：Zanger UM，Schwab M．Pharmacol Ther，2013，138：103-141。

2. Ⅱ相药物代谢酶的基因多态性　Ⅱ相（结合）反应药物代谢酶催化基团结合到药物母体及氧化产物上，增大水溶性，使其更容易排出体内。人体最大的Ⅱ相药物代谢酶系统是尿苷二磷酸葡萄糖醛酸基转移酶（UDP-glucuronosyltransferase，UGT）家族。UGT在许多组织内都有表达，但是肝脏是UGT表达量最高的器官。UGT可以将相当大一部分化学物质和药物转变为葡萄糖醛酸苷。

UGT1A1、UGT1A6、UGT1A7、UGT2B4、UGT2B7和UGT2B15基因编码区都发现了遗传病变异，但UGT1A1的药物基因组学研究是最为深入。迄今为止，发现60余种UGT1A1的变种与非结合型血内胆红素过多症有关，其中UGT1A1*28的研究进行的最为深入。UGT1A1*28与大部分白种人的Gilbert综合征（又称为体质性肝功能不良性黄疸）有关。其余的UGT1A1多态性现象大部分存在于前五个外显子中。在亚洲人群中，包括UGT1A1*6、UGT1A1*7、GUTTA*27在内的若干个突变体对轻度的高胆红素血症有显著的促进作用。UGT1A1*28在几种人群中的等位基因频率和基因型频率已经被确定。在苏格兰人种中，6/6纯合子的频率为40%，6/7杂合子的频率为48%，7/7纯合子的频率为12%。在非裔美国人群中，7/7纯合子的频率较高为23%，然而，中国和日本人群中，7/7纯合子的频率较低。

UGT1A1*28最重要的临床意义在于对伊立替康的解毒作用。伊立替康是一种喜树碱类药物，用于治疗结肠癌、直肠癌。伊立替康被羧基酯酶水解，转化为活性的代谢产物SN-38，它是一种拓扑异构酶的抑制剂。在肝脏和肝外组织中，SN-38进一步被UGT1A1、UGT1A8、UGT1A9、UGT1A10葡萄糖醛酸化成为无活性的葡萄糖醛酸SN-38（SN-38G）。在44个个体的肝微粒体中进行的体外实验表明，当UGT1A1的TATA盒TA重复序列增加时，胆红素和SN-38葡萄糖醛酸化水平下降。UGT1A1*28等位基因的存在显著改变了SN-38的代谢。相对于野生型携带者，UGT1A1*2携带者的SN-38G/SN-38曲线下面积比例显著下降，并且有产生更为严重的中性粒细胞减少症和痢疾的趋势。UGT1A1*28等位基因还发现与患乳腺癌的风险有关。

其他二相代谢包括磺基转移酶、甲基转移酶、谷胱甘肽S-转移酶等的药物基因组学情况也都得到了研究。比如有研究发现，磺基转移酶（sulfotransferase 1A1，SULT1A1）的拷贝数差异是造成他莫昔芬体内代谢差异的因素之一。比如谷胱甘肽S-转移酶（glutathione S-transferase，GST）1*B等位基因对铂类药物的解毒能力下降，从而使得携带有该等位基因的个体具有更高的化疗反应率。

人尿苷二磷酸葡萄糖醛酸基转移酶中常见的基因多态性现象见表5-8。

表5-8　人尿苷二磷酸葡萄糖醛酸基转移酶中常见的基因多态性现象

等位基因	典型底物	变异	体外活性
UGT1A1*28	胆红素	启动子区域的TA丢失/插入	酶表达量下降30%
UGT1A1*6		G71R	丧失50%酶活性
UGT1A6*2	平面酚	T181A，R184S	丧失25%~75%酶活性
UGT1A7*2	羟基苯芘	N129K，R131K	丧失60%~84%酶活性
UGT1A7*3		N129K，R131K，W208R	
UGT1A1*4		W208R	
UGT1A8*2	羟基苯芘	A173G	不影响活性

续表

等位基因	典型底物	变异	体外活性
UGT1A8*3	羟基 -2- 乙酰氨基芬	C277Y	完全失活
UGT2B4*2	猪去氧胆酸	D458E	无报道
UGT2B7*2	吗啡 R- 奥沙西泮	H268Y	不影响活性
UGT2B115*2	S- 奥沙西泮雄酮	D85Y	对 S- 奥沙西坦代谢活性下降 80%

3.药物转运蛋白的基因多态性　药物在体内的吸收、分布、代谢和排泄离不开转运体的作用，目前发现有两种转运体家族溶质转运体（solute carrier，SLC）和ATP结合盒转运体（ATP-binding cassette，ABC），前者多数属于摄取转运体，后者属于外排转运体。摄取转运体包括有机阴离子转运多肽、有机阴离子转运体、肽类转运体等，外排转运体包括P-糖蛋白、多药耐药相关蛋白、乳腺癌耐药蛋白等。药物转运蛋白在机体内负责内外源性物质的摄取和外排，继而影响药物在机体内的吸收、分布、代谢及排泄过程。相对于药物代谢酶的基因多态性，目前临床上经过确认的转运体相关的显著基因多态性并不多见，但是其研究也愈来愈受到关注。

（1）摄取转运体　有机阴离子转运多肽（organic anion transporting polypeptides，OATPs）中与药物体内处置过程密切相关的主要是OATP1B1（编码基因SLCO1B1）和OATP1B3（编码基因SLCO1B3）。研究发现，亚洲人群中最常见为c.521T>C和c.388A>G，发生频率分别为66% 和15.8%，该变异会对他汀类药物造成较大影响。OATP1B3在氨基酸组成上与OATP1B1相似，其基因多态性主要影响伊马替尼、睾酮、他克莫司等药物的体内过程。关于OATP2B1基因多态性报道较少，现已发现的变异包括c.1457C>T、c.935G>A、c.601G>A、c.1175C>T等，往往变异的发生会减少药物的吸收；有机阴离子转运体（organic anion transporters，OATs）主要介导药物的分泌和重吸收，在药物的排泄和分布过程中发挥重要作用。相对于OATPs，有机阴离子转运体（OATs）基因多态性研究较少，其中OAT1、OAT2、OAT3基因多态性研究较早，目前已发现存在Arg256Trp、Pro104Leu、Arg50His、Ile226Thr等6种非同义突变；有机阳离子转运蛋白（organic cation transporter，OCT）对内源性胺类和多种外源性药物（如二甲双胍、顺铂）起重要转运作用。欧美人群中OCTs基因多态性与二甲双胍疗效研究中表明，41C>T（S14F）、262T>C（R61C）、566C>T（S189L）等七个位点的变异均与二甲双胍摄取减少有关，因此其疗效随基因型不同而不同。

（2）外排转运体　ABC转运体作为跨膜转运蛋白，利用ATP水解产生的能量可将胞内物质转运出胞外，介导多类药物的转运。其变异多样，研究其基因多态性具有积极的临床意义。P-gp具有高度基因多态性，研究最多的是1236C>T、2677G>T/A、3435C>T。其中C3435突变与肠内P糖蛋白水平的降低及血浆内地高辛水平的上升有关。多药耐药相关蛋白2（multidrug resistance-associafed protein 2，MRP2）是ABCCs家族与药物处置过程密切相关的转运体，已发现的SNPs高达400多个，健康人群中MRP2-24C>T变异频率达18.52%。BCRP可介导内源性化合物和众多药物的外排，如尿酸、叶酸等内源性物质和抗肿瘤药物米托蒽醌、甲氨蝶呤、吉非替尼等。BCRP 34G>A、376C>T、421C>A基因型在中国汉族健康人群中的分布频率分别为28.6%、1.4%、32.1%，与韩国、日本人中分布相似。目前研究最多的是421C>A突变，该突变使部分药物血药浓度升高。

4.药物靶点基因多态性　药物与机体分子结合部位成为药物靶点，药物的靶点多为受体、酶，也包含离子通道和核酸等。药物靶点的改变使药物的结合、药效发生变化。关于受体的基因多态性，目前受到广泛关注的有肾上腺素受体、阿片受体、多巴胺受体等。

（1）肾上腺素受体　肾上腺素受体分为α受体和β受体两个亚家族。β1肾上腺素受体由ADRB1基因编码，已知近10种导致氨基酸变异的单核苷酸多态性，其中研究广泛的是145A>G和1165G>C。145A>G突变使Ser突变为Gly，其发生频率在西方健康人群中约为0.13，该型受体对激动剂诱导的受体减敏程度减弱。1165G>C突变使Gly突变为Arg，其发生频率在西方健康人群中约为0.27。与健康人群相比，高血压患者1165G>C突变频率变高，提示该受体多态性可能参与疾病的发生发展进程。β2肾上腺素受体由ADRB2基因编码，其基因多态性多为单核苷酸多态性。其中受体功能变化的变异有46位突变（Arg16Gly）、79位突变（Gln27Glu）和491位突变（Thr164Ile）。发生率较高的为基因46位和79位突变，这种突变具有明显的地域差异，在白种人中发生频率较高。Arg16Gly突变可促进β2受体激动剂所致的受体下调，Gln27Glu突变恰好与Arg16Gly突变相反，可阻止β2受体激动剂所致的受体下调。Thr164Ile突变发生率较低，为2.5%，不会对激动剂所致的受体下调产生影响，但可使受体与部分激动剂亲合力下降。

（2）阿片受体　阿片受体是阿片类镇痛药的重要靶点，阿片受体主要分为μ阿片受体、δ阿片受体、κ阿片受体和阿片受体样受体-1。μ受体和δ受体基因多态性常见，其中μ受体由于其功能性更受到广泛关注。发生在μ受体的变异有Ala6Val、Asp40Asn，具有明显的种族差异性。

（3）多巴胺受体　多巴胺受体是多种抗精神病类药物的作用靶点，可根据理化性质分为D1家族受体和D2家族受体，分别涵盖D1、D5和D2-D3五种亚型。多巴胺D1受体-48A/G基因型以AA纯合子最常见，AG杂合子次之，以A等位基因频率最高。D2受体突变为Ser311Cys、-141C ins/Del突变以及酶切位点的突变。D3受体保守性较高，但仍存在Ser9Gly以及RFLP变异。

其他临床报道还包括5-羟色胺受体基因多态性、血管紧张素Ⅱ受体基因多态性和维生素D受体基因多态性等。

5.药物结合蛋白多态性　血浆蛋白可与药物结合，将其运输分布到靶部位，是影响药物体内分布的重要因素。血浆蛋白可分为白蛋白、α1球蛋白、α2球蛋白、β球蛋白、γ球蛋白和纤维蛋白等，其中白蛋白和α1酸性球蛋白最常与药物结合。

已知白蛋白变异包括Lys313Asn、His218Arg、Asp365His、Asp269Gly等，Lys313Asn变异者对华法林、地西泮等高血浆结合率药物的结合能力下降，从而使游离药物浓度增加。α1酸性球蛋白含量较少，但如β肾上腺素受体阻断剂、抗心律失常药以及黄体酮、红霉素、氯丙嗪等众多药物皆与α1酸性球蛋白结合显著，其基因多态性也是用药后个体差异产生的重要原因。

整体来讲，药物代谢酶、药物转运体、药物受体或靶点以及药物结合蛋白基因多态性的综合作用造成了个体和种族之间较大的差异性，这一观点目前在糖尿病、高血压、高脂血症等方面都得到了系统的研究。

三、药物基因组学的研究步骤和研究方法

（一）药物基因组学的研究步骤

药物基因组学的重点并不是疾病发生的内在分子机理，而是个体遗传差异对药物反应的不同作用，因此药物基因组学着重于遗传差异（即基因多态性）的快速测定。方法上依赖

于药理学、生物化学、遗传学及基因多态性，其中特别需要高效的基因变异检测方法，即从众多的个体中获得某等位基因产物，检查其变异，并确定变异基因的序列变化。

药物基因组学开展研究时，首先应明确药物作用机制，确定与药物反应相关的基因产物（如受体或酶等），而后确定候选基因，找出其多态性（如单核苷酸多态性）并确定其功能和频率，最后通过临床试验，考察候选基因的变异与药物反应间的联系。

（二）药物基因组学的研究方法

药物基因组学研究不需要发现新的基因，研究的主要策略包括选择药物起效、活化、排泄等过程相关的候选基因，以鉴定基因序列的变异，确定基因对药物效应的多态性。这些变异既可以在生化水平进行研究，估计它们在药物作用中的意义；也可以在人群中进行研究，用统计学原理分析基因突变与药效的关系。

目前药物基因组学的研究方法有：第一，构建全基因组基因多态性图谱；第二，发现各种疾病和各种药物反应表现型差异与基因多态性的统计关联；第三，根据基因多态性对人群或患者进行疾病易感性和药物反应分类，并开发这种诊断试剂盒；第四，在临床上针对易感人群进行疾病防治，针对不同药物反应的患者进行个体化治疗。

1. **药物效应图谱（medicine response profiles，MRPs）** 药物的体内过程受身高、体重、年龄、环境、并发症等多个因素的影响，且受药物代谢、转运、靶点多态性控制，针对某些代谢差异性药物，同等剂量下不同基因型的个体（超强代谢者、强代谢者、中等代谢者、弱代谢者）将产生不同的作用，因此可根据基因型调整给药剂量。

药物效应图谱技术利用患者微量的DNA来预测他们对某种药物的效应。目前用于研究临床药物在一小部分患者群体中所产生的罕见不良反应，以及协助医师确定患者是否对相对罕见而严重的药物不良反应具有易感性。

2. **连锁分析（linkage analysis）和关联分析（association analysis）** 连锁分析是利用连锁的原理研究致病基因与参考位点（遗传标记）的关系。根据孟德尔分离率，如果同一染色体上的位点不连锁，那么遗传标记将独立于致病基因而分离，与致病基因位于同一单倍体或不同单倍体的机会各占一半，否则表明连锁的存在。根据家系遗传信息中基因间的重组率计算出两基因间的染色体图距。另外根据疾病有无合适的遗传模式，可以分别进行参数分析与非参数分析。

尽管连锁分析在实际研究中已经证实可靠有效，但对于在复杂疾病的研究中，却存在很大的局限性。首先，连锁分析更适用于单基因疾病的遗传研究，而在目前已知的疾病当中，复杂疾病占了绝大多数。其次，连锁分析对于致病性高、数量少的遗传变异具有较好的适用性，但对于中效甚至弱效的突变则显得力不从心。最后，通过连锁分析在染色体上的定位通常是cmol/L级别，也就是百万个碱基对，其中包含的成百上千的基因，要精细定位突变位点仍有很长的路要走。因此对于复杂疾病，连锁分析只能提供部分参考性意见。

关联分析是一种简单、实用的分析技术，就是发现存在于大量数据集中的关联性或相关性，从而描述了一个事物中某些属性同时出现的规律和模式。基因组学中应用关联分析即在不相关的人群中寻找与性状（疾病或药物反应）相关的染色体区域。如果某一等位基因能增加患某种疾病的风险，那么患者中含有这个等位基因的频率应该高于正常者，即这一等位基因与该疾病存在关联。基因组范围内遗传标志物和药物反应表型之间的关联研究，单核苷酸多态性（single nucleotide polymorphism，SNP）是基因组关联研究最常用的标志之一。

人类整个基因组序列约有100万个SNP，它们可分布在编码区、内含子和启动子等区域，因此，进行多基因药理学特性相关研究时，SNP可作为涵盖整个基因组的有用标志物。

在连锁分析上，特定位点的所有等位片段都起作用；反之，关联分析可以检测单个等位片段的作用。在常见的复杂疾病中，由于每个效应基因的贡献度较小，应用关联分析往往较连锁分析更为有效。

3. **表型（phenotype）和基因型（genotype）** 药物代谢的表型分析可以通过测定其代谢情况或临床结果而获得。基因型分析涉及PCR-RFLP、多重PCR、等位基因特异性扩增、寡核苷酸连接分析、高密度芯片分析、质谱分析等一系列技术。

基因型和表型之间有着密不可分的联系。基因型是从亲代获得的，它反映生物体的遗传构成，可能发育为某种性状的遗传基础。表现型是指生物体所有性状的总和，但整个生物体的表型还会受到环境因素的影响，因此是无法具体表示的。且基因型与表型的关系具有一定的异质性，有些基因对药物代谢的影响是明确的，而其他的一些基因的遗传方式可以是隐性也可以是显性，对药物代谢影响的并不一定显现。

4. **基因芯片技术** 微阵列主要是将DNA探针在一张微型膜上有规则的排列，并且可以由机器进行自动点样、处理样品、读出报告以及处理数据的一种装置，又称基因芯片、DNA芯片或生物芯片。科学家和工程师们都在借助计算机工业的微型化、集成化和平行处理技术来发展实验装置，并用于微阵列芯片这张小薄膜，微阵列技术对于基因本身及其序列分析来说是一种快速有效的方法，RNA或DNA分离样品在芯片上的杂交可以用来监测mRNAs的表达以及基因组DNA多态性的表现。从而在全基因组的基础上了解药物作用机理的探索。

DNA芯片在药物基因组学研究中应用广泛，可以对患者治疗前的基因诊断，确定其基因多态性，实施个体化治疗；对特定人群的基因诊断，有助于针对性的开发新药；进行转录分析，提供药物基因组学标记，有助于药物筛选。

5. **单核苷酸多态性** 单核苷酸多态性是人类基因组中最常见的变异形式，既是导致人类遗传易感性的重要因素，也是导致人类药物代谢和反应差异的重要因素，因此在药物基因组学研究中可以发挥重要的作用。它可以作为一种高效的多态标记，用于复杂疾病的关联分析；也可作为个体遗传特征的十分有效的标记，用以构建SNPs图谱，对疾病进行准确的基因诊断。另外，SNP因具有双等位特性亦适合高通量的基因型测定，并非建立在药物作用机制的推测上，因此可以帮助发现与药物反应相关的全新基因。

SNPs检测分析多基于PCR技术，分析核苷酸多态性，通常有两种研究平台：以质谱为基础的平台和以荧光标记为基础的平台。前者运用质谱仪确定特异寡核苷酸微小的质量变化来验证相关SNPs，后者以荧光探针为检测标记。

四、药物基因组学的应用

药物基因组学的应用主要存在于两个方面，一是指导临床用药，实现个体化治疗。现代分子生物学、分子医学以及药物基因组学等学科的发展，使医学研究越来越趋向于个体化。通过对用药个体基因组多态性及其对药物反应相关性的分析，可制定基于个体遗传学特征之上的"个体化治疗"。目前，应用的方法是根据药物动力学的原理，通过测定服药者体内的药物浓度，计算出药物动力学参数，设计个体化给药方案。药物基因组学已经成功用于高血压、哮喘、高血脂和肿瘤等疾病的药物治疗。但也要注意药物代谢的遗传多态性是否具有临床意义取决于药效活性存在于底物还是其代谢物，以及由遗传决定的消除途径在总消除途径里所占的比重。二是促进新药的研究和开发。应用药物基因组学开发新药就是利用基因组数据库，经生物信息学分析、高通量基因表达筛选等现代生物技术快速高效的研发新药。此外，药物基因组学可根据基因型选择有效的治疗群体，从Ⅰ期临床试验开始，实验对象就被划分为不同的基因型，根据实验数据和结果，在进入Ⅱ期、Ⅲ期临床试验时，则可明确这些药物适合哪些患者，或选择哪些患者作为实验对象，避免不良反应的发生。重新评价"无效"或因不良反应大而未获批准的药物。

抗肿瘤药物他莫昔芬、抗凝药物华法林、氯吡格雷、抗排斥药物他克莫司等已陆续出台临床指南。

下面将具体介绍抗肿瘤药物、抗凝血药物、免疫抑制药物等的药物基因组学研究。

（一）抗肿瘤药物的药物基因组学研究

恶性肿瘤是机体由于外界刺激或自身生理缺陷导致细胞发生基因突变后异常增殖的结果。多年来，虽然手术、放疗和化疗取得长足进展，但都难以取得彻底根治肿瘤的效果。手术后的肿瘤转移、复发，用药后的耐药性和不良反应均十分普遍，特别是同一种化疗药物用于不同患者取得的效果也千差万别。肿瘤基因组学是在人类基因组的基础上，寻找癌相关基因组及遗传序列，筛选及检测肿瘤特异性或相关性表达，判断基因间相互关系，并比较个体之间基因差异，最终用于指导肿瘤发病机制研究及临床肿瘤个体化治疗。

1.药效相关的基因研究　他莫昔芬是雌激素受体阳性乳腺癌患者预防和治疗的常用药物，CYP2D6 将他莫昔芬代谢为4羟基-他莫昔芬和吲哚昔芬，其与雌激素受体的亲和力为原药的约100倍。Goetz 等报道，在NCCTG 89-30-52 试验的乳腺癌患者中，与杂合子或野生型相比，纯合突变的CYP2D6*4（弱代谢者）乳腺癌患者使用他莫昔芬的无复发生存时间缩短，无病生存率下降。研究发现 CYP2D6 弱代谢者的乳腺癌复发率为最高的（风险比为3.12，P=0.007）。该研究结果相继被多个研究小组证实，如日本人群的 CYP2D6*10 等位基因携带者单独使用他莫昔芬治疗的肿瘤复发率增高。对中国人群而言，CYP2D6 *10 为最常见的弱代谢型，该等位基因纯合突变患者使用他莫昔芬的效果相对不佳。简而言之，与野生型/正常功能的 CYP2D6 基因型的患者相比，携带 CYP2D6 *4 和CYP2D6 *41（剪切缺陷）、CYP2D6*5（基因缺失）、CYP2D6*10和CYP2D6 *17（活性下降）等基因突变的患者使用他莫昔芬的复发率增加，无复发期较短，无瘤生存率降低。2018年发布的临床指南，分别依据CYP2D6的代谢状态超快代谢、快代谢、中间代谢和慢代谢，给出了相应的治疗建议。

2.药物毒性相关的基因研究　6-巯基嘌呤（6-MP）是一种嘌呤类类似物，用于治疗儿童急性淋巴母细胞性白血病。其在临床应用广泛但是毒性反应较大且个体间差异显著。研究发现体内活性代谢产物浓度过高是导致毒性反应的主要因素。6-硫鸟苷酸（TGNs）是6-巯基嘌呤的主要活性代谢产物，但过多将导致严重的毒副反应。硫嘌呤甲基转移酶（thiopurine S-methyltransferase，TPMT）催化6-MP转变成无活性的甲基化衍生物而失活，低活性TPMT将导致血浆中活性代谢产物的蓄积，进而使6-巯基嘌呤的毒副反应增加。TPMT基因具有多态性，根据其表型分类：①正常活性正常代谢型，基因型为*1/*1。②中等活性中等代谢型，基因型为*1、*2、*3A、*3B、*3C或*4无功能等位基因。③低活性慢代谢型，即2个等位基因均为无功能型*2、*3A、*3B、*3C或*4。

纯合型无功能基因携带者使用常规剂量的6-MP会产生致命的骨髓抑制反应，因此建议以10%正常剂量作为起始剂量，而仅有30%~60%的杂合型患者会因毒副反应而无法耐受常规剂量的6-MP，指南建议的起始剂量为正常剂量的30%~70%。

其他诸如喜树碱类药物与尿苷二磷酸葡萄糖醛酸转移酶，氟尿嘧啶类药物与二氢嘧啶脱氢酶，顺铂和谷胱甘肽-S-转移酶等也存在基因多态性。总之，抗肿瘤药物基因组学的核心目的是以个体患者的遗传特质为基础，预测其对某种抗癌化疗药物的反应性和毒性。随着研究的不断深入，将来会有更多抗肿瘤药物通过对患者基因或遗传多态性的研究，来预测该患者对相应药物的敏感性和毒性，最终实现个体化用药，并且阐明能够影响肿瘤药物在人体内反应的各种因素，逐步将肿瘤治愈。

（二）抗凝血药的药物基因组学

抗凝血药可用于防治血管内栓塞或血栓形成的疾病，是通过影响凝血过程中的某些凝血因子阻止凝血过程的药物。现主要介绍法华林的药物基因组学研究。

华法林一直是口服抗凝药治疗中的支柱性药物。但由于其治疗窗较窄、个体间剂量差异大、影响因素多（药物、疾病状态、年龄、遗传等多种因素均对华法林有效剂量产生影响）限制了在临床中的使用。1999年研究发现CYP2C9基因变异可能是导致华法林剂量的个体差异的主要原因，因此人们对基因多态性与华法林剂量之间的关系开展了大量研究。

2017年临床药物基因组学实施联盟（CPIC）发布的指南提出了影响华法林剂量的4个主要基因。华法林是R和S型异构体的混合物，S-华法林的活性是R-华法林的3~5倍。S-华法林主要由CYP2C9代谢，CYP2C9等位基因CYP2C9 *2、CYP2C9*3的多态性可以影响个体对华法林的敏感性及在抗凝治疗过程中出血的危险性。体内和体外研究表明CYP2C9*2和CYP2C9 *3分别降低S-华法林的代谢30%~40%、80%~90%。相比于纯合子CYP2C9*1，CYP2C9*2或者CYP2C9*3杂合子或突变纯合子只需要较低剂量即可达到相似的抗凝水平，需要更多的时间达到稳定的国际标准化比值（international normalized ratio，INR），而且华法林治疗的出血风险较大。另外，华法林主要抑制维生素K环氧化物还原酶（VKOR），通过干扰维生素K依赖的血栓因子的合成而发挥药效的。维生素K环氧化物还原酶复合物1基因（VKORC1）启动子区-1639G>A的多态性与华法林的临床用药剂量有关。突变型的启动子活性高，凝血作用强，使华法林的用量增加，因此携带该变异基因的患者属华法林高剂量组。CYP4F2为肝脏维生素K氧化酶，而CYP4F2*3是首个被3个独立的白人队列研究证明影响酶活性、与华法林剂量相关的变异。CYP2C（rs12777823）可以通过显著影响华法林的清除而与华法林剂量相关，其作用独立于CYP*2和CYP*3。

临床指南里推荐了2个基因指导的能准确预测华法林稳定剂量的模型，即GAGE模型和IWPC模型（华法林在线剂量计算网址 http://www.warfarindosing.org/）。这两种计算方法推荐的剂量非常相似。预测的每日华法林稳定剂量可以精确到小数点后一位，由临床医生制定给药方案。与模型比较，2010年FDA批准的华法林说明书中提供的剂量表能更好地预测华法林剂量。在线剂量计算网址不仅提供了原始版计算，还提供了校正CYP4F2、CYP2C9*5、CYP2C9*6的计算，但基因多态性只能解释华法林的部分个体差异。因此，需要综合考虑患者的体表面积、肝肾功能及合并用药等因素来选择合适的剂量。另外，临床指南推荐的华法林稳定剂量预测模型是基于非亚洲人群建立的，是否能适用于中国人群还需要更多的数据支持。

（三）免疫抑制药物的药物基因组学

免疫抑制药是一类广泛用于器官移植排斥和自身免疫性疾病的药物，它们都有治疗指数窄、个体间药物代谢动力学和药物疗效差异大的特点，这些特点多源于遗传因素。半个世纪以来，医药学家做了大量的临床研究工作来确定各种免疫抑制剂的治疗窗，以此作为调整药物剂量和预测药物不良反应的依据。但有时，即使免疫抑制剂浓度在治疗窗内，患者仍会发生排斥反应或产生药物不良反应。

环孢素（CsA）作为一种强效免疫抑制剂，近年来广泛应用于器官移植术后的抗排斥反应治疗。CsA的生物利用度和代谢主要受药物代谢酶CYP和转运蛋白P-gp的影响，其中CYP主要参与CsA的代谢，P-gp则在CsA的吸收和分布中发挥重要的作用。目前确认的研究发现是：CYP3A5*1 /*1 基因型比 CYP3A5*3 /*3 基因型AUC较低和CsA清除率较高。肾移植术后第3、6个月，CYP3A5-CYP3AP1 连锁基因型*1*1*1*1 的表达者比*1*3*1*3 型和*3*3*3*3 型表达者需要更高剂量的CsA。因此，最理想的状态是针对特定的种族、性别甚至包括年龄，进行分类研究以完善个体化用药。

他克莫司（tacrolimus，FK506）是从链霉菌中发酵分离出来的一种新型的大环内酯类免疫抑制剂，可相对特异性地抑制淋巴细胞的增殖。目前其基因多态性研究主要集中在CYP3A5和ABCB1 的基因多态性上。研究发现该基因的一种SNP(A6986G)将会决定表达的酶是否有活性，即CYP3A5*3/*3 表达无活性的酶，CYP3A5*1/*1表达正常活性的酶，CYP3A5*1/*3表达低活性的酶，酶活性的降低或失活将使他克莫司的代谢减少。多药耐药基因1(MDR1/ABCB1)是目前研究较多、功能较明确的编码跨膜转运蛋白P-gp的基因。而跨膜转运蛋白P-gp主要作用是能量依赖性地将作用底物（如他克莫司）由细胞膜内转运至细胞膜外，降低细胞内药物浓度，使机体对该药产生耐药性。MDR1基因的多态性通过改变P-gp的活性从而影响他克莫司的药代动力学参数。2015年发布的临床指南，将CYP3A5的代谢状态分为强代谢型（CYP*1/*1），中间代谢型（CYP*1/*3、CYP*1/*6、CYP*1/*7）和慢代谢型（CYP*3/*3、CYP*6/*6、CYP*7/*7、CYP*3/*6、CYP*3/*7、CYP*6/*7），并建议强代谢型和中间代谢型将起始剂量增加到1.5~2倍，但不应该超过0.3mg/（kg·d），慢代谢型按推荐剂量治疗。

五、药物基因组学的发展前景

综上所述，药物基因组学的研究在人类基因组学研究的背景下已经拉开了序幕。一方面，随着对药物作用与基因多态性关系认识的深入和基因分析技术的发展，药物基因组学将指导和优化临床用药实现精准个体化治疗。用药物基因组学原理为特定人群设计最佳的药物，提高疗效，缩短病程，降低成本。另一方面，药物基因组学能够解释药代动力学差异、药效学差异和临床试验中出现变异的原因，将使得新药的研发更加快捷有效。人们可以根据不同人群及不同个体的遗传学特点开发设计新的药物，加快药物的研发进程，缩短研发周期，提高药物的临床疗效批准率，减少药物研发的风险。

药物基因组学的发展将最终彻底阐明导致药物代谢和遗传的基础，患者的遗传药理学信息将以基因芯片形式存储和调用，使得根据每个患者特定的遗传背景来选择最优药物，提高疗效、缩短疗程、减少毒副作用、降低成本成为可能。可以预见，药物基因组学将推动人类对药物的新认识，为人类健康带来福音。

扫码"练一练"

（赵 娣）

扫码"学一学"

第六章 药品不良反应监测

在批准某一药品上市前，国家药品监督管理部门会对其进行风险效益评价。通常只有当某药品用于其目标人群的效益大于风险时，该药品才有可能被批准上市；但是这不意味着所有真实存在的或潜在的风险已全部被认知。许多罕见的、迟发性药品不良反应（adverse drug reaction，ADR）、药物不良事件（adverse drug event，ADE）和药物相互作用等，在上市前研究中难以观察到，但是在临床使用过程中会逐步的暴露出来。据世界卫生组织（WHO）统计，各国住院患者ADR的发生率为10%~20%。在美国每年有200多万患者由于发生ADR而导致病情恶化，其中10.8万人因此死亡。研究表明，在致死性ADR中67%是可以防止的；在致残性的ADR中84%是可以防止的；在危及生命的ADR中28%是可以防止的。

在我国，各级医疗机构是药品消费的主要场所，也是ADR/ADE集散的主要场所。调查研究结果显示，我国医疗机构的药品销售额占全国市场药品销售总额的85%以上，其中住院患者的用药品种多、药费比例高，相应地在医疗机构中ADR/ADE的发生例数也会增多。门诊患者通常是在医疗机构就诊并开方取药，因此若在使用药品过程中发生ADR/ADE，患者往往首先会到开具处方的医疗机构进行反映。即便不是在医疗机构就诊开药，当使用药品过程中发生ADR/ADE时，患者首先考虑到医疗机构就诊和治疗。因此，医疗机构自然就成为发现ADR/ADE信号的主要场所。目前，国家ADR监测中心每年可收集140万例以上的ADR报告，其中约85%来自各级医疗机构，反映了数十年来医院对用药安全的重视和积极开展ADR监测工作的显著成效。在北京市，ADR报告与评价工作已成为住院药师在入职后的三年规范化培训考核中必须掌握的五大基本技能之一；此项规范化培训的目的是使药师入职后形成清晰的工作理念：认真做好ADR监测，防范药品安全风险，ADR监测是保障公众合理用药的重中之重。

第一节 药品不良反应

一、药品不良反应概述

（一）ADR的概念

WHO国际药物监测合作中心（现称乌普萨拉监测中心，Uppsala monitoring centre，UMC）对ADR的定义是：正常剂量的药品用于疾病预防、诊断和治疗或改变生理功能时出现的有害且非预期的反应（A reaction which is noxious and unintended，and which occurs at doses normally used in man for the prophylaxis，diagnosis，or therapy of disease，or for the modification of physiological function.）。

2011年5月4日，我国卫生部新颁布的《ADR报告和监测管理办法》（以下简称《办法》）对ADR的定义为：合格药品在正常用法用量下出现的与用药目的无关的有害反应。上述定义排除了超量用药、误用和滥用药物引起的反应，此外，药品必须是合格的，假药或劣药产生的不良后果不属于ADR范畴。

（二）ADR的分类

1. 按与药理作用有无关联性分类　1977年，Rawlins和Thompson提出AB型ADR分类法，该分类方法简单实用，被广泛采用。其主要依据是，按照药品的不良反应与其药理作用之间有无关联性，分为A型和B型两大类。

（1）A型不良反应　又称为剂量相关型不良反应（dose-dependent），临床上最为常见。其特点为：①由药品的药理作用增强所致，通常与剂量相关；②可以预测，停药或减量后症状减轻或消失；③一般发生率高、致死率低；④与药物制剂的差异、药动学差异及药效学差异等因素有关。副作用、毒性反应、继发反应、后遗效应、首剂效应和撤药反应等均属A型不良反应。例如苯二氮䓬类药物引起的嗜睡、抗凝血药所致的出血等。

（2）B型不良反应　又称为剂量无关型不良反应（dose-independent）。其特点为：①与正常药理作用无关；②通常与使用剂量无关；③难以预测；④发生率低，死亡率高；⑤该反应可能是药物有效成分或其代谢物、添加剂、增溶剂、赋形剂等所引起，也可能是遗传因素导致的个体差异所引发。药物的变态反应和特异质反应属于B型不良反应。例如，青霉素引起的过敏性休克、氟烷引起的恶性高热等。

某些ADR在长期用药之后出现，潜伏期长，无明确的时间关联性，难以预测；其发病机制尚在探讨之中，其中多数与心血管系统、纤溶系统等变化有关，甚至致癌、致畸、致突变等。一般把它划归为B型ADR，也有人将其另行归类为C型ADR，所以又衍生出了ABC型分类法。

2. 按药理学的其他分类　根据ADR发生后与药理作用的关联性进一步细化，可分为更易分析识别的9类。此种ADR分类方法更加科学，较少存在无法分类的ADR。其分类如下。

（1）A类（augmented）　为药理作用增强的反应，与剂量有关，停药或减量时，反应停止或减轻。

（2）B类（bugs）　是促进某些微生物生长而引起的不良反应，如抗生素引起肠道内耐药菌群的过度生长。

（3）C类（chemical）　是由药物的化学性质引起的反应，如注射液引起静脉炎，口服药引起胃肠道黏膜损伤。

（4）D类（delivery）　是一种给药反应，与药物剂型的物理性质、给药方式等有关。例如，植入药物周围发生的炎症或纤维化、注射液微粒引起的血栓形成或血管栓塞。

（5）E类（exit）　为撤药反应，即在停止给药或突然减少剂量时出现的不良反应。引起E类反应的常见药物有苯二氮䓬类、三环类抗抑郁药、可乐定等。

（6）F类（familial）　为家族性反应，与遗传因子有关，如G-6-PD缺乏者用药时容易出现溶血。

（7）G类（genetotoxcity）　为基因毒性反应，一些药物能损伤基因，出现致癌、致畸作用。

（8）H类（hypersensitivity）　为过敏反应，是与药物的正常药理作用和剂量不相关的药物变态反应，如用药后出现的皮疹、血管性水肿和过敏性休克等。

（9）U类（unclassified）　为未分类反应，是机制不明的反应，如药源性味觉障碍。

3. 按ADR因果关系分类

（1）肯定的（definite）ADR　用药后的反应在时间上是合理的，或已测出体液或组织中相应药物浓度；该反应涉及药物的已知反应形式，在停药后反应消失，再给药时（称为再暴露）反应再现（称为激发试验）；无法用合并用药、患者的疾病来合理解释。

（2）很可能的（probable）ADR　用药后的反应在时间上是合理的，反应与药物已知作用相符或该反应不是已知的ADR；停药后反应消失或减轻；没有重复用药或重新用药；无法用合并用药、患者的疾病合理地解释，且患者临床的已知特征对此反应不能作出解释。

（3）可能的（possible）ADR　用药后反应出现的时间合理，反应与该药物的已知作用相符，但原有临床情况及其他疗法的关系也能导致此种反应。

（4）可疑的（doubtful）ADR　给药与反应时间顺序相关，不遵循"可疑药物"的已知ADR类型，能用已知患者临床状况的特征来解释。

4. **按ADR严重程度分级**　在日常工作中按照ADR的严重程度通常分为三级，轻度指轻微的反应，症状不发展，一般无需治疗；中度指ADR症状明显，重要器官或系统有中度损害；重度指重要器官或系统功能有严重损害，缩短或危及生命。ADR也可进一步细分为如下6级。1级：为轻微的、非进展性ADR症状或疾病，不会使原有疾病复杂化；引起反应的药物可以不必停用，也可能要停用，停用后即消失，不需要治疗，如轻微头痛。2级：为较重的非进展性反应，造成患者短暂损害，不需要住院，不延长住院时间，需要治疗或干预，容易恢复。如严重的头痛。3级：造成患者短暂损害，门诊患者需住院治疗，住院患者需延长住院治疗时间（7天以上）。4级：具有长期影响日常生活的慢性效应，可造成患者永久性损害（系统和器官的永久性损害、"三致"、残疾等），可缩短预期寿命，但不会直接危及生命，如高血压。5级：1~2年内可能会致死，但不属于急症。6级：危急的致命反应。

（三）ADR的表现

总体上，ADR的表现可涉及人体的各个系统、器官和组织，而且其临床表现往往与一些常见病、多发病的表现很相似。其表现主要包括以下几项。

1. **副作用（side effect）**　通常一种药物具有多种药理作用，在正常剂量下伴随其治疗作用而出现的与用药目的无关的反应。一般多为可逆性功能变化，停药后较快消退。然而，药物的副作用并不是绝对的，随着治疗目的的不同副作用也可以转为治疗作用，例如，对于手术后的患者，为了减少呼吸道的分泌物，服用阿托品可抑制腺体的分泌，但是同时也可出现胃肠道平滑肌松弛、腹部胀气等副作用。

2. **毒性作用（toxic effect）**　是指用药剂量过大或时间过长而出现的一些症状；有时虽然用药量不大，但是因患者存在某些遗传缺陷或患有其他疾病，对此种药物出现敏感性增高的现象。如长期大剂量服用氨基糖苷类抗生素（卡那霉素、庆大霉素等）所引起的听神经损伤，又称药物中毒性耳聋，是药物毒性作用的结果。

3. **变态反应（allergic reaction）**　是致敏患者对某种药物的特殊反应。药物或药物的体内代谢物作为抗原与机体特异抗体反应或激发致敏淋巴细胞而造成组织损伤或生理功能紊乱。该反应通常仅发生在少数患者身上，和已知药物作用性质无关，和剂量无线性关系，反应性质各不相同，不易预知，一般不发生于首次用药。

4. **继发反应（secondary reaction）**　继发反应不是药物本身的效应，而是药物主要作用的间接结果。例如，广谱抗生素长期应用可改变正常肠道菌群的关系，使肠道菌群失调导致二重感染；噻嗪类利尿药引起的低血钾可使患者对地高辛不耐受。

5. **后效应（after effect）**　指停药后血药浓度已降至最低有效浓度以下，但是仍存在生物效应。例如，服用巴比妥类催眠药后，次日早晨仍有困倦、头晕、乏力等临床表现。

6. **特异质反应（idiosyncratic reaction）**　又称特异质遗传素质反应，是指个体对有些药物的异常敏感性。该反应和遗传有关，与药理作用无关，大多是由于机体缺乏某种酶，使药物在体内代谢受阻所致。

7. **其他**　致癌、致畸和致突变作用。

二、药品不良反应发生的影响因素

影响ADR发生的因素主要有机体方面的因素、药物方面的因素和环境因素等。

（一）机体方面的因素

机体方面的因素包括用药者的种族和民族、性别、年龄、血型、病理状态、饮酒和食物及个体差异对ADR的影响。

1. **种族**　研究发现白色人种与有色人种之间对药物的感受性具有相当大的差异，一些药物的不良反应发生情况在不同种族、民族的用药者身上也存在差异。例如，抗结核药物吡嗪酰胺在非洲黑种人中引起肝损害的发生率为3.6%，而在黄种人中可高达27.3%。同样，关于红细胞膜内葡萄糖-6-磷酸脱氢酶（G-6-PD）的缺乏，非洲人和美洲黑种人多是缺乏G-6-PDA，在服用伯氨喹等药物出现溶血性贫血时，红细胞的损害不太严重，而地中海地区、高加索人主要是缺乏G-6-PDB，红细胞的损害就比较严重。

2. **性别**　文献报道，氯霉素引起的再生障碍性贫血，女性约为男性的2倍；药源性皮炎的发生率男性患者则高于女性，其比例为3：2。另外，女性在月经期、妊娠期、哺乳期服用药物，在ADR方面还会发生一些特殊情况，需要注意。

3. **年龄**　婴幼儿的脏器功能发育不健全，对药物敏感性高，药物容易通过血脑屏障，所以ADR的发生率较高，而且其临床表现可与成年人不同。文献报道2岁以下的小儿即使服用治疗剂量阿司匹林，也会出现呼吸加快、体温升高以及中枢神经系统症状，甚至引起代谢性酸中毒，此时就不可因体温升高而继续服用阿司匹林，更不能随便增加剂量；老年人存在不同程度的脏器功能退化、药物代谢速度减慢、血浆蛋白含量降低等情况，因此ADR的发生率一般较高。

4. **血型**　血型对ADR的影响报道不是很多。研究发现少数女性服用口服避孕药以后能引起静脉血栓，在A型血女性中这种不良反应的发生率比O型血女性高。

5. **病理状态**　病理状态能影响机体各种功能，因而也能影响ADR的临床表现和发生率。在同样的剂量条件下，有的患者达不到治疗效果，而另外一些患者则出现中毒反应，如肾脏生理状态能影响某些经肾脏排泄药物的ADR发生程度，小儿或老年人因肾功能低下，使用氨基糖苷类抗生素更易产生不良反应，加重对肾功能的损害。又如，便秘患者因口服药物在消化道内停留的时间长，吸收量增多，容易引起不良反应。

6. **肝脏疾病对ADR的影响**　许多药物进入人体后，主要经肝脏代谢转化。长期的肝脏疾病可引起肝脏的蛋白合成作用减弱，使血浆蛋白含量减少，血浆蛋白与药物的结合率降低，引起游离型药物浓度升高，易引起ADR；有些肝脏疾病患者的胆汁排泄功能也受到损害，使药物经胆汁排泄减少，血药浓度增加，引起不良反应。例如，地高辛在7天内经胆汁排泄的量约为30%，但肝脏疾病患者可降至8%。

7. **肾脏疾病对ADR的影响**　肾脏不仅是药物及其代谢物的重要排泄器官，也是人体内仅次于肝脏的药物代谢器官。在肾脏疾病或肾功能不全时，某些药物的代谢转化会受到影响。由于患者的血浆蛋白因蛋白尿而大量丢失，药物与血浆蛋白的结合减少，游离型药物含量增加，血药浓度维持较高水平，从而引起一些不良反应。在肾脏疾病时，常伴有机体脂肪的丢失，使药物进入人体后脂肪库中的贮存也减少，容易增加血药浓度。

8. 饮食、饮酒与茶对ADR的影响 饮食的不平衡可影响药物的作用，如富含脂肪的食物能增加机体对脂溶性药物的吸收，在较短时间内达到较高的血药浓度。长时间的低蛋白饮食或营养不良，可使肝细胞微粒体酶活性下降，药物代谢速度减慢，容易引起不良反应。乙醇可使消化道血管扩张，饮酒后用药可增加药物的体内吸收，导致药物浓度升高引起不良反应；而酒本身又是许多药物代谢酶的诱导剂，少量多次饮用可使药酶活性增高，导致药物体内代谢增加而降低药效；但如果长期大量饮酒致肝功能损害、肝药酶活性降低，则可使许多药物体内代谢受阻，导致药物半衰期延长、体内药物浓度升高而引起不良反应增加。

9. 个体差异 由于人与人之间在遗传、新陈代谢、酶系统以及生活习惯、烟酒嗜好等方面存在差异，在ADR方面也存在个体差异。一般来讲，不同个体对同一剂量的相同药物有不同的反应，这是正常的"生物学差异"。据报道，300名男子服用水杨酸钠后，约2/3的人在总量达6.5~13.0g时出现不良反应，少数人在3.25g时就出现，还有的人在总量达30.0g时才出现。当服用同剂型、同剂量的同一药物时，在不同种族患者之间也可出现不同的ADR。例如，亚洲人服用卡马西平后，Stevens-Johnson综合征/中毒性表皮坏死松解症（SJS/TEN）的发生率比白种人约高出10倍，主要原因与亚洲人中的基因型HLA-B*1502比例高于白种人相关。服用等量瑞舒伐他汀时，中国人的血药浓度是白种人的2倍，所以美国FDA批准的日最大量40mg，而CFDA批准为20mg，即是由该药的体内代谢酶/转运体变异影响所致。有时，个体差异也影响药物作用的性质，例如巴比妥类药物在一般催眠剂量时，对大多数人可产生催眠作用，但对个别人不但不催眠甚至引起焦躁不安、不能入睡。

（二）药物方面的因素

1. 药理作用 当一种药物对机体组织和器官产生多个作用时，若其中一项为治疗作用，其他作用就成为副作用，即不良反应。例如，阿托品用于治疗胃肠疼痛时，会引起口干、散瞳和便秘等不良反应。然而，散瞳却具有治疗眼科疾病的作用，抑制腺体分泌引起的口干对呕吐患者则具有止吐作用，这种治疗作用与不良反应并无本质区别。此外，药物本身也会导致不良反应，如链霉素可引起第八对脑神经损害，造成听力减退或永久性耳聋；糖皮质激素能使毛细血管变性出血，以致皮肤和黏膜出现瘀点及瘀斑，同时出现类肾上腺皮质功能亢进症状等。

2. 药物不良相互作用 两种或两种以上药物同时或先后服用而出现的不良反应，称之为药物不良相互作用。适当的联合用药能起到增强疗效的作用，但是在大多数情况下ADR的发生率具有随着所用药品种数增加而增加的倾向。文献报道，联合用药的品种数越多，发生ADR的可能性越大。在药物不良相互作用中代谢性相互作用的发生率最高，CYP酶系被抑制或被诱导是导致药物不良相互作用的主要原因。药物不良相互作用可分为药动学相互作用和药效学相互作用。

（1）药动学相互作用 药物与药物之间由于在体内的吸收、血浆蛋白结合与转运分布、生物转化与代谢、排泄过程中的相互影响，导致药物的治疗效果与安全性发生相应的改变。

①影响吸收：止泻药、抗胆碱药能增加口服药物在消化道中的停留时间。溴丙胺太林与地高辛合用，后者血药浓度可提高30%左右；红霉素亦能抑制肠道细菌对地高辛的转化

作用。

②影响与血浆蛋白的结合：当甲苯磺丁脲与抗凝药双香豆素同服，由于前者与血浆蛋白的结合率较高，可置换已经与血浆蛋白结合的双香豆素，从而使抗凝血作用增强。另外，保泰松能抑制甲苯磺丁脲的代谢（代谢为无降血糖作用的羧甲磺丁脲），并能置换与血浆蛋白结合的甲苯磺丁脲，使后者的血药浓度增高，可使降血糖作用增强，从而引起急性低血糖。

③影响药物代谢：肝功能降低可减慢药物的代谢速率，导致药物蓄积，引起A型不良反应。如单胺氧化酶抑制剂、异烟肼和氯霉素为肝药酶抑制剂；而苯巴比妥、利福平和苯妥英钠等则为肝药酶诱导剂。利福平和异烟肼合用具有防止耐药菌发生的作用，但肝毒性比单用高近十倍，是因为利福平的肝药酶诱导作用，使异烟肼代谢加速产生大量乙酰异烟肼，后者和肝细胞蛋白质结合致肝坏死。CYP3A4酶抑制剂氟康唑、酮康唑和红霉素等药物与西沙必利合用可降低西沙必利的体内代谢速度，升高血药浓度，引起心电图Q-T间期延长、心律不齐和尖端扭转型室性心动过速等不良反应。

④影响药物的肾排泄：两种药物合用，若都是通过同一转运机制从肾小管排泄，则它们在转运体结合上发生竞争，会干扰药物的排泄速率。当青霉素与丙磺舒合用时，后者阻碍青霉素的主动分泌排泄，使青霉素的血药浓度增高、有效浓度维持时间延长、治疗效果增强。氢氯噻嗪、呋塞米及依他尼酸等都能阻碍尿酸的排泄，引起高尿酸血症。呋塞米与大剂量水杨酸盐合用，后者的排泄被抑制，可产生后者的蓄积中毒。

（2）药效学相互作用　有些A型ADR并不是简单的由于剂量过大不能耐受引起，而是因为体内药物靶器官的敏感性增强所致。当两种药物合用时，如果一种药物即使对另一种药物的血浓度没有明显影响，但也可以改变后者的药理效应，进而导致药物不良相互作用，这很可能是由药效学因素或者药动学与药效学两方面的因素引起。这种个体间敏感性差异的存在可能与药物受体、生理调节系统稳定机制和疾病的影响有关，即受体数量、敏感性差异会影响药效学药物相互作用。如果患者的心血管、肝脏和肾脏等器官受损、功能减退，药物的吸收、分布、代谢和排泄等药动学过程会发生变化，患病器官受体对药物的敏感性也可能发生改变，导致药效差异。

3. 药剂学影响　若同一种药物的剂型、制造工艺和用药方法不同，可导致生物利用度的差异，会影响药物的体内吸收与血药浓度。有些制剂中的附加剂、溶剂、稳定剂、色素及赋形剂等也可引起不良反应，如胶囊的染料常会引起固定性皮疹。

由于技术原因，药物在生产过程中可能残留一些中间产物，或者由于药物本身的化学稳定性差，储存过程中有效成分会分解生成一些有毒物质，这些中间产物、有毒物质往往容易导致ADR。例如，青霉素引起过敏性休克的物质是青霉烯酸、青霉噻唑酸以及青霉素聚合物；青霉噻唑酸是生产发酵过程中由极少量的青霉素降解而来，而青霉烯酸则是在酸性环境中由部分青霉素分解而来。冠心平中含有的不纯物质是对氯苯酚容易引起皮炎的主要原因。再如四环素在温暖条件下保存可发生降解，形成的黏性物质可引起范可尼综合征，并伴有糖尿、蛋白尿以及光敏感等反应。

药物的剂量、剂型都会影响其不良反应的发生率。通常连续给药时间越长，用药剂量越大，发生不良反应的可能性也越大。据报道，随着螺内酯的服用剂量增加，男性患者中出现乳房增大者的比例明显增加，甚至可高达25%。

4. 药物配伍的影响　例如，20%磺胺嘧啶钠注射液（pH为9.5~11）与10%的葡萄糖注射液（pH为3.2~5.5）混合后，pH的改变可使磺胺嘧啶结晶析出，进入微血管后可引起栓塞，导致周围循环衰竭。

（三）其他因素

1. 医师方面的影响因素　医师对药物的选择和使用技巧至关重要。有时ADR/ADE的发生和医师对药物（尤其是新药）特性不甚了解有关。

2. 环境因素　例如，在水产品养殖中大量使用抗感染药物可导致细菌耐药性升高；使用瘦肉精喂养出栏的猪肉可引发心血管系统不良反应；环境中的铅能抑制体内血红蛋白的合成，有机磷农药抑制体内的胆碱酯酶，臭氧能抑制羟化酶的活性等。

三、药品不良反应及药物警戒

1. 药物警戒的定义　WHO于2002年公布的文件"药物警戒的重要性——医药产品的安全性监测（the importance of pharmacovigilance-safety monitoring of medicinal products）"对药物警戒（pharmacovigilance）定义为："对ADR或任何其他药品相关问题的发现、评价、了解和预防的科学行动"。药物警戒是提高临床合理、安全用药水平、保障公众用药安全、改善公众身体健康状况、提高公众生活质量的一门科学。作为上市药品的安全保障体系，药物警戒不仅与药物治疗学、临床或临床前药理学、免疫学、毒理学、流行病学等学科相关，而且还与社会学相关。对ADR进行报告、监测、评价和预防，是药物警戒体系的重要组成部分，但药物警戒所涉及的范围在持续扩大。药物警戒不仅涉及ADR，还涉及与药品有关的其他问题，如不合格药品、用药错误、有效性缺乏、无科学依据用药、急慢性中毒以及与药品有关的病死率评价等。

2. 药物警戒的目标　药物警戒的最终目标是合理用药，其具体目标包括：

（1）尽可能早期发现迄今未知的ADR和药物相互作用。

（2）发现已知ADR的发生率上升等问题。

（3）识别ADR风险因素和可能的发生机制。

（4）定量计算用药效益风险比，并加以分析，及时发布改善药品处方及监管等信息。

3. 药物警戒与ADR监测　药物警戒是ADR监测的扩展，也是其发展趋势。ADR监测是药物警戒的基础工作，但不是药物警戒的全部。药物临床前研制阶段、临床试验阶段、上市后药品再评价和ADR监测都属于药物警戒的范畴，即药物警戒涵括了药物从研发到上市使用监管的整个过程，即药品全生命周期管理，而ADR监测仅仅是指药品上市后的监测。总体来说，药物警戒是在ADR监测的实践基础之上发展起来的，不同点表现在以下几个方面。

（1）药物警戒理论将药物警戒的目标表述为ADR的发现、评价、认知和预防，与原有的ADR监测理论表述比较，更为全面和丰富。

（2）药物警戒关注的问题范围从ADR问题扩展为ADR及其他任何与药物有关的不良事件，将危害用药安全的各种问题放在一起统筹考虑。

（3）药物警戒理论关注的时间范围从原来的药品上市后监测（主要是上市新药的不良反应监测）向上游扩展至药品上市前临床研究阶段，使药物警戒伴随整个药品与人体接触的全过程，即只要有药品与人体的接触，就有药物警戒伴随。

4. 药物警戒研究的具体方法　实施药物警戒的主要方法除了药品不良反应监测常用的自发呈报系统、医院集中监测、处方事件监测、病例对照研究、队列研究、记录联结等以外，还包括药物流行病学研究和实验室反应研究等。可以通过对药品的收益、危害、效果及风险的评估，提升医疗质量，促进安全、有效、经济、合理地使用药物；也可以通过对上市药品的风险效益比进行评价与信息交流，提高药品应用的安全保障；同时还要对患者开展宣传教育，加强对药物警戒的理解；并及时反馈相关信息，促进与公众的有效交流。

随着计算机科学技术的发展，许多大型医药卫生数据库逐步建立，药物警戒也随之深化发展，借助计算机信息化技术、基于触发器原理和文本信息识别技术、围绕这些电子医疗数据库的大数据资源进行数据挖掘，通过连续的预先设定程序收集ADR信息，开展重点药物的ADR主动监测，并深入开展药物流行病学研究。目前国际上基于电子医疗数据库形成的较为成熟的大型ADR自动监测网络有美国的医疗结果观测合作项目（OMOP）、迷你哨点（Mini-Sentinel）、欧盟的EU-ADR和PROTECT。国内也有很多相关探索研究，结合国情及实际需要开展药品风险信号筛选与验证。与传统的基于人群研究的流行病学方法相比，利用数据库开展的药物流行病学研究，在探索ADR信号方面有诸多的优点。但需要有高质量的数据库，各库中药物和不良反应词库应统一规范，以保证各种数据库之间能进行衔接，最大化的利用可用资源。

第二节　药品不良反应监测

一、药品不良反应监测概述

（一）ADR监测的概念

ADR监测实质就是药品的安全性监测（drug-safety monitoring），是指由国家药品监督管理部门、药品生产经营企业和医疗机构等单位为确保患者安全用药、有效避免药害事件的发生而制定一系列有关制度，并严格按照制度要求进行实施和监督的各种行为。

按照《中华人民共和国药品管理法》《ADR报告和监测管理办法》等规定，药品的生产、经营、使用部门必须经常考察流通领域的药品质量、疗效和反应，发现可能与药品有关的严重不良反应或事件，必须及时向药品监督管理部门和卫生行政部门报告；医疗机构必须指定专（兼）职人员负责本单位使用药品的不良反应报告和监测工作，发现可能与用药有关的不良反应，应当详细记录、调查、分析、评价和处理，并应采取积极有效的措施减少和防止ADR的重复发生。开展ADR报告和监测是医疗机构进行药品安全性监测重要的工作内容，也是住院药师规范化培训中要求掌握的基本技能。

（二）ADR监测的目的

开展ADR监测的最终目的是保障民众合理用药，尽可能地减少或预防用药过程中的不良体验和损害。

1. 弥补药品上市前研究的局限　在上市前研究中，由于观察病例少、时间短、受试对象局限等因素影响，很多罕见的、迟发的ADR和药物相互作用等是难以观察到的，会在临床使用过程中逐步地暴露出来。因此，医疗机构开展ADR监测、积累临床安全用药经验，对补充药品上市前评价的不足、尽早发现上市前评价中未发现的药品安全问题，是非常重要的途径。加强医疗机构的ADR监测工作是科学评价药品安全性、正确把握应对药品风险的重要工作内容。加强医疗机构ADR监测，可以从机构、制度和人员等方面加以关注，防范不良事件的重复发生。例如，配备开展ADR监测的人员、设立ADR监测办公室、制定

ADR监测报告程序、持续的指标要求和专项培训等。

2. **防范药品质量问题相关的安全隐患** 随着改革开放进程的加快，目前国内与国外的药品在质量、价格和市场开拓等方面已经呈现直接竞争的局面。但是与发达国家相比，国内在药品的质量标准方面尚有较大差距。一些临床应用多年的老品种，原有质量标准控制项目少或规定标准相对较低，而且市场对廉价药品的强烈需求、投资药品相对高的收益以及追求利润过程中低限投料等投机行为的存在，虽然实行了药品批准文号管理、GMP、GSP认证要求，但是并不能保证每个管控环节绝对不出现问题；即使已经符合上市标准要求的药品，由于厂家众多、质量一致性要求不够而存在较大的差异；国内药品生产、经营中还有个别厂家为了追求药品利润，甚至企望牟取暴利，在药品生产时不认真遵守规范化的管理流程；更有一些不法分子利用药品的生产、供应、运输、销售等环节间的漏洞，将假冒伪劣药品推向市场。因此进入市场流通的药品仍然存在安全隐患，这些问题药品一旦用于患者，往往出现群体性不良事件，影响广泛。21世纪初的亮菌甲素、欣弗、甲氨蝶呤、阿糖胞苷等药品不良事件，正是由于各级ADR监测部门及时发现并上报药物不良事件，得以尽快采取必要的风险管理监控措施，相对减少或减轻了对患者造成的不良后果。

3. **减少或避免临床不合理用药所致可能的后果** 不可否认的是，当前多数医疗机构在临床用药方面都或多或少存在着不合理用药现象，例如医生不熟悉药物的适用人群，给患者开具忌用、慎用药品；不了解药物相互作用，合并使用不宜联用甚至禁用的药品；开具处方时未考虑药物体内有效浓度，未能做到个体化用药；凭经验开具处方时，存在中西药或复方用药等重复给药；不按照药品说明书上的适应证和推荐的用法用量，超范围、超剂量使用药品；给药间隔不合理等。导致这些现象或行为的因素可能是多样的，有些是医师客观条件所限，有些是主观上的粗疏，但却在很大程度上增加了药品使用中的安全隐患，进而增加了药品不良事件的发生几率，给患者的身心健康造成不良影响乃至危害到生命。因此，医疗机构应该重视药品安全性监测，加强药品全程管控，防范或减少不规范用药带来的隐患。

二、药品不良反应收集流程

ADR报告和监测是指ADR的发现、报告、评价和控制的过程。常用ADR监测方法包括自发呈报、医院集中监测、处方事件监测、病例对照研究、队列研究、记录联结等。在我国，ADR监测采用自发报告方式，按照要求规范填写国家ADR监测中心的ADR/ADE报告表，收集范围包括ADR和ADE。ADE包括药品在正常用法用量和非正常用法用量（超量用药、误用药、滥用药物等）情况下引起的与药物治疗目的无关的有害反应；也包括药疗全程中因用药失误（medication error，ME）导致的有害反应。这些都是涉及药品的安全性问题，但是大多在最初出现时往往被医务卫生人员作为ADR引起关注并上报。因此有必要经过专业人员的进一步分析，准确判断其性质和病源与分类。医疗机构围绕临床用药的ADR报告和监测工作包括以下几项。

（一）ADR采集

（1）医疗机构的临床医务人员均有义务和责任按规定记录和报告所发现的ADR。报告人可填写纸质《药品不良反应/事件报告表》（见附表10-1，以下简称《ADR/ADE报告表》），报送至院内ADR监测办公室，有条件的医疗机构可通过院内医疗局域网实施电子报告。

（2）报告人应本着"可疑即报"的原则报告新药发生的所有ADR（事件）。老药则重点关注下列ADR报告及典型案例：新的未预期的不良事件，尤其是严重的不良事件；在说明书中列出事件的严重程度明显增加；在说明书中列出事件的发生频率明显增加；新的药品–药品、药品–食物之间的相互作用；药品名称、说明书、包装或用法的混淆而产生的不良事件；用药错误导致患者伤害的不良事件；群体事件。

严重ADR是指因使用药品引起以下损害情形之一的反应：导致死亡，危及生命，致癌、致畸、致出生缺陷，导致显著的或者永久的人体伤残或者器官功能的损伤，导致住院或者住院时间延长，导致其他重要医学事件，以及如不进行治疗可能出现上述所列情况的。

新的ADR是指药品说明书中未载明的不良反应，或说明书中已有描述，但是不良反应发生的性质、程度、后果或者频率与说明书描述不一致或者更严重的。

药品群体不良事件是指同一药品在使用过程中，在相对集中的时间、区域内，对一定数量人群的身体健康或者生命安全造成损害或者威胁，需要予以紧急处置的事件。同一药品是指同一生产企业生产的同一药品名称、同一剂型、同一规格的药品。

（3）填写《ADR/ADE报告表》时，填报内容应包括ADR/ADE的发生、发展的大体完整过程，即不良反应的表现、动态变化、持续时间、相关治疗和有关的实验室辅助检查结果；内容应反映ADR/ADE时间联系、病程进展、合并用药、既往病史、撤药和再次用药以及其他混杂因素。ADR的表现过程既要简明扼要，又要包括整个反应过程的动态变化，同时注意使用规范的医学术语。表格中所提供的内容，必须达到足以使评价人对该报告可进行药源性疾病的诊断和鉴别诊断，才是填写合格的报表。

（4）ADR监测专职药师应在收到ADR报告后登记入册；并检查有无新的、严重的ADR混杂在一般ADR报表中，如发现即转入相应ADR报告程序处理。

（二）ADR评价

（1）ADR监测专职药师应根据国家相关推荐评分标准评价收集到的所有ADR报告，同步进行报告的真实性、完整性、准确性的再审查。

（2）ADR监测专职药师对新的、严重的ADR判定有疑问时，应及时组织有关专家进行分析与评价，写出评价意见。

（3）ADR监测专职人员应按规定通过国家ADR监测信息网络将符合规定的ADR报表报告至上级监测中心。

（4）ADR监测专职药师定期分析ADR报告总体情况，提出减少和防止ADR重复发生的建议。对重点ADR案例开展后续调查和随访工作。

（三）ADR录入

1. 报告时限　现行的《办法》对医疗机构报告时限的要求是：对于个例报告，新的、严重的ADR应于发现或者获知之日起15日内报告，其中死亡病例需立即报告；其他ADR应当在30日内报告。对于群体不良事件，因涉及人数多、性质和后果更为严重，因此在报告方式上要求以最快速度、最有效的方式报告，例如以电话报告、传真报告等方式报上级监测部门、卫生行政部门。根据事件紧急程度和性质严重程度，必要时可以越级报告。同时，填写《药品群体不良事件基本信息表》，每一例病例还要填写《ADR/ADE报告表》，并在线报告。

2. 国家ADR监测系统概述　《办法》中明确要求ADR/ADE报告途径应为国家ADR监测信息网络，即"国家药品不良反应监测系统"在线报告。目前使用的国家药品不良反应监测系统是2012年正式上线运行的，该系统包括ADR监测平台、医疗器械不良事件监测平台、药物滥用监测平台、数据挖掘与智能分析、辅助决策分析功能、综合管理系统、网站等，能够进行信息收集、风险预警、数据挖掘和辅助决策等。

3. 在线报告步骤 在互联网输入"www.adrs.org.cn"，按照各报告单位的授权登陆，即可进入"国家药品不良反应监测系统"进行在线报告。《ADR/ADE报告表》的填报界面大致分为报告的基本情况、患者基本情况、使用药品情况、不良反应发生及转归、关联性评价、报告人和报告单位信息六部分。

填报时注意"首次报告、跟踪报告"归类。如果报告的是跟踪报告，搜索到原始报告后在原始报告上进行修改，补充资料后保存。"相关重要信息"勾选项一栏中的过敏史，是指药物过敏史之外的其他过敏经历，如花粉过敏、牛奶过敏等，药物过敏史应在"既往ADR/ADE"一栏说明；怀疑药品部分设立的"批准文号"栏目，有利于减少电子报表录入的工作量。因为药品批准文号是药品生产合法性的标志，每个批准文号是与药品生产企业、药品名称、规格相对应的，在产品的说明书和包装标签上都可以找到批准文号。

（四）ADR/ADE报告表填写注意事项

1. 不良反应/事件过程描述及处理 应注意体现出"3个时间、3个项目和2个尽可能"。①3个时间是指：不良反应发生的时间；采取措施干预不良反应的时间；不良反应终结的时间。②3个项目是指：第一次ADR出现时的相关症状、体征和相关检查；ADR动态变化的相关症状、体征和相关检查；发生ADR后采取的干预措施结果。③2个尽可能是指：填写不良反应/事件的表现时要尽可能明确、具体。如为过敏型皮疹，要填写皮疹的类型、性质、部位、面积大小等；如为心律失常，要填写何种心律失常；如为上消化道出血，有呕血者需估计呕血量的多少等；严重病例应注意生命体征指标（体温、血压、脉搏、呼吸）的记录；与可疑不良反应/事件有关的辅助检查结果要尽可能明确填写。

2. 怀疑与药品有关的妊娠异常或出生缺陷的病例 ①当女性患者妊娠期间使用药物、胎儿状态异常时，应分别建立母亲病例和母亲病例关联的胎儿病例，并且在ADR名称中适当的包括先天的、新生的、胎儿的等术语；②分娩期并发症，即使与药物没有时间上的关联，也应该当作一个可疑的药品不良事件，患者姓名是产妇；③当一位新生儿被发现有出生缺陷时，发生时间就是该婴儿的出生日期；④当一位胎儿因为先天缺陷而发生早产或流产时，发生时间就是结束或终止妊娠的时间，也是妊娠期妇女不良反应出现结果的时间。

3. 患者系院外用药、很多相关信息不详的病例 应尽可能多的填写项目，其中必填项包括患者姓名、患者联系方式、不良事件名称、不良事件发生时间、怀疑药品名称（最好提供通用名和厂家）、用药剂量、用药起止时间、院外就诊/购药单位、原患疾病、不良反应结果、报告人及报告人联系方式等，并在报表备注处注明"本例报告为院外用药"。

4. ADR/ADE名称一栏填写症状、体征或诊断的选择 ①如果没有作出诊断，就只能以症状作为首选ADR名称，不能假定诊断；如果有诊断，则以诊断作为首选ADR名称，不用单个的症状/体征。如：某患者服用药物A后出现黄疸、手掌瘙痒及肝炎。报告术语选为肝炎。②如果有多个初步诊断时，只选择症状作为ADR名称；例如，某患者使用药物B后出现呼吸困难，若认为呼吸困难可能是由充血性心力衰竭、肺栓塞或心肌梗死所致，报告术语选为呼吸困难。③当不良事件导致的结果/并发症与事件本身代表不同的医学概念，且能够对事件起到补充作用时，结果/并发症也应选入ADR名称。例如，某患者使用药物A后出现上消化道出血及出血性休克，报告术语选为上消化道出血和出血性休克。④若有两个或两个以上的ADR名称，则医学重要性较强的应置于首位；若具有同等医学重要性，则未预期ADR置于首位。要尽可能选择标准术语（WHO-ART和MedDRA术语）。

5. 结果为死亡时ADR名称的填写 死亡不作为一个ADR名称，只作为一种结果（猝死、胎儿或新生儿死亡除外），死亡病例的ADR名称尽可能选取描述主要死因的术语，而不是立即导致的死因。例如，患者使用某药物后出现败血症，继发多器官衰竭，最终死亡。不良反应名称选为致命性败血症。

6. 用药过程中改变剂量或疗程时用药起止时间的填写 用药起止时间是指使用药品的同一剂量的开始时间和停止时间。如果用药过程中改变剂量应另行填写该剂量的用药起止时间，并予以注明。

7. 用药不足一天时，用药起止时间的填写 如果使用某种药品不足一天，需注明用药的持续时间。例如，肌内注射后或静脉滴注多长时间出现不良反应。

8. 并用药品的确定 并用药品指患者同时使用的其他药品，即报告人认为这些药品与ADR发生关系不明确。注意其他药品也包括非处方药、避孕药、中草药、减肥药等。并用药品的信息可能提供以前未知的药物不良相互作用所致的ADR。

9. ADR的结果选择 本次ADR是指经采取相应的医疗措施后的结果，而不是指原患疾病的结局。当患者ADR已经痊愈，后来又死于原患疾病或无关的并发症，此栏仍应填"治愈"。经治疗后明显减轻，在填写报告表时没有痊愈，但是经过一段时间可以痊愈时，选择"好转"。经治疗后，未能痊愈而留有后遗症时，应具体填写其临床表现，注意不应将恢复期或恢复阶段的某些症状视为后遗症；因疾病导致机体组织器官功能明显障碍，且持续半年以上未愈称为后遗症，即永久的或长期的生理功能障碍。如果患者出现死亡结局，应注明死亡时间，并分析死因（是原患疾病导致死亡，还是ADR导致），并在分析基础上作出选择。

（五）ADR反馈与利用

ADR报告表的接收、登记、分析评价及反馈等应专人负责。登记内容包括收到时间、报告病区、收到份数、严重程度、报告人等。负责人应核对纸质报表及电子报表各栏目的填写是否完整准确；检查有无新的、严重的ADR混杂在一般ADR报表中，若发现即转入相应ADR报告程序处理；若发现ADR报告表中存在问题，应及时与报告人联系，并进行核实与纠正；ADR监测专职药师应及时向报告人、上级主管部门反馈ADR报告的分析评价信息，并采取有效措施减少和防止ADR的重复发生；筛选风险信号，及时公告和定期通报国内外及机构内部的药品安全性信息。

三、药品不良反应的评价步骤和内容

ADR评价是指对单个病例的归因或关联度的评价，是对ADR信息的规整、筛选以及信号强弱的判定过程，一般分为个例评价与集中评价。个例评价是对单个病例的归因或关联度评价，是对ADR信息的规整、筛选以及信号强弱的判定过程。集中评价是综合大量ADR信息、挖掘药品安全警戒信号的过程。实施ADR因果关系评价需要较高水准的专业人员，采用国家ADR监测中心的评分法，结合临床表现及参考文献资料进行，评价时要注意结合原患疾病的病情进展及其他治疗等影响因素进行分析。

（一）ADR的评价步骤

在ADR评价中ADR监测专职人员的作用是非常重要的。填写ADR报告表时，一线报告人通常根据ADR关联性评价方法提出自己的评价意见，接下来ADR监测专职人员对收集到的所有 ADR 报告进行逐一的分析和评价并上报。分析和评价期间，ADR 监测专职人员应对报告的真实性、完整性、准确性进行再审查；若对报告的新的、严重的 ADR 判定有疑问，应及时组织有关专家进行分析和评价，并写出评价报告。ADR 监测专职人员还要定期分析和评价医疗机构内收集到的 ADR 报告，并提出减少和防止 ADR 重复发生的建议；对重点 ADR 应开展后续调查和随访工作，对新的或严重的 ADR 应不定期地进行客观、科学、全面的分析与再评价，尽可能保证 ADR 评价结果的客观、准确。ADR 报告的评价可从真实性、完整性、准确性、预期性、严重性、关联性六个方面入手，具体评价步骤如下。

1. **真实性审查**　报告的真实性是报告存在的必要条件。通过对患者的基本情况、报告来源、报告单位信息、其他相关信息以及逻辑判断等审查。若对报告的真实性产生怀疑，评价员需及时与报告人取得联系，求证报告的真实性。如果确认为虚假报告，则删除该报告，并依据有关规定严肃处理。

2. **重复报告审查**　在自发呈报系统中重复报告是不可避免的，若不能及时予以排除，不仅会造成人力、物力的巨大浪费，还会造成集中评价（即数据挖掘）的结果偏移。一般来说，若患者的信息、ADR 名称、ADR 的发生时间、第一怀疑药品等信息相同，即可认定为重复报告。这种报告经过必要的记录后可予以删除去重处理。

3. **格式审查**　包括必填项审查与合规性审查。一个 ADR 的描述至少包括报告人、可确认的患者、不良事件及明确的药品。在制式表格中上述四项已经单独列出，为必填项，需要评价员确认是否完整填写。合规性审查是指制式报表的填写是否符合特定的要求。审查项目包括 ADR 名称、ADR 发生时间、药品名称、剂型、用药起止时间、用法与用量（是否存在超量）、原患疾病、报告单位及部门等。这些项目的合规性将直接影响汇总分析和信号挖掘的结果。

4. **逻辑审查**　重点有四个方面：①ADR 发生时间不能早于第一怀疑药品用药时间；②用药停止时间不能早于用药起始时间；③药品的剂型应与用法相匹配；④因果关系五项标准、对原患疾病的影响、ADR 结果的选择应与 ADR 过程描述一致。

5. **严重性评估**　ADR 的严重程度通常分为三级：轻度是指轻微的反应，症状不发展，一般无需治疗；中度是指 ADR 症状明显，重要器官或系统有中度损害；重度是指重要器官或系统功能有严重损害，缩短或危及生命。基于医学判断，若该不良事件属于需要进行内、外科的干预以防止其发展的以上任何一种结果，也可判断为严重。

6. **因果关联性评价**　因果关联性评价是指通过报告事件的资料评估确定该事件和药品之间因果联系的可能性。因果关联性评价因素包括时间关系、事件的临床特点、药理学可信性、现有资料、合并用药、基础疾病/并发症、去激发、再激发、患者特征和既往病史、资料的质量等。

（二）ADR 的评价内容

1. **关联性评价标准**　ADR 因果关系的评价是 ADR 监测工作的重要内容，其评价信号的可靠程度是非常重要的，因此 ADR 因果关系评价应当是在分析报表相关资料、借助参考文献的基础上做出的综合性评价。ADR 因果关系评价方法有 Karsh 和 Lasagna 方法、计分推算法及贝叶斯法等，而我国借鉴 Karsh 和 Lasagna 方法并结合国情制定了如下 ADR 因果关系的分析和评价原则。

（1）时间方面的联系　即报表的不良反应分析栏中"用药与不良反应的出现有无合理的时间关系"。除了先因后果这个先决条件外，原因与结果的间隔时间也应符合已知的规律，如氰化物中毒死亡仅需几秒；青霉素引起的过敏性休克或死亡在用药后几分钟至几小时发生；吩噻嗪类引发肝损害一般为服药3~4周以后出现。另外还应注意，先因后果的先后关系不等于因果关系，而因果关系必须有先后关系。

（2）是否为已知的ADR 即报表不良反应分析栏中"反应是否符合该药已知的不良反应类型"。与现有资料（或生物学上的合理性）是否一致，即从其他相关文献中已知的观点看因果关系的合理性，如动物试验数据、病理生理学理论、其他有关问题的研究成果等，以及以往是否已有对该药反应的报道和评述。但是，如果不符合，也不能轻易否定，因为不少药物的ADR还未被完全认知。

（3）去激发 即报表不良反应栏中"停药或减量后反应是否消失或减轻"。这是验证可疑不良反应最简单的方法。若撤药后症状改善，应辨别是撤药作用或使用拮抗药物的结果，还是病理变化的结果。若撤药后症状未改善，要区分是否ADR已造成组织损伤，通常组织损伤比功能性损害恢复时间要长。

（4）再激发 即报表不良反应栏中"再次使用可疑药品后是否再次出现同样的反应/事件"。若实施激发或者再暴露试验后ADR重现，即可确定因果关系。但是，在临床实践中鉴于患者安全及医学伦理问题多数情况下不可能实施再激发试验。

（5）是否有其他原因或混杂因素 即不良反应/事件是否可用并用药物的作用、病情进展及其他治疗的影响解释。此外，手术或诊断过程产生的影响、放疗、化疗以及心因性反应均应考虑。

2. 关联性评价分级 依据上述评价准则，在我国《办法》规定统一使用的制式报表中，将ADR（事件）的关联性评价结果分为肯定、很可能、可能、可能无关、待评价及无法评价6级（表6-1）。

（1）肯定 用药及反应的发生时间顺序合理；停药后反应停止，或迅速减轻或好转（根据机体免疫状态，某些ADR可出现在停药数天以后）；再次使用，反应再现，并可能明显加重（即激发试验阳性）；同时具有文献资料佐证；并已排除原患疾病等其他混杂因素的影响。

（2）很可能 无重复用药史，余同"肯定"；或虽然有合并用药，但基本可排除合并用药导致反应发生的可能性。

（3）可能 用药与反应的发生时间关系密切，同时具有文献资料佐证；引发ADR的药品不止一种，或不能排除原患疾病的病情进展因素。

（4）可能无关 ADR与用药时间相关性不密切，反应表现与该药的已知ADR不相吻合，原患疾病的发展同样可能有类似的临床表现。

（5）待评价 报表内容填写不齐全，等待补充后再评价；或因果关系难以定论，缺乏文献资料佐证。

（6）无法评价 报表缺项太多，因果关系难以定论，资料又无法补充。

表6-1 药品不良反应的因果关系评价

	①	②	③	④	⑤
肯定	+	+	+	+	−
很可能	+	+	+	?	−
可能	+	±	±?	?	±?

续表

	①	②	③	④	⑤
可能无关	−	−	±?	?	±?
待评价	需要补充材料才能评价				
无法评价	评价的必须资料无法获得				

注：+表示肯定；−表示否定；±表示难以肯定或否定；？表示不明。

①用药与不良反应/事件的出现有无合理的时间关系？②反应是否符合该药已知的不良反应类型？③停药或减量后，反应是否消失或减轻？④再次使用可疑药品是否再次出现同样反应/事件？⑤反应/事件是否可用并用药的作用、患者病情的进展、其他治疗的影响来解释？

四、药品不良反应的管理和报告方法

ADR报告和监测是指ADR的发现、报告、评价和控制的过程。常用ADR监测方法包括自发呈报、医院集中监测、处方事件监测、病例对照研究、队列研究、记录联结等。经过20余年发展与建设，我国目前的ADR监测工作已进入法制化阶段，并建立了相关的法律法规体系、组织体系和技术体系。《药品管理法》第七十一条明确规定"我国实行ADR报告制度"；《药品不良反应报告和监测管理办法》强调报告ADR是医务人员应尽的法律义务，并对医疗机构的ADR报告和监测职责作出具体的规定。

我国的ADR监测采用自发报告方式，其相关工作的专业技术机构组成包括国家药品不良反应监测中心、34个省级不良反应监测中心（包括31个省、直辖市、自治区以及解放军、新疆建设兵团和国家卫生计生委计划生育药具不良反应监测中心）以及基层药品不良反应监测机构。近年来，国家药品不良反应监测中心收集的ADR报告呈持续稳步增长趋势，截至目前已经收集到逾千万份报告，其中约85%都来自医疗机构。医疗机构开展ADR监测的报告与管理模式主要采用主动监测与自愿报告相结合的方式，可以通过病区医护主动报告、药师下临床、患者用药咨询、门诊退药登记、药检室输液反应登记报告等多个渠道采集ADR信息。此外，还可以从临床试验不良事件（AE）报告获取。

（一）报告职责

1. 法规要求 我国《药品管理法》和《药品不良反应报告和监测管理办法》规定国家实行ADR报告制度，医疗机构必须经常考察本单位所使用的药品质量、疗效和反应，若发现可能与用药有关的严重不良反应，必须及时报告。

2. 报告责任人 依据上述法规条款，对医疗机构而言，发生或发现ADR/ADE的卫生专业技术人员应当为责任报告人，其所在的医疗机构或业务技术机构为责任报告单位。责任报告人和责任报告单位具有向上级有关部门报告ADR/ADE的义务。此外，患者或个人也可通过用药咨询或查房问诊报告即时或既往发生的ADR/ADE。

3. 医疗机构ADR监测人员层级构成 在医疗机构ADR监测工作的角色层级可分为报告人、监测员、评价员和管理员。报告人通常主要由临床医护药人员构成；监测员通常主要由临床科室骨干和临床药师构成，可被视为报告人中的骨干力量；评价员和管理员通常由医疗机构的ADR监测工作专兼职人员担任，负责ADR病例报告的收集、校正、分析、评价和以医院为单位向上级ADR监测中心汇总报告。在规模较小的医疗机构，ADR监测工作专兼职人员可能同时承担上述四种角色。

医疗机构可在临床各科室聘请一名ADR监测员，例如所在科室的主治医师、经治医师或护士长，负责督促本科室医护人员开展ADR监测工作。

（二）报告范围

1. 理论范围　ADR报告主要收集药品在预防、诊断、治疗疾病的过程中，在正常用法用量下出现的与用药目的无关的或意外的有害反应。包括单病例报告和群体事件报告。

2. 实际范围　ADR监测工作为控制药品安全性问题提供预警，因此在实际工作中监测的范围远远大于ADR本身。目前，国家现行的ADR报告制度其实为药品不良事件（ADE）报告。

药品安全性问题常常由用药错误、药品质量问题以及某些药物固有的不安全因素造成，最初以ADR/ADE的形式表现出来，医务人员往往难以即时解释和判断ADR/ADE的性质和归因，所以只需把握"可疑即报"的原则，实地记录用药情况和反应过程并按规程上报即可。

3. 重点关注报告及典型案例　在医疗机构内部监测和报告药品不良事件时，应充分认识到进行严重和典型药品不良事件个案分析的重要性，并结合专业网站、期刊、媒体的相关ADR信息，发现和提取机构内部的ADR信号，形成预警，发布通报，从而降低院内临床用药的潜在风险。在此过程中，尤其应重视以下病例所产生的安全信号：

（1）新的未预期的不良事件，尤其是严重的不良事件。

（2）在说明书中列出的事件的严重程度明显增加。

（3）在说明书中列出的事件的发生频率明显增加。

（4）在一般人群中发生的极罕见的严重事件。

（5）新的药品–药品、药品–食物的相互作用。

（6）发生在一类以前未认知的高风险人群中（例如，特殊种族、遗传体质或并发疾病的人群）。

（7）药品名称、说明书、包装或用法的混淆产生的不良事件。

（8）用药错误导致患者伤害的不良事件。

（9）群体事件的初报告、动态报告和终报告。

（三）报告方式

1. 纸质报告　目前的国家ADR监测网络在线呈报系统有3级授权，能够实现报告单位到上级ADR监测机构的电子化报告，但不能覆盖到一线报告人员（医护人员），所以大部分医疗机构内部报告的采集和传送仍处于手工状态，需要填写国家药品评价中心统一格式的"药品不良反应/事件报告表"（附表6-1）。此表分为报表整体情况、患者基本情况、ADR信息、药品信息及ADR综合分析/关联性评价五部分。按照国家要求，报告表中所列项目均为必填项，无法获得的内容可填写"不详"。纸质报告表和电子报告表结构一致，关键信息项目多为主观填写，数据质量较难控制，院内ADR收集评价员的处理核实工作量大。

作为一线报告人员，在报表填写中应注意：一份填报较好的ADR/ADE报告内容应包括事件（不良反应）的发生、发展的大体完整过程，即不良反应表现、动态变化、持续时间、相关治疗和有关的实验室辅助检查结果；要能反映事件的时间联系、病程进展、合并用药、既往病史、撤药和再次用药以及其他混杂因素。填写ADR的表现过程既要简明扼要，又要包括整个反应过程的动态变化，同时注意使用规范的医学术语。表格中所提供的内容，必须达到足以使评价人员对该报告进行药源性疾病的诊断和鉴别诊断，才是填写合格的报表。

2. 电子报告 采用国家ADR监测网络在线呈报系统。

3. 其他方式 通常对于群体事件的初次报告和动态报告可在应急状态下进行电话等方式的口头报告，书面材料可通过传真、网络等快捷途径报告。对于患者咨询或投诉药品问题，常会遇到电话报告，这类报告的关键在于需要对照报告表采集到足够的信息要素。

五、药品不良反应监测新颁相关政策及意义

2017年10月8日，中办、国办联合发布《关于深化审评审批制度改革鼓励药品医疗器械创新的意见》，明确提出要"建立上市许可持有人直接报告不良反应和不良事件制度"，目的是要加强药品全生命周期管理，特别强调上市后药品风险管理体系中生产企业应当承担的责任。

2018年1月25日，国家食品药品监督管理总局《关于适用国际人用药品注册技术协调会二级指导原则的公告》决定适用《M4：人用药物注册申请通用技术文档（CTD）》《E2A：临床安全数据的管理：快速报告的定义和标准》《E2D：上市后安全数据的管理：快速报告的定义和标准》《M1：监管活动医学词典（MedDRA）》和《E2B（R3）：临床安全数据的管理：个例安全报告传输的数据元素》五个国际人用药品注册技术协调会（ICH）二级指导原则（更加关注严重ADR的发生）。目的是鼓励药品创新，推动药品注册技术标准国际接轨，加快药品审评审批，加强药品全生命周期管理。

2018年9月29日，国家药品监督管理局《关于药品上市许可持有人直接报告不良反应事宜的公告》要求"医疗机构及个人保持原途径报告不良反应/事件，鼓励向持有人直接报告"。"持有人加强不良反应监测数据的分析评价。……定期全面评价药品的安全性，主动识别药品潜在风险，研究风险发生机制和原因，开展上市后研究，持续评估药品的风险与获益"。进一步强调生产企业应对其产品上市后风险监控负责。随后2018年12月19日药监局第131号文《个例药品不良反应收集和报告指导原则》明确了适用于上市许可持有人的报告原则为"可疑即报"，报告时限为上市许可持有人或其委托方首次获知该个例不良反应的时间。

近年来的相关政策发布显示，涵盖药品全生命周期的国家药物警戒体系建设正在不断完善。在这个体系中，提升持有人的ADR报告责任，是弥补一直以来生产企业在此工作中普遍存在的责任缺失，有助于强化上市后药品风险监测效应。而医疗机构作为药品使用的主要场所，ADR监测与药物安全性评价是医院药学工作的关注重点，医、药、护作为ADR尤其是严重ADR的发现与报告人，是不会改变的。

（郭代红）

附表6-1 药品不良反应/事件报告表

首次报告□		跟踪报告□			编码：		
报告类型：新的□ 严重□ 一般□ 报告单位类别：医疗机构□ 经营企业□ 生产企业□ 个人□ 其他□							
患者姓名：	性别： 男□ 女□	出生日期： 年 月 日 或年龄：		民族：	体重（kg）：	联系方式：	
原患疾病：	医院名称： 病历号/门诊号：			既往药品不良反应/事件：有□___ 无□ 不详□ 家族药品不良反应/事件：有□___ 无□ 不详□			

续表

| 相关重要信息：吸烟史□　饮酒史□　妊娠期□　肝病史□　肾病史□　过敏史□＿＿＿＿　　其他□＿＿＿＿ |

药品	批准文号	商品名称	通用名称（含剂型）	生产厂家	生产批号	用法用量（次剂量、途径、日次数）	用药起止时间	用药原因
怀疑药品								
并用药品								

不良反应/事件名称：	不良反应/事件发生时间：　　年　　月　　日

不良反应/事件过程描述（包括症状、体征、临床检验等）及处理情况（可附页）：

不良反应/事件的结果：痊愈□　　好转□　　未好转□　　不详□　　有后遗症□　　表现：＿＿＿＿＿＿ 　　　　　　　　　　　　死亡□　　直接死因：＿＿＿＿＿＿＿　　　　死亡时间：　　年　　月　　日

停药或减量后，反应/事件是否消失或减轻？　　　　是□　否□　不明□　未停药或未减量□ 再次使用可疑药品后是否再次出现同样反应/事件？　　是□　否□　不明□　未再使用□

对原患疾病的影响：不明显□　　病情延长□　　病情加重□　　导致后遗症□　　导致死亡□

关联性评价	报告人评价：肯定□　很可能□　可能□　可能无关□　待评价□　无法评价□　签名： 报告单位评价：肯定□　很可能□　可能□　可能无关□　待评价□　无法评价□　签名：

报告人信息	联系电话：	职业：医生□　药师□　护士□　其他□＿＿＿＿
	电子邮箱：	签名：

报告单位信息	单位名称：	联系人：	电话：	报告日期：　年　月　日

生产企业请填写信息来源	医疗机构□　经营企业□　个人□　文献报道□　上市后研究□　其他□＿＿＿＿＿

备　　注	

　　严重药品不良反应，是指因使用药品引起以下损害情形之一的反应：①导致死亡；②危及生命；③致癌、致畸、致出生缺陷；④导致显著的或者永久的人体伤残或者器官功能的损伤；⑤导致住院或者住院时间延长；⑥导致其他重要医学事件，如不进行治疗可能出现上述所列情况的。

　　新的药品不良反应：是指药品说明书中未载明的不良反应。说明书中已有描述，但不良反应发生的性质、程度、后果或者频率与说明书描述不一致或者更严重的，按照新的药品不良反应处理。

　　报告时限：新的、严重的药品不良反应应于发现或者获知之日起15日内报告，其中死亡病例须立即报告，其他药品不良反应30日内报告。有随访信息的，应当及时报告。

扫码"练一练"

其他说明：①怀疑药品是指患者使用的怀疑与不良反应发生有关的药品。②并用药品指发生此药品不良反应时患者除怀疑药品外的其他用药情况，包括患者自行购买的药品或中草药等。③用法用量包括每次用药剂量、给药途径、每日给药次数，例如，5mg，口服，每日2次。

报告的处理：所有的报告将会录入数据库，专业人员会分析药品和不良反应/事件之间的关系。根据药品风险的普通性或者严重程度，决定是否需要采取相关措施，如在药品说明书中加入警示信息，更新药品如何安全使用的信息等。在极少数情况下，当认为药品的风险大于效益时，药品也会撤市。

第七章　药物中毒管理

第一节　药物中毒概述

一、药物中毒的概念

凡能损害机体的组织与器官，并能在组织与器官内发生生物化学或生物物理作用、扰乱或破坏机体的正常生理功能，使机体发生病理变化的物质，称为毒物，而毒物引起的全身性疾病称为中毒。药物中毒是指误用药物或用药剂量超过极量以及药物滥用引起的中毒。常见的致中毒药物有西药、中药和农药。药物中毒可分为急性、慢性中毒两类。急性中毒发病急骤，症状严重，变化迅速，如发绀、昏迷、惊厥、呼吸困难、休克、尿闭等。慢性中毒发病较缓，病程较长，可产生神经衰弱、周围神经病、中毒性肝内损伤、白细胞减少等。中毒的严重程度与后果往往取决于作用毒物的剂量、作用的时间以及诊断和救治是否准确及时等。对于急性中毒者，必须迅速做出准确判断，及时果断地采取有效的救治措施，以挽救生命、减轻损害程度、避免后遗症。对未知中毒物不能判定时应送至当地毒物分析中心进行检测分析。

二、在药物中毒解救中临床药师的作用

随着社会的发展，药物中毒的发病率逐年上升。药物中毒患者具有以下特点：①病情急、危重者居多，可出现不同程度的昏迷、肺水肿、呼吸衰竭、肾功能衰竭及多脏器功能性或器质性损伤，尤其是服用多种药物又未能及时到医院就诊者；②药物中毒的临床表现和患者基础疾病的临床表现有时难以辨别，如药物中毒的抽搐表现与癫痫发作；③中毒药物多依靠家属或现场见证人员提供的药物接触史（药盒等）和相应的临床表现来明确，缺少特异性临床诊断指标，再加上目前大多数医院尚未建立药物检测体系，因此诊治有时较为困难；④药物种类繁多，服药剂量不同，特效解毒剂有限。由于以上诸多问题使得药物中毒的抢救变得较为复杂。

临床药师在药物中毒的解救过程中应发挥如下作用：①在遇到药物中毒时需要尽快收集信息，尽量及早明确是使用了何种药物、使用剂量、使用时间、既往用药情况等；②对可疑中毒药物进行血药浓度测定，对临床诊断和治疗有着巨大帮助；③尽快查明该中毒药物有无解毒药物，若有则建议临床尽快使用，若无则需要了解中毒药物的特性，并提供清除体内药物的方案，如临床常见的血液灌流、血液透析和血浆置换等血液净化技术；④对患者进行跟踪观察，在中毒反应及并发症方面提供药学建议。血药浓度监测具有独特的优越性，是临床药师发挥作用的有力工具，可明确中毒药物以及中毒的程度，对临床诊断、救治方案的设计和实施提供积极的帮助，减少治疗中的盲目性。

在药物中毒解救中，临床药师的主要任务是承担和参与药物治疗、促进和指导临床合

理用药，提供抢救治疗的用药方案；依据患者的病情、病理生理学、药理学和药效学、病原学、生化检验资料数据以及体内药物浓度监测结果等获取患者的相关数据，参与临床查房了解患者的具体情况；参与中毒病例个体化给药方案的制订，并协助方案的执行、修改与评价。每日或隔日深入病房跟踪解毒治疗的过程，直接面对患者进行药学监护，观察病情的变化、药物的疗效、不良反应等，必要时提出修正用药方案建议，直至病情稳定、个体化治疗方案结束并转入专科常规治疗，结束药物中毒解救的药学监护。

三、药物中毒的临床表现

中毒原因主要有生产过程中毒及意外接触毒物、误食、谋害、自杀及药物滥用等。根据毒性药物的种类不同，其临床表现也存在差异性，药物中毒的常见临床表现见表7-1。

表7-1　中毒药物及症状

中毒部位	症状	中毒药物
皮肤	黏膜灼伤	有腐蚀性毒物如强酸、强碱等
	发绀	麻醉药、亚硝酸盐等过量
瞳孔	扩大	阿托品类
	缩小	有机磷农药、吗啡等过量
神经系统	昏迷	安眠药中毒、窒息性毒物中毒（如一氧化碳等）
	窒息、抽搐、震颤、瘫痪	杀虫药等
呼吸系统	呼吸减弱	安眠药物
	呼吸气短	氰化物
	呼吸加快	甲醇
	肺水肿	有机磷
循环系统	心律失常	洋地黄、乌头、三环类抗抑郁药
	心脏骤停	洋地黄、氨茶碱等
	休克	砷化物、锑等
消化系统	呕吐、腹泻	
泌尿系统	急性肾功能损伤	氯化汞、头孢菌素类、氨基糖苷类药物及蛇毒
血液系统	溶血性贫血	砷化物
	白细胞减少	苯、氯霉素及抗癌药物
	凝血功能障碍	肝素、双香豆素等

四、药物中毒的诊断及监护治疗

药物中毒的治疗原则：立即终止毒物接触；清除已进入体内尚未被吸收的毒物；及时确定治疗方案；给予解毒药物进行对症治疗。

1. 诊断　迅速而正确诊断是抢救的基础，中毒的诊断主要依据毒物接触史和临床表现。故仔细了解发生事件的环境、周围遗留物和周围人群表现、患者原发病及服药史、近期精神状况等，目的是寻找接触毒物的证据，并尽可能了解毒物的种类和量、侵入途径等。对临床出现的症状应认真分析，不放过与毒物有关的一切特异性表现。通过中毒病史和临床表现均不能肯定毒物种类者，必须在中毒后5~7小时内采集排泄物（尿、大便）、呕吐物、胃液、血液、剩余毒物等进行毒物鉴定。

2. 监护治疗 准确制定用药方案和及时的抢救是救治成功的关键。

（1）终止接触毒物 现场抢救时立即将患者脱离有毒环境，转移到空气新鲜的地方，保持呼吸道通畅。立即除去污染的衣物，用清水清洗接触部位的皮肤，包括腋窝或头皮等。由胃肠道进入的毒物应立即停止取用。

（2）清除尚未吸收的毒物 口服中毒时间在4~6小时内的清醒患者，采用压舌板刺激咽后壁的方法致呕吐反射，进行呕吐-喝水-呕吐过程，反复催吐、排毒。洗胃是抢救口服毒物的重要措施，应尽早进行。一般在服毒后6小时内洗胃有效，即使超过6小时，由于部分毒物仍可滞留于胃内，仍有洗胃的必要。洗胃一般用温清水，每次注入量不要过多，以免促使毒物进入肠内。每次灌液后尽量排出。为使毒物排尽，需反复灌洗直至回收液澄清无味为止。洗胃后对中、重度中毒者常规行留置胃管，另外对有呕吐者，需立即用清水清洗头发、口鼻腔、躯体等，防止毒物从皮肤、黏膜继续吸收。

（3）体内毒物的排泄 通常采用导泻、灌肠、利尿等措施促进毒物排出体外。严重者采用血液净化治疗。血液透析能清除小分子水溶性毒物，血液灌注能吸附易与血浆蛋白结合的毒物，两者结合应用清除血液内毒物效果更佳。在血液净化治疗时需要注意，将血液中毒物吸附清除的同时可能亦将抗毒药物清除（例如阿托品等），故临床药师在采用该措施时需加强抗毒药物的补充，防止病情反复。另外，在适当补充血容量的前提下，根据病情采用利尿药，有利于毒物及其代谢产物从肾脏排出体外。对于酸性毒物，静脉输入碱性药物使尿液碱化，有利于其排泄；反之，使尿液酸化可促进碱性毒物排出。

（4）合理使用拮抗剂 临床药师根据诊断，提供相应拮抗药物拮抗毒物对机体的毒性作用，必要时采取提高救治成功率的重要措施，对吸入药物中毒伴颅内高压症者，除采取脱水降颅内压外，立即进行高压氧治疗能有效控制症状、缩短康复期。

（5）保护重要器官功能 毒物及其代谢产物以及缺氧、休克、酸碱平衡紊乱等均可损伤重要器官功能，必须尽早消除致病因素，并适时采取措施保护其功能的稳定。尽早保护重要器官功能是药物中毒解救成功的关键之一，而保护呼吸、循环功能是重中之重。不管何种原因引起缺氧，都必须积极处理。保持呼吸道通畅，轻者鼻导管或面罩给氧，必要时机械通气，机械通气的适应证要适当放宽。维持循环功能的稳定亦是抢救重度中毒患者的关键和难点。临床药师及时监测血流动力学，区分导致其障碍的原因，从而进行针对性处理。对血容量不足者，除补充晶体液体，必须适当补充胶体、提高胶体渗透压，提高氧的供给，纠正组织的缺氧。对心功能不全者，及时用药，以增加心肌收缩力、扩张内脏血管、增加内脏血液灌注。对防止组织间隙水肿、抗炎性介质的毒性作用，用药改善毛细血管通透性具有较好的改善器官功能效果。

第二节 药物中毒的救治措施

"中毒"并不是一种病，所以不同于一般疾病的治疗。由于毒物种类繁多，中毒方式各不相同，目前部分中毒尚无特效解毒药，但救治措施基本相似，急性中毒救治主要依据三大诊断原则和四大救治原则。三大诊断原则是：①了解相关毒物接触史；②观察特征性中毒表现；③进行检验证实（毒物鉴定）。四大救治原则是：①阻止毒物继续吸收；②加速毒物从体内尽快排出，以降低中毒程度；③特效解毒药拮抗或中和已吸收的毒物，采取排毒措施；④实施对症疗法和支持疗法。

根据诊断及救治原则，药师应协助医师快速确定诊断，拟定合理给药方案，评估中毒程度，多管齐下采取排毒解救措施。

一、吸入性中毒

使患者尽快脱离中毒环境，断绝空气污染源，呼吸新鲜空气，保持呼吸道通畅，必要时给予氧气吸入、进行人工呼吸。

二、经皮肤和黏膜吸收中毒

（1）除去污染的衣物，清洗被污染的皮肤与黏膜，忌用热水清洗，特别注意毛发和直接接触的部位；对不溶于水的毒物可用适当溶剂清洗，如用10%乙醇溶液或植物油冲洗酚类中毒，也可用适当的解毒剂加入水中冲洗；皮肤接触腐蚀性毒物者，冲洗时间要求达15~30分钟，并用中和液或解毒液冲洗。

（2）对由伤口或其他原因进入局部的药物中毒，立即用止血带结扎，使中毒者保持安静不动，阻断毒物随静脉血回流到心脏，尽量减少毒物吸收，必要时行局部引流排毒。

（3）眼内污染毒物时，必须立即用清水冲洗至少5分钟，并滴入相应的中和剂；对固体的腐蚀性毒物，应用眼科器械取出。

三、经消化道吸收中毒

1. **催吐洗胃**　多数中毒患者为口服摄入，排毒最直接的方法是催吐、洗胃。神志清醒的患者，只要胃内尚有毒物，均应采取此法清除。

（1）现场催吐　清醒患者用压舌板等刺激咽弓和咽后壁催吐，因食物黏稠不易吐出时，可让患者先喝适量温清水或盐水再促使呕吐。

（2）药物催吐　阿扑吗啡为强力催吐剂，皮下注射后5~15分钟生效，先恶心，继为脑缺血，面色苍白，呕吐。由于阿扑吗啡有引起虚脱的危险，仅用于误食毒物以及不能施行洗胃的患者，促使毒物由胃排出。

（3）催吐的禁忌证及注意事项　①食入腐蚀性毒物或煤油、汽油；②禁用于昏迷及休克者；③中毒引起的抽搐、惊厥未被控制前不宜催吐；④有食管静脉曲张、主动脉瘤、胃溃疡出血、严重心脏病等患者不宜催吐；④孕妇慎用；⑤当呕吐时，患者头部应放低或转向一侧，以防呕吐物吸入气管发生窒息或引起肺炎；⑥现场催吐后，可立即给予所有清醒中毒者牛奶200ml，如果没有也可以给蛋清加水混合液或豆浆200ml代替，起保护胃黏膜和阻止毒物吸收等作用，但是量不能过大，尤其不能单独饮用大量清水，以免加速胃排空而促进毒物的吸收。

（4）洗胃　洗胃的目的主要是清除胃内毒物，阻止毒物吸收和毒物吸附，对水溶性药物中毒，洗胃比较适用。方法：清醒患者饮洗胃液200~400ml后，用压舌板刺激咽部，促使呕吐，并反复进行，直到呕吐出清水而无特殊气味为止。也可采用胃管插入进行洗胃，对急性中毒患者尽量将胃内容物抽出后再进行洗胃，洗胃应多次反复冲洗，直到洗出液与注入的液体一样清澈为止。洗胃液有吸附作用，常用洗胃液有：①1：5000~1：10000高锰酸钾溶液（不得有未溶解的颗粒）为氧化剂，可破坏生物碱及有机物，常用于巴比妥类、阿片类、有机磷、无机磷及氰化物、砷化物、毒扁豆碱、烟碱、士的宁等药物中毒。注意事项：本品具腐蚀性，未溶解的颗粒不得与胃黏膜或其他组织接触，乐果、内吸磷（1059）、对硫磷（1605）、甲拌磷（3911）等中毒时禁用。②活性炭混悬液（0.2%~0.5%）为强力吸附剂，可阻止毒物吸收，适用于有机及无机毒物中毒，但对氰化物无效。③牛奶加水等量混合可缓和氯酸盐、硫酸铜化学物质的刺激作用。④生蛋清可沉淀汞、吸附砷，用于砷、汞等中毒。⑤淀粉溶液（1%~10%）、米汤、面糊对中和碘有效，可用于碘中毒洗胃，至洗出液清晰，不显蓝色。⑥0.9%氯化钠溶液或1%~2%氯化钠溶液常用于药物不明的急性中毒，可用于硝酸银、砷化物等药物中毒，形成腐蚀性较小的氯化物，但应注意溶液温度，过高可引起血管扩张，促进中毒药物吸收。⑦鞣酸溶液（3%~5%）可使大部分无机及有机化合物沉淀，如洋地黄、阿扑吗啡、重金属、生物碱及士的宁等，可用浓茶代替，但不宜在胃内滞留。

（5）洗胃注意事项　①洗胃须及时彻底，时间越早越好，毒物进入体内1小时洗胃效果最佳，毒物进入体内4~6小时之内应洗胃，超过4~6小时毒物大多吸收，但如果服毒量很大或毒物过多，或所服毒物存在胃–血–胃循环，尽管超过6小时，仍有洗胃指征；②深度昏迷者洗胃时可能引起吸入性肺炎；③中毒引起的惊厥未被控制前禁止洗胃，操作过程中如发生惊厥或呼吸停止应立即停止洗胃并对症治疗；④每次灌入洗胃液为300~500ml，过多则易将毒物驱入肠中；⑤强腐蚀剂中毒患者禁止洗胃，可引起食管及胃穿孔；⑥洗胃时注意减少注入液体压力，防止胃穿孔；⑦挥发性烃类化合物（如汽油）口服中毒者不宜洗胃，因胃反流后可引起类脂质性肺炎；⑧应将胃内容物抽出做毒物分析鉴定。

2. **加速毒物排泄**　多数毒物经小肠及大肠吸收后引起肠道刺激症状，因此清除经口进入的毒物，除催吐及洗胃外，尚需导泻及洗肠，使进入肠道的毒物尽可能迅速排出，减少吸收。

（1）导泻　胃管注入或口服泻药，一般选用硫酸钠或硫酸镁（15~30g溶解于200ml水中）或中药大黄导泻，以硫酸钠较为常用，忌用油脂类泻剂。注意事项：①若毒物引起严重腹泻，不能采用导泻法；②腐蚀性毒物中毒或极度衰弱者禁用导泻法；③镇静药与催眠药中毒时，避免使用硫酸镁导泻。

（2）灌肠　导泻效果不明显者洗胃后还应采用灌肠。洗肠一般用1%微温盐水、1%肥皂水或清水约1000ml作高位灌肠，或将药用活性炭加于洗肠液中，以加速毒物吸附后排出，但腐蚀性毒物中毒不宜采用。近年来出现了新的肠道净化方法——全肠灌洗法，即选用非吸收性化合物，如聚乙二醇溶液，从鼻胃管持续滴入胃内，在1~2小时内灌入4000~6000ml液体。这种方法适用于大量摄入毒物，又难以用催吐和洗胃清除者，如缓释胶囊药、含铁片剂、百草枯中毒等。

3. **利尿脱水**　大多数毒物进入机体后由肾脏排泄，因此强化利尿是加速排毒的重要措施之一，常用方法为静脉补液后，静脉注射呋塞米20~40mg，或选用其他利尿剂。注意事项：①由于利尿剂作用较强，易影响电解质平衡，须注意密切观察，避免发生电解质紊乱；②肾衰竭者不宜采用强效利尿剂；③药物选择应慎重考虑心脏负荷等情况。

4. **血液净化疗法**　适用于毒性强烈或大量毒物进入体内后短时间内即可致中毒者、心肾等脏器功能受损者。血液净化疗法可迅速清除体内毒物，使重症患者的预后理想。血液净化方法主要有血液透析、腹膜透析、血液灌注、血液滤过和血浆置换等。

5. 药物拮抗解毒 某些毒物有特效的拮抗剂，因此在进行排毒的同时，药师应迅速制定拮抗方案。拮抗作用根据机制可归纳为以下几个类别，特殊解毒拮抗剂见表7-2。

（1）物理性拮抗 药用活性炭等可吸附中毒物质；蛋白、牛乳可沉淀重金属，并对黏膜起保护润滑作用。

（2）化学性拮抗 通过化学结合原理改变毒物的理化结构，降低其毒性，如弱碱中和强酸、弱酸中和强碱、二巯丙醇竞争已与组织中酶系统结合的金属物等。

（3）受体及生理拮抗 抑制毒物与人体内特异性受体结合，从而引起人体的生理反应来对抗毒物作用。例如，阿托品与胆碱能受体结合拮抗有机磷中毒；毛果芸香碱拮抗颠茄碱类中毒；抗蛇毒血清与蛇毒结合而中和毒素；维生素K治疗抗凝血类杀鼠剂中毒等。

（4）生化拮抗 通过生化作用增加人体对毒物清除及代谢能力，减少毒物到达作用部位的数量，如氯解磷定使胆碱酯酶复能，恢复其水解乙酰胆碱的活性，解除有机磷类中毒。

表 7-2 特殊解毒拮抗剂

解毒剂名称	用途
氟马西尼	苯二氮䓬类药物过量或中毒
贝美格	巴比妥类及其他催眠药中毒
纳洛酮	急性阿片类中毒及急性乙醇中毒
烯丙吗啡	吗啡、哌替啶中毒
乙酰半胱氨酸	对乙酰氨基酚过量所致的中毒
亚甲蓝	氰化物中毒，小剂量可治疗高铁血红蛋白血症（亚硝酸盐中毒等）
亚硝酸钠	氰化物中毒
硫代硫酸钠（次亚硫酸钠）	氰化物中毒，也用于砷、汞、铅中毒等
谷胱甘肽	丙烯腈、氟化物、一氧化碳、重金属等中毒
二巯丙醇	砷、汞、金、铋及酒石酸锑钾中毒
二巯丁二钠（二巯琥珀酸钠）	锑、铅、汞、砷的中毒，并预防镉、钴、镍的中毒
青霉胺（D-盐酸青霉胺）	铜、汞、铅中毒的解毒，治疗肝豆状核变性病
依地酸钙（解铅乐）	铅、锰、铜、镉等中毒以及镭钚、钍中毒
乙酰胺（解氟灵）	有机氟杀虫农药中毒
解磷定	有机磷中毒
碘解磷定	有机磷中毒
氯解磷定	有机磷中毒
双复磷	用途同氯解磷定，其特点是能通过血脑屏障
双解磷	用途同双复磷，但其不能通过血脑屏障
盐酸戊乙奎醚	有机磷农药中毒和中毒后期或维持阿托品化
维生素B_6	肼类化合物中毒（如异烟肼）
维生素K_1	抗凝血类灭鼠剂的中毒

6. **对症与支持治疗**　急性中毒时最常见及最严重的症状是呼吸和心搏骤停、脑水肿、休克、全身惊厥以及肺、心、肝、肾功能等多个脏器衰竭。对症治疗的目的是保护及恢复受损器官的功能，维持机体的正常代谢状态，帮助中毒患者恢复。

（1）注意卧床休息、保暖、密切观察生命体征。

（2）通过输液和鼻饲维持营养和水、电解质平衡。昏迷患者注意保持呼吸道通畅，定时翻身以预防压疮和肺炎。

（3）对于中毒引起高热采取物理降温，如无禁忌证可考虑同时应用氯丙嗪协助降温。

（4）中毒引起肾衰竭者尽早实施血液透析或腹膜透析。

第三节　药物中毒的解救及药学监护

一、洋地黄类强心药物中毒

洋地黄（digitalis）类代表药物——地高辛（digoxin）是临床上最常用的心脏正性肌力药物，主要用于治疗快速型室上性心律失常和缓慢型充血性心力衰竭。该药治疗慢性心功能不全已有数百年历史，能改善患者症状，并且可以降低死亡和因心衰恶化住院的复合危险，但其治疗指数较低，安全范围窄，药动学和药效学个体差异性较大，容易引起中毒。文献报道，5%~15%的住院患者服用该药后发生洋地黄中毒，引起室性心律失常伴三度房室传导阻滞。地高辛中毒的案例叙述如下：

1. **患者信息**　王某，男性，72岁，胸闷、憋气反复数年，近期症状加重，约一周前入院治疗。患者主诉近6周内口服地高辛，一周前胸闷、憋气加重，伴咳嗽咳痰，不能平卧，且恶心呕吐，有轻微呕血症状，一周内基本未进食。患者自发病以来睡眠质量差、精神萎靡、体力每况愈下，无食欲，食量极差，但体重无明显变化。经询问有心脏起搏器植入史，既往无食物及药物过敏史，无高血压、高血脂、糖尿病等其他病史。口服地高辛剂量为0.25mg/d。入院诊断：起搏器植入术后；扩张型心肌病；心功能Ⅲ级（心衰二度）。

2. **药物治疗及监测过程**　患者入院时恶心、呕吐症状非常明显，且入院前有呕血症状，食欲和食量均极差，精神和体力状态亦较差，近6周内服用地高辛0.25mg/d，入院后检测出地高辛血药浓度大于4ng/ml（有效治疗浓度：0.5~2ng/ml），结合患者上述症状明确显示为地高辛中毒，立即停药。给予静脉滴注20%脂肪乳注射液250ml/d，补充能量；适时给予莫沙必利片和兰索拉唑肠溶片及胶体果胶铋口服液缓解恶心、呕吐症状并保护胃黏膜，密切观察患者恶心、呕吐症状及食欲食量等情况，监测地高辛血药浓度，待其浓度恢复正常后考虑重新小剂量规范应用。鉴于心功能状态，选择给予呋塞米片20mg/d和螺内酯片20mg/d利尿，同时给予起始剂量血管紧张素转化酶抑制剂（ACEI）依那普利片（2.5mg，bid）和β-受体阻滞剂酒石酸美托洛尔片（6.25mg，bid）。给予扩血管药单硝酸异山梨酯缓释片40mg/d，缓解患者胸闷、气短的症状，改善心肌血供。继续密切监测地高辛血药浓度、血钾、血尿素氮及血肌酐、肝功能、B型尿钠肽（BNP）变化。一周后，地高辛血药浓度由入院时的大于4ng/ml降至1.38ng/ml，且患者停服地高辛4天后无夜间阵发性呼吸困难，可平卧睡眠，食欲食量逐渐好转，恶心、呕吐症状消失，精神渐佳。进食后停止使用脂肪乳；因为应用利尿剂，导致患者在入院第6日时血钾降至3.18mmol/L，给予0.2%氯化钾注射液静脉滴注，并口服氯化钾片，3日后血钾恢复至正常范围；患者肝功能恢复较好；BNP和尿素氮仍高，说明患者心、肾功能仍较差。由于病情需要，给予小剂量0.125mg/d地高辛，并严密监测，防止患者再次中毒。

3. 药学监护与治疗对策　患者为高龄老年人，由于扩张型心肌病导致心功能不全，因病情多年反复并逐渐加重，地高辛用量增大为0.25mg/d。用药增量的6周内新增了无食欲、恶心、呕吐、食量明显减小、精神状态及体力变差等症状，入院后检测到地高辛血药浓度大于4ng/ml，明确诊断患者属地高辛中毒。患者心、肝、肾功能均有不同程度的异常。对于地高辛中毒，临床治疗首要措施是地高辛停药或者减量使用，其次是去除引起地高辛中毒的因素，即改善心脏缺血和缺氧、纠正肾功能、水电解质紊乱尤其是低血钾现象。本例患者属心功能Ⅲ级（心衰二度），由于ACEI可以提高心功能不全患者远期生存率，利尿剂可以改善患者的水肿状态及减轻前负荷，因此临床药师选择了单纯停用地高辛的治疗方式，经过一周的治疗后，患者的中毒症状基本消失，地高辛血药浓度恢复至小于2ng/ml，后又给予小剂量0.125mg/d地高辛，继续治疗患者心衰。因此，应严密监测影响地高辛敏感性的相关因素，即患者的心、肝、肾功能以及电解质水平等，加强对地高辛的用法用量及药物相互作用、血药浓度等方面的药学监护。临床药师应结合患者的个体差异实施个体化给药，完善临床药学服务，减少或避免地高辛中毒不良事件，保障药物治疗的安全有效。

二、乌头类药物急性中毒

乌头（aconite）类药物主要有川乌、草乌、落地金钱、附子等多种中药。中毒主要成分是乌头碱，原因多为服用时炮制不当，用量过大，煎煮时间过短，或者服药方法不正确及机体对药物敏感等。

（一）中毒诊断

有服食乌头类药物史，或服食含乌头类有效成分的中成药史，临床以口舌发麻、头晕眼花、心悸胸闷、呼吸困难为特征，病情危重指标有：①昏迷、抽搐；②严重心律失常；③休克。

（二）治疗原则

清除毒物，促进排泄，对症及支持治疗。

（三）给药方案及救治措施

1. 洗胃、导泻及加速中毒药物的排泄　发现中毒且4~6小时内者立即洗胃，选用1：5000高锰酸钾溶液、0.5%~1%鞣酸液或以浓茶替代，可在洗胃前注入活性炭吸附毒物后再洗胃；洗胃后，应用硫酸钠导泻。给予50%葡萄糖溶液60ml加维生素C 1g，静脉补液，氧化并加速毒物排泄。

2. 解毒监护　皮下、肌内或静脉注射阿托品，每次0.5~2mg，10分钟至2小时1次，直至心律恢复正常。应用大剂量阿托品治疗乌头类药物中毒，可迅速减轻症状，使心脏异位节律迅速消失，恢复正常窦性心律；心电监护直至恢复正常，有心律失常及时处理；注意体温、血压、呼吸，出现呼吸中枢抑制时，立即给予呼吸兴奋剂。

3. 药学新进展　关于乌头类药物的中毒解救，临床报道不少中药具有较好的解毒作用，如和氏用金玄解毒汤（雪山金不换 *Veratrillabailloonii* Franch 10~20g、玄参15~30g、生甘草20~30g，水煎服或鼻饲）抢救20例急性乌头碱中毒，均在用药1剂后获愈，值得进一步研究；袁氏采用蜂蜜50~100g，开水冲服，症状在半小时后开始缓解，1~2小时基本解除；张氏采用中西药结合，用阿托品配银花、甘草、黑豆、绿豆、赤小豆各30g，蜂蜜30g（另服），水煎服，治疗13例乌头碱类药物中毒均获痊愈。

三、镇静催眠药中毒

（一）苯二氮䓬类镇静催眠药中毒

苯二氮䓬（benzodiazepine）类常用药物有地西泮、硝西泮、氯硝西泮、氟西泮、三唑仑、阿普唑仑、艾司唑仑等。

1. 中毒诊断

（1）有过量服用或误用苯二氮䓬类药物史。

（2）临床症状有眩晕、嗜睡、意识障碍、运动失调、血压下降、呼吸抑制、昏迷等。

（3）呕吐物、血液及尿液检测有苯二氮䓬类药物。

2. 中毒症状 对中枢神经系统抑制较轻，极少出现长时间深度昏迷和呼吸抑制等严重症状。如果出现，应考虑同时服用了其他镇静催眠药或饮酒等。

（1）有头晕、头痛、乏力、嗜睡、口干、运动失调、反应迟钝、精神异常、尿闭、便秘等症状。

（2）严重中毒时，可出现心动过缓、血压降低、呼吸抑制、晕厥和昏迷。

（3）偶可出现白细胞减少、过敏性皮疹及中毒性肝炎。

3. 给药方案及救治措施

（1）立即催吐、洗胃、用硫酸钠导泻，加速排除药物。

（2）若血压下降，给予升压药，如去甲肾上腺素或间羟胺等；静脉输液，维持体液平衡，促进药物经肾脏排出；呼吸抑制时进行吸氧，必要时做人工呼吸，酌情考虑呼吸中枢兴奋药，如尼可刹米等。一般情况下可采用对症支持治疗，但需注意的是本类药物不能通过血液透析和血液灌流疗法从血液中清除。

4. 常用解毒药和拮抗药 氟马西尼是特异的苯二氮䓬受体拮抗剂，可使昏迷快速逆转，首剂静注量为0.3mg。若在60秒内未达目标清醒程度，可重复使用至患者清醒或达总量至2mg。如再度出现昏睡，可每小时静脉滴注药物0.1~0.4mg，并根据目标清醒程度进行个体化调整。氟马西尼可致头痛、眩晕、震颤、恶心、焦虑等不良反应，或者引起急性戒断状态；对苯二氮䓬类药有身体依赖者、对本品过敏者、对苯二氮䓬类药或乙醇曾经出现过戒断症状者、颅内压较高者及癫痫患者禁用。此外，采用纳洛酮与氟马西尼联合治疗苯二氮䓬类药中毒也可取得良好疗效。

（二）巴比妥类镇静催眠药中毒

巴比妥（barbital）类镇静催眠药主要包括长效药物如巴比妥、苯巴比妥，中效药物如戊巴比妥、异丁巴比妥、异戊巴比妥，短效药物如司可巴比妥、硫喷妥钠。巴比妥类药物中毒可分为急性中毒和慢性中毒，急性中毒是指短期内大量服用巴比妥类药物而出现的病症，需紧急救治。长期滥用大量催眠药的患者可发生慢性中毒，除有轻度中毒症状外，常伴有精神症状。

1. 中毒诊断

（1）有过量服用或误用巴比妥类药物史。

（2）中毒表现以中枢神经系抑制症状为主，如意识障碍、昏迷、呼吸抑制、血压下降等。

（3）呕吐物、血液及尿液的测定含有巴比妥类药物。

2. 急性中毒症状 临床症状以中枢神经系统抑制为主。

（1）中枢神经系统症状 轻度中毒时，有头痛、头胀、眩晕、嗜睡、语言迟钝、感觉障碍、动作不协调、瞳孔缩小或扩大、恶心呕吐、血压下降等；重度中毒可出现兴奋期，患者可发生幻觉、谵妄、狂躁、惊厥、反应迟缓，角膜、咽、腱反射均消失，瞳孔放大（有时缩小），但对光反射存在，昏迷逐渐加深。

（2）呼吸系统症状 轻度中毒时，呼吸正常或稍慢。重度中毒时，呼吸中枢受抑制，呼吸减慢且浅而不规则，或出现潮式呼吸。并发肺部感染时，呼吸困难、发绀，严重时呼吸衰竭。大剂量巴比妥类可直接抑制呼吸中枢，导致呼吸衰竭。

（3）循环系统症状 皮肤湿冷、发绀、脉搏快而微弱、尿量减少或尿闭，可引起血流动力学及微循环改变，致使血管扩张及通透性增加引起血浆渗出，导致血压下降，引起休克。

3. 给药方案及救治措施 急性中毒的救治措施如下。

（1）人工呼吸、吸氧。

（2）洗胃洗肠 服药5~6小时内的中毒者均应立即彻底洗胃。一般可用1：5000高锰酸钾溶液，尽量将胃内药物洗出，洗胃后胃内可留置硫酸钠溶液（成人20~30g），促进药物排泄；凡应用巴比妥类药灌肠引起中毒者，均采用上述洗胃液洗肠。

（3）采用5%葡萄糖和0.9%氯化钠注射液按1：1比例静脉补液，3000~4000ml/d；给予利尿剂呋塞米，每次40~80mg，加速毒物的排泄，要求每小时尿量大于250ml，但须注意维持水、电解质平衡；应用5%碳酸氢钠溶液静脉滴注使尿液碱化，加速巴比妥类药物的排泄；由于异戊巴比妥的主要代谢途径为肝脏，所以在中毒抢救过程中碱化尿液的效果不及苯巴比妥；当苯巴比妥血药浓度超过80mg/L时应予以血液净化治疗。利尿和透析对短效巴比妥类中毒效果不理想。

4. 常用解毒药和拮抗药 中枢兴奋剂如尼可刹米、戊四氮等应酌情使用，因为此类药物反复大量使用可出现惊厥，并增加机体消耗，加重呼吸衰竭，因此不作为常规使用。但是有下列情形之一时可酌情使用：①患者出现深度昏迷；②有呼吸衰竭；③积极抢救48小时患者仍不清醒。在应用过程中注意防止心律失常和惊厥的发生。

四、阿片类药物中毒

阿片类（opium）药物主要包括阿片、吗啡、芬太尼、哌替啶、可待因等，主要与中枢特异性受体相互作用，能缓解疼痛的同时还可以出现欣快感觉，导致用药者有重复用药的要求，易致成瘾性。

1. 中毒诊断

（1）有过量使用或误用吗啡类药物史。

（2）轻度中毒的表现有头晕、头痛、兴奋或抑制、恶心、呕吐、幻想，时间和空间感觉消失。重度中毒时，可出现针尖样瞳孔、呼吸极度抑制和昏迷等吗啡中毒的三大征象。

（3）胃内容物及血、尿液检测有阿片类药物存在。

2. 中毒症状

（1）轻度中毒症状为恶心、呕吐、头晕、头痛、口渴、呼气中有阿片味，兴奋或抑郁、肌张力先增强而后弛缓、皮肤发痒、出汗、幻想、无时间和空间感以及血糖增高与便秘、尿潴留等；重度中毒时可见吗啡中毒的三大征象。中毒患者发生虚脱之前，脊髓反射增强，常出现牙关紧闭、惊厥、肌肉抽搐和角弓反张等症状；摄入过大剂量时，患者先出现发绀、瞳孔极度缩小、呼吸浅慢、肺水肿，迅速进入昏迷状态；进而出现皮肤苍白、湿冷、脉速减弱且不规则等休克现象及瞳孔扩大，偶有过高热及蛛网膜下腔出血等。

（2）急性吗啡中毒者，多在6~12小时内死于呼吸麻痹；12小时后，多因呼吸道感染而死于肺炎；超过48小时者预后较好；应争取时间迅速治疗。慢性中毒（即成瘾）者，有心悸、焦虑、烦躁、食欲缺乏、便秘、贫血、阳萎等症状。停药8小时以上者，可出现戒断现象，即打哈欠、出冷汗、喊叫、呕吐、腹泻、失眠、萎靡，最终虚脱或意识丧失。

3. **给药方案及救治措施** 发现中毒者应立即明确进入途径，便于毒物尽快排出。

（1）口服中毒，以1:2000高锰酸钾溶液洗胃，以硫酸镁溶液或硫酸钠溶液导泻，口服中毒较久者，因其幽门痉挛仍可能有少量药物长时间滞留于胃内，仍应洗胃，禁用阿扑吗啡催吐，以免中毒加重；过量皮下注射吗啡中毒，用止血带迅速扎紧注射部上方，采取局部冷敷。

（2）注意保温，静脉滴注葡萄糖氯化钠注射液，防止脱水，促进排泄；发生呼吸抑制时，保持呼吸道畅通、吸氧，给予刺激呼吸中枢药物阿托品，同时防止吸入性肺炎；救治时禁用士的宁等中枢兴奋剂，因其可与吗啡类药物对中枢神经的兴奋作用相加而诱发惊厥。

（3）重度中毒患者可采用血液透析和血液灌流治疗。慢性中毒治疗应在2~3周之内逐渐撤药。

4. **常用解毒药和拮抗药** 尽早应用阿片碱类解毒药。首选拮抗剂为纳洛酮和烯丙吗啡，因其化学结构与吗啡相似，与阿片受体的亲和力又大于阿片类药物，所以能阻止吗啡样物质与受体结合，从而消除吗啡等药物引起的呼吸和循环抑制等症状。纳洛酮1次0.4~0.8mg，肌内注射或静脉注射。个别患者可出现室颤、肺水肿，甚至心肌梗死等不良反应。盐酸烯丙吗啡对吗啡也有拮抗作用，1次5~10mg，肌内注射或静脉注射，必要时10~15分钟可重复给药，总量应小于40mg。对已耐受阿片类药物者，使用盐酸烯丙吗啡会立即出现戒断症状，注意高血压及心功能障碍患者应慎用。

五、有机磷中毒

有机磷（organophosphorus）是目前使用最多的农药，品种较多，具有高毒或剧毒，生产、运输或使用不当均可发生急、慢性中毒，也可因自服、误服或食用污染食物而引起中毒。有机磷农药中毒是最常见的农药中毒，发病症状与农药进入人体的时间、途径、剂量、毒性密切相关。

1. **中毒症状** 有机磷农药急性中毒后，经过潜伏期即开始出现相应的临床症状。经消化道中毒者的潜伏期约为0.5小时，空腹服用者更短；呼吸道吸入者一般1~2小时内发病；皮肤接触者潜伏期则为8~12小时。

2. **有机磷农药中毒有三大症候** 毒蕈碱样症状、烟碱样症状及中枢神经系统症状。

3. **有机磷农药中毒的临床表现**

（1）轻度中毒 头晕、头痛、乏力、胸闷、视力障碍、恶心、呕吐、腹痛、多汗等。血胆碱酯酶活力降至50%~70%。

（2）中度中毒 较上述症状更加明显，出现流涎、肌颤、瞳孔缩小、言语不清、精神恍惚、肺部伴湿啰音。血胆碱酯酶活力降至30%~50%。

（3）重度中毒 神志昏迷、口唇发绀、呼吸麻痹、血压下降、脉搏细速、瞳孔极度缩小、惊厥、抽搐，有肺水肿。血胆碱酯酶活力降至30%以下。

4. 给药方案及救治措施

（1）脱离中毒环境 除去被污染衣物，用1%~5%碳酸氢钠溶液或肥皂水反复清洗被污染的皮肤、头发和指甲。

（2）洗胃 用清水、1:5000高锰酸钾溶液（硫磷中毒者忌用）或2%碳酸氢钠（敌百虫中毒者忌用）反复洗胃（如毒物不明确最好使用0.9%氯化钠溶液），活性炭吸附，之后给予硫酸镁导泻（重度中毒时禁用）。

（3）解毒剂的应用 广泛使用的解毒剂是抗胆碱药物阿托品和复能剂碘解磷定及氯解磷定等，给药原则是及时、足量。

（4）血液净化 治疗有机磷重度中毒疗效显著，可选用血液透析、腹膜透析或血液灌流。

（5）对症治疗 维持呼吸功能，防治感染、心搏骤停及脑水肿。中毒症状缓解后要继续观察3~5天，防止复发。

5. 常用解毒药和拮抗药

（1）阿托品 通常肌内注射或静脉注射1~2mg，严重中毒时可加大5~10倍，可每15~20分钟重复1次，用药到病情稳定后，采用维持量给药2~3天；注意事项：阿托品的作用仅在于拮抗乙酰胆碱的毒蕈碱样作用，提高机体对乙酰胆碱的耐受性，而对烟碱样作用、肌颤、抽搐及呼吸肌麻痹无效。轻度中毒者可单独使用阿托品治疗；中、重度中毒者，需同时应用解磷定等胆碱酯酶复活剂。阿托品治疗重度中毒的原则是"早期、足量（不是过量）、重复给药"，既达到阿托品化又要求避免阿托品中毒。阿托品化的指征是口干、瞳孔扩大、皮肤干燥、面部潮红、心率加快。当达到阿托品化或毒蕈碱样症状消失时应减量、延长给药间隔时间，并维持用药数日。中毒患者严重缺氧时，使用阿托品可引发室颤的危险，应吸氧。中毒者伴有体温升高应慎用阿托品。合用胆碱酯酶复活剂时，阿托品应适当减少剂量。若患者出现躁动、谵妄、高热、幻觉、神志模糊、全身潮红、心率加快、抽搐甚至昏迷，应视为阿托品中毒，立即停药，用毛果芸香碱解毒。

（2）胆碱酯酶复活剂 碘解磷定：轻度中毒时静脉注射0.4g，必要时2小时重复给药1次；中度中毒时静脉注射0.8~1g，以后每小时给予0.4~0.8g；重度中毒缓慢静脉注射1~1.2g，30分钟后可重复给药，病情好转并稳定后逐步减量停药；氯解磷定：轻度中毒时肌内注射0.25~0.5g，必要时2小时后重复给药1次；中度中毒时肌内注射0.5~0.75g；重度中毒时静脉注射1.0g，用适量注射用水稀释，其余解毒方法同碘解磷定。注意事项：避免两种或两种以上复活剂同时应用，防止毒性增加。复活剂对促使昏迷患者苏醒和解除烟碱样作用比较理想；对防止呼吸中枢抑制和对抗毒蕈碱样作用较差，故与阿托品合用可取得满意疗效。对于应用胆碱酯酶复活剂疗效较差或无效情况应以阿托品治疗为主。对于有机磷农药中毒有效的复活剂，除尽早应用外，应依据中毒程度，确定合理的使用剂量和时间，使用不当可引起中毒，须特别注意。此类药物在碱性溶液中可以水解成剧毒的氰化物，应避免与碱性药物并用。

有机磷农药中毒的案例分析如下：

广谱有机磷杀虫剂敌敌畏，不仅用于农作物杀虫，还用于家庭灭蝇、蚊。此杀虫剂毒性较大，可通过皮肤、呼吸道、消化道吸收。在生产及使用过程中，防护措施不够或发生误触、吸、服，均可导致不同程度的危害，且抢救难度很大，可危害生命。

（1）患者信息　吴某，女性，36岁，农民，误服饮料瓶装"敌敌畏"，将近1小时入院。据家属口述，患者在赴院过程中出现视力模糊、意识不清，但无恶心、呕吐、呕血、二便失禁及抽搐现象，到院后呼之不应、大汗、肌颤、浅昏迷，据检测饮料瓶内剩余药量，患者口服敌敌畏小于50ml，经该院急诊洗胃、给与阿托品解救及血液透析治疗后入院。查体：神志欠清，皮肤微汗，言语模糊，双侧瞳孔直径均为约2.8mm，对光有反射，双肺有啰音，心率85次/分，血胆碱酯酶683U/L（正常107~420IU/L）。

（2）治疗过程　患者入院后立即给予抗胆碱酯酶治疗，同时进行促醒、补充电解质、保肝、营养神经及预防应激性溃疡等辅助治疗。给药方案如下：首日肌内注射阿托品2mg，4小时一次，第2天肌内注射阿托品2mg，6小时一次，第3天肌内注射阿托品1mg，6小时一次，从第2天开始给予氯解磷定首剂0.75g，之后2小时给0.5g，每天进行胆碱酯酶的血浓度监测，随时对阿托品和氯解磷定的用量及用药次数进行调整。同时予以辅助对症治疗：促醒给予甲氯芬酯0.25g，tid；给予质子泵抑制剂（PPI）奥美拉唑注射液40mg，bid，预防应激性溃疡；脑蛋白水解物120mg，qd，营养神经；复方甘草酸苷80mg，qd，保肝治疗；患者经过一周治疗后临床症状基本缓解，胆碱酯酶恢复至137U/L，因经济状况所限要求提前出院。

（3）用药分析

1）阿托品为特异性毒蕈碱样胆碱受体拮抗剂，能有效对抗有机磷毒物中毒引起的外周毒蕈碱（M）样症状，对抗烟碱（N）样作用无效，中枢作用弱，抗惊厥作用较差，不能对抗外周性呼吸肌麻痹和中毒后烟碱样肌颤症状。患者经洗胃、血液透析后神志渐清，肌颤消失，次日皮肤仍有汗。患者通过口服引起中毒，有机磷毒物可通过下消化道吸收，为了防止吸收后中毒加重，联合应用胆碱能复活剂，不仅能恢复胆碱酯酶的活性，而且可以直接对抗有机磷毒物引起的外周N样症状，弥补阿托品作用的不足。

2）患者出现神志不清、言语含糊、视力模糊、呼吸困难等有机磷中毒的临床症状，最有效的方法是及时应用解毒剂。甲氯芬酯和脑蛋白水解物均能促进细胞对氧和葡萄糖的利用，虽可促醒和营养神经，但无法确定对有机磷中毒物有治疗作用。奥美拉唑抑制胃酸分泌目的在于预防应激性溃疡，外科术前预防应激性溃疡的原则是：不用禁食时即可使用PPI抑制剂，该患者入院后经过洗胃、血透治疗已过应激状态，神志恢复时已可以进食，此时可停用奥美拉唑。鉴于敌敌畏毒性较大，保肝药复方甘草酸苷宜在机体恢复正常时停药。但是患者由于经济原因没有达到治疗疗程，针对整个治疗过程，提示临床药师在药学监护中需要做到：针对患者，注意观察细节，通过监测患者的体温、心率等辅助评价患者的中毒程度，随时调整用药方案；加强与临床医师的沟通，提高整体治疗水平，使患者住院时间尽量缩短或日费用减少，以减轻其经济负担。

（4）药学监护要点　血胆碱酯酶的监测是敌敌畏中毒解毒治疗过程的主要观察指标之一。患者就诊时血胆碱酯酶为683U/L，入院后给予阿托品2mg，4小时一次，肌内注射，第2天患者出现面部潮红、无汗及谵语时需注意区别"阿托品化"和阿托品中毒。患者入院后虽未给予复能剂，但是由于中毒后曾有肌颤的症状，患者第2天的谵语不能排除有机磷毒物在下消化道延迟吸收后的中毒，给予氯解磷定，并维持使用2~3天，防止引起延迟吸收后中毒加重，导致死亡。用药过程中应随时监测血胆碱酯酶，根据病情调整剂量及给药间隔时间。复能剂的停药指征主要为烟碱样症状消失，血胆碱酯酶活性恢复至正常的60%以上。

六、抗精神病药、抗抑郁药等中枢兴奋与抑制药物中毒

（一）三环类抗抑郁药中毒

常用的三环类抗抑郁药（tricyclic antidepressants）有阿米替林、多塞平、氯米帕明、丙米嗪等。急性中毒症状较抗精神病药严重，一次吞服1.5~2g即会产生严重中毒症状，致死量通常大于2g。本类药物的中毒反应大多与其血药浓度有关。另外，本类药物具有中枢和外周抗胆碱能作用，抑制心肌收缩，降低心排血量，引起血压过低，导致周围循环衰竭。常见的致死原因还包括心律失常和心脏传导障碍。

1. 中毒诊断

（1）有过量使用或误用三环类抗抑郁药物史。

（2）有抗胆碱能作用相关的症状、心血管毒性和癫痫发作等表现。

（3）胃内容物及血、尿检测有三环类抗抑郁药存在。

2. 中毒症状

（1）抗胆碱能作用的体征　皮肤干燥、少汗、瞳孔散大、眼压升高、视力模糊、体温升高、心率加快、肌肉强直、震颤、尿潴留或失禁、肠麻痹及谵妄、昏迷等。

（2）心血管毒性　血压先升后降、可突发虚脱或心脏停搏。典型指标为心电图显示窦性心动过速，各种A-V传导阻滞或多型性室性心动过速等。严重的心脏毒性表现为缓慢性心律失常，可发生进行性不可逆心源性休克而死亡。

（3）癫痫发作　此症状常见且持久、顽固，患者少汗，肌张力升高，可致横纹肌溶解、严重高热、脑损伤、多器官衰竭甚至死亡。

3. 给药方案及救治措施

（1）催吐、洗胃及导泻　清醒患者口服15ml吐根糖浆，并饮水500ml催吐。

吞服大量药物者，以1∶2000高锰酸钾溶液洗胃。之后使用药用活性炭吸附，硫酸钠导泻，促使药物从肠道排出。

（2）对症治疗　心律失常时，可采用利多卡因50~100mg静脉滴注，也可选用普鲁卡因胺。出现心力衰竭者，可静脉注射毒毛花苷K或毛花苷丙。注意严格控制补液量和速度；低血压时，用晶体或胶体溶液扩充血容量，必要时使用去甲肾上腺素，但应尽量避免使用拟交感神经药物；癫痫发作时可用苯妥英钠治疗，避免使用安定类及巴比妥类有中枢神经和呼吸抑制作用药物。

4. 常用解毒药和拮抗药　三环类抗抑郁药引起的抗胆碱能反应一般能自行减轻或消失，抗胆碱酯酶药毒扁豆碱不应常规用于三环类抗抑郁药中毒患者的抗胆碱能症状，因其可降低血压，加重心脏传导阻滞，引起心收缩不全、心动过缓，使心肌收缩力损伤加重，促发癫痫发作。

（二）吩噻嗪类抗精神病药中毒

吩噻嗪（phenpthiazines）类药物有氯丙嗪、三氟拉嗪、奋乃静、氟奋乃静等，过量服用引发自杀较常见，但是本类药物治疗指数较高，因此较少致死。

1. 中毒诊断

（1）有过量使用或误用吩噻嗪类药物史。

（2）大量用药所致急性中毒可出现体温不稳定、心律不齐、心动过速、血压下降甚至昏迷、休克、呼吸停止、癫痫发作等。

（3）胃内容物及血、尿检测有吩噻嗪类药物存在。

2. 急性中毒症状

（1）中枢神经系统　明显的锥体外系症状：静坐不能，急性肌紧张不全；意识障碍；瞳孔缩小（合用苯海索时除外），对光反应迟钝；中枢性体温过低或过高。

（2）心血管系统　出现心律失常、房室传导阻滞；心电图异常；体位性低血压，以及低血容量性休克甚至猝死。

3. 给药方案及救治措施

（1）保持呼吸道通畅，吸氧，出现呼吸抑制时采用气管插管，必要时使用呼吸机辅助通气；注意保温，避免体温过低。

（2）彻底洗胃，清除毒物首选1∶5000高锰酸钾，也可用温开水250ml反复冲洗，之后给予活性炭吸附，用5%硫酸钠40~60ml导泻促进毒物的排出，不宜采用硫酸镁；血液净化治疗首选血流灌注。

（3）支持疗法　持续性低血压时采用去甲肾上腺素等α肾上腺受体激动剂补充血容量，禁用肾上腺素，慎用多巴胺，因可加重低血压；震颤麻痹综合征可采用苯海索、氢溴酸东莨菪碱；用5%碳酸氢钠注射液静脉滴注治疗奎尼丁样心脏毒性；应用地西泮、苯妥英钠对抗癫痫发作，但是住院前处理应避免使用镇静药控制癫痫发作，因可引起呕吐；纳洛酮可使患者的昏迷时间明显缩短，心率加快，血压升高，解除呼吸抑制；哌醋甲酯、苯丙胺等中枢兴奋剂可应用于中枢神经抑制严重患者。

4. 常用解毒药和拮抗药　吩噻嗪类抗精神病药物的中毒无特效解毒药。

（三）苯丙胺类物质中毒

苯丙胺（benzedrine）类物质是一系列对中枢神经系统具有显著作用的合成药物，主要代表性药物有苯丙胺（安非他明）、二亚甲基双氧苯丙胺（摇头丸）、甲基苯丙胺（冰毒），其治疗剂量接近中毒剂量，易发生中毒。

1. 中毒诊断

（1）有过量使用或误用苯丙胺类物质史。

（2）急性中毒主要表现为中枢神经系统症状。

（3）胃内容物及血、尿检测有苯丙胺类药物存在。

2. 急性中毒症状　躁动、兴奋、焦虑、惊惶、眩晕、震颤、意识紊乱、攻击他人、自杀。严重者可见幻觉、躁狂、谵妄、偏执、大汗、高热、呼吸增强、心律失常、血压失常、昏迷、颅内出血、循环衰竭，甚至死亡。

3. 给药方案及救治措施　多采用对症支持治疗。

（1）口服中毒未发生惊厥者，催吐、用药用活性炭混悬液洗胃；发生惊厥者控制惊厥后进行洗胃。

（2）口服氯化铵1次0.5g，3~4小时1次或给予维生素C使尿液酸化至pH6.6以下，促进毒物排出；躁狂和极度兴奋者给予氟哌啶醇或地西泮10~20mg静脉注射；给予氯丙嗪控制高血压和中枢神经系统兴奋者；显著高血压者应用血管扩张剂硝普钠等；中枢兴奋及惊厥者宜选用短效巴比妥类药物或地西泮10~20mg控制，必要时15分钟重复给药；极重者可采用腹膜透析或血液透析。

4. 常用解毒药和拮抗药　无特效解毒药。

七、杀鼠药中毒

（一）香豆素类杀鼠药

香豆素（coumarin）类杀鼠药中毒原因多为自杀或误食。

1. 中毒症状 食入后表现有食欲缺乏、恶心、呕吐及精神萎靡等。随后可出现牙龈出血、鼻出血、咯血、尿血及便血，导致贫血，凝血时间延长。伴低热、腹痛、舒张压偏低及关节痛等，可见斑丘疹及疱疹状皮肤紫癜、圆形及多形性红斑，注意与血友病区分。

2. 救治方案

（1）口服中毒者尽早催吐、洗胃和导泻。洗胃严禁使用碳酸氢钠溶液。

（2）特效解毒剂为维生素K_1，10~30mg静脉滴注，一日1~3次；或者先用维生素K_1 50mg静脉注射，之后改为10~20mg肌内注射，一日1~4次。出血严重时每日总量可用达300mg。注意维生素K_3、维生素K_4对中毒无效。

（3）应用大剂量维生素C对症治疗，促进止血，严重出血者需输注新鲜全血。

（二）氟乙酰胺中毒

氟乙酰胺（fluoroacetamide）为常见的杀鼠药，经过长期保存或经高温、高压处理后毒性不变，是性质稳定的高毒类灭鼠药。常因误食本品或食用本品毒死的动物引起中毒，也可经皮肤吸收导致中毒。

1. 中毒症状 急性中毒以中枢神经系统和循环系统障碍为主要症状。前者称神经型，后者称心脏型。中毒潜伏期为30~120分钟。服食者有明显的口渴、恶心、呕吐、心率加快、上腹部灼痛及头痛；重者可出现发绀、瞳孔缩小、烦躁、阵发性强直性全身痉挛、昏迷、抽搐、二便失禁、血压降低、心室颤动或心脏骤停等。氟乙酰胺中毒最突出的表现是抽搐，来势凶猛，反复发作且进行性加重，易导致呼吸衰竭而死亡。

2. 给药方案及救治措施

（1）皮肤污染引起中毒者 立即除去污染衣物，彻底清洗皮肤。口服者用1：5000高锰酸钾溶液洗胃，用牛乳、生蛋清或氢氧化铝凝胶保护消化道黏膜。

（2）特殊解毒剂乙酰胺（解氟灵） 成人一次2.5~5g，肌内注射，2~4次/天；儿童0.1~0.3g/（kg·d），分2~4次注射；首剂为全日总量的一半，连续用药5~7天，危重者一次可给5~10g。肌内注射可混合使用20~40mg普鲁卡因缓解疼痛。乙酰胺用量过大可出现血尿，此时减量并给予肾上腺糖皮质激素。无水乙醇5ml溶于10%葡萄糖注射液100ml中静脉滴注，一日2~4次，可替代乙酰胺使用。

（3）对症治疗 给予呼吸兴奋剂解除呼吸抑制；需止痉者给予阿托品；使用镇静剂或给予冬眠合剂对抗抽搐、惊厥；普鲁卡因胺或利多卡因用于频繁室性早搏或室颤；有心脏损害者应用二磷酸果糖，禁用钙剂。

八、氰化物中毒

氰化物（cyanide）中毒大多是由于意外或事故，中毒途径主要有三种：一是通过破损皮肤黏膜吸收入血，二是吸入氰化氢或含有氰化物的粉尘，三是通过口腔进入消化道，以意外吸入中毒多见。

1. 中毒症状 高浓度氰化氢气体吸入后可导致猝死，非猝死者呼气中可有苦杏仁气味；轻度中毒表现为眼、咽和上呼吸道刺激症状，进而出现呼吸困难，并有头痛、胸闷、心悸，皮肤黏膜呈樱红色，随即出现阵发性或强直性痉挛、角弓反张。重症者血压骤降、呼吸浅且不规律、感觉及反射消失、昏迷甚至死亡。

2. 给药方案及救治措施

（1）使中毒者迅速脱离现场，用大量清水冲洗受氰化物污染的皮肤、黏膜。

（2）吸入中毒者立即手帕包住1~2安瓿亚硝酸异戊酯打碎，给患者吸入，每1~2分钟吸入15~30秒，直至给予静脉注射亚硝酸钠。3%亚硝酸钠10~15ml加入适量25%葡萄糖注射液，缓慢注射不少于10分钟，防止血压骤降。有休克先兆应停止给药。随即用同一针头，静脉注射50%硫代硫酸钠20~40ml，静注亚甲蓝，一次按体重5mg~10mg/kg给药，最大剂量为20mg/kg，必要时间隔1小时重复给药。

九、克仑特罗（瘦肉精）中毒

克仑特罗（clenbuterol）是强效β_2受体激动剂，可引起交感神经兴奋，体内存留时间长。此药物化学性质稳定，加热分解需达到172℃，患者一般通过食用含瘦肉精的肉类或动物内脏导致中毒。

1. 中毒诊断

（1）发病前进食含有瘦肉精的肉类或动物内脏。

（2）交感神经兴奋，如多汗、心悸、心动过速、肌颤等。

（3）胃内容物及血、尿检查中有克仑特罗存在。

2. 急性中毒症状　进食量是中毒病情轻重相关因素。轻度中毒可见头晕、乏力、心悸、眼睑肌颤；重度中毒表现为恶心、呕吐、心动过速、ST段压低与T波低平及室性早搏、四肢骨骼肌震颤。

3. 给药方案及救治措施　轻度中毒，停止进食，多饮水，平卧、静卧后可好转；重度中毒，催吐，洗胃，导泻，补液；监测血钾，适量补钾；口服或静脉滴注美托洛尔、普萘洛尔、艾司洛尔等β-受体阻断剂。

4. 常用解毒药和拮抗药　无特效解毒药。

十、重金属中毒

重金属（heavy metal）包括铅、砷、汞、铬、镉等，中毒可导致皮肤、呼吸系统、消化系统、神经系统、血液系统、肾脏等组织器官受损，危害健康，严重时可致死。

（一）铅中毒

铅（lead）及其化合物对人体组织均有毒性。职业性铅中毒的主要侵入途径是呼吸道吸入，主要是粉尘、烟及蒸气等。急性铅中毒主要是通过消化道摄入。临床铅中毒极少见。

1. 中毒症状　慢性铅中毒可有头晕、头痛、乏力、食欲减退、腹痛、便秘、失眠、多梦、健忘、麻痹等；急性铅中毒可表现为口内金属味、恶心、呕吐、腹绞痛、腹胀、便秘或腹泻、血压升高、呆滞等，但腹部压痛点和肌紧张不明显。少数患者有麻痹性肠梗阻及消化道出血，严重中毒后期出现多发性周围神经病变、贫血、肝肾病变及铅毒性脑病。

2. 救治方案

（1）药物清除　脱离污染源，消化道引起的急性中毒应立即用吐根糖浆导吐，用1%硫酸钠或硫酸镁洗胃，以形成难溶性硫化铅，给予硫酸钠或硫酸镁导泻并灌服活性炭吸附毒物，促进毒物排出。

（2）驱铅治疗　中、重度中毒患者使用络合剂依地酸钙钠、二巯丁二钠，用法用量均为1g加入5%葡萄糖注射液250ml中，静脉注射，每日1次，或0.25~0.5g肌内注射，bid，连用2~3日，5~10日为1个疗程。至少治疗2个疗程。若口服给药，可用二巯丁二钠，0.5g，tid，疗程同上。治疗后可出现血铅水平反弹，症状反复，因为络合剂不能去除骨组织中的铅，需再次驱铅治疗。

（3）对症治疗　腹绞痛者可酌情给予肌内注射阿托品0.5mg或静脉注射10%葡萄糖酸钙10ml。重症铅性脑病应给予糖皮质激素、20%甘露醇降低颅内压。

（二）汞中毒

由环境污染引起的汞（mercury）中毒罕见。急性汞中毒主要因口服升汞等汞化合物而引起，慢性中毒多数由长期吸入汞蒸气引起，少数为应用汞制剂所致。

1. **中毒症状**　急性汞中毒为因口服毒物数分钟至数十分钟之内引发急性腐蚀性口腔炎和胃肠炎、口腔及咽喉灼痛，伴随恶心、呕吐、腹痛及腹泻。在呕吐物和粪便中常见脱落的坏死组织和血性黏液。伴胃肠道穿孔泛发型腹膜炎、周围循环衰竭；3~5天后（重者24小时内）出现少尿型肾衰竭，可伴有肝功能衰竭。短期内吸入高浓度汞蒸气后出现口中金属味，继而引起发热、皮疹、头晕、头痛等症状及消化道和呼吸系统相关症状、肾功能衰竭等。皮肤接触者可出现红斑疱疹等变态反应，愈后有色素沉着。呼吸系统有化学性支气管炎及肺炎出现，继而可有肾功能衰竭。慢性轻度汞中毒首发症状为神经衰弱，随着病情发展可出现口腔炎、易兴奋症、意向性震颤等三大典型表现。慢性中度中毒逐渐发展为性格改变或上肢粗大震颤或明显肾脏损害。慢性重度中毒可引起慢性中毒性脑病。

2. **给药方案及救治措施**

（1）立即停止汞接触，口服中毒者立即洗胃，也可以先口服生蛋清、牛奶或活性炭，用50%硫酸镁导泻，洗胃过程中注意避免消化道穿孔。

（2）驱汞治疗　解毒剂：①二巯丙磺钠。急性中毒时每次5mg/kg，4~5小时1次，静脉注射，第二日，2~3次给药，之后每日用药1~2次，疗程一周。慢性中毒采用小剂量间歇用药，每次2.5~5mg/kg，每日1次，给药3日停4日为1疗程，一般需3~4疗程。需注意的是控制缓慢滴速，偶有过敏性皮疹、剥脱性皮炎甚至过敏性休克等。一旦发生立即停药，对症治疗。②二巯丙醇。急性中毒时，成人常用2~3mg/kg，肌内注射，4~6小时1次，给药2日。之后改为6~12小时1次。疗程一般为10日。③二巯丁二钠。急性中毒首剂为2g，用注射用水稀释，之后1次1g，每小时1次，共4~5次。慢性中毒1次1g，1日1次，疗程为一周，可间断用药2~3疗程。可出现头痛、四肢酸痛、恶心等不良反应，数小时后自行消失。④青霉胺。刺激肾脏、抑制骨髓，禁用于青霉素过敏者。

（3）对症治疗　3%硼酸湿敷治疗接触性皮炎。治疗口腔炎，在口腔护理同时给予盐水、2%碳酸氢钠或0.02%氯己定含漱。中毒严重者应补液、纠正水电解质平衡；急性肾衰竭时不宜驱汞治疗，移除血汞可采用血流灌注。汞中毒性脑病极难治愈。

十一、急性乙醇中毒

人对乙醇（ethanol，即酒精）的耐受剂量具有较大的个体差异性，中毒量和致死量都相差悬殊，症状程度也不同，小儿为6~30ml，成人的一次口服致死量为250~500ml。血中乙醇浓度达0.35%~0.40%时可导致死亡。

1. 中毒诊断

（1）确定过量酒精摄入。

（2）呼出气体或呕吐物有酒精味，并有以下表现之一者：①恶心、呕吐、情绪不稳、多语或沉默、粗鲁或攻击他人等；②感觉迟钝、共济失调、眼球震颤、复视；③出现面白、肤冷、体温降低、昏睡、昏迷、神经反射减弱，血压、呼吸、心搏异常，二便失禁等。

（3）在上述两项的同时检测血液或呼出气体，乙醇浓度超过11mmol/L（50mg/dl）。

2. 急性中毒症状

（1）成人急性中毒大致可分为三期：①兴奋期；②共济失调期；③昏睡期。

（2）小儿摄入中毒剂量后，很快沉睡，不省人事，一般无兴奋阶段。严重低血糖者可发生惊厥，亦可出现高热、颅内压升高、休克等。在吞咽和呕吐、咳嗽时，重复吸入乙醇，可引起吸入性肺炎或急性肺水肿。

3. 给药方案及救治措施

救治原则与其他中枢神经抑制剂中毒基本相同，采取催吐、洗胃、维持生命体征及加强代谢等一般性措施。轻、中度的酒精中毒无需特殊治疗，急症情况为中毒性昏迷，治疗的主要目的是防止呼吸抑制和因此造成的并发症。

（1）尽快地降低血液酒精的水平，兴奋剂（如苯丙胺和各种咖啡因）和印防己毒素的混和剂是酒精的拮抗剂，具有较强的皮层刺激和全面的神经系统兴奋作用，但这些兴奋剂不能促进酒精的氧化。

（2）血液酒精浓度高于7500mg/dl的昏迷患者应考虑血液透析。对伴有酸中毒或近期摄入过甲醇或乙烯甘露醇的患者给予葡萄糖时，应同时补充维生素B_6和其他B族维生素。

（3）阿片受体拮抗药纳络酮治疗急性乙醇中毒的效果较好，一般用法为0.4~0.8mg肌内注射或溶于5%的葡萄糖溶液中静脉注射，可重复使用，直至患者清醒。该药的使用可以提高生存率，减少并发症，缩短昏迷的时间。

（张　华）

扫码"练一练"

第八章　药学监护与临床实践

21世纪的医疗是以患者为中心，医师、护士、药师及其他医务人员密切合作使患者的治疗达到安全、有效、经济、满意的医疗服务全过程（图8-1），其中药师的任务是实施药学监护（pharmaceutical care，PC）。

图 8-1　21世纪的医疗

第一节　药学监护概述

药学监护是为了满足社会、医生和患者的需求而产生的必然产物，1975年由Mikeal首次提出，1990年由Hepler和Strand做出全面的论述。1993年美国卫生系统药师协会（American Society of Health-System Pharmacists，ASHP）对药学监护做出定义，即药师对接受药物的正常人或患者的生命质量直接负责，以用药有利于改善身心健康为目的，承担监督和执行用药安全和有效方面的社会责任。药学监护是药师与医师、护士和其他人员共同以患者为中心的医疗服务全过程。药学监护的任务是药师与医师、护士紧密合作做好安全、有效、经济、满意的药物治疗，为患者服务。

药学监护意味着要以患者为中心而不是以药物为中心，要把主要的关注点放在药物治疗效果的最大化和药品不良事件的最小化上。在患者的治疗中，药师只提供药物治疗是不够的，还需要与其他医疗工作者、患者及护理人员进行良好的合作和交流。即药学监护的涵义包括：①药学监护是与药物治疗有关的服务。②在药学监护的实践模式下，药学监护是药师直接提供给患者的服务。药师与患者之间是直接的医患关系，就像内科诊疗、牙科诊疗服务形式一样，是一对一、面对面的服务。③药学监护的实施要求药师对药物治疗的结果承担应负的责任。④在药学监护的实施过程中，药师必须与其他医务人员密切合作，共同设计、实施和监测治疗方案，最终获得提高患者生命质量的肯定结果。

药学监护是药师与患者以及其他医护人员共同制订、执行和监控治疗方案的合作过程，具有如下功能：①鉴别潜在的或已经发生的药源性问题，包括识别和解释症状、搜集患者资料、诊断等；②解决已经发生的药源性问题，确立治疗目标后执行治疗方案，包括开具处方、调配、发药等；③防止潜在的药源性问题的发生，检测患者情况，及时修正治疗方案等。药学监护的实施能够使患者达到以下治疗目标：①治愈疾病；②消除或减轻症状；③阻止或减缓疾病的进程；④预防疾病或症状等。

药学监护概念的出现标志着医院药学的发展进入了一个崭新时代，人们开始明确医院药学专业的发展方向，认识到医院药学实践必须由"以药品为中心"的传统模式转变到"以患者为中心"的药学监护模式。面向患者的医院药学实践要求药师在患者的药物治疗过程中应承担社会责任，充分发挥自己专业特长，提供专业性服务，避免用药失误，保证药物治疗的安全与有效。药师代表用药者利益，对用药者生命质量负责，做到及时发现、解决、防止一切不利于保障最佳药物治疗效果的问题。

药学监护不仅是21世纪医院药学新的工作模式，而且是药师的未来业务模式，实施药学监护是医院药学新的历史使命。它对药师工作的改革和发展具有重大意义，标志着医院药学实践已从传统的功能型向服务型转变，也标志着药师的工作从传统的处方调剂全面地向临床药学和药学监护方向发展。

第二节 药学监护的实施步骤

药学监护的实施需要多学科、各专业医疗人员，以患者为中心通过医疗团队的合作来实现。药师是医疗团队的重要成员之一，在药物的合理使用和患者的监护方面具有独特的技能和专业知识，在药学监护过程中发挥着主导作用，承担专业责任，保证患者药物治疗的安全、有效、经济和满意，最终提高患者的生命质量。

在任何临床环境下药师的药学监护工作应遵循其核心要素和标准化的实施步骤。药学监护的核心要素包括：①收集和整理患者的具体信息，包括人口统计学、行为学（生活习惯）；②确定药物治疗中存在的问题；③总结患者的医疗需求；④制定患者的药物治疗方案；⑤制定患者的疗效监测计划；⑥与患者及其他医务人员密切合作制定药物治疗方案及相应的监测计划；⑦启动药物治疗方案；⑧再评价药物治疗方案对治疗效果的影响；⑨重新设计药物治疗方案和监测计划。

药学监护的实施过程包括收集资料（Collect，即收集患者的信息）、评估（Assess，即评估患者的病情，发现药物治疗中的问题）、制定计划（Plan，即根据发现的问题建立解决每个问题的监护计划）、实施计划（Implement，即按计划实施相应的干预措施）和随访及再评价（Follow-up: monitor and evaluate，即评价实施药学监护的有效性）等5个环节，而药学监护过程是指这5个环节反复循环直至患者的问题完全解决（图8-2）。

图8-2 药学监护实施具体步骤

（一）收集资料

为了了解患者病情相关的病史/用药史和临床状态、评估患者的病情、发现药物治疗中的问题，药师应正确地收集患者的主观信息和客观信息。患者的主观信息和客观信息可从患者的病案（medical record）、用药史（medical history）、用药记录（medication administration record，MAR）中收集，必要时通过与患者的直接面谈收集资料。资料的收集内容包括如下几方面。

（1）目前使用中的药物清单、处方药和非处方药的用药史、中草药和健康食品等。

（2）健康相关的数据，包括病史、健康信息、生物特征测试结果和身体评估结果等。

（3）患者的生活习惯、嗜好和信仰、健康和功能的目标、社会经济因素等。

这些资料将会影响药物治疗和患者的监护。患者的主观信息和客观信息的内容及收集方法详见第四节部分。

（二）评估

为了发现和划分问题的优先顺序、实现最佳的药学监护，收集患者的主观信息和客观信息同时药师应根据患者的实际情况分析和评估治疗效果。这一过程主要评估如下几方面。

（1）每种药物治疗的适宜性、有效性、安全性和患者的依从性。

（2）健康和功能状态、危险因素、健康数据、文化差异和健康素养等。

（3）免疫状态、预防保健和卫生保健的需求等。

（三）制定计划

根据发现的问题，药师与其他医务人员、患者或看护人一起制定基于循证医学与成本效益的个体化药学监护计划，其计划内容包括如下几方面。

（1）解决药物治疗相关的问题，使药物治疗达到最佳化。

（2）在患者接受医疗保健的背景下制定能够获得临床疗效的治疗目标。

（3）通过教育、授权和自我管理来让患者参与疾病的治疗。

（4）维持监护的连续性，包括适当的随访和监护的转变。

（四）实施计划

药师与其他医务人员、患者或看护人共同合作实施药学监护计划相应的干预措施。在实施药学监护计划的过程中，药师应关注以下几方面。

（1）解决药物和健康相关的问题，并从事疫苗管理等预防性监护计划。

（2）启动、修改、中止，或授权管理药物治疗，例如：评价患者的用药方案，建议药物治疗或非药物治疗、选择合适的剂型、调整剂量、给临床提供专业的服务等。

（3）为患者或看护人提供药物相关知识的教育和自我管理培训，例如：鼓励患者依从药物治疗，指导提高依从性的方法。

（4）致力于监护的协调工作，包括推荐或转诊患者向其他医学专家咨询。

（5）为了达到治疗目标，必要时安排定期复查或随访。

（五）随访及再评价

药师与其他医务人员、患者或看护人密切合作，监测和评价药学监护实施的有效性。这个过程包括连续监测和再评价。

（1）通过现有的健康数据、生物特征测试结果和患者的反馈，评价药物治疗的适宜性、有效性、安全性和用药依从性。

（2）有助于患者整体健康的临床终点。

（3）药学监护的结果，包括治疗进展或完成治疗目标的情况，找出新的问题并重新评价。

第三节　影响药学监护实施的因素及提高措施

药学监护是21世纪药师的基本任务。随着患者对药学监护需求的增加，自2006年我国三甲医院药师开展了药学监护工作，但是由于种种原因药学监护工作模式尚未得到完善，待采取有效而合理的措施。

一、对实施药学监护的不利因素

（一）药师的态度

药师本身的无知与惰性是妨碍药学监护实施的最大障碍。药师必须对自己功能的变革有深刻认识，坚定信念和勇气，应有积极的态度和热情。

（二）药师缺乏高水平的实践技能

一名合格的临床药师不仅要掌握药学基础知识（无机化学、有机化学等）和药学专业知识（药理学、药剂学、药动学、药物治疗学等），而且应掌握临床医学知识（内科学、外科学、诊断学等），还需要掌握经济学、心理学、交流沟通技能等全方位的知识。临床药师只有不断学习不断更新自己的知识储备，才能提高药学监护能力，及时解决患者的问题。丰富的专业知识可以使药师有能力解决药物治疗相关的问题；高超的人际交流能力，可以使药师与患者、医师、其他医务人员建立良好的人际关系，这是开展药学监护的基础工作。

（三）与资源有关的不利因素

目前，我国缺乏临床药师队伍，国家需要加大高水平药师的培养和教育工作，增加投入，吸引有能力的人才投入到药学监护工作中。另外，开展药学监护工作需要大量的时间和精力，药师应该学会合理安排自己的工作时间。这就需要合理规划每位药师的工作职能，建立医师、药师、护士三位一体共同治疗患者的新模式，由团队合作提高效率。

（四）与系统有关的问题

患者对药学监护缺乏正确的理解，导致需求不够。药师自身的知识与经验远远不足，最终导致药学监护难以开展的现象。

（五）来自医师和护士的阻力

由于临床药师缺乏良好的沟通与交流，医师与护士未能理解药学监护的作用，片面地认为药师在"侵犯他们的领地"甚至在管理他们。临床药师的药学监护工作能够弥补医师在疾病治疗过程中对药学知识方面的欠缺，共同合作以更好的为患者服务。药师只要在做好自己工作的基础上加强沟通，相信医师和护士会愿意接受来自药师的帮助，也能体会到药学监护带来的好处。

（六）学术和教育方面的不利因素

我国在药学监护方面的教育和培训还欠缺，缺乏具有临床药学实践经验的师资队伍，人才培养模式尚未完善，待需要改革并完成。

二、提高药学监护水平的措施

（一）加强药师和医师的良好合作关系

1. **与医师进行交流**　药师应掌握临床医学知识，从而能够方便地与医师进行交流；充分运用自己的药学专业知识，为医师提供准确、合理的建议，从而达到安全、有效、合理的治疗患者的共同目标。

2. 交流的策略 药师同医师交谈的话题应以患者为主，可以涉及药物治疗、疾病的诊断、实验室数据的分析等方面的内容。药师向医师提供药物治疗方案时，应以建议的形式提出；遇到自己不太清楚的问题时，不要冒失地回答，应在详细查阅有关资料之后再明确答复；不懂的问题千万不要装懂，更不能胡乱解答，以免影响治疗。对于自己掌握的知识，要敢于发表自己的看法和意见，但应该注意方式及方法，避免医师产生误解。

为了提高与医师交流的能力，药师首先要学习"医师的专业语言"，其次通过电话交流或专业讲座等方式让医师熟悉"药师的语言"，从而使药师与医师之间交流不会产生障碍。

（二）加强与患者的沟通

药师应该代表患者的利益，作为患者与医师之间的沟通者，在征得患者的知情同意之下合理解决患者的药学问题。取得患者及其家属的信任和配合是疾病治疗的关键一步，需要药师与患者的沟通交流必须有效而准确。

1. 思维技能 药师需要充分运用已掌握的专业知识，评价已有的患者信息，对患者的问题有一个系统的理解与分析。

2. 交流技能 临床药师应详细阅读医师书写的病历，向医师了解情况，必要时直接与患者交谈，详细了解患者的综合情况。通过与患者沟通交流，临床药师能够发现医师在繁忙的问诊中遗漏或疏忽的一些药物治疗相关问题，提高药物治疗的安全、有效、合理，有助于提高患者的生命质量。

（1）交流和反馈 药师应与患者建立良好信赖关系和合作关系。药师应该注意使用患者能够听懂的通俗易懂的语言交流，避免使用专业术语，方便患者理解药师的表述。交流中尽量使用确定性的语言，并在交流过程中应反馈给患者正确的信息。在交流过程中可采用语言交流和非语言交流。

（2）聆听的技能 药师应具备良好的聆听技能，能准确把握患者的语言反馈和非语言反馈，患者的语言反馈可以帮助药师判断患者是否已经理解了所用药物或用药方案。患者的非语言反馈可以反映患者的内心世界，用来帮助药师判断患者的理解是否到位。与患者交谈时，药师尽量不要表现出缺乏兴趣或者假装在听；在询问患者问题时，药师需要给患者充足的时间去回答问题或者表达患者的想法和疑问。在沟通过程中，若药师能用复述问题或点头等表示自己在认真听取，患者就会感到自己受到重视，能够激发患者进一步沟通的意愿。

（3）关爱与理解 同情心是对患者的疾病、言语和感觉的某种理解。相互尊重、平等交流、地位平等是良好沟通的基础，药师不能因为患者有病而歧视患者，也不能将患者的隐私随便告诉其他不相关的人，必须为患者保密。

（三）提高患者的用药依从性

用药依从性是指患者是否遵守医师所确定的治疗方案用药及服从医务人员对其饮食、抽烟、喝酒等生活方式的健康指导，可分为完全依从、部分依从（超过或不足剂量用药、增加或减少用药次数等）和完全不依从三类。依从用药是药物有效性的基础。不依从用药将延误治疗、延长病程、诱发和加重药物不良反应，导致药物的耐药性增加，致瘾、致畸、致残、严重中毒甚至死亡，从而使预防和治疗失败，增加发病率、就诊率、住院率及死亡率，降低患者的生活质量，造成医药卫生资源的浪费。因此，通过与患者的沟通交流提高患者的用药依从性具有非常重要的现实意义。

药师应该直接同患者进行交谈，直接面对患者不仅可以尽快熟悉患者的病理生理情况，使临床药师尽快进入角色，更重要的是这样能够很快地获得患者及其家属的信任和配合，能更全面地了解患者的病因、疾病现状、药物过敏史以及近期的心理、精神状态等多种情况，有利于药物的选择。沟通交流中尽量使用确定性的语言，不确定的语言会使患者对药师的权威性和药物治疗效果产生疑虑，其用药依从性就会大大降低。在解答问题时，应注意尽可能减少患者疑虑，增强信心，以此提高患者用药的依从性。

第四节 在药学监护中 POMR 和 SOAP 的应用

问题导向型医疗记录（problem oriented medical record，POMR）模式是由 Weed 于 1969 年提出来的，先是被用于住院患者的病历记录。因其整理病史资料的原则充分体现了全科/家庭医学的全面性、综合性和连续性的精神，很快被全科/家庭医生所采用，并且在全科/家庭医疗的实践中显示出很大的优越性，更显示 POMR 模式的出色效率。虽然医疗工作者遇到医疗服务的场所、疾病及其获得的信息都有很大的不同，但是病历记录都遵循 POMR 模式，POMR 是医学界公认的一种标准化的病历记录模式，是医师、护士、药师和其他医疗工作者统一使用的病历记录模式，具有如下优点。

（1）POMR 是对患者进行药学监护的系统性记录形式和思考方法。

（2）POMR 用系统的方法来整理患者的全部资料。

（3）POMR 记录与其他医疗工作者讨论的理由、讨论结果及实施结果。

（4）POMR 能够很快地掌握现存问题的重要性。

（5）POMR 是为了与其他医疗工作者进行有效的交流。

（6）不管患者的问题是否单纯和复杂，都可采用 POMR 模式。

当药师开展药学监护时，首先从患者的病历中收集有关患者的信息，并找出问题，然后实施药物治疗、监护和评价。但是，在没有熟练的情况下开展药学监护工作是既困难又费时间的。POMR 和 SOAP 是药师在短时间内了解患者情况的好方法，POMR 模式和 SOAP 格式在药学监护中的应用介绍如下。

一、问题导向型医疗记录（POMR）

POMR 是进行药学监护的系统性记录形式和思考方法，即采用系统的方法来整理患者的全部信息，记录与其他医务人员讨论的理由、讨论结果及监护的实施结果。通过 POMR，药师能够很快地发现患者现存问题，促使尽快与其他医务人员进行有效沟通与交流，达到早期发现问题、早期解决问题的目的。不管患者的问题是否单纯或复杂，都可采用 POMR 模式。

POMR 是指把患者的问题按需要紧急处理的顺序排列，并把每个问题按 SOAP 格式记录。SOAP 的每个字母分别表示主观资料（subjective data）、客观资料（objective data）、判断评价（assessment）和治疗计划（plan）。

POMR 中的问题清单（problem list）是根据基础资料总结出来的，是对患者目前和过去健康情况的一个总结。设立问题清单的目的在于让药师能够在短时间内浏览和了解患者在一段时间内所存在的全部健康问题。问题清单中的问题通常是临床诊断或需要干预的。它可以是一个确定的诊断、一个目前存在的症状或体征、一项异常的实验室检查结果、一个影响健康的危险因素；也可以是不合理的药物治疗（包括药物的非适应证、不良反应、药物相互作用、患者的不依从性等）、心理问题（如抑郁）、经济问题（如无固定经济来源）或社会问题（如婚姻不和谐）等，其中不合理的药物治疗是药师首先考虑的问题。另外，患者的问题应按重轻急缓排序，并考虑每次药学会诊时问题目录的顺序是随着治疗而变化的。

二、SOAP 格式

在药学监护过程中药师书写药历、分析病例是必不可少的一项重要内容。SOAP格式是一种规范的药历书写格式，也是药学监护实施步骤的收集资料、评估和制定计划的文档记录。它按照这个顺序简明扼要、系统地书写整理和详细记录整个发病和治疗过程，以便在病情变化、再次入院或探讨药物治疗合理性时能够迅速准确地反映患者的情况。

SOAP格式是与问题清单相结合，按问题的重轻顺序和时间顺序记录病情的进展情况，其重要性在于反映患者的持续性监护。SOAP格式的药历记录具有简单易行、经培训后即可使用；可保持大多数病例记录的一致性；格式一致，医师、药师和其他医务人员更容易回顾和理解患者的疾病状况与药物治疗；提高监护效率，减少盲目性，被医师、药师和其他医务人员广泛使用。

（一）主观资料

患者的主观症状（或资料）是医疗工作者判断不了的内容。患者提供的任何资料，包括患者的主诉病症和病史、过敏史、药品不良反应史、既往用药情况、家族病史、个人史（如吸烟、饮酒、吸毒）等情况均属于主观症状。从系统回顾中可以得到患者的主观症状或资料。收集这些资料的主要方式是"与患者交谈"，当患者叙述主观症状时，要注意观察患者的态度和表情，从而判断资料的可靠性。

（二）客观资料

患者的生命体征、体格检查、实验室检查、生化指标、血和痰的培养、心电图及影像学等检查结果和治疗费用将有助于明确诊断和治疗的决策。正在使用中的药物通常是以客观资料来处理。因为"问题"之一可能是由某些药物引起，因此当患者使用药物的理由不清楚时要考虑"问题清单"有不足之处。

（三）判断评价

药师首先要判断病因是否由某种药物引起，即考虑药源性疾病。当某种药物无效时首先要考虑患者的用药依从性是否有问题。其次是评价药物治疗的安全性、有效性、经济性和患者的满意度。根据主观资料和客观资料，药师应该对现行的药物治疗与被推荐的药物治疗进行评价，评价时需要考虑疾病的严重程度、器官损伤、过敏性问题（交叉反应的危险性）及不良反应的危险性等问题；根据患者的年龄、体重、肾功能和肝功能、合并用药、药动学特点等选择合理有效的药物；根据药物的剂型、给药途径、给药计划选定合理的给药方法，决定合适的治疗疗程；评价药物的疗效、不良反应和药物不良事件；评估药物-药物、药物-疾病之间的相互作用。

（四）治疗计划

首先，药师向医师推荐合理的药物治疗方案，即：①明确说明选择该药物的理由、给药剂量、给药次数及治疗疗程等；②明确药物治疗的目标；③说明药物治疗过程中应该注意观察的参数。其次，所有的"问题"并不是都要采取药物治疗，有时也可考虑运动疗法和饮食疗法等非药物治疗，因此对患者的用药教育也是很重要的。最后，为了评价药物治疗的成功与否，对出院后的治疗也要提出计划。另外，讨论监测计划和需要的随访安排，并列出将要检测的参数、检测时间和需要斟酌的主观资料。

第五节　临床病案格式

临床病案（住院病案，以下简称病案）是医务人员对患者疾病的发生、发展、转归、检查、诊断和治疗等医疗活动过程的记录，也是对采集到的患者资料加以归纳、整理、综合分析，按规定的格式和要求书写的患者医疗健康档案。病案是医师诊断和治疗疾病的依据，对医疗、预防、教学、科研、医院管理等都有重要的作用。现以出院后患者的病案为例介绍住院病案的格式，为临床药学或药学专业学生的医院药学实习提供参考。

一、住院病案首页

姓名、性别、年龄（年龄不足一周岁的年龄以天数来计算）、出生年月、若是新生儿需记录出生体重、民族、籍贯、身份信息、职业、工作单位、婚姻状况、现住址、邮政编码、电话、户口地地址、户口地邮编、工作单位及地址、工作单位邮编、联系人或亲属姓名、联系人或亲属联系电话、入院途径（急诊、门诊、其他医疗机构转入、其他）、入院日期、入院科别、门诊或急诊诊断、病史采集日期、病史叙述者（可靠性）、入院诊断、入院病情（有、临床未确定、情况不明、无）、病理诊断、过敏情况病案号（再次入院仍同号）等。患者出院时，由主治医师填写住院日数、出院日期、出院科别、转科情况、出院诊断、治疗过程及转归、手术切口愈合等级，并发症等。

二、入院记录

（一）基本信息

包括姓名、性别、年龄、民族、籍贯、职业、病史陈述者、婚姻状况、家庭住址、电话、入院时间等。

（二）主诉

主诉是指促使患者就诊的主要症状、体征或原因（包括部位、性质、程度）及持续时间。

（三）现病史

以主诉为中心线索，按症状和体征的发生先后，详细描述发病情况、病情演变、入院前的诊治经过，治疗对病情的影响以及现在的一般情况等。

（四）既往史

既往的健康状况评价、高血压史、糖尿病史、肾病病史、肝病病史、传染病史、预防接种史、药物与食物的过敏史、外伤史、手术史、输血史等。

（五）系统回顾

按身体的各系统详细询问可能发生的疾病，这是规范病历不可缺少的部分，它可以帮助医师和其他医疗工作者在短时间内扼要了解患者某个系统是否发生过的疾病与本次主诉之间是否存在因果关系。

记录内容包括：①呼吸系统：有无慢性咳嗽、咳痰、咯血、胸痛、气喘史等；②循环系统：有无心悸、气促、发绀、水肿、胸痛、昏厥、高血压等；③消化系统：有无食欲改变、嗳气、反酸、腹胀、腹痛、腹泻、便秘、呕血、黑便、黄疸史等；④泌尿生殖系统：有无尿频、尿急、尿痛、血尿、排尿困难、腰痛、水肿史等；⑤造血系统：有无乏力、头晕、皮肤或黏膜出血点、瘀斑、鼻衄、牙龈出血史等；⑥内分泌系统及代谢：有无畏寒、怕热、多汗、食欲异常、消瘦、口干、多饮、多尿史，有无性格、体重、毛发和第二性征改变等；⑦神经系统：有无头痛、眩晕、失眠、嗜睡、意识障碍、抽搐、瘫痪、惊厥、性格改变、视力障碍、感觉异常史等；⑧肌肉骨骼系统：有无肢体肌肉麻木、疾病、痉挛、萎缩、瘫痪史，有无关节肿痛、运动障碍、外伤、骨折史等。

（六）个人史

包括出生地、现住地、常住地；有无疫区疫水接触史；有无毒物、放射性物质接触史；有无烟酒史、烟酒嗜好持续时间和日数量等。

（七）月经及生育史

婚姻状况、生育史、育有几子、配偶及子女身体状况、流产史、月经周期等。

（八）家族史

家族遗传疾病史、类似疾病史、何人患病、是何关系等。

（九）体格检查

主要有生命体征（VS）：体温（T，℃）、心率（HR，次/分）、呼吸频率（RR，次/分）、血压（BP，mmHg）、体重（Wt，kg）、身高（Ht，cm）。也包括各部位和系统的检查情况和专科情况（现病有关的情况）：发育营养和体型情况、表情、体位、步态、神志、全身皮肤、全身淋巴结、头部情况、颈部情况、甲状腺情况、胸廓、呼吸情况、肺部情况、心脏情况、腹部情况、压痛、反跳痛、肌紧张、肝脾肋下情况、肠鸣音、脊柱四肢情况、关节情况、膝反射、肛门及外生殖器情况等。

（十）辅助检查

记录与诊断有关的实验室及器械检查结果。如系入院前所做的检查，应注明检查地点及日期。

（十一）入院诊断

入院诊断是指在患者入院后72小时内由主治医师做出的诊断名称，应包括医师签字。

三、病程记录

日常病程记录是指对患者住院期间的连续性记录，由医师书写，也可以由实习医务人员或试用期医务人员书写。对病危患者应当根据病情变化随时书写病程记录，每天至少1次，记录时间应当具体到分钟。对病重患者至少两天记录一次病程记录。对病情稳定的患者至少3天记录一次病程记录。对病情稳定的慢性病患者至少5天记录一次病程记录。病程记录采用SOAP格式，其内容如下。

（一）小结

简要明确地综合病历资料，尤其是对诊断及鉴别诊断有关的内容，体格检查重要的阳性及阴性体征，实验室检查，分析病例特点。

（二）诊断分析

根据可能性大小顺序列出初步诊断的病名以及依据，写出分析的过程，对于需要进一步诊断的方向也要指明，需要再做哪些检查也要说明。

（三）鉴别诊断

针对患者现有的症状和体征来分析，需要与现有诊断进行鉴别分析的诊断、使用何种辅助诊断的方式也要说明。

（四）诊疗计划

以条例式简明表达进一步检查计划、当前治疗原则和治疗方案。

四、护理记录

在护理记录中药师可以获得患者药物治疗的过程、药物的疗效及不良反应等信息。

五、辅助检查

辅助检查是指住院期间器械检查及实验室检查结果，包括血常规、血生化、尿常规、粪便检查、凝血检查、痰培养与尿培养、病原学检查、免疫功能检查、胸片、CT、病理学检查等检查报告。

六、医嘱记录

1. **长期医嘱记录（药历）** 注明药物使用时间、频率、剂量、给药方式、持续时间、注意事项。需要医师、药师与护士三方签字审核。

2. **临时医嘱记录（器械检查及实验室检查）** 记录要求同长期医嘱。

七、体温单

体温用折线图的方式标示出来，可以明显看到体温的变化情况。在体温单中也获得血压、液体总输入量、小便次数、大便次数、尿量及体重等信息。住院患者的体温单应放在病案的首页上，便于监测患者的生命体征。

第六节　临床化验值及其临床意义

为了开展良好的药物治疗，药师不仅要掌握药学专业知识，而且也要掌握一定的医学知识，这样才能正确地评价患者的病理生理状态，实施良好的药学监护。如何科学解读实验室检查报告是广大药师能否参与药学监护工作的一项重要的基本功，在医院药学教育和临床药师培训中越来越受到重视。现对药学监护过程中最常使用的肝肾功能指标、血脂指标及糖尿病相关的生化指标及其临床意义介绍如下。

一、肝功能指标

药物进入体内后通常经肝脏代谢或肾脏排泄，因此肝功能指标不仅是判断肝脏疾病的严重程度、病情发展及预后的重要参考指标，也是选择治疗药物的依据，临床上最常用的肝功能评价指标主要包括转氨酶（ALT、AST）、谷氨酰转肽酶（GGT）和碱性磷酸酶（ALP），其他指标还有胆碱酯酶（CHE）、总蛋白（TP）、白蛋白（ALB）、总胆红素（TBIL）、直接胆红素（D-BiL）和总胆汁酸（TBA），其正常指标以及临床意义见表8-1。

表8-1 肝功能检验项目及其临床意义

项目名称	参考值	单位	临床意义
AST（GOT） 谷草转氨酶	0~40	U/L	增高：病毒性肝炎、肝硬化、肝癌、心肌梗死等以及应用某些药物后
ALT（GPT） 谷丙转氨酶	0~40	U/L	增高：病毒性肝炎、肝硬化、肝癌、心肌梗死等以及应用某些药物后
γ-GT（GGT） γ-谷氨酰转肽酶	8~58	U/L	增高：原发性或继发性肝癌、胰腺癌、慢性肝炎及肝硬化活动期等
ALP 碱性磷酸酶	42~140	U/L	增高：阻塞性黄疸明显增高，肝细胞性黄疸中度增高
CHE 胆碱酯酶	3700~11000	U/L	肝炎时活性下降，肝硬化失代偿期明显下降，阻塞性黄疸时，此酶活力在正常范围。有机磷中毒时活性下降
TP 总蛋白	60~83	g/L	增高：急性失水、休克等造成的营养不良和消耗增加。肝功能合成障碍，蛋白质合成减少
ALB 白蛋白	37~53	g/L	增高：脱水、血液浓缩 减少：肝功能损害时，白蛋白合成减少；腹水、肾病时白蛋白丢失；妊娠后期，营养不良
T-BiL 总胆红素	5.1~25.6	μmol/L	增高：反映黄疸的程度
D-BiL 直接胆红素	1.7~6.8	μmol/L	增高：与T-BiL相同
TBA 总胆汁酸	0~20	μmol/L	增高：肝实质受损的一个灵敏诊断指标，如急性肝炎、肝硬化

（一）血清转氨酶

血清转氨酶主要有丙氨酸转氨酶（ALT）和门冬氨酸转氨酶（AST）。肝细胞中富含这两种酶，当1%的肝细胞被破坏时，所释放的转氨酶足以使血清中转氨酶水平升高1倍，因此血清转氨酶测定被认为是反映肝细胞损害的标准试验。然而，在判断血清转氨酶测定结果时应注意下列情况：各种肝病均可引起血清转氨酶升高，但超过正常值10倍的血清转氨酶主要见于急性病毒性或药源性肝炎、休克时肝缺氧和急性右心衰竭时肝淤血。为了提高血清转氨酶测定结果的诊断和鉴别诊断价值，在病毒性肝炎时，同时测定AST/ALT的比值（正常值为1.15左右）则更有意义。门冬氨酸转氨酶是检查有无肝细胞损伤的一个重要指标，但在人体内主要分布在心肌细胞内，而心肌容易受缺氧、酸中毒、感染等因素的影响而损伤，从而释放出门冬氨酸转氨酶等多种酶。因此，门冬氨酸转氨酶的升高并不能说明肝细胞损伤的程度。

（二）γ-谷氨酰转肽酶

γ-谷氨酰转肽酶是一种参与蛋白质代谢的酶，存在于肝细胞胞质和胆管上皮细胞中。其临床意义与碱性磷酸酶大体一致，但特异性不如碱性磷酸酶。由于其在骨骼中分布极少，故可鉴别肝胆和骨骼系统的损害，弥补碱性磷酸酶的不足。γ-谷氨酰转肽酶升高见于各种原因的胆汁淤积、原发性或继发性肝癌、胰腺癌、慢性肝炎及肝硬化活动期等。

（三）碱性磷酸酶

碱性磷酸酶是一组特异性很低的酶，几乎存在于身体各种组织中，尤以成骨细胞、肝脏、胎盘及白细胞中含量丰富。因此，生理性的升高可见于正常妊娠、新生儿骨质生成和正在发育的儿童。血清中碱性磷酸酶<3倍参考范围上限，且丙氨酸转氨酶>10倍参考范围上限，可作为急性肝损伤的判断标准。

（四）胆碱酯酶

胆碱酯酶分为两种：一种是真性胆碱酯酶（ACHE），即乙酰胆碱酯酶；另一种是假性胆碱酯酶（PCHE），也称丁酰胆碱酯酶。血清中的胆碱酯酶主要来源于假性胆碱酯酶。假性胆碱酯酶由肝脏生成后分泌入血，反映肝实质合成蛋白的能力，与血清白蛋白的活力降低大致平行，但能比白蛋白更敏感地反映病情变化。随着病情的好转，假性胆碱酯酶迅速上升。慢性肝炎时，如胆碱酯酶活力持续降低，则提示预后不良。肝硬化和重型肝炎患者血清胆碱酯酶活力明显降低，肝功能衰竭时，亦显著降低；在营养不良、感染、贫血性疾病、有机磷中毒时，血清假性胆碱酯酶活力也下降，应注意判别。脂肪肝、肾病综合征及原发性肝癌时，假性胆碱酯酶活性往往上升。

（五）蛋白质（总蛋白和白蛋白）

当肝脏发生病变时，血清中蛋白质的质和量均会发生改变。因此，检测血清中蛋白质是肝脏疾病诊断、观察治疗效果和预后的重要手段之一。血清蛋白测定结果对疾病的诊断没有特异性，但结合临床资料可以用来判断疾病的严重程度，总蛋白、白蛋白是反映肝病预后的指标。总蛋白和白蛋白反映肝脏合成蛋白的功能，随着肝功能损害加重，失代偿期肝脏合成功能下降，肝脏合成蛋白功能减低，白蛋白下降、球蛋白升高，致使白蛋白/球蛋白比值倒置。若白蛋白<20 g/L，则提示肝损害严重，预后不良；若治疗后白蛋白值回升，为治疗有效的最好标志。各种原因引起的血液浓缩，如严重烧伤引起的体液大量丢失时，可见血清总蛋白增高；反之，当血液稀释时，则总蛋白降低。

（六）胆红素（总胆红素和直接胆红素）

检查胆红素代谢情况对于判断肝功能和鉴别黄疸均有重要意义。血清总胆红素明显升高表示有严重的肝细胞损害，且总胆红素越高，表示肝损害越严重，病程越长。测定血清总胆红素的主要价值在于发现隐性黄疸。血清直接胆红素测定可能有助于早期诊断某些肝胆疾病。血清总胆红素、直接胆红素及间接胆红素均升高见于肝细胞性黄疸。

（七）胆汁酸

胆汁酸是胆汁中存在的一类胆烷酸的总称，是肝脏代谢的重要产物。血清总胆汁酸是肝脏分泌到胆汁中最多的有机酸。一旦肝细胞发生病变，胆汁酸代谢发生变化，总胆汁酸极易升高。因此，总胆汁酸已被认为是肝实质性损伤的灵敏指标。急性肝炎、慢性活动性肝炎、肝硬化时，总胆汁酸的阳性率在85%~100%；而慢性迁延性肝病时，丙氨酸转氨酶变化不明显，但总胆汁酸的阳性率很高，达85.4%，明显高于其他指标的阳性率；在肝硬化后期，总胆汁酸改变明显，比丙氨酸转氨酶更敏感地反映患者病情，因此，总胆汁酸又可作为肝细胞慢性损害的指标之一。

二、肾功能指标

某些药物、很多环境污染物（例如，铅、汞、镉、铬、砷、烃类溶剂、石油产品等）以及某些疾病都可引起肾脏损害，导致肾功能降低。肾功能检查结果不仅可以直接反映泌尿系统的生理功能和病理变化，也可间接反映全身多脏器和多系统的功能。当肾功能降低时，需要调整肾排泄药物的给药方案，因此肾功能检查是患者药学监护过程中的一项重要的监测指标。衡量肾功能的检查方法有尿液显微镜检查和化学检查以及血液的某些化学检查。下面重点介绍尿素氮、肌酐、尿酸、钙、磷等肾功能的血液检查项目及其临床意义（表8-2）。

表 8-2　肾功能检验项目及其临床意义

项目名称	参考值	单位	临床意义
BUN 尿素氮	2.5~7.0	mmol/L	增高：肾脏疾病（肾脏排泄功能障碍、肾后病变、肾前病变）、休克等 降低：严重肝损害、妊娠后期
CRE 肌酐	44~115	μmol/L	增高：肾功能严重受损 降低：肌肉萎缩、贫血等
UA 尿酸	150~440	μmol/L	增高：痛风、结缔组织、肾脏疾病（尤其是肾功能不全者） 降低：应用肾上腺皮质激素、秋水仙碱后
Ca 钙	2.1~2.9	mmol/L	增高：甲状旁腺功能亢进、肿瘤骨转移等 降低：慢性肾炎、尿毒症、甲状旁腺功能减退、佝偻病、软骨病、低血钙
P 磷	0.80~2.26	mmol/L	增高：肾功能不全、甲状旁腺功能减退、骨髓瘤、骨折愈合期、维生素D过多症等 降低：甲状旁腺功能亢进、佝偻病或软骨病、糖尿病及大量静脉滴注葡萄糖等

（一）血液尿素氮

尿素氮（BUN）是人体蛋白质代谢的主要终末产物，主要经肾脏排泄。在肾功能损害早期，血液尿素氮水平维持在正常范围，直到晚期时血尿素氮的浓度才迅速升高。各种肾脏疾病，包括肾小球病变、肾小管、肾间质或肾血管的损害都可引起血液尿素氮浓度的升高，但是血液尿素氮并不是肾功能的特异指标，它受肾脏以外因素的影响。

（二）血液肌酐

内生肌酐是人体肌肉的代谢产物，经肾脏随尿排泄。血液肌酐与体内肌肉总量关系密切，不易受饮食、运动、激素、蛋白质分解代谢等因素的影响，每日体内产生的肌酐几乎全部随尿排出，一般不受尿量影响。因此，血液肌酐浓度能够反映肾脏损害、肾小球滤过率、尿路通畅性等肾功能，是一项比尿素、尿酸更特异的肾功能评价指标。肾脏代偿与储备能力强，只有肾功能明显受损才使肌酐浓度升高。通常血液肌酐浓度与疾病严重性平行。肾前性及肾性早期的损害一般不会使血肌酐浓度升高。

（三）血液尿酸

正常情况下体内尿酸的生成与排泄处于平衡的状态，但是若体内生成过多而来不及排泄或者尿酸排泄机制退化，则体内尿酸滞留过多，导致人体体液变为酸性环境，影响人体细胞的正常功能，长期置之不理将会引发痛风。当肾功能不全时可能血液尿酸浓度增高，但是血液尿酸的增高并不是肾功能的典型指标。

（四）血钙和血磷

慢性肾衰竭患者在肾小球滤过率降至50~60ml/min时，肾纤维化的不断加重，出现机体酸碱平衡紊乱，肾脏参与1α，25-（OH）$_2$D$_3$合成的能力明显降低。因为1α，25-（OH）$_2$D$_3$具有促进小肠对钙的吸收和肾小管对钙的重吸收等作用，因此1α，25-（OH）$_2$D$_3$血浓度的降低促进了人体血钙的降低。

当肾小球滤过率降至正常的1/5时，继发性甲状旁腺激素分泌持续增多，促进磷排出的能力达到极限，血磷浓度开始升高。当慢性肾功能不全患者的肾小球滤过率降低至50%左右时，肾小球滤过的磷减少，使血液磷浓度增高。另外，继发性甲状旁腺激素分泌增多又会加强机体溶骨活动，使骨磷释放增多，从而形成恶性循环，使血磷水平不断上升。

另外，血磷升高时磷酸根离子自肠道排出而与食物中的钙结合成难溶性磷酸钙随粪便排出，也妨碍了钙的吸收，促进了血钙水平的降低。

三、血脂指标

血浆中所含脂类成分统称为血脂，而血脂含量可以反映体内脂类代谢的情况。血脂在正常情况下是趋于稳定状态的，但是若长期受到不良因素的影响，如高脂肪、高热量饮食、运动缺乏会使肥胖程度增加，则会造成血脂升高，最终诱发动脉粥样硬化症、高血压、冠心病、脑血栓等心血管疾病。

临床上常用的血脂指标主要有总胆固醇（TC）、低密度脂蛋白胆固醇（LDL-C）、高密度脂蛋白胆固醇（HDL-C）、三酰甘油（TG）、载脂蛋白A_1（ApoA$_1$）和载脂蛋白B（ApoB），见表8-3。

表8-3 血脂指标及临床意义

项目名称	参考值	单位	临床意义
TG 三酰甘油	0.45~1.70	mmol/L	增高：原发性高脂血症、肥胖症、动脉粥样硬化、糖尿病、甲状腺功能降低、冠心病等
TC 总胆固醇	3.35~5.18	mmol/L	增高：动脉粥样硬化、糖尿病、甲状腺功能降低、阻塞性黄疸等 降低：甲状腺功能亢进、慢性营养不良、肝硬化
LDL-C 低密度脂蛋白胆固醇	1.68~3.37	mmol/L	增高：糖尿病、肥胖、家族性高胆固醇血症 降低：肝炎、肝硬化、甲状腺功能亢进
HDL-C 高密度脂蛋白胆固醇	>1.04	mmol/L	增高：饮酒及长期体力活动会使其升高 降低：冠心病、脑血管病、糖尿病、肝炎、肝硬化、吸烟等；高TG血症伴有低HDL-C；肥胖者HDL-C多偏低
ApoA$_1$ 载脂蛋白A$_1$	男性：0.92~2.36 女性：0.80~2.10	g/L	降低：冠心病、脑血管疾病；APO-A$_1$缺乏症、家族性低α脂蛋白血症、鱼眼病等（同时HDL-C极低）
ApoB 载脂蛋白B	男性：0.42~1.14 女性：0.42~1.26	g/L	增加：高脂蛋白血症、糖尿病、动脉粥样硬化、心肌梗死 减少：心肌局部缺血、肝功能不全

四、糖尿病相关指标

糖尿病是由于胰岛素的相对或绝对不足和靶细胞水平降低（胰岛素抵抗）引起的高血糖状态以及持续性慢性代谢紊乱。血糖（GLU）是诊断糖尿病的唯一标准（表8-4），而糖化血红蛋白（HbA1c）是判断血糖控制状态的最有价值的指标，可反映取血前2~3个月的平均血糖水平。因此，血清GLU和HbA1c水平对糖尿病的诊断和疗效评价、其他疾病状态的评价具有重要的意义（表8-5）。

表 8-4 糖代谢状态的分类（WHO 1999）

糖代谢分类	静脉血浆葡萄糖浓度（mmol/L）	
	空腹血糖（FPG）	糖负荷后 2h 血糖（2hPG）
正常血糖	<6.1	<7.8
空腹血糖受损（IFG）	6.1~7.0	<7.8
糖耐量降低（IGT）	<7.0	7.8~11.1
糖尿病	≥7.0	≥11.1

注：IFG 和 IGT 统称为糖调节受损（IGR，即糖尿病前期）。

表 8-5 糖尿病相关的指标及其临床意义

项目名称	参考值	单位	临床意义
HbA1c 糖化血红蛋白	3~6	%	增高：急性胰腺炎、流行性腮腺炎、急性阑尾炎、肠梗阻、胰腺癌、胆石症、溃疡性穿孔、注射吗啡后
GLU 血糖	3.9~6.0	mmol/L	增高：各种糖尿病。其他各种内分泌疾病：甲状腺功能亢进、垂体前叶嗜酸细胞腺瘤、肾上腺皮质功能亢进、嗜铬细胞瘤、垂体前叶嗜碱性细胞功能亢进。脱水引起高血糖 降低：胰岛素分泌过多：胰岛细胞增生或肿瘤，注射或服用过量胰岛素或降血糖药。对抗胰岛素的激素分泌不足。严重肝病：肝调节功能下降

第七节 药学监护的实施过程与实例

药学监护的实施过程包括收集患者的信息、评估患者的病情、建立监护计划、实施监护计划、随访及再评价等 5 个环节。本节举例说明糖尿病患者的药学监护过程及 POMR 和 SOAP 格式的应用。

一、药学监护的基本实施过程

药学监护的目标是要求药师能够解决药物治疗中存在的问题，因此所收集的患者资料应与药学监护的目标相适应，才能正确地评价药物治疗中存在的问题。

首先，根据医师的诊断及患者的病情把问题按重轻顺序排列（POMR），并针对每个问题采用 SOAP 格式完成患者的信息收集、患者的病情评估、监护计划的建立等记录。其次实施监护计划，并进行随访及再评价。

患者的主观资料可在病案中的主诉、现病史、既往史、系统回顾、个人史、家族史、护理记录和医师的病程记录中收集，或直接通过与患者的面谈收集，而患者的客观资料可在病案中的辅助检查、护理记录、医师的病程记录、医嘱记录和体温单中收集。

评估患者的病情时，要重点评估药物治疗的安全性、有效性、合理性及用药依从性，因为有时病因很可能是正在使用的药物，如药源性疾病、用药不依从性等。评估时药师应考虑以下与药物治疗相关问题：①有适应证，但未用药治疗；②药物选择不当；③没有接受药物治疗；④治疗剂量偏低；⑤药物不良反应（已有的或潜在的）；⑥超剂量用药；⑦药物相互作用（已有的或潜在的）；⑧未对症用药；⑨患者依从性等。也可使用如下问题列表来评估药物治疗相关问题。

1. 目前患者使用哪些药物，患者的病情说明什么？

这个问题可以帮助药师确认患者的用药是否符合适应证，若是不符合应该使用哪些药物，是否有发生药物不良反应的几率等等。

2. 用药恰当吗？

药物的选择正确吗？有没有更合适的药物？药物的成本−效应比如何？药师需要核对患者既往用药情况和治疗情况，选择对患者最优的治疗药物。

3. 每个药物的使用剂量恰当吗？

药物使用超量容易引发不良反应，药物使用未达到有效剂量就不能达到治疗效果，需要确定每个药物的剂量是否恰当。

4. 治疗目标是什么？达到了治疗目标吗？

可能对于不同的群体，治疗的目标也会不一样。对于高血压患者来说治疗目标是不让自己感到头晕；对于医师来说，治疗目标是将血压控制在正常血压范围内；对于药师来说，治疗目标则是避免药物的不良反应，降低低血压的风险。有的目标达到了，有的目标没有完成需在以后的药学监护实践中继续完成。正是由于不同群体的目标不同，在制定整个药学监护的目标时也应该考虑患者和医师的想法。

5. 服药后患者有何不良反应？

药物不良反应一直是用药方面的大问题。对于已经出现的不良反应要及时监护控制病情，对于潜在的药物相互作用和不良反应也要有所警觉，进行相应的预防。

6. 患者对治疗方案有何反应？

患者的依从性直接影响药物的治疗效果，对于一个以患者为中心的药学监护来说，患者对于治疗方案的意见很重要。药师需要多与患者进行沟通，在向医师给出任何有关药物治疗方面的建议之前，应该先观察患者对药物治疗的反应情况如何。

7. 患者服药时间应持续多久？

服药时间应该取决于患者的疾病状况。有些药物有标准的疗程，不可随意更改服药时间，避免引起不良反应或者治疗效果不足。

8. 药物治疗的哪个参数需要监测？

有些药物的治疗窗很窄，治疗浓度与中毒浓度之间的差异很小，这时就需要进行治疗药物监测。还有些药物可能存在的不良反应是可以通过一些参数检测出来的，在设定方案的时候就需要考虑监测相应的参数来保障用药的安全有效。

患者的病情及其相关药物治疗的评估结束后，应基于循证医学资料制定药学监护计划。建立监护计划时，不仅要制定药物治疗的目标，如血糖、血压、血药浓度等，而且还要考虑药物治疗方案的修改、药品不良反应的预防与发生时的对策、运动疗法、饮食疗法等非药物治疗。

最后，按所制定的监护计划，实施干预措施，其内容如下。

1. 建议药物治疗或非药物治疗（视需要而定） 医生会询问药师，患者是否需要接受药物治疗，并且需要药师建议对某一特定患者最适合的治疗药物是什么。患者也会向药师询问如何自己使用非处方药物，如何管理自身的慢性疾病。此时，药师需要在充分了解患者病情、用药情况的基础上给出相应的建议，并且详细记录干预措施和自己的分析，有必要时进行随访。

2. **建议患者向其他医学专家咨询** 药师只能给出与自己专业有关的药学方面的建议，对于医学方面的建议如诊断方面或者手术方面的建议，药师不能给患者一个很好的回答。这时，需要建议患者去向相关医师或专家进行咨询。

3. **对患者进行药物相关知识的指导** 我国有关药学相关知识的普及度远远不够，公众对于这方面的知识还有很多欠缺和误解。药师有义务在实施药学监护的过程中对基本用药知识进行讲解。对于特定患者也应该针对疾病相关的药学知识对其进行正确的指导。患者有不了解的内容或者对某个问题有错误的理解，药师也需要耐心的解答和辅导。

4. **鼓励患者依从药物治疗，指导提高依从性的方法** 上节中我们已经强调了患者依从性的重要性，药师在向患者解释用药原因和相关知识后需要鼓励患者按时按量服药，尤其是对于慢性病患者。也可以通过设定闹钟，选用长效药物来提高患者的依从性。

5. **调整剂量** 如果药物没有取得理想的效果，需要对治疗药物的剂量进行调整。在调整剂量过程中，对某些药物需要注意防止可能出现的撤药反应，慢慢逐步降低药量。儿童或者老年人有时候需要相应的降低剂量。某些患者特别是伴有肾脏或肝脏疾病的患者需要减少给药剂量防止不良反应的发生。

6. **为患者提供合适的剂型** 不同的患者需要服用不同剂型的药物。有些有吞咽困难的患者不能吞服胶囊或大的片剂，这时需要换成小型片剂或者使用溶液剂来给药。对于儿童来说需要使用加矫味剂的药品来提高服药依从性。

7. **评价患者用药方案** 药师应该对所有的用药建议进行随访，并且记录药物治疗效果。

8. **给临床提供专业的服务** 药师有义务向医师提供专业的药物动力学咨询服务、营养支持服务、药物情报服务。在必要时可以参加疑难病症的会诊，并为医师提供合理的药学建议。

9. **提供疾病治疗服务** 药师应该熟练掌握相应的疾病防治知识，实时更新国内外疾病防治指南，运用已掌握的知识为患者和医师提供专业的服务。

二、药学监护实例

（一）患者的基本信息
李某某，男性，57岁，由于疲劳、多尿及口渴感等症状来某医院内科就诊，并住院。他有5年高血压病史，吸烟、饮酒（用药史：氢氯噻嗪25mg qd，po）。

（二）体格检查结果
血压154/96 mmHg，心率88次/分，体温37.4℃，呼吸率20次/分，体重90 kg，身高173 cm。

（三）血液检查结果
电解质：Na^+ 140（136~146mmol/L）；K^+ 4.5（3.5~5.5 mmol/L）；Cl^- 100（90~110 mmol/L）；HCO_3^- 30（21.0~27.0 mmol/L）。

肝功能：AST 18U/L；ALT 20U/L。

肾功能：BUN 7.6（2.5~7.0 mmol/L）；CRE 107（44~115μmol/L）；FPG 8.9（3.9~6.0 mmol/L）；PPG 18.9（3.9~6.0 mmol/L）。

HbA1c 10%（4%~6%）。

LDL-C 5.59 mmol/L（high ≥ 4.14 mmol/L）；TC 7.72 mmol/L（high ≥ 6.22 mmol/L）；

HDL–C 1.06 mmol/L（<1.04 mmol/L）；TG 2.37 mmol/L（high≥2.26 mmol/L；正常<1.70 mmol/L）。

（四）尿常规

SG（++）KET（－）PRO（－）

（五）临床诊断

糖尿病、高脂血症、高血压。

（六）处方

①二甲双胍缓释胶囊（佰思平，250mg/片），3片/次，bid，pc。

②阿卡波糖（拜糖平，50mg/片），2片/次，tid。

③培哚普利叔丁胺盐（4 mg/片），1片/次，qd，ac。

④拜阿司匹林肠溶片（100 mg/片），1片/次，qd，pc。

⑤阿托伐他汀钙薄膜衣片（立普妥，10 mg/片），1片/次，qd，pc。

药学监护的过程如下：

1. 患者的信息收集、病情和药物治疗的评估、监护计划的建立

问题1：糖尿病

S：疲劳、多尿、口渴感、饮酒

O：FPG18.9mmol/L↑；HbA1c 10%↑；SG（++）；BUN 7.6 mmol/L轻度↑；二甲双胍缓释胶囊（佰思平，250mg/片），3片/次，bid，pc；阿卡波糖（拜糖平，50mg/片），2片/次，tid。

A：2型糖尿病；具有肾功能降低的可能性；降糖药物的选择合理。

P：（1）控制血糖：应定期检测空腹血糖、饭后血糖和糖化血红蛋白，使其值分别维持在空腹血糖4.4~7.0mmol/L、饭后血糖<10 mmol/L、HbA1c<7.0%，根据患者的病情调整给药方案。

（2）患者用药指导：①用法：为了降低二甲双胍的胃肠道不良反应，二甲双胍应饭后服用；②不良反应：告知患者服用阿卡波糖可使排气次数增多；③合用二甲双胍、阿卡波糖、培哚普利和阿司匹林可增强降糖作用，因此告知患者低血糖反应的症状及低血糖反应的对策方法；④注意事项：告知患者应定期进行肾功能、眼底和足部检查；⑤非药物治疗：告知患者合理的运动疗法（即减肥）和饮食疗法。尤其是禁酒，因为酒精会使二甲双胍的乳酸酸中毒发生的危险性增大。

问题2：高脂血症

S：疲劳

O：LDL–C 5.59 mmol/L↑；TC 7.72 mmol/L↑；TG 2.37 mmol/L↑；阿托伐他汀钙薄膜衣片（立普妥，10 mg/片），1片/次，qd，pc。

A：混合型高脂血症高危患者（TC≥6.22mmol/L，LDL–C≥4.14mmol/L，高血压且其他危险因素数>1）；降血脂药物的选择合理。

P：（1）血脂控制目标：TC<4.14mmol/L、LDL–C<2.59mmol/L。

（2）患者用药指导：①用法：阿托伐他汀1日1次，1次1片，晚饭后服用；②不良反应：告知患者，在服药期间出现原因不明的肌肉疼痛或肌无力等症状时应立即停药，并咨询医生或药师；服药期间可能发生肝功能异常现象，应定期检测肝功能指标。③非药物治疗：再次强调运动疗法和饮食疗法，尤其是限制富含胆固醇的饮食。

问题3：高血压

S：疲劳

O：BP 154/96 mmHg↑；氢氯噻嗪 25mg qd；培哚普利叔丁胺盐（4 mg/片），1片/次，

qd，ac。

A：血压控制不理想；应停用住院前使用的氢氯噻嗪片，并换用培哚普利片。

P：（1）血脂控制目标：①血压应控制在140/90mmHg以下；②定期检测血钾浓度和肾功能。

（2）患者用药指导：①用法：培哚普利片，1天1次，1次1片，空腹或餐前服用；②不良反应及其对策：在服药期间出现原因不明的干咳症状时，告知医师；③非药物治疗：再次强调运动疗法和饮食疗法，尤其是限制钠盐的吸收。

问题4：肥胖症

S：疲劳

O：体重90kg，身高173cm。

A：BMI=30.1 kg/m²，肥胖Ⅱ级。

P：加强锻炼，控制热量的摄取，尤其是不饱和脂肪的摄入，减轻体重。

2．实施监护计划、随访及再评价

根据监护计划实施措施，并采用SOAP格式重复进行（表8-6）。

表8-6　SOAP表格

姓名：_____　　　性别：_____　　　年龄：_____

住院日期：_____　　　病案号：_____

主观症状（S）或客观症状（O）		评价（A）		治疗计划（P）		
问题	药历	病因	治疗及其评价	药物治疗·禁忌必要的检查	目标·TDM	患者教育用药指导

（杨长青）

第九章　医院药学信息服务

第一节　医院药学信息服务概述

药物信息服务（drug information service，DIS）是20世纪60年代初提出和发展起来的。1962年美国University of Kentucky Medical Center首次建立药物信息中心（drug information center，DIC），专门向医师、护士和其他医务人员提供药物相关信息。随着药物信息工作的不断发展和药师的工作范围向临床领域扩大，药物信息服务从单纯的药物信息（狭义的）提供发展成为含有药学服务（pharmaceutical care）概念的广义的药学信息服务（medication information service，MIS）。药学信息或医疗信息（medication information，MI）不仅包含药物的基本信息，也包含药物治疗学等其他医疗信息。

日本和韩国的药物信息服务也跟随着美国起步和发展，目前具有高的水平。在我国，主要在一些大型医院中开展药学信息服务，尚处于起步阶段。卫生部、国家中医药管理局颁布的《医疗机构药事管理暂行规定》（2002年）和《医疗机构药事管理规定》（2011年）文件中明确指出了医疗机构应"建立药学信息系统，提供用药咨询服务"、医疗机构药师应"掌握与临床用药相关的药物信息，提供用药信息与药学咨询服务，向公众宣传合理用药知识"。这标志着我国的医院药学信息服务已成为医院药学工作的重要内容之一。目前，我国三甲医院药学部门都设有药学信息中心（medication information center，MIC），为临床医务人员和患者提供药学信息服务，但是在条件、内容、标准和模式方面尚无统一的规范，仍处在探索和发展过程中。

一、基本概念

药学信息是一种客观的，经科学产生和实证的药物相关知识和资料。狭义上指药物基本信息，涉及药理学、毒理学和临床用途等，包括药品名称、成分、结构式、性状、适应证、规格、用法用量、不良反应、禁忌、注意事项、特殊人群用药、药物相互作用、药物过量、药理毒理、药代动力学、贮藏方式、价格及其他有价值的药物相关资料。广义上是指药物及药物治疗领域所有相关信息，包括药物研发、上市、生产、流通、使用过程中相关知识和资料。

医院药学信息服务是指医院药学信息的收集、整理、评价、保管、传递、提供和利用等工作，能为临床医务人员和患者解决用药疑问，提供专业、可信的用药建议。医院药学信息服务是医院药学工作的重要内容和医院药师进行临床药学实践的基础，核心是以循证药学的理念，高效率地为临床提供高质量的用药相关信息，帮助解决临床用药中遇到的问题。

二、医院药学信息服务的目的和主要内容

开展医院药学信息服务的目的是针对患者的病情，向临床医师提供药物治疗信息，提

出用药建议，协助制定合理用药方案，解决临床用药问题，提高患者用药依从性，减少或避免药品不良事件，促进临床用药的安全、有效及经济。

医院药学信息服务是由药学信息中心的药师或临床药师提供，服务的主要内容（即工作职责）包括以下几项。

（一）药学信息的收集、整理、评价和保管

1. 收集与整理 一方面，科技的发展带动了新药研发及对已上市药品的再评价进程，使得药学信息呈爆炸式增长，且不断变化和更新，决定了药学信息的无限性、动态性及时效性；另一方面，现有科技水平的局限使得对药物的认知存在不足，则决定了药学信息的有限性。因此，收集和整理药学信息时就需要关注最有价值的信息，要有动态和时间观念，做到及时更新。

2. 评价 在理论上药学信息是一种客观的、真实的、经科学产生的知识和资料，但在产生、传播、加工及整理过程中会受到许多因素的影响。例如，一些生产企业为了自身利益，仅仅提供有利信息，回避不利信息；学术造假和论文抄袭等造成部分信息会出现一些偏差和失真。因此，收集药学信息时不仅要认真筛选，还要依据循证药学的理论对收集的信息进行评价，确保其真实性、准确性、可靠性和全面性。

3. 保管 通过各种途径收集的药学信息经过筛选、整理、评价后，按一定的检索方式或借助于计算机信息技术进行分类、编目与索引。科学的保管方式有助于实现信息资料的快速查询，提高信息服务的效率。

（二）医院处方集的建立和维护

医院处方集（hospital formulary），又称医院药品集，是经过科学评价和筛选，符合医院用药实际情况和特点的药学手册，包含药品的重要临床应用信息和药品管理信息。例如，药品说明书、临床实践指南、疾病选药和药学专业知识等。美国医院药师协会（American Society of Health-System Pharmacists，ASHP）认为处方集是一部不断修订再版的药品汇编，反映了医疗机构对当前所用药物的临床评价，能为临床合理用药提供参考。因此，医院药品集的建立和维护是药学信息服务工作的重要内容之一。

（三）药品不良事件的报告和监测

药师应该将发现的或临床报告的药品不良反应、药品质量或用药错误等引起的药品不良事件信息收集、整理、分析及反馈，以减少患者的用药风险。及时将收集的药品不良反应信息和用药错误信息分别上报至国家药品不良反应监测系统合理用药国际网络（International Network for the Rational Use of Drug，INRUD）中国中心组临床安全用药监测网，共同完成大样本数据的采集，帮助政府或组织尽快发现有价值的药物警戒信号，尽早将警戒信息反馈于临床和社会公众，避免更多患者受到同样的伤害。

（四）提供药学信息咨询服务

无论是专业的临床医师、护士、药师，还是患者，在用药过程中都会遇到许多问题。药师提供的信息咨询服务能帮助解决临床用药问题，最终使患者受益。

（五）提供药学信息服务的教育和培训

药学信息服务具有放大连锁效应。对临床医务人员、药师、学生及志愿者进行药学信息服务的教育和培训，主动以各种方式传播药学信息，受益的不只是获得者，更重要的是可发挥协同效应，共同促进临床合理用药，提升医院整体药物治疗水平。

（六）开展药学信息服务研究

药学信息服务研究有助于开发出更好的信息服务方式和技术，提升药学信息服务水平。

（七）信息交流与合作

信息资源是无限的，人力资源和成本却是有限的。因此，有必要开展各医疗机构之间的药学信息合作，实现资源共享，最大限度地推动药学信息服务工作的发展。

目前，我国高等院校药学专业（临床药学专业）教学中尚未设有完善的药学信息服务的理论和实践课程，制约着医院药学信息服务的正常发展。应尽快建立系统的药学信息服务相关课程，培养人才，提高医院药学信息服务水平。

第二节　药学信息的分类

药学信息是药师提供医院药学信息服务的基础，了解其分类有助于指导药学信息的检索方向与策略。根据功能和格式的不同，药学信息可分为一级信息、二级信息和三级信息。

一、一级信息

一级信息来自原创性论著即原始文献，包括实验研究结果、病例报道以及评价性的或描述性的研究结果。中文文献主要集中在专业期刊和学术会议论文中，具有信息量大、品种多、周期短及报道快等特点，是重要的参考文献源，但是与国外学术期刊文献比较其质量还有较大差距，有待进一步的提高。一级信息是二级信息和三级信息的基础，但是由于这类文献数量众多、研究质量不一，需要消耗大量的时间进行收集、筛选、整合及评价，才能形成所需的结论性信息。因此，一般只有在二、三级信息无法满足需求时，才直接查询一级信息。

二、二级信息

二级信息一般由引文书目组成，将分散的原始文献加以整理组织，使之成为系统的文献，以便查找利用。它包括索引服务、文献和文摘数据库。文献和文摘数据库是常用二级信息。

（一）常用的外文数据库

1. MEDLINE　是美国国立医学图书馆生产的国际性综合生物医学信息书目数据库，是当前国际上最权威的生物医学文献数据库，其内容包括美国《医学索引》（Index Medicus，IM）的全部内容，涉及基础医学、临床医学、环境医学、营养卫生、职业病学、卫生管理、医疗保健、微生物、药学和社会医学等领域。MEDLINE收录1966年以来世界70多个国家和地区出版的3400余种生物医学期刊的文献，近960万条记录。目前，每年递增30万~35万条记录，以题录和文摘形式进行报道，其中75%是英文文献，70%~80%文献有英文文摘。

2. 荷兰医学文摘（Excerpta Medica Database，EMBASE）　是世界上最有影响力的医学二次文献之一，提供世界范围内的生物医学和药学文献，已被认为是关于人类医学及相关学科文献的一种重要的综合性索引，是医学领域著名的四大检索工具之一。EMBASE涵盖的内容广泛，既包括基础医学和临床医学，又包括与医学相关的许多领域（生物医学工程、卫生经济学、医学管理、法医学等）。EMBASE收录期刊达7000余种，其中属于纯医学类的有3000种左右，这类期刊中的大部分论文都以文摘形式报道；属于与医学相关学科类的有2400余种，对这类期刊的论文只选有关文章做摘录。EMBASE与IM所收集期刊的交叉量为1700余种。

3. **国际药学文摘（International Pharmaceutical Abstracts，IPA）** 是由美国医院药师协会出版，其光盘数据库是由美国银盘公司发行。IPA成立于1964年，1970年后实现了计算机化服务。IPA数据库主要用于检索和显示药学文献，其范围包括药物临床和技术信息、药学实践、药学教育、药学和药物的相关法律，收录了1970年以来世界各地出版的750多种药学期刊的文献摘要，每季度更新一次，总记录超过32万条。1988年，IPA开始收录美国医药卫生协会主要会议推荐的论文文摘，也包括美国药学协会和美国药学学院协会年会推荐的论文文摘，还将增加专家和医师推荐、由药学学校提供的学位论文文摘。

4. **化学文摘（Chemical Abstracts，CA）** 是世界最大的化学文摘库，也是目前世界上应用最广泛、最为重要的化学、化工及相关学科的检索工具。CA创刊于1907年，由美国化学协会化学文摘社编辑出版，报道的内容几乎涉及了化学家感兴趣的所有领域，不仅包括无机化学、有机化学、分析化学、物理化学和高分子化学，还包括冶金学、地球化学、药物学、毒物学、环境化学、生物学以及物理学等诸多学科领域，具有收藏信息量大、收录范围广的特点。

（二）常用的中文数据库

1. **中国生物医学数据库（China Biology Medicine disc，CBMdisc）** 是文摘型数据库，收录了自1978年至今1800余种中国生物医学期刊以及汇编、会议论文的文献题录820余万篇（持续更新中），新增1989年以来中文参考文献410余万篇（持续更新中），全部题录均进行主题标引、分类标引，同时对作者、机构、发表期刊、所涉基金等进行规范化加工处理，支持在线引文检索，辅助用户开展引证分析、机构分析等学术分析。CBMdisc提供类似Pubmed的主题词检索功能，文献收载的覆盖面最为全面，查全率和查准率较为理想。

2. **国家科技图书文献中心（National Science and Technology Library，NSTL）** 是经国务院领导批准，于2000年6月12日成立的一个基于网络环境的科技信息资源服务机构。目前，NSTL拥有印本外文文献25000多种，其中外文期刊17000多种，外文会议录等8000多种，居国内首位。NSTL是我国收集外文印本科技文献资源最多的、面向全国提供服务的科技文献信息机构。NSTL申请和收集的文献信息资源绝大部分以文摘的方式，或者以其他方式在NSTL网络服务系统上加以报道，供用户通过检索或浏览的方式获取文献线索，进而获取文献全文加以利用。

3. **中国知网（China National Knowledge Infrastructure，CNKI）** 是由清华大学、清华同方发起，始建于1999年6月。目前已建成了《中国知识资源总库》及CNKI网络资源共享平台，为全社会知识资源的高效共享提供最丰富的知识信息资源和最有效的知识传播与数字化学习平台。目前，中国知网提供CNKI源数据库、外文类、工业类、农业类、医药卫生类、经济类和教育类多种数据库，其中综合性数据库包括中国期刊全文数据库、中国博士学位论文数据库、中国优秀硕士学位论文全文数据库、中国重要报纸全文数据库和中国重要会议论文全文数据库。每个数据库都提供初级检索、高级检索和专业检索等三种检索功能，其中高级检索功能最常用。CNKI收录了自1994年至今的中国期刊全文数据，该库可进行分组浏览筛选，并可对结果进行分析，其下载和被引频次的标引利于用户判断文献的重要性和学术价值。

4. 维普期刊资源整合服务平台（VIP） 是重庆维普资讯有限公司研发和建立的专业化信息服务整合平台，其中《中文科技期刊数据库》是中国第一个中文科技期刊全文数据库，也是国家新闻出版总署正式批准出版发行的中文期刊数据库。该数据库收录了中国境内历年出版的中文期刊14000余种，全文5700余万篇，引文7000余万条，分为三个版本（全文版、文摘版、引文版）和8个专辑（社会科学、自然科学、工程技术、农业科学、医药卫生、经济管理、教育科学、图书情报），定期出版发行，是中国科技文献保障系统的重要组成部分，是我国科技工作者进行科技查新和科技查证的必备数据库，也是目前国内最重要的学术、科研和人力资源的评价数据库之一。

5. 万方数据知识服务平台 是由万方数据股份有限公司创建的信息服务平台，其中《中国学术期刊数据库》的收录始于1998年，包含了医药卫生、中华医学会系列刊物、工业技术等10多个科技门类的500多种核心期刊，并配有高效的文章查询检索系统和可供读者、编者及作者双向沟通的系统功能。

三、三级信息

三级信息是从原创性研究中提取、加工，评估而被广泛接受的数据信息，包括药品标准、工具书、教科书、手册、药学应用软件以及临床实践指南、系统评价等。这类资源虽然比较有限，但非常实用，能满足大多数药学信息需求。

（一）药品标准类

1.《中华人民共和国药典》（2020年版） 是我国药品研制、生产(进口)、经营、使用和监督管理等相关单位均应遵循的法定技术标准。《中华人民共和国药典》(2020年版)由一部、二部、三部、四部构成，收载品种总计5929个。一部收载药材和饮片、植物油脂和提取物、成方制剂和单味制剂等，品种共计2713种。二部收载化学药品、抗生素、生化药品以及放射性药品等，品种共计2722种。三部收载生物制品153种。四部收载通则总计359个，包括制剂通则、检验方法、指导原则、标准物质和试液试药相关通则；药用辅料341种。

2.《美国药典/国家处方集》（简称USP/NF） 是由美国政府所属的美国药典委员会编辑出版。对于在美国制造和销售的药物和相关产品而言，USP/NF 是唯一由美国食品药品监督管理局（FDA）强制执行的法定标准。此外，对于制药和质量控制所必需的规范（例如测试、程序和合格标准），USP/NF 还可以作为明确的逐步操作指导。USP于1820年出刊第一版，1950年以后每5年出刊第一次修订版，到2018年已出刊第41版。NF于1883年出刊第一版，从1980年第15版起并入USP，到2018年已出刊第36版。

3.《英国药典》（简称BP） 是英国药典委员会的正式出版物，是英国药剂和药用物质的官方标准文集，既包括出口到英国的产品，又包含《欧洲药典》的所有标准。BP不仅提供了药用和成药配方标准以及公式配药标准，而且也展示了许多明确分类并可参照的欧洲药典专著。BP出版周期不定，最新的版本为2018版，共有6卷。

4.《日本药局方》（简称JP） 是由一部和二部组成，共一册。一部收载有凡例、制剂总则（即制剂通则）、一般试验方法、医药品各论（主要为化学药品、抗生素、放射性药品以及制剂）；二部收载通则、生药总则、制剂总则、一般实验方法、医药品各论（主要为生药、生物制品、调剂用附加剂等）、药品红外光谱集、一般信息等。最新版本为《日本药局方》第十七改正本，包括英文版与日文版。

（二）药品集

1.《中国人民共和国药典临床用药须知》（2015年版） 是由国家药典委员会编撰，分为化学药和生物制品卷（收载品种约1750个）、中药成方制剂卷（收载品种约2620个）和中药饮片卷（收载品种666个，其中包括正品药物550种，附药116种）共三卷，覆盖《国家基本药物》《国家基本医疗保险和工伤保险药品目录》及临床常用药品，其内容丰富、准确而权威。

2.《中国国家处方集》 是我国第一部统一的国家级权威性的处方集，既是合理用药的指导性文件，也是实施国家药物政策的重要文件，于2010年2月7日出版。各论按疾病系统分为20章，收录药物1336种，涵盖了国家基本药物目录收载的205个西药品种和2009版医保目录收载的1164个西药品种。《中国国家处方集》采取"以病带药"的编写模式，以优先使用基本药物为药物选用原则，充分结合各专业临床经验和国际共识，为临床常见、多发和以药物治疗为主、20个治疗系统的199种疾病提出了用药原则和具体药物治疗方案，体现了对各疾病药物治疗的精髓，并结合用药指导、重要提示、合理用药原则等强化了实用性。

3.《中国国家处方集（化学药品与生物制品卷·儿童版）》 是我国第一部专为儿童编制的、全面覆盖儿科各系统疾病的权威性临床用药指导文件，于2013年1月1日出版。全书分为总论、各论、附录和索引。总论主要阐述了与儿科合理用药有关的开具调配处方规则、药品不良反应报告与监测、儿童生长发育特点、用药剂量与注意事项，肝肾功能不全患儿用药等重要内容。各论根据儿科疾病系统和用药特点分为20章，采取"以病带药""以症带药""以药带病"的编写模式，以优先使用基本药物为药物选用原则，充分结合儿科各专业临床经验和国际共识，对儿科常见的234种儿科疾病提出了用药原则和具体的药物治疗方案，介绍了822种药物的信息，并在部分章节提出了首选、次选、备选药物等，体现了各类疾病药物治疗的共识，强化了实用性。

4.《新编药物学》 曾三度被评为全国优秀畅销书，荣获"新中国60年最具影响力的600本书"奖。2014年4月已更新至第17版，收载了近2100种药物，详细介绍了药物的性状、药理、适应证、用法和用量、不良反应、禁忌证、注意事项及制剂等内容。书中的引论和附录部分有助于解决药学实践中遇到的问题。

5.《马丁代尔药物大典》（Martindale：the Complete Drug Reference） 是一部世界各国医师、药师及制药企业非常熟悉和必备的参考书，是一本世界范围内的权威性药物大全，是各国临床医师（药师）用药的最终指南。原著第39版的中译本于2017年6月更新，中译本暂时更新至第37版。该书信息非常丰富，包含有约6300种药物专论、185000种制剂、引用54000篇参考文献，675种疾病治疗资料。可快速查询药物的化学名称，理化性质，药物的稳定性和配伍禁忌、不良反应及处置方法、注意事项、药物相互作用、用法用量及相关文献。

第三节 药学信息来源

随着医药科技的迅速发展、药物品种的大量增加、药物研究的全面深入，药学信息数量激增，而药学服务工作又高度依赖药学信息，因此掌握药学信息的来源就显得十分重要。药学信息来源主要包括：网络药学信息资源、药学参考书、临床实践指南、药学学术会议、药学继续教育和临床药学实践经验等。

一、网络药学信息资源

随着信息技术的高速发展，互联网提供了一个迅捷方便的信息资源平台，蕴涵了大量药学信息，包括各类期刊杂志、临床实践指南等，已经逐步改变过去获取药学信息的方式，进图书馆查找纸质文献的时代已渐行渐远。因此掌握相应的检索方法和技巧，有效地利用网络药学资源，已成为药师开展药学信息服务工作的重要手段。

（一）专业文献资源

1. 最常用的外文文献资源 分别来自 Pubmed 和 Embase 等。

（1）Pubmed（https://www.ncbi.nlm.nih.gov/pubmed）是一个免费的搜索引擎，是美国国立医学图书馆（National Library of Medicine，NLM）所属的国家生物技术信息中心于2000年4月开发的基于WEB的生物医学信息检索系统，提供生物医学方面的论文搜寻以及摘要。它的数据库来源包括 MEDLINE、OLDMEDLINE、Record in process、Record supplied by publisher 等。Pubmed系统的特征工具栏提供辅助检索功能，侧栏提供其他检索如期刊数据库检索、主题词数据库检索和特征文献检索。Pubmed提供原文获取服务，免费提供题录和文摘，可与提供原文的网址链接，提供检索词自动转换匹配，操作简便、快捷。

（2）Embase（http://www.embase.com）是由荷兰 elsevier science 出版公司建立的em的书目数据库，以光盘数据库、国际联机数据库及网络数据库的形式为用户提供。Embase收录从1974年以来至今em中报道的文献信息，收录70多个国家出版的4550种左右期刊的医药文献，每年约50多万条文献记录，累积约994万条，80%的文献带有文摘。内容涉及药学、临床医学、基础医学、预防医学、法医学和生物医学工程等。Embase虽然资源丰富，但是需要授权检索。

（3）外文医学信息资源检索平台（http://n.metstr.com/index.html）是深圳市迈特思创科技有限公司创立，是方便国人使用的一站式检索服务平台，需授权检索。该平台收录了全部的Pubmed文摘数据和部分重要的OA期刊文摘数据，期刊总量达31291种，文摘数据总量超过2300万条，数据每天更新。在功能上该平台支持主题词检索、主题词自动转化、主题词自动扩充、自由词检索、布尔逻辑检索、截词检索、词组检索、高级检索、期刊导航检索、单篇引文匹配器、检索史和策略检索、加载Pubmed检索等各种国际通用检索功能，展现了文献的多种高效便捷的全文获取通道，其通道主要有OA资源通道揭示、Pubmed电子资源通道揭示、国内馆藏资源通道揭示、馆际互借通道揭示。

2. 最常用的中文文献资源 分别来自四大中文数据库——CBM、CNKI、VIP和万方（表9-1）。

表 9-1 四大中文数据库基本情况

数据库	类型	授权	收录年限	更新	网站
CBM	文摘数据库	需授权检索	1978~	每月更新	http://www.sinomed.ac.cn/zh/
CNKI	全文数据库	检索免费，下全文需授权	1915~	每日更新	http://www.cnki.net
VIP	全文数据库	检索免费，下全文需授权	1989~	每日更新	http://lib.cqvip.com
万方	全文数据库	检索免费，下全文需授权	1998~	每周2次更新	http://www.wanfangdata.com.cn

四大中文数据库收录资源既相互重复又有各自的特点和优势：

（1）四大中文数据库在收录统计源期刊、核心期刊和高被引期刊的数量相差无几，收录率达到了83%以上。

（2）CBM收录文献数略少于CNKI，但收录期刊最多，可采用主题词及自由词检索，每次可导出500条检索结果，并可对文献类型、出版时间等多字段进行限定，总体上优于其他3个数据库，在生物医学文献检索与利用中占有一定的优势。但是CBM是文摘型数据库，尽管也提供了全文推送服务，不如其他数据库获取全文方便。

（3）CNKI提供的检索与导航方式最为全面，其超链接服务能方便读者快速检索到相关文献、期刊及研究机构，形成了相对完善的知识链，比较全面地满足了文献查找的追溯需求。CNKI和万方均提供了英文界面，且CNKI能自动转换中英文检索词进行检索。

（二）药品信息资源

1. 常用的国外药品信息资源

（1）MedlinePlus（http://druginfo.nlm.nih.gov/drugportal/drugportal.jsp）是美国国立医学图书馆（NLM）中的一个药品信息查询系统。该系统共有9000多种处方药和非处方药的相关信息，可通过药品商品名称或通用名称的首字母进行检索。药品信息包括药品的商品名、通用名、分类、一般介绍、用法用量、适应证、禁忌证、用药前注意事项（如过敏史、变态反应、妊娠、哺乳、儿童、老人等）、不良反应、贮藏、包装及过量处理等内容。

（2）网上处方药物手册（http://www.rxlist.com）包含5000种以上的药品信息，其特点是列出了美国处方药市场每年度前200个高频度使用药品，可进行关键词检索，药品信息包括结构式、分子式、分子量、性状、临床药理、适应证、用法用量、不良反应及注意事项等。

2. 常用的国内药品信息资源

（1）MIMS药品信息系统（http://www.mims.com.cn）是内容丰富、全面、形式多种多样、信息及时更新的医药信息资源。该药品信息系统以多种不同语言和信息媒介［药品手册及相关刊物、网站、光盘、区域网（iMIMS）、移动客户端等］为13个国家和地区的医药工作者及公众提供准确的市售药品的信息、临床工具和参考资料、临床决策辅助信息、医药新闻和保健常识教育资料，全方位地满足不同医药专业人士不断变化的信息需求。

（2）丁香园用药助手（http://drugs.dxy.cn）收录内容来自生产厂家的最新药品说明书，可通过商品名、通用名、疾病名称及形状等迅速找到药品说明书内容，涵盖上千种临床用药指南，包括实用的临床路径、医学计算、相互作用查询等功能。

（3）用药参考（http://drugs.medlive.cn/index.jsp）收录内容来自生产厂家最新药品说明书及CFDA的药品说明书范本，可通过通用名称、商品名、汉语拼音等迅速查询药品说明书内容，还增加了用药审查项目，包括相互作用、配伍禁忌及禁慎用情况，具有较强的实用性。

（4）药物在线网站（http://www.drugfuture.com）是一种药物信息和药学资源平台，聚焦于全球药物研发信息，提供药物信息资讯、药物科学数据库、药物开发资源共享和专利信息检索下载等，为药学工作者特别是从事药物研究、开发的专业人员提供快捷、专业、高效的药物信息数据。

MIMS药品信息系统、丁香园用药助手及用药参考均提供免费手机App，支持移动查询。

（三）药学信息网站

1. 与药学相关的政府网站

（1）中华人民共和国国家卫生健康委员会（http://www.nhc.gov.cn/）提供与临床合理用药

相关的法律法规。

（2）国家药品监督管理局（http://www.nmpa.gov.cn）提供药品研究、生产、流通及使用相关的政策法规、新闻等权威信息，支持药品注册等信息在线查询。

（3）国家药品不良反应监测中心（http://www.cdr-adr.org.cn/）定期发布药品不良反应信息通报、药品不良反应年度报告及国外药物警戒信息等。

2. 具有影响力的医学、药学专业网站 随着网络时代的快速发展，专业网站提供的药学信息越来越丰富，形式也越来越多样化。例如，一些热门常用的药学网站（表9-2）都设立了论坛，开展的药学知识和信息交流、学术专题的实时讨论、疑难问题解答、求助甚至网络培训或会议等服务。论坛的形式不仅丰富了网站内容，而且能聚集人气，发挥众人力量，实现资源共享、互帮互助，推动信息传播。

表 9-2 常用的医学、药学网站网址及特点

名称	网址	特点
丁香园	http://www.dxy.cn	专业涉及医学（基础、临床）、药学、生命科学等3大主要专业的八十多个分支学科，内容十分丰富
临床药师网	http://www.clinphar.cn	属于临床药师的网站，已经或正在成为临床药学实践和科研工作的重要的交流平台，发挥着独特的作用
医脉通	http://www.medlive.cn/	专门面向临床医师和医学生，积累了大量的医学信息资源。该网页提供临床实践所需的药品信息、公式计算、治疗指南等
药学工具网	http://www.yxgj.net/	具有查询平台和交流平台的功能。查询功能包括产品相关信息（如说明书等）、标准资料（权威书籍）、不良反应、药物经济学、药物治疗（指南、共识、规范等）、药事管理、患者用药指导、特殊生理/病理用药、药物合用、期刊文献等

3. 临床实践指南 作为多学科临床诊疗的指导性意见，帮助临床医师、患者等对特定的临床问题作出恰当处理、选择和决策，其核心是指导临床实践的决策，具有广泛性、权威性和时效性。临床实践指南对合理用药的指导意义在于规定了适应证、用法用量和疗程，解决了"用什么、怎样用、用多久"等最基础的临床问题，同时提供了"该不该用，要不要用"等问题的参考依据。常用国内外权威指南网址见表9-3。

表 9-3 常用国内外临床指南网址

名称	网址
美国国家指南文库	http://www.guideline.gov
美国国家综合癌症网络	http://www.nccn.org
国际指南协作网	http://www.g-i-n.net
中国临床指南文库网	http://cgc.bjmu.edu.cn：820
医脉通指南库	http://guide.medlive.cn

4. 搜索引擎 利用最常见的英文搜索引擎Google（http://www.google.com.hk）等和中文搜索引擎Baidu（www.baidu.com）等查找所需要的专业信息。没有一个搜索引擎能涵盖所有的网络资源，只有掌握常用搜索工具的特点，检索时相互补充才能达到最佳查询效果。例

如，对于检索主题范围较广的信息，主题指南是首选的检索工具；对于检索主题范围较小的信息，搜索引擎则是优先考虑的。掌握搜索引擎的检索技巧，就能够快速高效地获取有用的药学信息资源，例如在选用检索词时应尽可能使用多而精确的词或词组来表达检索内涵，同时还可利用搜索引擎提供的逻辑操作符来排除或包括关键词，以提高检索效率。Google旗下的其他附属搜索引擎也表现优秀。例如，Google学术搜索（http://scholar.google.cn/）的搜索范围除了普通的网页之外，还包括大量书籍以及独立的论文和文章。Google书籍搜索（http://books.google.com/）的搜索结果比较专业和集中。Google的图片搜索（http://images.google.com/）可以用于药学专业特殊图片的检索（如结构式）。然而，由于网络的公众开放性和随意性，通过搜索引擎查到的网络资源可信度明显低于其他专业信息来源。这些未经专业人士审核过的医药信息，有些甚至是错误的，反而会起误导作用。因此，来自公众网络的信息仅供参考或提供线索，一般不宜直接采用。

二、其他来源

（一）权威的三级信息

1. **药品说明书**　药品说明书是由国家药品监督管理部门在药品注册管理过程中审批形成的法定性文件，具有法律意义和技术意义。药品说明书作为最重要的药学信息，是医师、药师、护士和患者用药的科学依据。其内容包括药品名称、规格、生产企业、药品批准文号、产品批号、有效期、主要成分、适应证或功能主治、用法、用量、禁忌、不良反应和注意事项等。

2. **权威的参考书**　权威的参考书是经过客观、公正和科学的方法编写而成，较为全面、深入地反映了药物的临床应用知识、证据和评价，是开展药学信息服务的基础资料，对临床用药具有重要的指导价值。常用的参考书包括《中国人民共和国药典临床用药须知》、《中国国家处方集》、《中国国家处方集（化学药品与生物制品卷·儿童版）》、《新编药物学》、《MIMS中国药品手册》、《马丁代尔药物大典》及《默克索引》等。

（二）临床实践过程获得的信息

1. **参加专业学术会议和继续教育培训**　是获取药学信息特别是新信息的重要途径，有助于更新知识、了解某个专业领域前沿信息和专家对某些问题的钻研结果，以弥补参考书、期刊杂志内容更新的滞后性及不完整性。

2. **生产企业提供的药学信息**　生产企业在药品研发过程和上市使用中投入大量人力和物力，在某些专业领域研究会更加深入、透彻，同时掌握着许多有价值的药物研发过程的信息。这些信息可以作为信息源的必要补充，但是企业提供的信息往往缺乏全面性，有时会有一定的偏倚，需要经过审核、评价后方可使用。

3. **临床药学实践**　随着临床药学的开展，药师深入临床、参与临床药物治疗已成为医院药学工作的重要内容。通过临床药学实践，药师能更加深入了解临床药物选择及使用，获得真实的药品不良反应及疗效等信息。同时，参与医师、护士及患者的交流和咨询活动，促进药师查找更多的相关信息来帮助解决临床问题。通过有价值药学信息的积累，促进了药学信息服务的发展，药师自身素质也得以不断提升。

（三）信息系统

1. **医院信息系统（hospital information system，HIS）**　HIS是现代化医院运营的必要

技术支撑和基础设施，包含了医疗活动直接相关的所有信息，如临床、药品、影像、实验室信息等。其数据量巨大、实时性强，经过授权后可供临床医务人员快速查询和调用，是开展信息服务重要的基础资源。

2. 合理用药临床决策支持系统　合理用药临床决策支持系统可以提供一系列重要的技术手段，帮助临床医务人员实现掌握和利用医药信息，建立预防用药差错防火墙，是信息服务的有力保障。同时，还可以快速提供准确的答案和相关证据，协助临床做出正确的决策，提升医疗质量。

第四节　医院药学信息服务的对象及提供方式

一、医院药学信息服务的对象

医院药学信息服务的对象主要为医师、护士、药师、患者及社会公众。不同的对象有着不同的需求，服务的提供方式也各有不同，但最终目的是实现患者的合理用药。无论服务对象是谁，都必须先搞清楚问题的内容，有些问题需要核对后再回答，即使是已知的问题也要慎重回答，一时难以回答的问题要尽可能进行全面的信息检索，待查到结果后才可以回答，不要轻易下结论。

（一）专业人员

1. 医师　在制定患者的药物治疗方案过程中，医师会遇到许多需要解答的问题，因此医师是药学信息服务的主要对象。他们属于高层次的专业人员，在临床治疗团队占主导地位，往往需要深层次的或跨专业领域的信息，而这些信息通常需要通过综合检索、查阅文献、整理和评价后才可能被采纳。医师需要的药学信息主要包括：

（1）药物的相互作用　一种疾病往往需要多种药物联合使用，一个患者也可能同时患有多种疾病。因此，在临床用药过程中如何避免不利的药物相互作用，是临床最为关注的问题。

（2）药品不良反应　是药物治疗过程不可避免的，必须充分了解治疗方案中什么药品可能会出现什么不良反应，如何避免或预防，才可以最大程度减少患者的用药风险。

（3）药代动力学　药物在体内的吸收、分布、代谢及转运过程的各不相同，影响到血药浓度随时间的变化规律。这些恰是确定给药时间、频率及调整剂量的重要依据。

（4）其他　①药物的选择：同类药物不同品种在疗效、安全性及经济学上的差异性；②特殊制剂的正确使用方法：如吸入剂、鼻喷剂、滴耳液等；③新药信息：医院新引进的药物信息往往是临床医师知识的薄弱点；④相互作用：药物与药物、药物与饮食间的相互作用等等。

2. 护士　作为患者用药医嘱的执行者，通常需要正确地执行用药方案相关的药学信息，主要包括：

（1）注射药物的配置　①溶媒的正确选择，尤其是只能选择葡萄糖注射液或只能选择氯化钠注射液作为溶媒的药品信息；②配置药品时加入顺序；③配伍禁忌；④药物稀释的比例及方法；⑤正确加药方式，有效避免丁基胶塞脱落。

（2）给药　①根据药物属性正确调整输液的滴注速度；②输液反应的正确处置。

（3）药品保管抢救车和病区小药柜的药品保管，特别是高危药品（如氯化钾注射液等）及特殊管理药品（如麻醉药品和精神药品）的存储及使用。

3. 药学人员 药学人员是药学信息服务的重要对象。药学信息负责药师应主动承担对药学人员的咨询和信息支持，促进药学人员的整体素质和专业技能的提高。药学信息负责药师工作职责如下。

（1）参与药学人员的继续教育工作，对工作实践问题提供咨询和建议。

（2）根据药学人员的需求，提供文献检索和信息支持。

（3）参与药物利用评价、循证药学及药物经济学等研究。

（二）非专业人员

1. 患者 患者是整个药学信息服务的核心对象。患者用药教育与咨询服务是药学信息服务的重要工作内容之一。药师通过了解患者的病情和治疗效果，向患者解答与药物治疗相关的问题，帮助患者提高药物治疗的依从性，最大限度地提高药物疗效。

2. 社会公众 随着社会的进步，公众越来越重视药品安全，但是不合理用药习惯仍然存在，例如过度依赖静脉输液、滥用抗菌药物等。因此，对社会公众需要加强合理用药知识的宣传与教育，避免药品的过度依赖和用药错误，降低用药安全隐患。

二、医院药学信息服务的提供方式

（一）编写文字资料

编写药学信息的文字资料是药学信息传递的重要方式，主要包括药品管理有关规定、医院药讯及医院处方集等。

1. 药品管理有关规定

（1）及时收集和整理最新的有关药品管理的法律法规。例如，《药品管理法》《医院药事管理规定》《处方管理办法》《麻醉药品和精神药品管理条例》《医疗用毒性药品管理办法》《互联网信息服务管理办法》《药品不良反应报告和监测管理办法》及《抗菌药物临床应用管理办法》等。

（2）参与院内用药规章制度的制定。例如，《超说明书用药管理办法》《辅助用药管理制度》《处方点评实施细则》及《麻醉药品、精神药品管理规定》等。

2. 医院药讯和医院处方集

（1）医院药讯是由医院药学部门主编的、定期或不定期出版的有关最新药学信息的内部刊物，其内容应与医院药学工作紧密联系，内容包括新出台的药政法规或本院药事管理规定、新药介绍、药物临床研究、药物经济学研究、药品不良反应及用药差错报告、处方点评分析结果通报等。药讯读者主要是院内医务人员，也可以作为同行间交流学习的刊物。

（2）医院处方集由医务部、药学部及临床科室等多部门共同参与编写及更新，药事管理与药物治疗学委员会专家负责审核及发布。医院处方集内容丰富、信息量大，既有简洁明了的药物信息，又有最新的药物治疗知识，同时包括疾病的药物治疗指南、专家共识、大规模临床试验结论及循证证据等。

（二）建立电子化药学信息服务系统

1. 药品信息查询系统

（1）通过局域网建立药学网站，提供最新药学资讯及药品信息查询。

（2）建立基于移动设备平台的药学信息查询系统。

（3）引入和维护自助查询系统。

2. 建立用药安全防火墙　在医院信息管理系统中嵌入由专业公司建立的用药安全防火墙系统，为临床用药提供技术审核和线上帮助。

（三）提供药学信息咨询服务

1. 药学信息咨询服务的步骤

（1）明确提问内容，进行归类。例如药品来源、药代动力学，用法用量、不良反应、药物相互作用、药物治疗效果及毒性反应症状等。

（2）收集患者的用药背景。以药品用法用量为例，必须考虑患者的肝肾功能、有无药物联用及其他因素等。

（3）文献检索。首先利用权威参考书、药物手册等，其次利用文献数据库查阅文献。

（4）对经检索获得的文献进行分析、评价和整理。

（5）答复咨询要注意问题的特殊性，应与患者的背景情况密切结合，并指明参考文献，使回答具有充分的论据。

（6）填写咨询表。接受咨询的药师应详细记录，填写咨询表并存档。同时应采用易于检索的方法保存咨询记录（如录入计算机或采用第三方软件系统记录），以便易于日后查找，快速调出所需数据。

（7）咨询结果的分析与反馈。定期对药学信息咨询服务情况进行小结，分析、整理和归档，保证咨询质量。对于流程或制度等方面的潜在问题，向上级部门汇报并持续改进。

2. 在药学信息咨询服务的过程中需要注意的事项

（1）药师必须掌握如何向医务人员或患者迅速提供最佳信息的方法，这是药师职责之一。运用系统的问询方法能够让实施信息服务事半功倍。

（2）开展药物咨询时，应采用分步骤、递进式方式查找信息，即先从三级信息开始，再查找二级信息，最后查找一级信息。三级信息资源查找起来方便快捷，适用于提供基本的、简单的信息；只有当三级信息过于陈旧或不全时才查找二级信息；当需要最新的文献或专业性强的内容时，需要查找一级信息，但是一级信息可能存在偏倚，需要对其内容进行正确的评价。

（3）通过网络获取药学信息已成为最快捷的途径，但是引用网络信息前需要对网络信息来源的权威性、内容的准确性及结论的客观性进行评价。

（四）参与临床药物治疗

（1）在参与临床药物治疗过程中，临床药师直接向医师和护士提供药学信息。

（2）在药学查房时，临床药师用通俗语言进行患者用药教育和用药咨询。

（五）传播药学信息

（1）利用传统大众媒介如报纸、广播和电视传播大众关心的药学信息。

（2）利用医院宣传栏、电子屏幕设置药物知识宣传栏、合理用药宣传册等发布药学信息。

（3）利用新媒体如医院官网的药学专栏、微博、微信公众号等发布药学信息，开展药物知识宣传及用药教育。

第五节　循证药学

一、基本概念

20 世纪 90 年代，循证医学（evidence-based medicine，EBM）概念被国外学者首先提出后，循证理念逐渐在全球范围内被政府、临床和公众接受。随着循证原则和方法的不断发展和深入应用，以证据为基础的医学模式从临床医学逐渐扩大到医学、药学等各个领域。循证医学与医药卫生其他各个学科之间相互交叉、融合，相继产生了循证药学、循证诊断、循证决策和循证护理等分支领域。

循证药学（evidence-based pharmacy，EBP）是指药师通过系统地收集文献、评价药物研究的证据（文献），获得药物的安全性、有效性、经济性等方面的研究资料，评估其在制定合理用药方案中的作用，并以此做出临床药物治疗决策的临床实践方法与过程。EBP是EBM的分支学科，EBM侧重于疾病诊断、医疗措施及治疗手段相关的证据收集、评价及应用；而EBP侧重于临床给药方案的制定以及药物合理应用的循证。

狭义的EBP，又称"循证临床药学"，是一种临床药学的循证实践过程，是指"药师在药学实践过程中慎重、准确和明智地应用当前最佳证据，与临床技能和经验相结合，参考患者意愿，做出符合患者需求的药学服务过程"。它涉及患者药物治疗的各个环节，包括药物调剂、制剂及临床药学等工作。在这个意义上，循证临床药学和经典循证医学一样，以患者为服务对象；实践主体是直接为患者提供药学服务的专业人员；实践领域是围绕患者用药的全部活动；实践的方法是借鉴和采用循证医学理念，在临床药学的实践中逐渐形成循证药学的方法和证据。

广义的EBP则是运用循证医学的方法学解决药学领域的实践问题。实践主体包括所有药学专业技术人员和从事药学相关工作的人员；实践对象是药物的研发、生产、配送、储存、使用、管理、药学教育等的全过程；实践方法仍然是借鉴循证医学的方法和理念，在药学实践过程中逐渐形成循证药学的方法。因此，广义循证药学实践活动和研究范畴涉及药物的研发、生产、配送、储存、使用、管理及药学教育等过程中的问题、干预、效果和持续改进。

二、循证药学的实施步骤

（一）提出问题（即确定需要解决的用药问题）

当收集、分析和发现临床用药过程中的相关问题（包括药品的安全性、有效性、经济性、适用性等）时，需要考虑影响药物治疗效果的因素（包括患者生活方式、期望与偏好、药物因素、疾病因素等）。用药问题应借鉴PICOS方法来制定，每个英文大写字母分别代表的意思：P（patient，problem）是指患者或临床问题；I（intervention）是指干预措施；C（comparison）是指对照措施；O（outcome）是指结局指标；S（study）是指研究设计。

（二）获取有关证据（即寻找用药问题的证据）

寻找最佳证据是解决该临床问题的基础和前提，其关键是要查准、查全相关文献。此过程包括制定检索策略、根据入选标准进一步限定检索策略、检索和收集文献。文献检索的范围包括所有已发表和未发表的文献。信息源主要有三级信息、原始研究、经滤过和评价过的文献（如系统综述）等。此外，需要检索和收集的资料还包括系统综述的参考文献、近期会议文摘、专家咨询意见、企业开展的研究资料以及正在进行中的临床试验注册数据库等。

（三）评价证据

检索和收集相关文献后，应该对文献的质量和可靠程度进行科学客观的评估，即对证据的真实性和重要性进行评估。真实性是指作为证据的临床研究设计是否科学合理，研究方法是否可靠，结果是否真实有效，是否尽可能避免各种原因所致的偏倚。重要性是指临床研究所评价的疗效是否有临床意义，是否能够确实改善症状，减缓疾病进程或改善患者结局，研究结果的评价指标、结果是否有统计学意义等。

证据通常由高到低可分为五级：1级为所有随机对照试验（randomized controlled trials，RCT）的系统评价/Meta分析；2级为单个的样本量足够的RCT结果；3级为设有对照组但未用随机方法分组的试验；4级为无对照的病例观察；5级为专家意见。

（四）应用最佳证据（即把已评价的最佳证据应用于临床实践）

把经过评价的证据用于临床实践，包括制定治疗策略和给药方案，干预不合理的用药方案及评估用药风险，开展药物利用研究和经济学评价等。

（五）评估实施效果（即对所用的证据进行合理性评价）

指导和解决具体临床用药问题的效果来评价所用证据的好坏程度。若效果好，成为最佳证据，则可用于指导进一步的实践；反之，则应找出问题，并具体分析原因，再针对问题进行新的循证实践，以不断去伪存真、止于至善。

三、循证药学在医院药学中的应用

（一）提供科学的药学信息

在临床药物治疗实践中经常会遇到难以解答的问题，例如同类药物不同品种之间疗效和安全性的比较。这些问题在教科书中常常找不到答案，而生产企业的宣传资料都称各自开发的同类药物具有优势。获得公正、全面的答案的途径是利用循证药学理论正确评价证据。因此，在药学信息服务中，药师运用随机对照试验的系统评价、Meta分析和描述性系统评价技术对收集到的药学信息进行评价，最后得到可靠的结论，从而为临床或患者解决困扰的用药问题。

（二）合理用药评价

1. **超说明书用药**　超说明书用药是临床用药中常见的问题，它既有存在的合理性，又可能带来法律风险。对临床常见的超说明书适应证进行循证评价，有利于减少可能面临的风险。

2. **提高合理用药水平**　运用循证药学的方法可以评价药物的安全性及有效性，为临床提供客观、准确的信息，从而提高临床合理用药水平。

（三）制定科学用药决策

1. **新药引入**　新药对某种疾病是否有特殊疗效、疗效是否较现有的药物更好、不良反应是否较现有的药物少（或轻）、药费是否明显降低等，在无法得到相应新药准入直接证据的情况下，可利用循证药学的方法对现有的研究资料进行分析、评价，获得更客观、准确的证据。

2. **药物安全性和有效性评价**　利用循证药学的系统评价方法和大样本、多中心RCT研究结果，综合分析上市后药物的临床研究证据，评价临床安全性、有效性、经济性和适用性，其结果被公认为药物临床安全性和有效性评价的最佳证据。

3. **药物经济学评价**　循证药学为药物经济学提供最佳临床证据（安全性与有效性）的支持，是开展药物经济学研究的基础。药物经济学研究结果为临床合理用药和治疗决策科学化提供依据，使患者获得最佳的治疗效果/效益和最小的经济负担。

四、循证药学与药学信息的关系

掌握药学信息的收集和评价方法，获取全面、有效、及时的证据，能更好地为循证药学实践服务。同时，药学信息服务的开展和药物治疗的前瞻性决策均需要证据的支持。循证药学的一些方法学可以更有目的性地指导药学信息的正确收集、筛选及评价。二者相辅相成，有利于推动循证药学在药学服务中得到更好的应用和发展。

（一）药学信息是循证药学实施的基础

"循证"的基础就是"证据"，没有药学信息作为证据支持，便无证可循，或导致"循证"的推断和结论脱离实际，引起用药决策出现错误，达不到预期的治疗目的。因此，在循证药学实践中，药学信息的获取是必不可少的重要环节。药学文献信息检索的正确与否直接关系到循证药学实践的成败。

高质量证据是循证药学实践的关键。用药决策的信息来源广泛，包括参考书、药品说明书、药品信息汇编、国家基本药物、治疗指南、处方集、药品信息数据库、杂志、网上信息等，但并不是所有信息都能成为高质量证据，需要经过系统评价后确认，再分级、分类后方可使用。

（二）循证药学推动药学信息服务工作的发展

循证药学所强调的科学证据，来源于医药学文献中所记录的知识和信息，这就要求对文献进行有效的收集、加工、整理和管理。海量的药学信息给药学信息的准确收集与科学评价工作带来很大的障碍，因此要有目的性地对药学信息进行正确收集和科学评价，使其符合循证药学对证据的要求，则势必需要借助于循证药学的指导，以提高文献检索及利用效率，从而推动药学信息服务工作的发展。

扫码"练一练"

（曾大勇）

第十章 患者用药指导

药物治疗是临床路径的重要一环，患者的正确用药与否直接影响药物疗效。患者有意或无意间不能按时、准确地服用药物，将直接影响治疗疾病的疗效、疗程及安全性，因此对患者进行用药指导具有非常重要的意义。

第一节 患者用药指导概述

患者用药指导（patient education，又称患者用药教育）是指通过直接与患者及其家属、民众交流，解答其用药疑问，介绍疾病、生活方式、药物及其治疗相关的知识，提供用药咨询服务。

21世纪药师的基本任务是药学监护（pharmaceutical care，PC），对患者进行用药教育是PC的重要内容之一。患者用药教育包括门诊用药教育、入院用药教育和出院用药教育。一些患者由于对自身疾病了解甚少、缺乏药物知识，导致用药依从性降低和用药不正确。临床药师运用所掌握的药学信息，通俗易懂地为患者讲解用药知识，帮助患者提高药物治疗的依从性，最大限度地提高药物治疗效果。

一、患者用药指导的目的和必要性

1. **患者用药指导的目的** 让患者按医嘱服用药物，提高患者的用药依从性；使患者了解药物治疗的重要性，最大限度地提高药物治疗效果，预防和降低用药失误（medication error，ME）与药物不良事件（adverse drug events，ADE）的发生，降低医疗费用。

2. **患者用药指导的必要性**

（1）患者用药指导是药师的责任和义务 《处方管理办法》第三十三条（2007年2月）和《医疗机构药事管理规定》第二十八条（2011年1月）明确指出药师发出药品时应当告知患者用法用量和注意事项，指导患者合理用药。

（2）患者用药指导是药学监护的重要组成部分 通过患者用药指导，一方面可提高患者的依从性，增强患者对治疗的信心，更好地配合临床治疗，另一方面可显著提高患者对治病药物的认识，帮助患者正确、安全选择和使用药物，保证最大限度发挥药物的治疗作用、最大程度降低药物对患者的伤害，从而达到最佳的药物治疗效果。

（3）患者用药指导是执业药师继续教育的重要内容之一 2009年3月17日，中共中央、国务院发布的《中共中央、国务院关于深化医药卫生体制改革的意见》（中发〔2009〕6号）中明确指出：规范药品临床使用，发挥执业药师指导合理用药与药品质量管理方面的作用。

2009年3月18日，国务院印发的《医药卫生体制改革近期重点实施方案（2009—2011年）》（国发〔2009〕12号）中进一步明确要求：完善执业药师制度，零售药店必须按规定配备执业药师为患者提供购药咨询和指导。

2017年2月22日，国务院印发《"十三五"国家食品安全规划》和《"十三五"国家药品安全规划》的通知（国发〔2017〕12号），文中明确提出了其发展目标：执业药师服务水平显著提高，每万人口执业药师数超过4人，所有零售药店主要管理者具备执业药师资格、营业时有执业药师指导合理用药。

党中央、国务院新医改政策的施行，特别是国务院《"十三五"国家食品安全规划》和《"十三五"国家药品安全规划》的颁布、实施，已经在药学服务方面对执业药师形成了紧迫巨大的需求。患者用药指导是药学服务的内容之一，是执业药师的责任和义务，因此对社区药房和医院药房的执业药师（或医院药师）加强患者用药指导理论的继续教育是势在必行的。

二、处方调剂与患者用药指导中药师的职责

世界各国在处方调剂与患者用药指导中对药师的职责规定如下：

1. 美国联邦政府的 OBRA'90（The Omnibus Budget Reconciliation Act of 1990）指出，处方调剂时，药师应审核以下内容：①是否有重复的药物治疗；②药物–疾病之间的禁忌事项；③药物相互作用（包括处方药和非处方药）；④不合理的药物用量及治疗疗程；⑤药物的过敏反应；⑥药物的误用与滥用。

2. 日本药师法第25条第2项规定：调配药品时，为了药品的正确使用药师必须对患者或患者的保护者提供必要的药品情报。

3. 韩国药师法（修订）第22条规定：调配药品时，药师必须进行患者用药指导，并把患者用药指导规定为药师的义务和权利。

4. 中国药师法（草案 征求意见稿）（2017年5月）第23条第4项规定：履行提供药品信息与咨询服务，对患者、消费者进行用药教育，向公众宣传合理用药知识，开展健康教育；处方管理办法（2007年2月）第33条和医疗机构药事管理规定（2011年1月）第28条明确指出：药师发出药品时应当告知患者用法用量和注意事项，指导患者合理用药。

第二节　患者用药指导的类型及提供形式

一、患者用药指导的类型

1. 门诊患者的用药指导

（1）发药窗口的患者用药交代。

（2）药物咨询室的患者用药指导　①预约；②直接访问。

2. 住院患者的用药指导

（1）床边用药指导。

（2）集中用药指导。

3. 市民公开讲座（专题讲座）

4. 药学信息服务中心

（1）在医院官方网页里开设患者用药指导专区。

（2）电话咨询。

（3）邮件咨询。

二、患者用药指导的提供形式

1. 口述形式

（1）面对面的用药指导可提高患者对药师的信赖感，降低患者不安的心理，有利于患者的药物治疗。

（2）尽量避免使用专业术语。

（3）要正确把握患者的提问意图。

2. 纸质形式

（1）患者用药指导小手册。

（2）药物的用法说明书。

（3）药品袋标签上说明。

3. 视听资料 主要内容包括疾病的说明、药品使用装置的用法等。

第三节　患者用药指导的基本内容

患者用药指导的内容主要包括：①药品名称及药效；②药物治疗的意义；③药物的用法、用量及服用时间；④药物的疗效（适应证）、可能发生的不良反应及其对策、注意事项及禁忌（妊娠期妇女、老年人、哺乳期妇女）；⑤药物相互作用；⑥药物的储存；⑦忘记服用药物时的对策等内容。

一、药品名称及药效

告诉患者正确的药品名称，使患者正确选用药品，避免误用。用通俗语言简单明了地告知患者药物的作用，提高患者对药物治疗的认知度，提高患者的用药依从性。

二、药物治疗的意义

药物的作用分为预防作用和治疗作用，统称为防治作用。预防作用是指利用药物进行疾病的预防，而治疗作用是药物的主要作用，一般分为对症治疗与对因治疗。对症治疗的目的是改善疾病症状但并不能消除体内的致病因素，虽不能从根本上消除病因，但能缓解症状，减轻患者的痛苦；对因治疗的目的是消除致病因素。治疗疾病时对症治疗与对因治疗同样重要，药师应根据患者的病情正确地说明药物治疗的意义。例如：①在类风湿关节炎的治疗中，非甾体类抗炎药可减轻患者的疼痛和晨僵的症状，但不能延缓疾病的进展；而改善病情的抗风湿药甲氨蝶呤能够延缓疾病的进展。②低剂量阿司匹林用于脑血栓的预防。

三、药物的用量、用法及服用时间

（一）药物的用量

在确定患者的用药剂量时必须先确定患者的各项身体生理指标，做到用药个体化，以求达到药物疗效的最佳化。给药剂量应考虑如下因素。

1. **体重** 可分为实际体重、理想体重、脱脂肪体重等，应根据临床需要选用不同的体重，必要时根据体重或体表面积制定具体的给药剂量。

2. **肾功能** 根据患者的肾功能情况制定经肾排泄药物的给药剂量。

3. **肝功能** 根据肝功能及药物的肝代谢程度制定经肝脏代谢药物的给药剂量，并实施患者用药指导。

4. **年龄** 根据患者的年龄（如婴幼儿及儿童、成人及老年人）选择药物，并计算给药剂量。尤其是，婴幼儿及儿童不是大人用药量的缩小版，与大人用药完全不同。剂量不当是儿科药物不良反应发生的另一个主要原因。儿科用药剂量较为复杂，儿童药物剂量计算方法包括年龄折算法、体重法、体表面积法等，各有其优缺点，可根据具体情况及临床经验适当选用。小儿给药剂量的计算方法主要有：

按体重折算小儿用药剂量：有很多药品需按体重计算小儿剂量，如果有条件称量出准确的体重，其剂量的计算公式为：体重（kg）×每千克体重规定用量=小儿每日用量。在不方便称重的情况下，一般按年龄来推算体重。公式如下：

1~3个月体重（kg）：月龄数 × 0.7+3

4~6个月体重（kg）：月龄数 × 0.6+3

7~12个月体重（kg）：月龄数 × 0.5+3

1岁以上：实足年龄 × 2+8

举例：土霉素片剂，口服按每日每千克体重25~50 mg，分3~4次服用。痢特灵的小儿剂量为每日每千克体重5~10 mg，分4次服用。如果按每日每千克体重7.5 mg计算，8岁儿童每日剂量为：7.5 × （8 × 2+8）=180 mg。痢特灵的规格为每片100 mg，8岁儿童每次的剂量为45 mg（约半片），每日剂量在2片以内。

表10-1为按年龄折算小儿用药剂量。

表10-1　按年龄折算小儿用药剂量

月龄/年龄	剂量（占成人剂量的分数）	月龄/年龄	剂量（占成人剂量的分数）
1月之内	1/24	4~7岁	1/4~1/3
1~6月	1/24~1/12	7~11岁	1/3~1/2
6个月~1岁	1/12~1/8	11~14岁	1/2~2/3
1~2岁	1/8~1/6	14~18岁	2/3~成人量
2~4岁	1/6~1/4		

按年龄折算的缺点是：由于个体的差异，剂量会有较大的偏差。多数药物按上式计算后剂量偏小。亦有以新生儿按1个月计算为0.04，超过一个月，按2个月计算，其余各月类推，按月递增0.01，1周岁为0.15，以后每岁递增0.05，到18岁为1，以此数乘以成人剂量，即为该年龄儿童剂量。或简化为：

[0.01 × （14+月龄）] × 成人剂量（适用于1岁内小儿）

[0.04 × （5.5 × 年龄）] × 成人剂量（适用于1~14岁内儿童）

但上述方法存在个体差异，个体间差距较大。所以，只适用于一般药物的计算，而且初次应用时剂量宜偏小。

按体表面积折算小儿用药剂量：目前认为是比较科学的方法，适用于各年龄包括新生儿及成人的整个阶段。成人的体表面积（按70 kg计算）为1.7 m²。

体重在30kg以下者体表面积按以下公式计算：

$$体表面积（m^2）=体重（kg）×0.035+0.1$$

体重在30kg以上者每增加体重5 kg，体表面积增加0.1 m²。

$$儿童用药量=儿童体表面积（m^2）×儿童剂量/m^2$$

（二）药物的用法与服用时间

对服药时间的患者用药指导，详见表10-2。

表 10-2 对服药时间的患者用药指导

服用方法	概念及药物实例
饭前服用（ac）	饭前 30~60 分钟 药物：促进胃动力药（止吐药：甲氧氯普胺、多潘立酮、莫沙必利）；降糖药（格列本脲、格列吡嗪、格列喹酮）
饭后服用（pc）	饭后 30 分钟 高脂肪饮食使药物的吸收增大的药物：维生素 B₂、灰黄霉素、普萘洛尔
饭中服用	具有胃肠刺激作用的药物 药物：解热镇痛药、抗关节炎药（氯诺昔康、美洛昔康、奥沙普嗪）、铁制剂、降糖药（阿卡波糖、伏格波糖）、助消化药（乳生酶、酵母、胰酶、淀粉酶）
餐间服用（ic）	两餐之间服用（饭后 2 小时后），最佳时间是空腹 药物：胃黏膜保护剂（枸橼酸铋钾）
早晨空腹服用	驱虫药（阿苯达唑）
睡前服用（hs）	一般指睡前 15~30 分钟。包括餐后服用 药物：催眠药（咪达唑仑、地西泮、硝西泮、苯巴比妥）、平喘药（沙丁胺醇、氨茶碱）、他汀类降血脂药、抗过敏药（苯海拉明、氯苯那敏）、钙制剂（以清晨和睡前服为佳）
按一定的给药间隔（q）	血药浓度需要维持在一定范围内的药物（TDM 药物）
一日一次服用（qd）	早晨服用：利尿药、降压药（阿替洛尔）、抗抑郁药（氟西汀、帕罗西汀、氟伏沙明） 睡前服用（一般指睡前 15~30 分钟。包括晚餐后服用） 催眠药（咪达唑仑、地西泮、硝西泮、苯巴比妥）、平喘药（沙丁胺醇、氨茶碱）、他汀类降血脂药、抗过敏药（苯海拉明、氯苯那敏）、钙制剂（以清晨和睡前服为佳）
一日二次服用（bid）	早晨和中午服用：强利尿药、中枢兴奋药 每 12 小时服用（q12h）：环丙沙星、多西环素
一日三次服用（tid）	每餐前 30 分钟：止吐药、增强食欲药、胃酸抑制剂 每餐后即刻：胃黏膜刺激大的药物、维生素 B₂、助消化药 每餐后 30 分钟：镇静药、解热镇痛药、镇咳药
一日四次服用（qid）	抗生素类
顿服（prn）	指必要时服用；具有过量服用的危险，应交代一日最大用量 药物：解热镇痛药、镇咳药、抗心绞痛药、催眠药
忘记服用药物时	应避免连续服用两次或同时服用两次剂量
没有吃饭时	根据实际吃饭时间用药（如糖尿病患者）

189

四、药物的疗效、不良反应及其对策、注意事项及禁忌

（一）药物的疗效（适应证）

适应证（indication）又叫指征，是指药物的适合运用范围、标准，是指特定疾病及其症状。例如，氢氯噻嗪用于充血性心力衰竭水肿的治疗；马来酸氯苯那敏（扑尔敏）用于鼻炎鼻塞症状的缓解；某药辅助用于某些疾病或状态的治疗。

（二）对于可能发生的不良反应及其对策应告知给患者

（1）很可能出现具有前兆症状的严重药害事件：如氨基糖苷类抗生素（嘴唇麻木感——脑神经障碍）；洋地黄类（恶心症状）；乙胺丁醇（球后视神经炎——视敏度降低、辨色力受损、视野缩窄、出现暗点）等。

（2）虽然出现患者的自觉症状，但不需要停药。

（3）给患者的日常生活带来影响的有害事件：①在药品说明书中明确注明"需要避免驾车或机器操作等"；②药物引起的眩晕：如降压药、三环类抗抑郁药等；③降糖药物引起的低血糖反应。

（4）虽然不影响日常生活，但是由于大便或小便的颜色变化会导致患者用药依从性降低的药物。如尿颜色——铁剂（黑褐色）；大便颜色——铁剂（黑色）、铋制剂（黑褐色）。

（5）饮食、饮酒、吸烟、入浴、运动及非处方药和处方药之间的相互作用。

（三）注意事项及禁忌

实施患者用药指导时首先要确认患者的情况，因为患者可分为普通人群和特殊人群，特殊人群包括孕妇、哺乳期妇女、婴幼儿及儿童、老年人等。在用药指导时对特殊人群必须足够重视。

1. 孕妇及哺乳期妇女 为了保证胎儿及哺乳期妇女用药的安全有效，应注意以下几个原则：①妊娠早期要避免不必要的用药（包括保健品），尤其是已确定或怀疑有致畸作用的药物；无明显体征尽量避免使用药物治疗。②妊娠早期用药要特别慎重，如因疾病确实需要用药时应该在医师的指导下用药。用药时应严格掌握给药剂量及疗程，剂量宜小不宜大；能单方治疗的疾病，尽量避免联合用药；首选疗效肯定、临床资料全面的老药，避免使用尚难确定不良反应的新药。③妊娠期用药时应选择同类药物中最安全的，首选A级、B级药物，应避免使用C级、D级药物，禁用X级药物。④若病情需要使用对胎儿有危害的药物，应考虑终止妊娠。⑤哺乳期妇女用药后，有些药物分布至乳汁，一般药物在乳汁的浓度含量较少，不足用药量的1%~2%，对哺乳幼儿可视为无害。但是，有些药物经乳汁排泄量较大，则有必要停止哺乳。

2. 婴幼儿及儿童 婴幼儿及儿童处于生长发育阶段，在解剖、生理方面有明显的特点，许多脏器、神经系统发育尚不完全，对许多药物极为敏感，这些特点决定了药物在小儿体内的过程与成人不同。婴幼儿用药具有如下三大特点：①药物吸收多：口服用药时，婴幼儿的胃酸偏少，胃酶活性较低，胃排空迟缓，肠蠕动不规则，特殊转运能力弱，某些易受胃酸、胃酶和肠道酸碱度影响的口服药物，小儿的吸收量较成人多。例如，洛哌丁胺的作用强而迅速，用于低龄儿童易致药物不良反应（如影响中枢神经系统等），加之曾有新生儿用药致死的报道，故国内外均禁用于5岁以下儿童。另外，皮肤用药时，由于儿童的皮肤娇嫩、血管丰富，药物容易透皮吸收，皮肤破损时吸收量就更多，应注意外用药物的用量。②血药浓度高：一方面，小儿尤其是新生儿细胞外液较多，影响某些按油-水分配系

数在体内分布的药物（如磺胺、青霉素、头孢菌素、呋塞米等），可使血中药物浓度增高。另一方面，由于婴幼儿体内血清蛋白量不仅比成人少，而且与药物的结合力也较弱，因而造成血中游离药物浓度增高，易出现多种不良反应。③药物的代谢和排泄能力弱：婴幼儿的肝、肾发育尚不完善，所以对药物的清除和排泄较慢。如新生儿用磺胺类药物可使血胆红素浓度增高加之代谢能力较低易出现核黄疸。又如新生儿肝脏功能不健全，服用氯霉素后可引起"灰婴综合征"，故新生儿禁用氯霉素和磺胺类药物。

3. **老年人**　由于老年人的各项生理功能随着年龄的增大而减弱，因此必须认真审核老年患者的处方，应根据老年人的生理特点进行相应的用药指导。

（1）用量　因为老年患者具有药动学及药效学变化以及对毒性物质敏感，所以老年人宜从低剂量开始服用。

（2）用法　老年人一般都不是单一疾病患者，合并存在多种疾病，服用药物种类与服药次数繁多。因此在临床上应选择用法简单、频次少的药物及给药方法。

（3）不良反应　老年患者的不良反应发生率较高，且对不良反应较敏感，因此在选药上应多加重视。

（4）剂型　根据老年患者的疾病状况应选择最宜老年患者使用的剂型，尤其对呼吸系统疾病患者正确选择吸入剂并做好正确的使用方法指导。

另外，因老年患者的理解力和记忆力减弱，给老年患者进行用药指导时需亲属陪同。

五、药物相互作用

药物具有治疗作用的双重性和用途的多重性，不仅药物之间有相互作用，药物与疾病、药物与饮食之间还有相互作用，在临床给患者进行用药指导时必须认真强调这些相互作用在治疗中的意义，提高患者认知程度，以期提高药物的临床疗效。

（一）药物与疾病之间的相互作用

因为有些患者患有多种疾病，所以用药时应考虑该患者本次就诊以外的原来疾病与本次就诊疾病治疗药之间的相互影响，如患有腹泻倾向的患者使用胃肠动力药莫沙必利或镇吐药甲氧氯普胺时会加重腹泻。同样，若给便秘患者使用胃平滑肌抑制药氢溴酸山莨菪碱，则会加重便秘。

心功能不全患者的心搏出量减少，导致药物在肝代谢率下降及在肾脏的药物清除率降低。如心功能不全患者茶碱清除率下降，使用时应在血药浓度监测下使用。

（二）药物与药物之间的相互作用

1. **药剂学相互作用**　即配伍变化表现为可见配伍变化——物理配伍禁忌，如两种注射剂配伍，溶液浑浊、沉淀、结晶及变色。还有不可见变化——化学配伍禁忌，如两药合用时会出现电解质的盐析作用、pH改变、效价下降、聚合反应等。这些现象应由药师在接受处方进行审核时解决。

2. **药动学相互作用**　主要是指一种药物能使另一种药物的吸收、分布、代谢和排泄等环节发生变化，从而影响另一药物的血浆药物浓度，进一步改变其作用强度或毒性。

（1）吸收过程的药物相互作用　①消化道pH的改变影响药物的吸收：碳酸氢钠、胃酸分泌抑制药（抗胆碱药、H_2受体阻滞剂、质子泵抑制剂）等降低阿司匹林、保泰松、四环素类、喹诺酮类、康唑类等弱酸性药物的吸收；碳酸氢钠能增加氨茶碱、大环内酯类抗生素等弱碱性药物的吸收。②消化道中吸附、螯合，减少药物的吸收：考来烯胺可吸附阴离子型及弱酸类药物，如甲状腺素、华法林以及地高辛等；钙盐、铁剂、氢氧化铝、枸橼酸铋钾等含二价或三价金属离子的化合物在胃肠道内容易与四环素、青霉胺、氟喹诺酮类等药物发生螯合作用，形成难溶性和难以吸收的络合物。因此避免将上述两类药物同时服用，必要时，错开时间2小时以上服药。③胃肠道排空速度影响药物吸收：甲氧氯普胺、多潘立酮、莫沙必利等促胃动力药可减少药物的吸收（促排）；抗酸药、抗胆碱药、止泻药、镇静催眠药可延迟药物的吸收（慢排）。

（2）分布过程的药物相互作用　与血浆蛋白结合力高的药物可将结合力低的药物置换，导致被置换药物的游离型浓度增高，药效加强。如保泰松可加强华法林的抗凝作用。

（3）代谢过程的药物相互作用　一些药物能够通过改变药物代谢酶活性而增加或降低另一些药物的药效和毒性。①酶诱导相互作用：如利福平等肝药酶诱导剂可使许多其他药物（除前体药物）的代谢大大加速，导致其药效减弱。②酶抑制相互作用：如大环内酯类抗生素罗红霉素抑制茶碱的肝代谢，可使茶碱的血药浓度增高，导致毒性反应，严重时导致死亡。

（4）影响药物肾排泄的相互作用　主要发生在肾小管分泌（主动转运过程）和重吸收（被动转运过程）方面。如双香豆素降低氯磺丙脲的排泄，增高其血药浓度而发生低血糖反应等。碱化尿液可增加巴比妥类、磺胺类等药物的排泄；而酸化尿液可增加吗啡、抗组胺药、氨茶碱等药物的排泄。

（三）药物与食物之间的相互作用

药物与食物的相互作用是指药物与食物之间存在某种物理、化学方面的配伍变化，也可发生在药动学和药效学方面，这些变化可能会对药物的治疗产生正面或负面作用。若两者配伍是不利的，药物的治疗效果将受到影响，严重时发生不良反应，甚至引起中毒。如菠菜、生菜、西兰花、甘蓝菜、芦笋、番茄、黄瓜（绿皮）等富含维生素K的蔬菜可使华法林的抗凝效果降低，导致血栓。

六、药物的储存

告知患者普通药品和特殊药品的保管方法，其内容如下：

（一）常温阴凉处保管

常温系指10~30℃，阴凉处是指不高于20℃。

（二）冷藏保管

冷藏系指2~8℃。需冷藏保管的药品首推生物制剂，主要包括白蛋白（现也有室温贮存的）、丙种球蛋白、破伤风抗毒素（TAT）、干扰素及其他生物制品。需要强调的是冷藏保管的药物应严禁放入冷冻室。

（三）避光保管

一些药品易受光线影响而变质，如亚铁盐、银盐、双氧水、利血平、肾上腺素、维生素C等。这些药品在保管中应避光，否则会使药品氧化分解而失效，甚至产生毒物。因此，药师应该告知患者把这些需要避光的药品贮藏于光线不易直接照射的地方，用遮光的黑帘、黑纸遮住，以防阳光射入。

（四）注意避免儿童触及

所有药物均应放在婴幼儿及儿童不能触及处。不少药物是糖丸、糖衣片及糖浆剂，儿童顺手拿来当"糖"吃而发生中毒的事例常有发生，甚至有儿童误食爷爷的地高辛片而丧命的报道。

七、忘记服用药物时的对策

并不是所有漏服情况都要补服，应根据药物的作用机制、给药方法和特殊情况来判断和处理，处理的对策方法可分为4种情况：①一般来说，如果发现漏服的时间处于两次用药时间间隔一半内，可按量补服；如果发现漏服的时间已超过给药间隔的一半以上，一般不需要再补服，并且应避免连续服用两次或同时服用两次剂量。此规则适用于多数非处方药和部分处方药，但降压、降糖药的用法，需要根据具体情况处理。例如，磺酰脲类降糖药应在早餐前半小时服用，1日1次；万一漏服了，如果能在午饭前想起，可根据血糖情况按照原来的剂量补服。如果时间已过午餐，就要视情况减量补服。α-糖苷酶抑制剂是通过抑制肠道中的α-糖苷酶活性，延缓碳水化合物的降解，延缓葡萄糖的吸收，改善餐后血糖，因此需要餐前即刻吞服或与第一口主食一起咀嚼服用；以阿卡波糖为例，用餐后才想起忘记服用阿卡波糖时，不需要补充忘记的药量，记住下一次要及时服用就可以。②按每几小时服1次的药物（即给药间隔一定）：例如每天需要服用3次的抗生素，不是跟着三餐服用，而是每隔8小时服1次。如果早上7点吃药，本应下午3点再服一次，若到了4点才想起来服药，那第三次服药的时间也应向后推1小时。③若超过了补服的时间，应分情况处理：例如长效降压药每天只需要服用一次，在服药后的48小时甚至72小时内，血液中的药物还能维持一定的浓度，所以短时间漏服后，血压也可被控制在一定范围内，一般不建议补服，下次按时间吃药即可。但是，如果漏服时间较长，并且血压波动较大，则应当咨询医师或药师后，加服1次短效降压药，之后按正常周期服药。④补服后，必要时应调整后续的服用时间：例如器官移植和心脏瓣膜置换的患者需要长期服抗凝药，若漏服1次，在后续的12天内应逐步调整，直至恢复到原来的服药时间。

第四节　患者用药指导的流程及注意事项

患者用药指导的流程主要分为四个阶段。

第一阶段：药师简单的自我介绍。

第二阶段：以提问的形式把握患者的知识水平，了解患者的基本情况，找出患者的问题之处。药师常采用如下的提问形式了解患者的情况。

（1）医师说这是用于哪些方面的药物？（了解患者对疾病的理解程度）

（2）医师说这个药物如何使用？（了解患者对用法、用量的理解程度）

（3）药物使用方面发生什么问题了吗？（了解患者对药效、不良反应的理解）

（4）还有哪些药物正在服用？对药物有过哪些过敏？（了解患者的药历）

第三阶段：用药指导的实施。

根据患者的实际情况，在患者用药指导的七项内容中选择性地重点进行用药指导。在患者用药指导过程中药师应准备如下资料。

（1）收集患者的基本资料　收集与处方的适合性、安全性相关的基础临床情报。

（2）药历的收集和评价　评价处方中药物的安全性和适合性、药物过敏、药物相互作用、禁忌事项（小儿、老年人、妊娠期和哺乳期等）、副作用、重复处方、药物的用量范围及疗程等。

（3）与患者用药指导相关的资料的准备　确定患者的用药指导内容后，准备警告标签、用药指导说明书和其他相关资料。

第四阶段：用药指导的评价。

用药指导结束前，让患者用自己的语言重复一下药师指导的内容，确认患者对用药指导的理解程度。

第五阶段：结束用药指导。

用药指导结束时，告诉患者药师本人的联系方式（手机号、微信和QQ账号等），让患者随时联系药师；最后，采用增强患者信心和鼓励患者的语言结束用药指导。例如，对糖尿病患者，"您若按照用药指导内容，按时、正确地使用药物，血糖一定能控制在正常范围内，您能像正常人一样生活！"

实施患者用药指导时应注意如下事项：

（1）要与患者建立良好的信赖关系。

（2）用药指导不是指把药师知道的所有情报告诉患者，过多的情报提供反而给患者带来混乱和不安。根据患者的年龄、性别、疾病种类、疾病状态、病因和影响因素的不同，患者用药指导的内容和方法是不同的，应根据患者的实际情况恰如其分地进行用药指导。

（3）在用药指导过程中，要详细、正确地了解患者的基本情报，并正确判断患者提问的目的。

（4）和医师进行良好的沟通，应避免与医师的冲突。

（5）药师必须对患者的隐私保密。

第五节　根据药物剂型的患者用药指导

一、滴丸

主要供口服，亦可供外用和局部用药，如眼、耳、直肠、阴道等使用。滴丸剂多用于病情急重者，如冠心病、心绞痛、咳嗽、急慢性支气管炎。服用滴丸时：①仔细确认药物的用法，剂量不能过大；②宜以少量温开水送服，有些可直接含于舌下；③滴丸在保存中不宜受热。

二、泡腾片

应用泡腾片时，应注意：①供口服的泡腾片：一般宜用100~150ml凉开水或温水浸泡，即可迅速崩解和释放药物，应待完全溶解或气泡消失后再饮用；②不应让幼儿自行服用；③严禁直接服用或口含；④药液中有不溶物、沉淀、絮状物时，不宜服用。

三、舌下片

应用舌下片时应注意：①给药时宜迅速，含服时把药片放于舌下；②含服时间一般控制在5分钟左右，以保证药物被充分吸收；③不要咀嚼或吞咽药物，不要吸烟、进食、嚼口香糖，保持安静，不宜多说话；④含后30分钟内不宜吃东西或饮水。

四、咀嚼片

咀嚼片常用于维生素类、解热类和治疗胃部疾病的氢氧化铝、硫糖铝、三硅酸镁等制剂。服用时应注意：①咀嚼时间要充分，如氢氧化铝片咀嚼后进入胃中很快在胃壁上形成一层保护膜，从而减轻胃内容物对胃壁溃疡的刺激；如酵母片，因其含有黏性物质较多，若不嚼碎易在胃内形成黏性团块，影响药物的作用；②咀嚼后可用少量温开水送服；③用于中和胃酸时，宜在餐后1~2小时服用。

五、软膏剂、乳膏剂

应用软膏剂和乳膏剂时应注意：①涂敷前将皮肤清洗干净；②对有破损、溃烂、渗出的部位一般不要涂敷。如急性湿疹，在渗出期湿敷方法可获得显著的疗效；若用软膏剂反可使炎症加剧、渗出物增加。对急性无渗出性糜烂则宜用粉剂或软膏剂；③若涂敷部位出现烧灼感或瘙痒、发红、肿胀和发疹等反应，应立即停药，并将局部药物洗净；④部分药物，如尿素涂敷后采用封包（即用塑料膜、胶布包裹皮肤）可显著提高角质层的含水量，其含水量可由15%增至50%，增加药物的吸收，提高药物的疗效；⑤涂敷后轻轻按摩也可提高疗效；⑥不宜涂敷于口腔、眼结膜。

六、含漱剂

含漱剂多为水溶液，使用时应注意：①含漱剂中的成分多为消毒防腐药，含漱时不宜咽下或吞下；②对幼儿、恶心、呕吐者暂时不宜含漱；③应按说明书要求稀释使用；④含漱后不宜马上饮水和进食，以保持口腔内药物浓度。

七、滴眼剂

使用滴眼剂时，应注意：①清洁双手，将头部后仰，眼向上望，用示指轻轻将下眼睑拉开成一钩袋状；②将药液从眼角侧滴入眼袋内，1次滴1~2滴。滴药时应距眼睑2cm，勿使滴管口触及眼睑或睫毛，以免污染；③滴后轻轻闭眼1~2分钟，用药棉或纸巾擦拭流溢在眼外的药液；④用手指轻轻按压眼内眦，以防药液分流降低眼内局部药物浓度以及药液经鼻泪管流入口腔而引起不适；⑤若同时使用2种药液，宜间隔10分钟；⑥若滴入阿托品、氢溴酸毒扁豆碱、硝酸毛果芸香碱等有毒性的药液，滴后应用棉球压迫泪囊区2~3分钟，以免药液经泪道流入泪囊和鼻腔，经黏膜吸收后引起中毒反应，对儿童用药时尤应注意；⑦一般先滴右眼后滴左眼，以免用错药物；若左眼病较轻，应先左后右，以免交叉感染；角膜有溃疡或眼部有外伤、眼球手术后，滴药后不可压迫眼球，也不可拉高上眼睑，最好使用一次性滴眼剂；⑧如眼内分泌物过多，应先清理分泌物，再滴入或涂敷，否则会影响疗效；⑨滴眼剂不宜多次打开使用，连续应用1个月不应再用，若药液出现混浊或变色，切勿再用；⑩白天宜用滴眼剂滴眼，反复多次；临睡前应用眼膏剂涂敷，这样附着眼壁时间长，利于保持夜间的局部药物浓度。

八、眼膏剂

使用眼膏剂时，宜按下列步骤操作：①清洁双手，打开眼膏管口；②头部后仰，眼向上望，用示指轻轻将下眼睑拉开成一袋状；③挤压眼膏剂尾部，使药膏呈线状溢出，将约为1cm长的眼膏挤进下眼袋内（若眼膏为盒装，将药膏抹在玻璃棒上涂敷于下眼睑内），轻轻按摩2~3分钟以增加疗效，但注意药膏管口不要直接接触眼或眼睑；④眨眼数次，尽量使眼膏分布均匀，然后闭眼休息2分钟；⑤用脱脂棉擦去眼外多余药膏，盖好管帽；⑥多次开管或连续使用超过一个月的药膏不要再用。

九、滴耳剂

滴耳剂主要用于耳道感染性疾病。若耳聋或耳道不通，不宜应用。鼓膜穿孔者也不要使用滴耳剂。滴耳剂的使用方法如下：①将滴耳剂用手捂热以使其接近体温；②头部微偏向一侧，患耳朝上，抓住耳垂轻轻拉向后上方使耳道变直，一般一次滴入5~10滴，1日2次，或参阅药品说明书的剂量；③滴入后休息5分钟，更换另耳；④滴耳后用少许药棉塞住耳道；⑤注意观察滴耳后是否有刺痛感或灼烧感；⑥连续用药3天，若患耳仍然疼痛，应停止用药，并及时去医院就诊。

十、滴鼻剂

鼻除其外部为皮肤所覆盖外，鼻腔和鼻窦内部均为黏膜覆被，鼻腔又深又窄，所以滴鼻时应头往后仰，适当吸气，使药液尽量达到较深部位。另外，鼻腔黏膜比较娇嫩，滴鼻剂必须对黏膜没有或仅有较小的刺激。滴鼻剂的使用方法如下：①滴鼻前先呼气；②依靠椅背，头部向后仰，或仰卧于床上，肩部放枕头，使头部后仰；③对准鼻孔，瓶壁不要接触到鼻黏膜，成人1次滴入2~3滴，儿童1~2滴，1日3~4次或间隔4~6小时给药1次；④滴入药液后，保持仰位1分钟，后坐直；⑤若药液流入口腔，可将其吐出；⑥过度频繁或延长使用时间可引起鼻塞症状的反复。连续用药3天以上，症状未缓解应向药师咨询；⑦同时使用几种滴鼻剂时，先使用鼻腔黏膜血管收缩剂，后使用抗菌药物；⑧含毒剧药物的滴鼻剂应注意不得过量，以免引起中毒。

十一、鼻用喷雾剂

鼻用喷雾剂是专供鼻腔使用的气雾剂，其包装带有阀门，使用时挤压阀门，药液以雾状喷射出来，供鼻腔外用。鼻用喷雾剂的使用方法如下：①喷鼻前先呼气；②头部稍向前倾斜，保持坐位；③用力摇晃喷雾剂，并将尖端塞入一个鼻孔，同时用手堵住另一个鼻孔并闭上嘴；④挤压喷雾剂的阀门喷药，成人1次喷1~2揿，儿童1揿，1日3~4次，或参阅说明书的剂量，同时慢慢地用鼻子吸气；⑤喷药后将头尽力向前倾，置于两膝之间，10秒后坐直。若药液流入咽部，用嘴呼吸；⑥更换另一个鼻孔重复前一过程，用完后可用凉开水冲洗喷头。

十二、栓剂

栓剂因使用腔道的不同，分为直肠栓、阴道栓和尿道栓，后者现在很少应用。

（一）阴道栓

应用阴道栓时应注意：①洗净双手，除去栓剂外封物。若栓剂太软，则应将其带着外包装放在冰箱的冷冻室或冰水中冷却片刻，使其变硬，然后除去外封物，放在手中捂暖以消除尖状外缘。用清水或水溶性润滑剂涂在栓剂的尖端部；②患者仰卧床上，双膝屈起并分开，可利用置入器或戴手套，将栓剂尖端部向阴道口塞入，并用手以向下、向前的方向轻轻推入阴道深处。置入栓剂后，患者应合拢双腿，保持仰卧姿势约20分钟；③在给药后1~2小时内尽量不排尿，以免影响药效；④应于入睡前给药，以便药物充分吸收，并可防止药栓遇热熔解后外流；月经期停用，有过敏史者慎用。

（二）直肠栓

应用直肠栓时按以下要点依次进行：①栓剂基质的硬度易受气候的影响而改变，在夏季，炎热的天气会使栓剂变得松软而不易使用，应用前宜将其置入冰水或冰箱中10~20分钟，待其基质变硬；②剥去栓剂外裹的铝箔或聚乙烯膜，在栓剂的顶端蘸少许液状石蜡、凡士林、植物油或润滑油；③塞入时患者取侧卧位，小腿伸直，大腿向前屈曲，贴着腹部；儿童可爬伏在大人的腿上；④放松肛门，把栓剂的顶端插入肛门，并用手指缓缓推进，深度距肛门口幼儿约2cm，成人约3cm，合拢双腿并保持侧卧姿势15分钟，以防栓剂被压出；⑤用药前先排便，用药后1~2小时内尽量不解大便（刺激性泻药除外）。因为栓剂在直肠的停留时间越长，吸收越完全；⑥若有条件，在肛门外塞一点脱脂棉或纸巾，以防基质熔化漏出而污染衣被。

十三、透皮贴剂

使用透皮贴剂时宜注意：①用前将所要贴敷部位的皮肤清洗干净，并稍稍晾干；②从包装内取出贴片，揭去附着的薄膜，但不要触及含药部位；③贴于皮肤上，轻轻按压使之边缘与皮肤贴紧，不宜热敷；④皮肤有破损、溃烂、渗出、红肿的部位不要贴敷；⑤不要敷在皮肤的褶皱处、四肢下端或紧身衣服底下；⑥定期更换或遵医嘱。

十四、膜剂

膜剂分为口服膜剂、黏膜外用剂和控释膜剂。膜剂应用时应注意：①避孕药壬苯醇醚膜以女用为好，房事前取药膜一张对折两次或揉成松软小团，以食指推入阴道深处；男用将药膜贴于阴茎头推入阴道深处。10分钟后（不超过30分钟）行房事。注意在放置药膜时，抽出动作要快，否则薄膜遇到阴道液体后黏在手指上，导致剂量不足。②复方炔诺酮膜从月经第5天继续服用，1日1片，连续22天，晚餐后服用，不能间断，停药后3~7天内行经，等下次月经第5天继续服药。③复方甲地孕酮膜作为短效避孕药，从月经周期第5天起使用。每日1片，连服22天为一周期，停药后2~4天行经；然后于第5天服下一个月的药。④甲地孕酮膜（妇宁膜）用于避孕，用法同上。用于治疗功能性子宫出血，1次2mg，1日3次（每隔8小时给药一次），后每隔3天递减1次，直至维持1日4mg，连续20天，流血停止后，每日加服炔雌醇0.05mg或己烯雌酚1mg，连续20天。⑤毛果芸香碱膜每日用2~3格，早起、睡前贴敷于眼角上，相当于2%浓度的滴眼剂1次2滴，1日6次。

十五、气雾剂

使用气雾剂时，应按下列步骤进行：①尽量将痰液咳出、口腔内的食物咽下；②用前将气雾剂摇匀；③将双唇紧贴喷嘴，头稍微后倾，缓缓呼气，尽量让肺部的气体排尽；

④于深呼吸的同时揿压气雾阀门，使舌头向下；准确掌握剂量，明确1次给药揿压几下；⑤屏住呼吸10~15秒，后用鼻子呼气；⑥用温水清洗口腔或用0.9%氯化钠溶液漱口，喷雾后及时擦喷雾嘴。

十六、缓、控释制剂

服用缓、控释制剂的药片或胶囊时，需要注意：①服药前，一定要认真阅读说明书或请示医师，因为各制药公司的缓、控释口服药物的特性很可能不同。当药品名上表示"缓释"或"控释"字样、外文药名中带有SR、ER时，则属于缓释剂型；②除另有规定外，一般应整片或整丸吞服，严禁嚼碎或击碎分次服用；③缓、控释制剂每日仅用1~2次，服药时间宜固定。

（杨长青）

第十一章　临床营养支持

扫码"学一学"

临床营养支持始于20世纪60年代，经几十年间的不断发展，一次次挽救无数肠功能衰竭、严重营养不良、创伤、烧伤、感染等重症患者的生命。在没有营养支持的年代，这些患者仅可以靠葡萄糖输液提供能量。然而，氨基酸注射液和脂肪乳注射液等药物的发明逐渐完善了营养支持，使得上述患者可以获得较为全面的营养素。

膳食也是一种营养支持，对于正常人而言是种司空见惯的行为。当患者胃肠道等功能出现异常时，普通的膳食往往不能满足患者的需求，肠内营养和肠外营养则发挥良好的治疗作用。研究发现人体的胃肠道除了我们熟知的消化功能外，还承担着诸多的免疫功能，因此谷氨酰胺、精氨酸和ω-3脂肪酸等免疫营养素研究也得以发展。

营养支持（nutrition support）是指经口、肠道或肠外途径为患者提供全面、充足的营养素，以达到预防或纠正营养不足的目的，增强患者对严重创伤的耐受力，促进患者康复。2009年美国肠外肠内营养学会将"营养支持"上升到"营养支持治疗"的高度，充分说明营养支持在临床中的重要意义，已从"支持"逐步走向"治疗"。

第一节　营养不良的分类

营养不良（malnutrition）包括营养过剩和营养不足。营养不良可分为成人消瘦型营养不良（marasmus）、低蛋白血症型营养不良（kwashiorkor，又称恶性营养不良，红体病）及混合型营养不良。

一、成人消瘦型营养不良

成人消瘦型营养不良主要原因为热量摄入不足，常见于慢性疾病或长期饥饿的患者，临床表现为严重机体肌肉和脂肪的过度消耗，躯体和内脏肌肉量减少，血浆白蛋白可显著降低，严重时可导致细胞媒介性免疫功能障碍和肌肉功能障碍，如各种癌症。

二、低蛋白血症型营养不良

低蛋白血症型营养不良常见于长期蛋白质摄入不足或创伤和感染等应激状态下。患者的能量供应正常，身体脂肪量也可以正常或增加。该型营养不良伴有明显的生化指标异常（主要为血浆白蛋白值明显下降和淋巴计数下降）。

临床表现：内脏蛋白的缺乏（低白蛋白血症、水肿）和免疫功能受损（容易致革兰阴性菌败血症或严重真菌感染）、毛发易拔脱及伤口愈合迟缓。

三、混合型营养不良

长期的疾病和饥饿等过代谢状态（hypermetabolic stress）可导致混合型营养不良，即严重的蛋白-热量营养失调（protein-energy malnutrition）。在应激状态下，由于体蛋白和热量（脂肪组织）急剧被消耗和内脏蛋白的合成减少，引起机体免疫力的降低、极易发生感染、伤口不愈、降低疾病的治愈率，病情危重，死亡率高。常见于晚期肿瘤患者和消化道瘘等患者。

第二节　营养风险筛查与评定

美国肠外肠内营养学会（American Society for Parenteral and Enteral Nutrition，ASPEN）2011年*nutrition screening，assessment，and intervention in adults*指南中提出：对有可能接受营养支持的患者进行营养筛查、营养评定与营养干预，是营养诊疗的三个关键步骤。

营养风险筛查（nutritional risk screening，NRS）是指通过简便快速的方法，判断患者是否需要营养干预计划。营养风险筛查与营养评定的区别为：营养风险筛查侧重于发现是否有导致不良临床结局的相关营养风险，而营养评定则侧重于对患者营养状况的分级。简单来讲，营养风险筛查是考虑患者是否需要营养支持，营养支持能否使患者获益；而营养评定则是评价患者营养状况，为营养支持方案的制定提供依据。营养风险筛查的过程十分简便，医师、药师、护师、营养师经过简单培训后即可掌握，而营养评定则较为复杂，通常由受训过的营养师执行。

一、营养风险筛查

2002年欧洲临床营养和代谢学会（ESPEN，The European Society for Clinical Nutrition and Metabolism）在128个随机对照临床试验（randomized controlled trial，RCT）基础上，开发了一个有客观依据的营养风险筛查工具，并将其命名为营养风险筛查2002（nutrition risk screening，NRS2002）。NRS2002是目前唯一的具有循证基础的营养风险筛查工具，已得到世界范围内的广泛认可，可作为首选的营养风险筛查工具。NRS2002的评分考虑了患者体重变化、膳食变化、疾病程度以及年龄因素。对总评分≥3分的患者，应给予营养干预。NRS2002的评估方法详见表11-1和表11-2。《国家基本医疗保险、工伤保险和生育保险药品目录（2017年版）》首次规定需经营养风险筛查明确营养风险时方可支付营养支持药品费用。

除NRS2002外，营养风险筛查工具还包括营养不良通用筛查工具（malnutrition universal screening tools，MUST）、营养不良筛查表（malnutrition screening tool，MST）、微型营养评估问卷（short nutritional assessment questionnaire，SNAQ）等。严格意义来讲主观全面评定（subjective globe assessment，SGA）属于营养评定而非筛查。

不同筛查工具适用于不同类型患者，如成年住院患者首选NRS2002的评估；社区或住院老年患者适合微型营养评定（mini nutritional assessment，MNA）。中华医学会肠外肠内营养学分会推荐使用NRS2002作为判断患者是否需要营养支持的筛查工具。

表 11-1　NRS2002 的初始评估

项目		是	否
1	BMI<20.5		
2	3个月内患者是否有体重丢失		
3	最近一周，患者是否有进食的减少		
4	患者是否患有重症疾病（如重症监护）		

注：任意一项为"是"则进行表11-2的评估。

表 11-2　NRS2002 的全面评估

分数	体重与膳食	疾病程度
0 分	正常营养状况	正常营养需求
1 分（轻度）	3 个月内体重丢失 5% 或食物摄入为正常需要量的 50%~75%	臀部骨折，慢性疾病，特别是并发急性感染，肝硬化，COPD，慢性血液透析治疗，糖尿病，肿瘤
2 分（中度）	2 个月内体重丢失 5% 或前一周食物摄入为正常需要量的 25%~50%	大型腹部手术，脑卒中，严重肺炎，恶性血液系统疾病
3 分（严重）	1 个月内体重丢失 5%（3 个月内体重下降 15%）或 BMI<18.5 或者前一周食物摄入为正常需要量的 0~25%	头部损伤，骨髓移植，重症监护

年龄 >70 岁增加 1 分。总评分：

注：总评分 ≥3：患者存在营养风险，应实施营养干预；总评分 <3：每周重新进行 NRS2002 的评估。

二、营养评定

营养状态反映人体各系统和各器官的整体功能，因此营养评定需要多个指标，而单一指标无法满足评定的需求。例如通过医疗史、营养史、人体测量、体格检查、人体成分分析、实验室检查、器官功能、疾病和生理等因素，综合判断和分析患者的营养状态。完整的营养评定包括主观指标和客观指标。主观指标包括膳食情况、医疗史、用药史等。客观指标包括人体测量、实验室检查及人体成分分析等内容。

（一）人体测量

人体测量项目包括年龄、性别、身高、体重、BMI、近期的体重变化、臂围、小腿围、皮褶厚度等。人体成分分析的项目主要是体脂、瘦肉组织、无机盐、蛋白质、水等成分的分布。

体重是临床上最常用的体格检查指标。短期体重变化能反映体液变化，长期体重变化多由机体组织变化导致。3~6 个月内非人为的体重减轻是评价机体营养状况的有用指标。体重指数（body mass index，BMI）：$BMI=体重（kg）/身高^2（m^2）$。我国成人正常 BMI 为 18.5~23.9，23.9~28 为超重，> 28 为肥胖，< 18.5 为体重偏低。

有些患者由于种种原因无法得到体重数据，因而上臂中围（mid-arm circumference，MAC）和三头肌皮褶厚度（triceps skin-fold thickness，TSF）成为替代指标。MAC 是用卷尺测量肩峰和尺骨鹰嘴中点手臂的围长，上臂中围与某些疾病的死亡率、发病率等指标有很好的相关性。结合 MAC 和 TSF 结果可分析机体肌肉和脂肪的比例。相比 MAC，TSF 的测量更容易出现误差。

手握力是反映肌肉功能变化的一个非常有效的指标，可表示营养状态，可用于监测患者手术前后或长期随访的变化。最大呼气流量可反映呼吸肌的力量，呼吸功能与机体蛋白质营养状况密切相关，如果机体蛋白质减少 20%，呼吸能力会急剧下降。

（二）实验室检查

1. **内脏蛋白**　体内蛋白的代谢主要通过血浆蛋白的水平来评判，以反映肝脏的合成代谢能力。最常用的指标有白蛋白、前白蛋白、转铁蛋白和视黄醇结合蛋白。当肝脏功能受损或摄入不足时，这些指标通常会存在不同程度的下降，而营养支持治疗时这些指标亦会不同程度的改善。此外，急性应激状态、感染和长期饥饿状态也会改变血浆蛋白浓度。由于不同的血浆蛋白具有不同的半衰期（表11-3），因此可以通过其指标的不同变化判断营养支持治疗的趋势。

表 11-3　不同血浆蛋白的半衰期

血浆蛋白	半衰期（d）	血浆蛋白	半衰期（d）
白蛋白	18~21	转铁蛋白	8~10
前白蛋白	2~3	视黄醇结合蛋白	0.5

白蛋白是最常用于评估营养状态的血浆蛋白，具有诊断学意义。白蛋白由肝实质细胞合成，是血浆中含量最多的蛋白，占血浆总蛋白的40%~60%，在维持血浆胶体渗透压方面有至关重要的作用，其半衰期为18~21天。短期的营养状态变化不会改变血浆白蛋白值。

前白蛋白由肝脏合成，是一种载体蛋白，可结合T_3和T_4，与视黄醇结合蛋白形成复合物，具有运载维生素A的作用，其半衰期为2~3天。前白蛋白的浓度也可以反映肝脏合成蛋白的功能，因其半衰期短，比白蛋白和转铁蛋白更为敏感。例如，当患者近日遭遇营养风险时，白蛋白因半衰期较长而没有显著变化；但前白蛋白因半衰期短会出现较明显变化。而当患者给予恰当的营养支持治疗后，前白蛋白较于白蛋白先恢复。若前白蛋白数值并未明显改善，可以侧面证明营养支持治疗不甚恰当。

2. 氮平衡　通过24小时尿尿素氮可以计算氮平衡。在正常状态下每日氮排出近似等于氮摄入，表明体内蛋白质的合成量和分解量处于动态平衡；负氮平衡提示体内蛋白质处于分解代谢或摄入不足。此外，尿肌酐可反映机体肌肉组织的状况，而机体24小时内排出的肌酐可以用来计算肌酐身高指数［CHI（%）=24小时肌酐排泄量/24小时同性别及身高的标准肌酐值×100%］，其结果受24小时尿量、发热、创伤及肾功能的影响较大。

（三）人体成分分析

人体成分分析是测量脂肪以及瘦体组织、水分的构成及分布的客观指标，比简单测量体重更能反映营养状态。较常用的是生物电阻抗方法，其优点是价廉、简单快捷、可重复，能测量细胞内外水分比率，节段分析能估计身体各部分的肌肉和体液。

患者入院后，临床药师应进行营养风险筛查。若患者不存在营养风险，则应每周对患者进行再次筛查。如存在营养风险，则应请营养专家对患者进行详细的营养评定，并结合评定结果制定营养干预计划。

第三节　患者的能量需求量计算

一、总能量计算

通过营养风险筛查后，当患者的确需要营养支持则应制定营养干预计划。首先要确定患者的能量需要。总能量消耗（total daily energy expenditure，TEE）包括基础能量消耗（basal energy expenditure，BEE）、食物生热作用（diet-induced thermogenesis，DIT）和身体活动能量消耗（activity induced energy expenditure，AEE）三部分。其中BEE是最重要的部分，占每日能量需要的60%~75%，相比较于DIT和AEE更稳定。基础能量代谢率（basal metabolic rate，BMR）是指人体每分钟的基础能量消耗，即BEE=BMR×24×60。

通常使用Harris-Benedict公式计算患者的基础能量消耗BEE，即：

$$男性：BEE（kcal/d）=66.47+13.75W+5.0H-6.76A$$

$$女性：BEE（kcal/d）=655.10+9.56W+1.85H-4.68A$$

式中，A为年龄（岁），H为身高（cm），W为体重（kg）。

当得到患者的BEE后，还应根据患者的不同情况乘以活动系数与应激系数（表15-4和表15-5），以确定患者的总能量需求（TEE）。经这种方法计算较为准确，但过程复杂。临床实际工作中，大部分患者可按照25~35kcal/（kg·d）计算能量需要。应注意在特殊疾病和生理状态下具体的能量需要是不同的，可参照国内外相关营养支持指南确定。蛋白质的需求与能量需求类似，可按照0.8g~2.0g/（kg·d）计算，具体疾病和生理状态应按照相应的指南确定。然而，需要注意的是BEE公式是由正常BMI成人推导出来的，因此对于BMI过低或过高的患者，用BEE公式计算所得能量需求则与实际需求偏差很大，应避免使用。

不同疾病对能量的需求也是不同的，通常可以根据相关疾病的营养支持指南选择恰当的能量。

表 11-4 活动系数

情况	活动系数
卧床	1.2
下床活动	1.3

表 11-5 应激系数

情况	应激系数
大手术	1.1~1.2
感染	1.2
骨折	1.2~1.4
外伤	1.4~1.6
败血症	1.6
烧伤	1.6~2

二、体重的选择

不难看出，在"25~35kcal/（kg·d）"这种简便的能量计算公式中，仅有一个参数，就是患者的体重。因此药师如何确定患者的体重至关重要。我国成人正常BMI为18.5~23.9kg/m²，可藉此判断患者处于何种营养状态（低体重、正常、超重、肥胖）。对于低体重及正常体重患者，可采用真实体重（ABW）计算能量及蛋白质消耗。对于超重和肥胖患者，若按照ABW

计算能量及蛋白质需要，则很容易造成过量。因脂肪组织不具备代谢活性，不参与能量消耗，因此需对肥胖患者的体重进行校正。由于脂肪组织中约有1/4的支撑组织具备代谢活性，故校正体重公式如下：

$$校正体重=0.25 \times （ABW-IBW）+IBW$$

IBW为理想体重，可按下式计算，也可使用简便算法［身高（cm）–105］得出。

$$男性：IBW（kg）=50+2.3 \times ［身高（inch）-60］$$

$$女性：IBW（kg）=45+2.3 \times ［身高（inch）-60］$$

此外，住院患者的体重还跟疾病因素有关，当患者伴有严重腹水、水肿、脱水时，当前体重不能反映患者的真实体重。临床药师可根据具体情况适当调整。

案例：

患者，男性，62岁，身高169cm，体重92kg。主诉1月前因上腹不适，进食后腹胀，到院检查。结肠镜检查示结肠息肉，病理形态符合内癌变，入院第5天患者于全麻下行"腹腔镜直肠癌根治术（Dixon术）"。术后禁食水，并给予肠外营养支持，待肠道恢复后逐渐过渡至天然饮食。试计算患者总能量需求。

解答：

首先，计算患者BMI为32.2 kg/m²，大于28 kg/m²，属于肥胖。需对体重进行校正。校正体重=0.25×（ABW–IBW）+IBW，经计算为71kg（IBW=169–105=64kg）。

其次，使用男性Harris-Benedict公式，计算得出患者BEE为1468.60 kcal/d。患者术后卧床，活动系数为1.2，腹部手术应激系数为1.1，则TEE为1938.55kcal/d。

也可根据围手术期肠外营养支持指南（25~30kcal/kg），计算患者TEE为1775~2130kcal/kg，上步计算的1938.55kcal/d也在此范围内。

三、非蛋白热卡和能量分配

在肠外营养中，计算患者总能量需求后，减去氨基酸提供的能量即为非蛋白热卡（NPC）。诚然，我们补充氨基酸的目的是为患者提供必需氨基酸，而不是用于提供能量。但我们的机体却并不是按照我们的想象运行，我们无法控制哪部分氨基酸用于蛋白合成，哪部分用于供能。实际上，当氨基酸进入体内后，这两种情况是共存的，因此患者每日总能量需求是包含氨基酸供能的。每克氨基酸可提供4kcal能量。通常，正常成人蛋白质需要量为0.8~1g/（kg·d）；轻度应激患者为1~1.2g/（kg·d）；中度应激患者为1.2~1.5g/（kg·d）；重度应激患者为1.5~2g/（kg·d）。

在非蛋白热卡中，通常葡萄糖供能占60%~70%，而脂肪乳供能占30%~40%。某些特殊情况如癌症恶液质与呼吸疾病患者，可适当提高脂肪乳供能为50%，但任何情况下脂肪乳供能都不应超过60%。每克"葡萄糖"可提供3.4kcal能量，每克脂肪可提供9kcal能量。由于各厂家脂肪乳产品的甘油含量不同，其脂肪乳浓度不同，因此若需要精确计算，可参照脂肪乳注射液说明书上标示的能量计算。

通过计算总能量、非蛋白热卡以及其分配，我们可以计算各成分的需要量，再选择适当的制剂，即可得到我们需要的营养支持处方。此时则需要考虑选择肠外营养还是肠内营养。

第四节 肠外营养

肠外营养（parenteral nutrition，PN）是指经静脉途径供应患者所需要的营养要素，包括碳水化合物、脂肪乳、氨基酸、维生素、电解质及微量元素。某些患者无法正常进食，或者无法通过胃肠道摄取肠内营养时，则需对患者给予肠外营养，以维持营养状况，满足机体代谢需求和创伤愈合。

肠外营养分为完全肠外营养（total parenteral nutrition，TPN）和部分肠外营养（partial parenteral nutrition，PPN）。TPN指患者每日所需要的全部营养素都由肠外营养提供，而不经过胃肠道提供。PPN则是由肠外营养分担患者部分营养素供应。

全营养混合液（total nutrient admixture，TNA）又称"全合一（all in one）"营养液，是指在无菌条件下严格按无菌操作的要求和混合顺序配制每天所需的营养物质，包括碳水化合物、脂肪乳剂、氨基酸、水、电解质、微量元素和维生素，混合置入输液袋内（3升袋）。TNA较普通输液成分更为复杂，配制技术更为繁琐，配制时间也相对要长，其质量直接与患者的用药安全相关，因此TNA应在静脉药物配制中心配制，并在配制全过程中严格实施质量控制。

肠外营养的适应证包括：胃肠道功能障碍或衰竭而无法实施肠内营养（enteral nutrition，EN）的患者；中重度营养不良而入院后72小时内无法进行口服或肠内摄入，或摄取不能充分满足营养需要的患者；虽然营养良好，但经过7天的EN后仍无法满足营养需要（<60%）的患者。具体指征包括胃肠道梗阻和胃肠道吸收功能障碍等相关疾病。

肠外营养的禁忌证包括：胃肠功能正常、适应肠内营养或5天内可恢复胃肠功能者；不可治愈、无存活希望、临终或不可逆昏迷患者；需急诊手术、术前不可能实施营养支持者；心血管功能或严重代谢紊乱需要控制者。

一、肠外营养组成

通常肠外营养液包括氨基酸、脂肪乳、葡萄糖、维生素、电解质和微量元素。肠外营养多为上述注射液通过一定方式混合而成。也有些制剂是采用多腔袋的形式，预先将多种营养素置于不同的腔内，临用时再混合。

（一）氨基酸注射液

氨基酸是蛋白质的基本组成单位，含有碱性氨基和酸性羧基，属于两性分子。组成人体蛋白质的氨基酸都是α-氨基酸，并且除了甘氨酸（无立体异构体）外存在于蛋白质中的氨基酸都是L型氨基酸。氨基酸与氮的换算关系为：6.25g氨基酸约含1g氮。每克氨基酸可提供4kcal能量。

人体正常组成蛋白质的氨基酸有20多种，其中有些氨基酸是在体内不能合成的，必须由外界获得，这些氨基酸称为必需氨基酸（essential amino acid，EAA），共有8种，它们分别是缬氨酸、异亮氨酸、甲硫氨酸、色氨酸、苏氨酸、赖氨酸、苯丙氨酸和亮氨酸。非必需氨基酸（nonessential amino acid，NEAA）可在体内通过一定途径合成，它们分别为甘氨酸、丙氨酸、丝氨酸、天冬氨酸、谷氨酸、脯氨酸、精氨酸、组氨酸、酪氨酸和胱氨酸。其中精氨酸和组氨酸，人体虽能合成，但不能满足正常需要，因此称为半必需氨基酸或条件必需氨基酸。

氨基酸根据其侧链结构又分为芳香族氨基酸、脂肪族氨基酸和杂环氨基酸。芳香族氨基酸包括苯丙氨酸、色氨酸和酪氨酸。在脂肪族氨基酸中亮氨酸、异亮氨酸和缬氨酸的侧链只是烃链，且带有支链，故称支链氨基酸（branched chain amino acid，BCAA）。

目前临床常用的氨基酸制剂包括两大类：平衡型氨基酸注射液（balanced amino acid solution）与疾病适用型氨基酸注射液（disease oriented amino acid solution）。平衡型氨基酸注射液有18AA、18AA-Ⅰ、18AA-Ⅱ、18AA-Ⅲ、18AA-Ⅳ、18AA-Ⅴ等配方。疾病适用型氨基酸注射液有肝病适用型、肾病适用型、创伤适用型、免疫调节型等。根据含有的氨基酸种类的数量，氨基酸制剂又可分为3种、6种、9种、14种、15种、17种、18种、20种等；按氨基酸的浓度又可分为3%~12%不等。

1. 平衡型氨基酸注射液 该类氨基酸注射液含有人体合成蛋白质所需的EAA和NEAA（EAA与NEAA的比例为1∶1~1∶3），其氨基酸比例与健康人体一致，适用于无肝肾功能障碍的普通患者。补充此类氨基酸的目的主要在于维持正氮平衡与补充必需氨基酸。

2. 疾病适用型氨基酸注射液

（1）肝病适用型氨基酸 血浆氨基酸测定发现肝硬化失代偿患者存在氨基酸代谢紊乱，支链氨基酸含量下降，而芳香族氨基酸含量升高，即BCAA/AAA比值由正常的3.0~3.5降至1或更低，其下降的程度与肝脏受损程度成正比，并引起脑组织中化学递质的异常。肝病适用型氨基酸是基于假性神经递质学说、氨基酸代谢不平衡学说等肝性脑病（hepatic encephalopathy，HE）假说研发的，即通过提高BCAA/AAA比值纠正患者血浆氨基酸谱的失调。血浆中BCAA增加时可竞争性地抑制AAA透过血脑屏障，并参与脑内蛋白质和糖的代谢，改善肝性脑病患者的精神症状以及肝昏迷的症状。此外，精氨酸在体内参与鸟氨酸循环，促进尿素形成，使人体内产生的氨，经鸟氨酸循环转变为无毒的尿素，由尿中排出，从而降低血氨水平。因此，市售的制剂如复方氨基酸注射液3AA、6AA、17AA-H、20AA都含有精氨酸。需注意的是3AA、6AA、精氨酸不能单独用于营养支持治疗，因为营养支持目的包含补充必需氨基酸，显然仅补充上述制剂无法满足目的的。

（2）肾病适用型氨基酸 通常含有8种必需氨基酸和组氨酸。慢性肾衰竭患者血浆氨基酸特点为必需氨基酸、EAA/NEAA比值和组氨酸水平下降；肌酐和尿素排泄障碍。肾病适用型氨基酸可纠正体内必需氨基酸的不足，使潴留体内的尿素氮转化为非必需氨基酸，从而改善肾功能。市售的制剂有复方氨基酸注射液9AA、18AA-N、18AA-Ⅸ等。

（3）创伤适用型氨基酸 在严重创伤应激下体内的分解代谢激素增加，大量肌肉蛋白质分解为氨基酸，并运送至肝脏以供机体合成，BCAA的浓度下降明显，很容易出现负氮平衡使病情恶化。高BCAA含量的氨基酸注射液为机体提供合成蛋白质所需的足够氮源，减少肌肉蛋白分解，促进脏器的蛋白合成，纠正创伤后负氮平衡。市售的创伤适用型氨基酸制剂主要有复方氨基酸注射液15AA、18AA-Ⅶ等。个别15AA厂家说明书也将其定义为肝病用氨基酸。

（4）免疫调节型氨基酸 主要为丙氨酰谷氨酰胺注射液，其中谷氨酰胺是人体最为丰富的氨基酸，也是一种条件必需氨基酸，对免疫及胃肠道功能有重要的作用，主要用于围手术期、维持肠黏膜屏障及肿瘤等疾病。需注意的是丙氨酰谷氨酰胺不能替代复方氨基酸作为肠外营养液中的氮源，因其仅有的2种氨基酸不足以提供必需氨基酸。另外，也有将丙氨酰谷氨酰胺与其他氨基酸制成复方制剂，如复方氨基酸（15）双肽（2）注射液。

（二）脂肪乳注射液

脂肪是由甘油和脂肪酸组成的三酰甘油，其甘油分子相同，而脂肪酸的种类和长短则不同。脂肪酸根据其碳链的长度分为短链脂肪酸（short chain fatty acids，SCFA）（碳原子数小于6）、中链脂肪酸（medium chain fatty acids，MCFA）（碳原子数为6~12）和长链脂肪酸（long chain fatty acids，LCFA）（碳原子数大于12）；根据碳链上不饱和碳碳双键的有无和数量，分为饱和脂肪酸（saturated fatty acid，SFA）、单不饱和脂肪酸（monounsaturated fatty acids，MUFA）和多不饱和脂肪酸（polyunsaturated fatty acids，PUFA）；根据第一个不饱和双键的位置，又分为 ω−3 脂肪酸、ω−6 脂肪酸、ω−9 脂肪酸。由于人体缺乏 7 个碳以下的脱氢酶，无法合成亚麻酸（ω−3系）和亚油酸（ω−6系），因此这两者被称为必需脂肪酸。人体脂肪酸绝大多数为14~22个碳原子构成的长链脂肪酸。

脂肪是不溶于水的，将脂肪通过乳化制成脂肪乳注射液是肠外营养的重要能量来源。补充脂肪乳的目的除提供能量外，还包括补充必需脂肪酸。脂肪乳注射液多为大豆油、红花油或橄榄油通过乳化技术制成水包油型（O/W）乳剂，亦有大豆油和红花油、大豆油和橄榄油的混合脂肪乳。常见的浓度有10%、20%和30%，其中10%和20%脂肪乳注射液可以单独输注，而30%脂肪乳注射液仅用于配制肠外营养液而不能单独输注。按分子结构和组分不同又可分为长链脂肪乳（long chain triglycerides，LCT）、中长链脂肪乳（medium and long chain triglycerides，MCT/LCT）、结构脂肪乳（structured triglyceride，STG）、鱼油脂肪乳（fish oil，FO）和多种油脂肪乳（SMOF）等。

1. **长链脂肪乳（LCT）注射液** 长链脂肪的结构为1分子甘油和3分子长链脂肪酸酯化而成的三酰甘油，主要来源于大豆油、橄榄油和红花油。长链脂肪乳注射液富含亚油酸和亚麻酸等必需脂肪酸，其中以亚油酸为主（ω−6/ω−3比值为6.5：1），由于其亚油酸含量较高，可通过影响粒细胞活性而影响免疫功能。长链脂肪需逐步降解生成乙酰辅酶A，然后进入三羧酸循环彻底氧化产生能量，进入线粒体时需要肉毒碱作为载体，所以其清除速度、水解速度和供能速度均较慢。然而，以脂肪乳注射液（C14~24）（英脱利匹特）为代表的LCT，其说明书上标明可安全用于妊娠期妇女。

2. **中/长链脂肪乳（MCT/LCT）注射液** 是指中链脂肪和长链脂肪以1：1等质量物理混合的脂肪乳注射液。中链脂肪（medium chain triglycerides，MCT）是指8~12个碳原子的脂肪，主要来源于椰子油。MCT由于分子量小可无需载体而自由进入线粒体氧化，且不需额外耗能，可以较快地提供能量，因此其血浆清除率和氧化速度也高于长链脂肪酸。同时，MCT有利于降低血清中三酰甘油浓度，减少对血管内皮的损伤，不会在肝脏积聚，不易发生脂质过氧化，因此可降低对免疫和炎症反应的影响。

因为必需脂肪酸都是长链的，补充脂肪乳的目的在于供能和补充必需脂肪酸，若仅使用中链脂肪乳则无法提供必需脂肪酸，因此没有单独的中链脂肪乳制剂。由于供能较快又能提供必需脂肪酸，故中长链脂肪乳注射液是目前临床最为常用的脂肪乳注射液。

3. **结构脂肪乳（STG）注射液** 是指中链脂肪与长链脂肪以1：1等摩尔化学混合的脂肪乳注射液，化学混合即先水解脂肪分子，然后再随机酯化成在同一个分子上既有长链脂肪酸又含有中链脂肪酸的结构脂肪分子。这样就随机产生了6种分子构型，其中包含化学混合前的2种构型，而结构化的新构型约占全部的70%。研究报道，结构脂肪乳比物理混合的中长链脂肪乳在促进氮平衡和改善肝脏蛋白质合成等方面更具有一定优势。

4. **鱼油脂肪乳注射液** 鱼油属于 ω−3 多不饱和脂肪酸，包括二十碳五烯酸（EPA）和二十二碳六烯酸（DHA）。研究报道，两者体内代谢衍生物（如前列环素和血栓素等）的活性远低于 ω−6 系，因而 ω−3 脂肪酸在保护组织微循环及机体免疫功能、对抗肿瘤、抗凝、抗炎等方面具有一定作用。

普通脂肪乳多为大豆油、红花油和椰子油等植物来源，$\omega-3$含量很低。补充鱼油脂肪乳，具有改善一定临床结局的作用。需要注意的是，鱼油脂肪乳不能作为肠外营养中唯一的脂肪来源，需要与普通脂肪乳搭配使用，因为鱼油脂肪乳中缺少$\omega-6$系的必需脂肪酸——亚油酸。

5. 多种油脂肪乳（SMOF）注射液 指由大豆油（soybean）、中链三酰甘油（medium chain triglycerides，MCT）、橄榄油（olive oil）、鱼油（fish oil）和维生素E物理混合而成的脂肪乳注射液。这种新的配方调整了$\omega-3$与$\omega-6$脂肪的比例，具有调节免疫和抗炎等作用。研究报道，SMOF具有改善炎症平衡、控制血脂水平、维持肝功能、抑制脂质过氧化和氧化应激、减少感染并发症和缩短住院时间等功能。

（三）多腔袋肠外营养制剂

由于配制肠外营养液需要一定的配制环境和复杂的配制过程，不便于临床的使用。此外，由于肠外营养液的配制操作步骤较多，还具有引入污染物的风险。为满足临床需求，制药企业开发了即用型预混式多腔袋肠外营养产品。目前国内市售的品种主要有"双腔袋"（葡萄糖、氨基酸）和"三腔袋"（葡萄糖、氨基酸、脂肪乳）。这两类产品都是将不同成分分置于不同腔室，使用前只需按说明挤压开密封条，即可将各腔溶液混合。

国内首个上市的三腔袋产品为脂肪乳氨基酸（17）葡萄糖（11%）注射液，其内含有葡萄糖、18种氨基酸、20%长链脂肪乳及钠、钾、镁、钙、磷等电解质，可根据需要额外添加所需的营养素，如维生素、微量元素、甘油磷酸钠等制剂。此外，三腔袋产品还有脂肪乳氨基酸（17）葡萄糖（19%）和脂肪乳（10%）/氨基酸（15）/葡萄糖（20%）注射液。

"双腔袋"产品为氨基酸葡萄糖注射液，其规格有两种：1L：5.5%氨基酸-电解质溶液500ml+20%葡萄糖-氯化钙溶液500ml；2L：5%氨基酸-电解质溶液1000ml+15%葡萄糖-氯化钙溶液1000ml。双腔袋因只含有葡萄糖和氨基酸两大营养素，在使用时还需添加脂肪乳注射液，可根据临床需求选择不同的脂肪乳和剂量。

（四）维生素、电解质及微量元素

1. 维生素 是参与机体多种营养物质的代谢、促进生长发育、维持人体生理功能等过程所必需的一类小分子有机化合物。大多数维生素不能由机体自身合成，必须从外界获取，仅少数可在人体内合成或由肠道细菌产生。如果由于疾病或长期摄取不足，就会导致维生素缺乏症。依据其溶解性可分为脂溶性维生素及水溶性维生素两大类。水溶性维生素包括维生素B_1、维生素B_2、维生素B_6、维生素B_{12}、烟酸、叶酸、维生素C和生物素等；脂溶性维生素包括维生素A、维生素D、维生素E、维生素K。在肠外营养支持中，应注意维生素的补充，不足或过量都属于不合理应用。目前，市售的复合维生素制剂主要有脂溶性维生素注射液（Ⅰ）、脂溶性维生素注射液（Ⅱ）、注射用水溶性维生素、注射用多种维生素（12）、注射用12种复合维生素等。通常情况下，每日一支即可满足一天的维生素需求，但需要注意"注射用多种维生素（12）"与"注射用12种复合维生素"中不含维生素K，因此若有需要应单独补充。

2. 电解质 电解质广泛分布在细胞内外，参与体内许多重要的功能和代谢活动，对正常生命活动的维持起着非常重要的作用。肠外营养支持时需补充钠、钾、钙、镁、磷及氯等电解质，维持水电解质平衡。

常见的电解质制剂有：0.9%氯化钠、10%氯化钠、10%氯化钾、15%氯化钾、10%葡萄糖酸钙、10%硫酸镁、25%硫酸镁、复合磷酸氢钾和甘油磷酸钠等。复合磷酸氢钾属于无机磷酸盐制剂，配制不当易与钙离子生成磷酸钙沉淀，严重时危及患者生命。正因如此，复合磷酸氢钾目前临床已较少使用，而被甘油磷酸钠取代。后者与钙离子无配伍禁忌，可被安全用于肠外营养液。电解质紊乱是肠外营养支持常见的代谢性并发症，因而应根据患者的个体化需求补充电解质。尤其是，甘油磷酸钠的补充可预防再喂养综合征（refeeding syndrome，RFS）的发生。需注意的是，肠外营养液不用于纠正严重电解质紊乱。因此肠外营养液中不宜加入过多的电解质。

3. 微量元素　人体是由50多种元素所组成。根据元素在人体内的含量不同，可分为宏量元素和微量元素两大类。占人体总重量的万分之一以上的元素，如碳、氢、氧、氮、磷、硫、钙、镁、钠、钾等，称为常量元素；占人体总重量的万分之一以下的元素，如铁、锌、铜、锰、铬、硒、钼、钴、氟等，称为微量元素。虽然微量元素在体内含量不多，但这些元素参与体内酶的组成、营养物质的代谢、上皮生长、创伤愈合等生理过程，对人体有着至关重要的作用。摄入过量、不足、不平衡都会引起人体生理的异常或发生疾病。

临床常用的多种微量元素制剂有：注射用多种微量元素（Ⅰ）和注射用多种微量元素（Ⅱ），前者用于婴幼儿，后者用于成人。通常情况下，每日一支即可满足一天的微量元素需求。肠外营养支持尤其是全肠外营养支持，应注意微量元素的补充。

二、肠外营养液的相容性与稳定性

（一）肠外营养液的相容性

掌握并运用相容性（compatibility）的相关知识，是药师能够发挥不可替代作用的环节。若药师能在医师开具处方时给予建议，则能减少审核处方时发生的问题与差错，从而使防范差错的关口前移，促进符合流程的优化管理，降低风险并减少浪费。

两种物质是否相容主要有两个因素。一是两种物质本身固有的性质，二是混合时的浓度。此外，还受温度、湿度、光照和离子强度等因素的影响。肠外营养液本身是一种多组分的混合液，含有氨基酸、葡萄糖和脂肪乳，是高渗溶液。肠外营养支持时，患者通常还会接受其他药物治疗，因而除TNA组分间的相容性之外，还应审查药品与TNA的相容性、药品与TNA在Y型管中的相容性。因此不能简单的对某两种物质给出是否相容的结论，还应考虑混合浓度与混合方法等限定条件。

1. 磷酸钙沉淀反应　有关钙和磷在肠外营养液中形成磷酸钙沉淀问题的研究很多，其沉淀的形成过程是复杂的，而且临床发生情况也各不相同，一旦发生风险很高。1994年美国FDA曾对肠外营养液出现磷酸钙沉淀致死事件发布过警告。两名患者因输入肠外营养液后，死于呼吸衰竭。尸检报告显示，患者具有肺部弥漫性肺毛细血管血栓，其栓子（embolus）主要成分为磷酸钙，系因磷酸钾与葡萄糖酸钙配制不当造成。国内有些医院选用的复合磷酸氢钾注射液为无机磷制剂，在使用时应特别注意。研究表明，甘油磷酸钠（有机磷制剂）不会与钙离子发生沉淀反应，但是应警惕其他含磷的注射液，如不同厂牌的"果糖二磷酸钠""复方氨基酸注射液"等溶液与钙离子的配伍问题，特别是有些制剂辅料中含有磷酸盐成分。

钙盐和磷酸盐在TNA中的配伍主要依赖于溶解度和浓度。磷酸钙的形成与离子浓度、溶液pH、氨基酸中磷酸盐含量、氨基酸浓度、钙和磷添加剂的形式、混合顺序、温度、配液者操作等多种因素相关。

配制肠外营养液时先加入磷制剂，最后加入钙制剂，而且混合过程中的振摇操作非常重要，应及时减少溶液中离子集中碰撞的机会。另外，加入钙制剂后应检查溶液澄明度，有助于肉眼发现沉淀，而后再加入脂肪乳注射液。不同的钙制剂对磷酸钙的形成也有影响，氯化钙比葡萄糖酸钙更容易形成磷酸钙沉淀。

葡萄糖可与钙、磷形成可溶性的复合物，因而提高葡萄糖浓度可提高磷酸钙的溶解度。氨基酸也可与钙、磷形成可溶性复合物，这种复合物形成的能力与氨基酸的浓度和品牌有相关。国外氨基酸厂商会提供不同的钙磷曲线，以帮助药师判断是否生成沉淀。温度的升高会导致钙离子解离增多，导致更多的钙离子参与磷酸钙沉淀的形成。降低溶液pH有助于磷酸钙沉淀的溶解，有些氨基酸注射液含有盐酸半胱氨酸成分，能降低溶液pH。

2. 草酸钙沉淀反应 维生素C的化学性质不稳定，易降解为草酸，并与钙离子形成草酸钙沉淀，配制时应注意顺序。此外，配制时维生素C不可与葡萄糖酸钙直接接触。

3. 胰岛素 胰岛素与肠外营养液无配伍问题，可按照1g葡萄糖0.1U胰岛素的比例加入到肠外营养液中，并混合均匀。但是在实际工作中这样做也有一定的问题，需要考虑所选用的输液包装与管线的材质。如聚氯乙烯（PVC）材质的输液袋会对胰岛素产生吸收作用，因此应尽量使用乙烯-乙酸乙烯共聚物（EVA）材质的输液袋。此外，添加过多胰岛素后一旦患者在输注中途出现低血糖，只能选择舍弃剩余肠外营养液，造成医疗资源浪费，而重新配制又会给患者造成一定的经济负担。因此通常建议胰岛素单独输注，有条件的可以选择注射泵单独泵入胰岛素。此外，只有胰岛素注射液（常规胰岛素）才能加入肠外营养液中，而预混胰岛素与长效胰岛素禁止加入。

PVC与EVA材质的输液袋均会对胰岛素产生吸附作用（胰岛素被吸附在输液袋内壁），因此最初输入患者体内的胰岛素量相对较少，大量的胰岛素集中在最后少量的液体中，浓度偏大，易导致患者血糖不稳定，所以配制中要混合均匀。引发低血糖的原因还有胰岛素用量过大、突然停止肠外营养输注等。

4. 其他 文献报道门冬氨酸钾镁注射液、多种微量元素注射液、维生素C注射液、葡萄糖酸钙两两之间混合会发生颜色变化，存在配伍禁忌。维生素C、水溶性维生素、脂溶性维生素、多种微量元素等药物由于自身容易氧化分解，故需在加入肠外营养液后24小时内使用。

丙氨酰谷氨酰胺需与复方氨基酸溶液一起使用，鱼油脂肪乳需与脂肪乳注射液一起使用。这两者不属于相容性问题，而属于"合理性"问题。丙氨酰谷氨酰胺与鱼油脂肪乳分别作为营养支持给予时，两者成分过于单一，无法独自承担补充氨基酸或脂肪乳的功能，应避免单独使用。此外，丙氨酰谷氨酰胺渗透压摩尔浓度较高，约为1000mOsm/kg，应按说明书要求稀释后使用。

对其他药物能否加入肠外营养液中的判断较为复杂。因为不同肠外营养液中成分较为复杂，脂肪乳剂、氨基酸、电解质等药物的类型与浓度各不相同，所以对某特定的肠外营养液考虑配伍问题时应当慎重。

（二）肠外营养液的稳定性

1. 脂肪乳的稳定性 脂肪乳剂属热力学不稳定的非均匀相分散体系，容易发生分层、絮凝、转相、合并与破裂等变化。USP规定脂肪乳平均粒径（mean droplet size，MDS）应小于0.5μm，这一指标反映生产厂家的生产水平。粒径大于5μm的百分比（percent of fat>5μm，

PFAT5）应小于0.05％，这一指标反映了脂肪乳的稳定性。PFAT5能影响脂肪廓清，人体最细的毛细血管直径约5μm，故PFAT5可沉积于肺毛细血管，进而导致呼吸衰竭。PFAT5若超过0.4％则会导致脂肪乳注射液油水两相分离或破乳。

电解质会影响脂肪乳的稳定性，阳离子可中和脂肪乳滴表面负电荷，改变其表面的ζ电位（Zeta电位），导致表面斥力消失，乳滴聚集合并，最终破坏稳定性，严重的还会引起油脂分层（肠外营养液表面漂浮一层淡黄色油脂）无法恢复，所以禁止将浓电解质直接加入到脂肪乳中。阳离子的价位越高，中和负电位的能力越强。通常控制肠外营养液中一价阳离子的浓度上限为130~150mmol/L，二价阳离子的浓度上限为5~8mmol/L。

脂肪乳的浓度会影响其自身稳定性，也会影响肠外营养液中其他脂溶性制剂的稳定性。如脂肪乳浓度过低则无法保持乳滴之间的斥力，当肠外营养液中没有脂肪乳存在时，不能添加脂溶性维生素注射液，因后者也是一种乳剂。

2. 氨基酸的稳定性　按照国家质量标准，氨基酸注射液的外观为无色或几乎无色及微黄色的澄明液体。氨基酸的稳定性可以从外观颜色直接判断，即TNA配制后若从新配制的无色澄清或微黄色变为黄色、红色甚至棕色，就表明其稳定性已发生变化。高温和光照也是影响氨基酸稳定性的因素。通常来讲，TNA中的氨基酸较为稳定。

3. 维生素的稳定性　多数维生素容易受光降解作用的影响，而加入脂肪乳剂对光线有一定的遮蔽作用。此外，PVC袋、输液管等对某些维生素具有吸附作用，如维生素A和维生素C。

4. pH对稳定性的影响　在肠外营养液的组分中葡萄糖溶液的pH为3.5~5.5，氯化钠溶液的pH为4.5~7.0，脂肪乳剂的pH为8左右。葡萄糖溶液与氯化钠溶液的pH范围波动较大，在生产中存在因批间差异造成酸性条件不稳定的情况。氨基酸因其分子结构特点，具备缓冲能力，且氨基酸量越大，其缓冲调节pH的能力越强。

肠外营养液的pH偏高可对微量元素产生沉淀，使葡萄糖及氨基酸发生褐变反应，也会导致水溶性维生素的结构不稳定，而pH偏低则会降低脂肪乳滴表面的负电位，减弱乳滴间的排斥力，对脂肪乳的稳定性产生不利影响。

人体血液的正常pH为7.35~7.45，可通过缓冲系统、肺、肾脏、离子交换等4个方面来调节和维持。一般血液的pH低于7.0或超过7.8会引起酸中毒或碱中毒，因此应避免短时间内将大量过低或过高pH的液体输入体内。

另外，光照、温度和包材等也会影响TNA的稳定性。

三、肠外营养液的配制

肠外营养液的配制是一项十分繁琐和复杂的过程，配制过程必需保证药品的稳定性以及安全性，其基本配制顺序如下。

（1）将磷酸盐制剂加入至氨基酸或高浓度葡萄糖溶液（如50%葡萄糖注射液）。

（2）将多种微量元素、其他电解质加入氨基酸溶液或葡萄糖溶液中（与步骤非同一瓶）；电解质也可加入至氯化钠注射液或葡萄糖氯化钠注射液中。

（3）将脂溶性维生素加入至水溶性维生素中，充分溶解后加入脂肪乳中；复合维生素制剂（含脂溶性和水溶性维生素）可用5%葡萄糖溶液溶解稀释。

（4）将上述溶液混合于三升袋中，肉眼检查输液袋内有无混浊、异物、变色以及沉淀生成，后加入脂肪乳注射液。因脂肪乳有遮蔽效应，故澄明度检查必须在脂肪乳加入前完成。

（5）在混合过程中，应不断振摇三升袋，使其快速混合均匀。配制后排净残存在输液袋内的空气，悬挂15~20分钟，观察药液有无异常情况发生。

肠外营养液应现用现配，在保证配伍禁忌、脂肪乳稳定性的基础上，且不添加水溶性维生素、脂溶性维生素、微量元素、甘油磷酸钠时，可于EVA（乙烯-乙酸乙烯酯，即非聚氯乙烯PVC）三升袋中2~8℃保存72小时；由于在脂肪乳存在的情况下，PVC会析出DEHP（邻苯二甲酸二乙基乙酯），因此不推荐使用PVC材质三升袋。

四、肠外营养液的输注途径

肠外营养液配制后，需通过静脉输入至患者体内，按静脉血管的选择，输注途径可分为周围静脉营养（peripheral parenteral nutrition，PPN）和中心静脉营养（central parenteral nutrition，CPN）。相应的静脉置管则可分为周围静脉置管（peripheral venous catheter，PVC）与中心静脉置管（central venous catheter，CVC）。中心静脉置管又分为经外周穿刺置入中心静脉导管（peripherally inserted central catheter，PICC）、直接经皮穿刺中心静脉置管、隧道式中心静脉置管（central venous tunnel catheter，CVTC）、输液港（port）等。

（一）周围静脉

周围静脉属于浅表静脉，适用于短期输注肠外营养或中心静脉置管禁忌的患者。美国静脉输液护理协会（infusion nurses society，INS）推荐浓度超过10%葡萄糖或5%氨基酸的肠外营养液、pH低于5或大于9的液体及渗透浓度高于500mOsm/L的液体，均不适合经外周静脉输注。也有研究表明当液体渗透浓度高于600~800mOsm/L时，易引起静脉炎的发生。然而，肠外营养液渗透浓度通常都大于900mOsm/L，因此长期外周输注肠外营养液易引起静脉炎。中华医学会肠外肠内营养学分会指南推荐：预计输注肠外营养液大于10~14天的，建议采用中心静脉置管。若无条件，可采用降低输注速度、更换注射部位等方法减少静脉炎的发生。另外，也有一些商业化多腔袋适合于外周静脉输注。PPN时大多选择上肢周围静脉，而下肢周围静脉因血栓性静脉炎的风险高以及影响患者行动，不适合PPN。

（二）中心静脉

与外周静脉比较，中心静脉血流速度更高、直径更大。例如，上腔静脉的血液流速为2~2.5L/min，而手背与前臂外周静脉的血液流速不足95ml/min；上腔静脉的直径接近20mm，而头静脉和贵要静脉仅有6~8mm。因此中心静脉适合于渗透压高、刺激性较大的药物。选择中心静脉输注的适应证包括：外周静脉条件差，难以输注药物；危重患者抢救时；预计输液超过1周；输注刺激性较大的药物，如化疗药、高渗肠外营养液、大剂量补钾等。

五、肠外营养的药学监护

营养支持药师应该每日监测患者的疾病状态和生理状态的变化，核实营养制剂的具体使用情况，如输注途径、时间、患者耐受情况、不良反应和营养支持并发症等；实施患者用药教育，使患者知晓目前的营养支持状况及注意事项。肠外营养监护应包括：体重变化、出入量、耐受情况、实验室检查值、营养状况指标的变化、患者水化情况、营养缺乏或过量的表现、用药情况和药物相互作用等。

（一）患者生化指标

对评定营养状态的实验室检查，如白蛋白、转铁蛋白、视黄醇结合蛋白、前白蛋白等，了解其半衰期及其表达营养状态的含义；了解肝功能、肾功能、血脂、血常规等生化指标，并会解读相关临床含义。临床药师在平日的查房中应记录这些数值的变化情况，并随之调整营养支持方案。

（二）肠外营养的并发症

肠外营养的并发症包括：静脉导管相关性并发症、感染性并发症和代谢性并发症，例如气胸、空气栓塞、导管堵塞；高血糖、低血糖、高三酰甘油血症、电解质紊乱、必需脂肪酸缺乏、肾前性氮质血症；胆汁淤积、胃肠萎缩；导管相关性感染等。

第五节　肠内营养

肠内营养（enteral nutrition，EN）是指将需少量消化过程或不需消化过程就能吸收的营养制剂，通过消化道置管（或造口）或口服的方法，为患者提供所需的营养素。近20多年来，随着肠内营养、置管途径及器械装置配套的不断进步，肠内营养的临床应用稳步增加，对于临床需要营养支持的患者，只要胃肠道功能允许，就应首选肠内营养。

肠内营养主要适用于具有一定胃肠道功能患者，其适应证包括：①经口摄食不能、不足或禁忌；②胃肠道疾病：短肠综合征、肠瘘、炎性肠病、胰腺炎或胰腺癌；③营养不良或营养风险筛查（NRS2002）评分≥3分；④结肠术前准备、消化道术后、具有营养风险的肿瘤患者。当胃肠道有功能，患者口服饮食尚不能适应需求，应选择肠内营养。

胃肠道功能障碍是肠内营养应用的禁忌，包括机械性肠梗阻、严重呕吐或腹泻、麻痹性肠梗阻、恶心和呕吐无法用药物控制、严重短肠综合征等。下列情况禁用肠内营养：手术后持续肠梗阻、高流量近段肠瘘、严重胃肠道吸收不良、无法放置喂养管、预计少于5~7天即可满足营养需求、休克以及胃肠道缺血等。

一、肠内营养制剂的分类

肠内营养所含有的营养素与肠外营养几乎相同，但不同于肠外营养，我们几乎无法对肠内营养的配方组分进行调整。这是因为肠内营养制剂都是市售的整体配方，我们无法对其中某种营养素进行调整。因此对于肠内营养为患者选择适当的制剂是至关重要的。药师应熟知肠内营养制剂的分类以及不同类型的特点。

根据疾病的生理、氮源组成方式、剂型等，肠内营养制剂分为多种类型。最常见的是按照氮源的组成分类，包括氨基酸型、短肽型和整蛋白型，其中氨基酸型和短肽型又称为要素型。

（一）要素型肠内营养制剂

要素型肠内营养制剂是以要素形式（小分子），即氨基酸或短肽、葡萄糖、脂肪、电解质和维生素等组成的混合物。市售制剂有肠内营养粉（AA）、肠内营养混悬液（SP）和肠内营养粉（SP）。要素型的最大特点是无需消化即可直接被胃肠道吸收，无需胃、胰、胆等消化液的作用，可直接或稍加消化即可被胃肠道吸收利用，而且吸收完全，特别适合于胃肠道功能受损的患者。与整蛋白型相比，要素型肠内营养制剂一般不含纤维素，故残渣极少，因此具有粪便体积小的优点。缺点是气味及口感不佳，适合于管饲。此外，要素型肠内营养制剂由于分子数量较多渗透压较高，易引起腹泻。

（二）整蛋白型肠内营养制剂

整蛋白型肠内营养制剂的蛋白质分子量相对较大，渗透压接近等渗。口感较好，既可口服，又能管饲，适用于胃肠功能较好的住院患者和家庭患者。市售制剂有肠内营养乳剂（TP）、肠内营养粉剂（TP）和肠内营养混悬液（TPF）等。

整蛋白型肠内营养制剂中的蛋白质多来源于动物蛋白（如牛奶中的酪蛋白、鸡蛋蛋白）和植物蛋白（大豆蛋白、小麦蛋白）。动物蛋白富含必需氨基酸，更易吸收；而植物蛋白中的大豆蛋白营养价值高，适用于牛奶蛋白过敏的患者。整蛋白型肠内营养制剂的蛋白质占总能量的15%~20%，非蛋白热卡：氮（NPC：N）约为75：1~225：1。

（三）疾病适用型肠内营养制剂

一些肠内营养制剂是为某类疾病设计的，如糖尿病型、肿瘤型、高能量型和肝胆疾病型等制剂。

二、肠内营养制剂的选择

肠内营养制剂的选择主要基于总营养需求、液体需求以及患者消化吸收功能受损的程度。市售的肠内营养制剂能量密度一般分为1~1.5 kcal/ml，但作为临床药师应掌握肠内营养制剂之间的区别，帮助医师选择合适的制剂。

1. 碳水化合物来源　主要包括蔗糖、麦芽糖糊精、玉米淀粉、木薯淀粉和果糖等，其中木薯淀粉和果糖通常用于糖尿病型肠内营养制剂；有些制剂不含乳糖或含量较少可以忽略，适用于乳糖不耐受的患者。

2. 蛋白质来源　主要包括大豆蛋白、酪蛋白、水解乳清蛋白与氨基酸，其中氨基酸型肠内营养制剂因其无需过多消化且吸收最为完全，适合用于消化吸收功能障碍的患者，但其渗透压摩尔浓度最高，较易引起腹泻。整蛋白型肠内营养制剂适合用于消化吸收功能正常的患者，可帮助刺激消化液分泌，价格也较便宜。短肽型肠内营养制剂位于两者之间，水解乳清蛋白可在小肠黏膜水解后入血，容易被机体利用，但是需注意患者是否对大豆、牛奶等食物过敏，应预防这种交叉过敏的可能性。

衡量蛋白质含量通常用非蛋白热卡：氮（NPC：N）来表示。标准处方NPC：N约为（140~200）：1；低蛋白配方NPC：N可达250：1，适用于肾病等对蛋白质需求受限的患者；高蛋白配方NPC：N为（75~130）：1，适用于创伤或急症期等高代谢患者。

3. 脂肪来源　多为植物来源，如大豆油、红花油、椰子油、玉米油、菜籽油、葵花籽油，也有动物来源，如鱼油。其中鱼油具有抗炎、抗肿瘤等功能。除了来源，脂肪含量也是选择营养制剂时需要考虑的问题。例如，低脂配方可减少对胰腺分泌和消化液分泌的刺激，无需或较少消化液即可消化吸收；高脂配方适合于肿瘤恶液质等高分解代谢患者及肺病患者。有些制剂富含MCT，与LCT比较，可通过门静脉吸收，无需经过淋巴管，故可用于淋巴管转运异常及肝胆功能障碍患者，如小肠淋巴管扩张症。此外，MCT的优点还包括吸收时对胰酶和胆盐的依赖性相对较小，其代谢较快且不依赖于左卡尼汀。

三、肠内营养的输注途径

临床肠内营养支持的方式主要有经口和管饲途径。管饲的方式主要有鼻饲和造口术。根据导管末端位置，可分为胃、十二指肠与空肠等形式。这种"入口"+"送达部位"或

"入口"的形式构成了管饲的常见命名，如鼻胃管、鼻十二指肠管、鼻空肠管、咽造口、胃造口、空肠造口等。其中经鼻途径方式的管饲是无创的，而造口形式是有创的。目前，在有创口中经皮内镜胃造口（percutaneous endoscopic gastrostomy，PEG）和经皮内镜空肠造口（percutaneous endoscopic jejunostomy，PEJ）两者属于微创，但是在某些情况下（如胃肠外科手术）直接在术中造口十分方便。

目前，管饲输注方式有连续输注、循环输注、间断输注和间断推注4种方式。连续输注是指24小时持续输注，通常使用肠内营养输注泵（enteral feeding pump）输注；循环输注是指在几小时内持续输注；间断输注是指每天3~6次每次30~60分钟，通过重力滴注或肠内营养输注泵输注；间断推注指每日6~8次，每次200~300ml，在15~20分钟内将肠内营养液推入。间断推注仅可用胃管，更接近生理过程。

四、肠内营养的药学监护

肠内营养的监护与肠外营养基本相同。肠内营养并发症主要包括消化道并发症、机械性并发症、导管性并发症和代谢性并发症。

1. **消化道并发症** 腹泻是肠内营养最为常见的并发症，在一些特定的患者中发生率可高达60%。腹泻的发生往往与肠内营养使用不当有关（如温度过低、输注速度过快、乳糖不耐受、麦胶性肠病等），可以通过合理应用及更换适宜的制剂（如含纤维素的制剂）避免或减少发生率。其他因素也会导致腹泻，如抗生素相关性腹泻、感染性腹泻和脂肪吸收不良等。

2. **机械性并发症** 误吸发生率为1%~4%，易导致吸入性肺炎，严重时可危及生命。为了减少误吸的风险，将患者床头抬高30°~45°，并在喂养结束后保持30分钟。胃潴留时易发生胃食管反流，可使误吸风险增高。

3. **导管性并发症** 导管移位和导管堵塞是常见的导管性并发症。前者主要因操作不当及患者自身原因造成，后者主要因导管使用过程造成。导管堵塞多是由于喂养前后没有冲管、加入某些不溶性药物、随意将食物通过喂养管给予等原因造成。如发生堵塞，可尝试用碳酸氢钠通管。

4. **代谢性并发症** 虽然肠内营养所引起的代谢性并发症较肠外营养低，但是常见类型与肠外营养相似，包括水电解质紊乱、血糖紊乱、再喂养综合征等。

第六节 临床药师与营养支持

美国肠外肠内营养学会（American Society for Parenteral and Enteral Nutrition，ASPEN）2008年的一项调查显示，会员的13.7%为药师，其数量仅次于营养师（64.1%）和医师（14.2%），排为第3位，结果表明药师作为营养支持小组（NST）的一员，扮演着不可或缺的角色。营养支持是一门复杂度高、专业性强的学科，在美国这一行业的医务工作者需经资格认证方可从业。临床药师可以通过ASPEN的国家营养支持认证委员会（National Board for Nutrition Support Certification，NBNSC）或药学专业委员会（Board of Pharmacy Specialties，BPS）的注册营养支持药剂师（Board Certified Nutrition Support Pharmacist，BCNSP）考试等获得营养支持专业专科药师资格。国内目前尚无此类认证，但2011年卫生部临床药师培训专业中增设了"肠外肠内营养支持临床药师"项目，表明国内也对营养支持临床药师专业人员的需求增高，已开展相关规范化培训。中华医学会肠外肠内营养学分会药学协作组自2016年开展"营养支持药师短训班"，自2018年开展"肠外营养液规范化配制培训（TNA Compounding Training，TNACT）"，几年来也培养了一批营养支持药师。

在美国，首先临床医师判断患者是否需要给予营养支持，然后营养师会对患者进行营养风险筛查并判断患者是否需要肠外营养支持。若患者需要肠外营养支持，则临床药师会为患者制定肠外营养处方，随后每日进行监测。通常，每隔3~4天临床药师会对患者的PN处方进行修改，因为其实验室指标值及能量需求已发生变化，这样才能真正做到个体化、持续化营养支持，减少PN并发症，使药品使用也更为合理。EN的工作模式也略同于PN。2015年ASPEN正式发表了 *standards of practice for nutrition support pharmacists* 一文，规范了营养支持药师的工作范畴及工作任务。近几年，随着我国营养支持临床药师队伍的建设，不少医院构建了自己的工作模式，成立了NST小组，并通过会诊模式间接开具处方，通过患者监测开展药学服务，在NST团队中临床营养药师越来越多地发挥专业指导作用。

2013年6月1日，在陕西省西安市召开的第七届全国肠外肠内营养学大会上，由中华医学会肠外肠内营养学分会（Chinese Society of Parenteral and Enteral Nutrition，CSPEN）主任委员兼大会主席蔡威教授宣布在CSPEN下成立药学协作组，标志着临床营养支持治疗需要药师群体的参与，也标志着肠外肠内营养学专业对药师的认可。CSPEN药学协作组的成立旨在加强药师与临床医师、营养师及护士之间的协作，不断探索和完善NST工作模式，开展相关药学研究，进一步推动肠外肠内营养支持治疗的规范应用。临床药师可在下列临床工作中发挥自身的价值。

（1）临床药师可对患者进行简单的营养风险筛查，用以判断患者是否有营养支持治疗的适应证，并根据患者有无胃肠道功能对医嘱中营养支持治疗途径进行审核。

（2）若患者使用肠外营养液，药师可发挥重要作用。众所周知，肠外营养液处方开具不当或配制不当，其配伍变化与稳定性等问题可能会导致肺毛细血管栓塞和呼吸衰竭，严重的危及患者生命安全。临床药师的优势在于，医师开具处方时即可帮助医师把关配伍等问题，而不是到了配制时再行审核。除此之外，药师擅长离子限量、pH、渗透浓度等方面计算，构成患者用药监护的一部分。

（3）关注药物相互作用的影响（如药物-药物、药物-食物、药物-疾病、药物-实验室检查、药物-输液器材等相互作用）可帮助临床医师规避此类问题，或解释因相互作用造成的药动学、药效学的变化。例如，透析对药物的影响、高脂饮食对口服药物的影响以及PVC容器对胰岛素的吸附等。

（4）在用药监护与患者用药教育中临床药师发挥着重要的作用。药师熟知药物的用法、注意事项与不良反应，如剂量、溶媒的选择、配制方法、输注途径、输注速度、常见不良反应等问题，能在患者用药前告知患者如何正确使用药物和贮存，并告知用药可能出现的情况，协助医师解决患者治疗中出现的用药问题。

（5）临床药师为医师提供特殊人群（如老年、儿童、妊娠期妇女、哺乳期妇女、肝功能不全和肾功能不全等患者）的用药安全性、剂量调整和药动学变化等信息，例如，提供不同类型氨基酸注射液的选择、老年患者剂量调整、肾功能不全患者磷摄入的限制等。临床药师将中立客观的专业药物信息提供给临床医师与护士，便于对患者诊治。

总之，临床药师通过开展营养支持和临床用药相关的研究，探索药品安全性、合理性及有效性等，为临床实践提供更多的依据，最终为改善患者用药提供支持。

扫码"练一练"

（赵　彬　都丽萍）

第十二章　医院药学人员的职业道德

扫码"学一学"

人才素质包括政治思想素质、专业技术素质、文化知识素质、心理素质和健康素质。因此，作为一名医院药学人员，除了应该完全掌握所有的药学基本知识和技能，还必须学习药学职业道德，这样才能成为合格的药学工作者。用历史的、唯物的方法，自我修养和理论联系实际的方法学习和研究药学伦理学，对于提高全体药学人员的药学道德素质，调整药学人员与患者、药学人员与非药学人员，药学人员之间以及药学人员与社会之间的关系，树立以患者为中心的思想，真正处理好人际关系和摆正个人与社会的关系，具有十分重要的作用。

第一节　药学伦理学的概念

一、伦理学与药学伦理学

伦理学是哲学的分支学科之一，是一种道德哲学，是研究道德的思想、理论和行为的科学。伦理思想是道德关系的理论表现，道德关系是伦理思想的源泉。

药学伦理学是运用伦理学的原理、思想和方法研究药学道德的本质、理论、关系、意识、人们的行为准则与规范和发展规律的一门学科。

医院药学道德是调整药学人员与患者、药学人员之间以及药学人员与社会等方面关系的基本行为准则与规范。每一方面具体的道德准则、道德规范、道德实践和道德评价等内容会略有不同，但基本的道德原则和意识是一致的，都要符合以患者为中心，救死扶伤，实行人道主义，为人民防病治病提供安全、有效、经济的优质药品，以及全心全意为人民服务，这一药学道德的基本原则。

二、药学伦理学的研究内容与任务

（一）药学伦理学的研究内容

社会主义的药学伦理学是以马克思主义理论、立场与方法，研究阐明关于药学道德本质和发展规律的科学。药学道德是一种职业道德，它是药学领域各行业职业实践中形成的，是整个社会道德体系中的一个组成部分，受阶级道德的影响与制约。

药学伦理学主要研究下列内容。

（1）研究药学道德的起源、本质及发展规律，各时期的药学道德现象和药学道德关系，以及其与政治、经济、法律、哲学等的关系。

（2）研究有中国特色社会主义药学道德现象、药学道德关系和药学道德形成、特点及发展规律。

（3）研究药学领域内各行业药学道德的基本原则，药学道德范畴和药学道德准则与规范。

（4）研究药学道德教育、药学道德修养和药学道德评价的实践与方法。

（5）研究药学领域各行业与患者或服务对象以及与社会之间的道德关系。

（二）药学伦理学的任务

社会主义药学伦理学的主要任务有以下几点。

（1）通过学习与实践，使药学人员掌握药学伦理学知识。药学人员只有学习具有中国特色社会主义药学道德的本质和发展规律，掌握药学道德的范畴、准则和规范，明确本人的定位和职责，才能树立正确的人生观，养成优良的药学道德意识，树立热爱祖国，热爱专业，遵纪守法，刻苦钻研业务，对技术精益求精，全心全意为人民健康服务的观念。

（2）树立正确的药学道德观，并在实践中完善自我。药学人员进行具体的职业道德教育，批判、清除旧的道德影响和不正之风，培养良好的药学道德，逐步形成科学的药学道德观，不断完善自我。

（3）增强药学人员分辨是非与善恶的能力，提高自身的药学道德修养。只有认真学习具有中国特色社会主义药学伦理学的基本理论、原则、规范和准则，才能提高药学人员的道德修养，自觉抵制药学领域内的不正之风。

三、学习药学伦理学的意义

（一）建设有中国特色社会主义精神文明的需要

药学事业是医药卫生工作的重要组成部分，药学服务质量的优劣，直接关系到人民群众的健康。药学职业的特点要求所有从事药学技术工作的人员，必须具备社会主义道德的基本素质，而药学道德的主要社会职能是以社会主义的道德原则、行为规范和准则，影响促进药学人员与患者或其他服务对象之间、药学人员与其他医务人员之间、药学领域内各行业之间的相互关系。优良的药学道德对影响与调整人际间的关系，建立良好的正常工作秩序，改善工作作风和管理水平，以及工作效率的提高具有重要意义，对建设具有中国特色社会主义精神文明是十分有意义的。

（二）药学道德是药学人员素质的重要组成部分

药学人员的素质包括业务技术素质、政治思想素质、身体素质、心理素质等，技术和思想是最主要的两个方面。药学服务的对象是人，药学人员除需有较高专业技术知识外，还应具备高尚的思想素质，药学道德和药学专业知识水平直接关系到人民的用药安全和身体健康。只有既掌握现代药学技术知识，又具有崇高职业道德风尚的药学人员，才能真正做到全心全意为患者服务，为建设具有中国特色社会主义医药卫生事业做出贡献。

（三）崇高的药学道德是处理好人际关系和摆正个人与社会关系的重要因素

药学道德的原则和行为规范影响和调整着药学人员与患者、药学人员与非药学人员，药学人员之间以及药学人员与社会等方面的关系。药学人员与患者之间的关系是最主要的。只有具备高尚的药学职业道德，树立以患者为中心的思想，才能真正处理好人际关系和摆正个人与社会的关系。

（四）高尚的药学道德对药学科学的发展具有十分重要的作用

药学科学发展水平和药学道德是紧密相关的，每个时代的药学道德总是与当时药学科学发展相适应，如果药学道德不能随着药学科学的发展进行调整，就会阻碍、束缚药学科学的发展。

第二节 药学职业道德的基本原则与规范

法律是国家强制力保证其实施的行为规范体系，对人们行为的制约具有强制性。道德主要靠社会舆论、传统习惯、内心信念和教育的力量，来引导和规范人们的行为。法律侧重于惩治，而道德侧重于防范尚未发生的违法行为。

职业道德（professional ethics）是人们在职业活动、履行其职责和处理各种职业关系过程中，其思想和行为应遵循的特定的职业行为规范。职业道德内容主要由职业理想、职业态度、职业责任、职业技能、职业纪律、职业良心、职业荣誉及职业作风所构成。

药学职业道德是从事药学事业的人们应遵循的道德行为规范。古代医药业合一，医学职业道德中包含了药德，并在药学职业化过程中逐渐形成药学职业道德。因此药德和医德的基本精神是一致的，在具体原则和规范方面各有侧重。

一、药学职业道德的基本原则

职业道德原则（principle of professional ethics）是指反映某一发展阶段及特定社会背景之中职业道德的基本精神，是调节各种职业道德关系都必须遵循的根本准则和最高要求。

药学工作与人民健康紧密相关的特性决定了药学道德的基本原则是：以患者为中心，实行人道主义，救死扶伤，为人民防病治病提供安全、有效、经济的优质药品，全心全意为人民服务。药学职业道德具体原则包括：质量第一的原则、不伤害原则、公正原则、尊重原则。其特点如下。

（一）"救死扶伤，实行社会主义人道主义"体现了继承性和时代性的统一

社会主义人道主义是指体现社会主义伦理道德原则的人道主义，社会主义意识形态的组成部分。在伦理道德领域中调整人们之间相互关系的准则之一。它要求社会对个人以及人们相互之间关心和同情，尊重个人对社会作出的贡献，尊重人格，维护社会成员的基本权利，并促进全体社会主义劳动者的全面发展。它作为社会主义社会人们的伦理原则和道德规范，建立在社会主义的经济基础之上，同社会主义的政治制度相适应，以马克思主义世界观和历史观为理论基础。它是对以往历史上的人道主义和人道精神的批判、继承和发展。

救死扶伤是传统医药学道德的精华所在，它的核心是尊重人的生命，保护和治愈人的身体和心理疾病，关心和同情患者。在社会主义条件下，人与人之间的关系，成为互相关心、互相爱护、互相帮助和互相合作的同志关系，社会主义制度尊重人民、尊重人的价值。社会主义人道主义以唯物史观为基础，坚持个人利益和集体利益相统一，是符合绝大多数人的利益、现实的人道主义，也是革命的人道主义的继续和发展。

（二）以患者为中心，为人民防病治病提供安全、有效、经济、合理的优质药品和药学服务，是药学领域各行业药学人员共同的根本任务，也是药学职业道德的基本特点

药学服务的根本目的是保障人民健康。为此，药学人员的各项工作都必须要以患者为本，从治愈疾病和提高患者生活质量出发，改善、改革药学实践中的不足和问题，不断调整药学职业道德关系，保证每个药学人员具有高尚的思想品质，真心实意为患者提供药学服务。

对药学职业道德来说，首先要有不断提供优质的各种药品的观念，以满足人民群众防

病治病的需要。药品是防病治病，与疾病斗争的武器，药学人员应从每个时期防病治病需要的实际出发，不断研究开发和生产新药，这是药学人员的神圣职责，是药学职业道德的体现。

药品的合理使用，首先要考虑安全、有效、经济的临床应用原则，这也是国际上公认的药学职业道德。各国对新药审评批准上市，在药品疗效和不良反应上都有严格规定，且对新药上市后的监察十分重视，尤其是对该药的安全性要进行严格的监察，药品经济性也越来越引起药学界和社会各界的重视，这里所讲的经济性，是指药物经济学含义上的经济性，而不是指一般含义上价格最低的。

安全、有效、经济是辩证统一的关系，是相对的关系，而非绝对的，要根据每位患者具体病症而定，并坚持药品质量第一的思想，这也是药学职业道德原则，更是医院药学人员提供优良药学服务的基石。

（三）全心全意为人民服务，是药学职业道德的根本宗旨

药学人员为人民服务必须全心全意，要正确处理好个人与社会、与集体的关系。社会利益、国家利益包含了个人利益，只有社会发展，国家富强，才能获得丰富的个人利益，在个人利益与社会大众利益发生矛盾时，应牺牲个人利益。具体到药学人员应以患者为本，把救死扶伤、防病治病的需要作为一切工作的出发点，不怕劳苦，不计较个人得失，努力做好工作，主动热情地为患者提供有关药学方面的各种服务，对业务技术精益求精，刻苦钻研，不断充实自己，做一个真正"毫不利己，专门利人"，全心全意为人民服务的药学人员。

二、药学道德规范

药学道德规范（pharmaceutical morality code）是判断药学人员行为是非、善恶的标准，是药学人员在工作实践中形成的一定道德关系的反映和概括，它也是调整药学人员道德关系和道德行为的准则。药学道德规范具有相对的稳定性，但又不是一成不变的。它是随着社会的进步，人民要求的提高，而不断完善，以适应新形势的需要。

药学道德规范是调整和正确处理药学人员与服务对象之间、药学人员与社会之间以及药学人员之间的准则，是药学人员人际关系中的道德要求。药学道德规范是进行药学道德评价的直接尺度、是进行药学职业道德修养的主要内容、是实施依法生产、经营、管理药品的保证。

（一）药学道德规范的基本内容

1. 遵守社会公德　遵守社会公德是每个公民所应遵守的公共道德，药学人员也不例外。

2. 对工作、对事业极端负责　对工作、对事业极端负责是道德规范的重要内容。药学人员要全心全意为人民健康服务，要想在医药卫生事业发展中有所作为，就必须要有极端负责的态度。药学服务的对象是人民群众，其各个专业、各项工作直接或间接与患者健康状况、甚至与其生命有关。这就要求每个药学人员在工作中必须严肃认真，一丝不苟，严格执行规章制度和操作规程。

3. 对技术精益求精　对技术精益求精是药学道德规范的重要内容之一。科学技术的高速发展，要求药学人员必须有刻苦学习的精神，对科学技术精益求精的态度，才能掌握本学科国内外最新的发展动态和科研成果。只有拥有高水平的业务技术能力，才具备保障人民健康的基本条件。可见，对技术精益求精是全心全意为人民健康服务的基础。

4. 团结协作，共同为人民健康服务　团结协作，共同为人民健康服务是药学道德规范的重要内容。由于科学技术和药学学科的发展，专业越分越细，并形成很多交叉学科和边缘学科，这就需要在药学领域中相互密切配合，共同努力，才有可能取得成功。

5. 慎言守密　慎言守密是药学道德规范对药学人员言行的特殊要求。良好的言行有利于帮助患者在治疗疾病中建立良好的心理素质，促进康复有一定意义。患者为了尽快治好疾病，往往把与疾病有关的所有秘密告诉医药人员，对此，医药人员有职责为患者严守秘密。

6. 坚持社会效益和经济效益　坚持社会效益和经济效益并重是社会主义药学道德规范的基本要求。药品作为一种特殊的商品，既要重视其经济效益，更要重视其社会效益。

7. 文明礼貌　文明礼貌是社会主义公德的基本内容，是社会主义精神文明发展水平的表现，它反映了社会的道德风貌。药学人员的文明礼貌有其特殊意义，它是取得患者信任的重要条件之一，药学人员如能了解患者，体贴关心、同情患者，认真对待本岗位的工作，就能赢得患者的信赖与尊重，使患者处于良好的精神状态，增加与疾病斗争的信心。

8. 遵纪守法，廉洁奉公　遵纪守法，廉洁奉公是药学道德规范的重要基本内容。药学人员应严守药品管理法和有关药政法规和政府的法律法规，按法办事，按法规进行药学职业活动。

9. 共同努力，发展药学科学　共同努力，发展药学科学是药学道德规范对全体药学人员的要求。发展我国的现代药学科学，需要全体药学人员的共同努力，甚至需要几代药学人员的共同艰苦奋斗才能实现。为此，全体药学人员在各自平凡的工作岗位上要不懈地努力，不计较个人得失，相互合作，为社会主义药学科学的发展做出贡献，这是高尚药学道德的体现，也是新中国药学人员的道德责任。

（二）现行药学道德规范概况

目前各国就药学道德规范制定了各国的药学道德规范标准，在我国影响力比较大的药学道德规范如下。

1.《中国执业药师道德准则》（中国执业药师协会2006年发布，2009年修订）

（1）救死扶伤，不辱使命　执业药师应当将患者及公众的身体健康和生命安全放在首位，以我们的专业知识、技能和良知，尽心、尽职、尽责为患者及公众提供药品和药学服务。

（2）尊重患者，平等相待　执业药师应当尊重患者或消费者的价值观、知情权、自主权、隐私权，对待患者或消费者应不分年龄、性别、民族、信仰、职业、地位、贫富，一视同仁。

（3）依法执业，质量第一　执业药师应当遵守药品管理法律、法规，恪守职业道德，依法独立执业，确保药品质量和药学服务质量，科学指导用药，保证公众用药安全、有效、经济、适当。

（4）进德修业，珍视声誉　执业药师应当不断学习新知识、新技术，加强道德修养，提高专业水平和执业能力；知荣明耻，正直清廉，自觉抵制不道德行为和违法行为，努力维护职业声誉。

（5）尊重同仁，密切协作　执业药师应当与同仁和医护人员相互理解，相互信任，以诚相待，密切配合，建立和谐的工作关系，共同为药学事业的发展和人类的健康奉献力量。

2.《职业道德公约》（中国药学会2005年发布）

（1）保证药品质量，提供合格药品，开展药学服务，全力维护公众用药安全有效。

（2）自觉遵纪守法，履行岗位职责，维护合法权益。

（3）坚持理论联系实际的优良学风，发扬民主，繁荣学术。

（4）拓展知识范围，业务精益求精，提高专业素质。

（5）坚持真理，崇尚科学，反对伪科学。

（6）遵守学术道德，反对弄虚作假，反对剽窃他人成果。

（7）尊重劳动，尊重知识，尊重科学，尊重人才。

（8）倡导献身、创新、求实、协作精神，做合格的药学科技工作者。

3.《药学道德准则》（国际药学联合会1997年制定，2012年修订）

职业道德是指从业者个人遵守道德和职业标准的意愿，它超过了最低的法律要求，药师将继续担任卫生职业领域的用药专家，其责任是帮助人们维护良好的健康状况，避免患病，在药物恰当情况下，促进合理用药，帮助患者能够获得药物的最佳治疗效果。而且药师的作用还在不断延伸。

声明关于药师道德准则的职业标准，目的是重新肯定、公开陈述药师的义务。这些义务构成了药师作用和责任的基础，它们是根据道德原则和价值规定的，是为了使各国药师协会通过制定自己的职业道德准则，指导药师与患者、与其他卫生职业的人员、与社会的关系，在这种背景下，为了上述目的，国际药学联合会推荐：在每个国家，药师协会应该制定药师道德准则，规定职业义务，进一步制定措施保证药师遵守准则中的条款。制定的药师义务应包括以下内容。

（1）在与消费者、患者和护理人员以及其他卫生专业人员(包括药房执业同事)的关系中，诚实和正直地行事，不得有任何可能使该职业声誉受损或削弱公众对这个行业信心的行为。

（2）药师应优先确保服务人员的安全、健康和最大利益，并确保他们始终作为自主的卫生专业人员行事，并谨慎管理所有的潜在利益冲突。

（3）始终按照科学原则和专业标准，包括FIP制定的原则和专业标准，以专业的方式行事。

（4）与医疗保健提供系统中的同事、其他卫生专业人员、消费者、患者、护理人员和其他行为者合作和协作，以确保为个人和社区提供尽可能最佳的医疗保健质量，同时始终考虑现有资源的局限性和公平与正义的原则。

（5）尊重和保护在提供专业服务过程中获取或访问的患者信息的机密性，并确保此类信息仅在获得该个人的知情同意或适用许可的情况下披露。

（6）尊重患者的权利，承认和尊重患者、护理人员和其他医护人员的文化差异、信仰和价值观，特别是在与自己的道德或宗教信仰发生冲突时；在尊重患者自主的基础上，确保在与患者道德或宗教信仰发生冲突时持续护理患者。

（7）遵守提供所有专业服务和医药产品的立法和公认的守则和标准，并确保药品供应链的完整性；并确保他们通过持续的专业发展保持能力。

第三节　药学工作的道德责任

道德是依靠社会舆论、传统习惯、教育和人的信念力量调整人与人、个人与社会之间关系的一种特殊的行为规范。职业道德是社会道德在职业生活中的具体化，是同人们的职业活动紧密联系的符合职业特点所要求的道德准则、道德情操与道德品质的总和。18 世纪以前，药学仅是一种依靠简单的药物调配分发经验和技能为谋生手段的行业。随着药学科学技术的迅速发展，药学高等教育的兴起，药学专业知识和人员在医疗预防康复中地位和作用日益突出，药学的社会效用和社会责任提高，行为规范体系形成，药学工作演变为一种职业。药学工作作为一个职业的根本特点之一，是具有健全的药学职业道德规范。药学工作的道德责任是药学在漫长的发展过程中逐渐形成的调整药学人员与患者、社会、其他专业人员及药学人员自身之间关系，处理药学实践工作中各种矛盾的一种特殊的行为准则与规范。

现代药学职业已经分化为不同领域的药师职业，其具体职责也各有不同。医院制剂生产部门药师的主要职责是保证和提高所生产药品质量，供应足够药品；流通领域药师的职责是沟通药品供需环节，交流、传递药品信息，保持药品在流通过程中的质量；临床药师的职责是保证合理用药；科研部门药师的主要职责是应用性为主，结合临床，为患者提供安全、有效的药物治疗方案；管理部门药师的主要职责是执行医药政策和药事管理法律法规，监督和管理药品科研、生产、流通、使用等领域中药品的质量和与此有关的药学人员的行为等。但无论哪个领域，药学工作的根本职责都是一样的，即保证所提供药品和药学服务的质量。

一、医院制剂生产道德责任

医院制剂的主要目的在长期的医疗发展和实践中为弥补市场药品不足、保障临床治疗和维护患者健康发挥了不可替代的作用。自 2000 年以来，《药品管理法》《药品管理法实施条例》《医疗机构制剂配制质量管理规范》《医疗机构制剂注册管理办法》（试行）以及《医疗机构制剂配制监督管理办法》等一系列政策、法规相继出台，明确了医疗机构配制的制剂应当是市场上没有供应的品种，且只能在本医疗机构内部使用而不得在市场上销售或变相销售，也不得发布医疗机构制剂广告。医院制剂与人民群众的生命安危和健康及生命质量有密切关系，故在药品生产前和生产过程中应具有严格的环境要求、严谨的操作规程、包装和药品说明书及各种管理制度的道德责任。

药品是一种防病治病的特殊商品，这就要求从事制剂生产的人员有较高的素质，包括：政治思想素质、文化素质、技术素质、心理素质和健康素质。而制剂人员素质是制剂质量的保证和质量标准提高的关键。严格按制剂生产质量规范的要求组织生产，才能生产出合格的药品，这不但是生产管理的需要，也是药学道德的行为准则。同时，唯有制订出高标准、严要求的质量标准，才能促使制剂的研发更深入、生产更规范，从而保证制剂的安全有效，这也是对于制剂人员最根本的道德要求。应提供必要的条件使技术人员有创造、发展、学习提高的空间。

生产的核心是药品的质量，有质量才有社会效益和经济效益。因此，树立质量第一的思想，是药品生产的重要道德责任。

制剂说明书要实事求是，特别对作用、临床适应证、不良反应和注意事项要详实、明确。说明书还需要有通俗易懂的特点，便于患者参考。药品包装的目的是为了保护药品的质量和便于储存、运输和医疗使用。好的药品包装又能起到宣传广告作用，吸引消费者，并能给患者以美感，进而转化为心理上信任感，有一种使用这种药就能治好疾病的良好感觉。

二、调剂配发中的道德责任

保证患者在用药过程中的安全、有效、经济是调剂配发药学人员的基本工作责任，也是药学人员的职业道德责任。为此，必须把好药品质量关，树立质量第一的思想。药品只有合格与不合格之分，不合格一律不准用于临床。临床观察的药品要有正式批准手续，要有严密科学的设计，用于临床要经得患者本人同意，对临床观察药品不应向患者收取药费或其他相关的检查费用，而应对参与实验研究用药的患者给予适当经济补偿。否则，不能给患者用药。这不仅是道德上的责任，而且是法律的限定。

处方调配过程中，药学职业道德准则还要求做到严肃认真负责，要给患者提供合理用药的正确指导，收集药品不良反应的信息。

三、临床药学服务道德责任

临床药学的主要任务就是要运用现代医学和药学科学知识，围绕合理用药这个核心问题，不断提高临床药物治疗水平。包括药师深入临床，参与药物治疗；治疗药物监测；药学信息服务；药物不良反应监察；处方分析；药物利用研究；新制剂、新剂型研究等。

临床药师是开展临床药学工作的核心人员，临床药师的素质高低，直接关系到临床药学工作能否顺利开展，药物治疗水平和医疗质量能否提高，合理用药能否真正落到实处。

由于临床药学是一门实践性很强的医药结合型的新兴学科，能否胜任临床药师工作，不仅要有扎实的医学和药学的基础理论知识，而且要有一定的临床实践经验；不仅要学习心理学知识，懂得患者的心理，而且要具备善于与医护人员和患者交往的能力。因此作为一名临床药师，重要的是首先要对临床药学工作的特点和开展工作后可能遇到的困难要有足够的认识，在思想上和心理上要有充分的准备；其次要有良好的业务素质和心理素质，要从头做起，谦虚谨慎，勤学好问，刻苦钻研，努力提高自己的业务水平；还要具有踏踏实实、兢兢业业的工作精神，和医生、护士以及患者建立良好的工作关系，相互交流和沟通。

总之，作为一名临床药师，应该要掌握治疗药物监测的基础理论、基本知识和基本技能，掌握常见血药浓度测定的技术方法、基本技能和基本原理，掌握医药学情报检索和相关信息资料的收集和整理的基本方法，能够较熟练地使用计算机，利用计算机进行有关数据处理、情报检索以及各种药学应用软件的使用，熟悉国家的药政法规，熟悉药品使用管理中的各项规定，要有一定的公关能力和心理学、哲学及社会学知识，这就是临床药学的道德责任。

四、科研道德责任

医院药学科研是整个医院药学工作重要的组成部分，是提高药学质量的重要手段。医院药学科研道德一方面可以使医学科技运用得到明确道德理性指导，使新知识创造得更多、传播得更广，最大限度地减少出于不端目的利用科技成果的可能性；另一方面，作为道德理性的医院药学科研又可以弥补单纯的科技理性不足，增强医院药学科研工作者对科研成果的道德责任感。在医院药学科研中既要树立正确的科研伦理观，也要兼顾科研的客观性和真实性。

　　此外，医院药学科研以应用性为主，结合临床，为患者提供安全、有效的药物治疗为主要研究方向。因此，应该遵循临床科研的基本伦理学原则：①以医学为目的、以实事求是为原则；②自主与知情同意原则；③有利和不伤害原则；④保护受试者权益的原则；⑤尊重生命与生命价值原则；⑥平等与公正原则；⑦保密原则。

　　实施科研活动，一般必须具备三个要素，即人、物质基础和经费。人是最重要的要素。科研人员应具备良好的业务素质，热爱科研工作，具有创新、勤勉、敬业的精神，尊重科学，坚持实事求是态度，才能完成科研任务。

　　在选题方面，要注重社会效益；当然，也要追求创新性和先进性，科研成果要有学术价值。这就是选题、策划和实施科研活动中应普遍遵循的三个原则，即社会效益原则、经济效益原则和学术价值原则。

（朱君荣）

扫码"练一练"

第十三章 临床药物评价

第一节 临床药物评价概述

随着人类疾病谱的变化及医药科技的发展,不断有新药批准上市,投入临床使用;而许多老药在临床使用中也发现了新的用途。但是,任何药物都具有治疗作用和不良反应两方面,需要不断地对临床使用的药物进行科学评价。

一、临床药物评价的必要性

药物经过临床前研究及被批准进入临床试验过程中,受到许多因素的制约,临床试验的结论往往具有局限性和时效性,药品上市前研究的局限性主要表现为:①研究病例少、难以发现发生率低于1‰的药品不良反应 (adverse drug reaction,ADR)(Ⅰ期临床试验病例20~30例、Ⅱ期临床试验病例100例、Ⅲ期临床试验病例300例);②研究时间短,难以发现迟发型或长时间才能发现的ADR;③试验对象范围窄,难以确定特殊人群的有效性、ADR和给药方案(纳入标准基本排除了老人、儿童、妊娠、哺乳期妇女以及严重肝肾功能不全、精神异常等特殊人群);④研究条件控制严格;⑤研究目的相对单纯,由于临床试验观察指标一般仅限于方案所规定内容,未列入内容一般不予评价,可能造成有效性及安全性评价指标不全、遗漏ADR和适应证等现象。在药物被批准上市应用于大范围人群的情况下,必然会产生和面对新的问题,如一些发生频率低于1‰的ADR和一些需要较长时期应用才能发现的ADR在临床用药过程中出现等。另外,药品上市后在临床使用过程中,必然会存在不合理用药的情况,据文献报道:全世界约有1/3的患者死于用药不当,我国有1/5~1/4的住院患者存在不合理用药,引发大量医源性和药源性疾病。管理制度不完善及某些人为因素也对患者用药的安全性、有效性造成潜在威胁。因此,药品上市并不意味着该药物的研究及其临床评价的结束,而是表明该药物需要在更大的社会人群范围内进行深入分析和研究,才是临床药物评价这一长期、复杂而艰巨的科学研究的开始。

临床药物评价(clinical drug evaluation, DE)是指根据医药学的最新学术水平,从药代动力学、药效学、药剂学、临床药理学、药物流行病学、药物经济学、药物政策等主要方面,对已批准上市的药物在社会人群中的ADR(安全性)、疗效(有效性)、用药方案、稳定性及费用等是否符合安全、有效、经济的合理用药原则做出科学评议和估计。

我国最早以法规形式提出药品上市后需要进行临床评价的,见于1985年《中华人民共和国药品管理法》第二十四条"国务院卫生行政部门和省、自治区、直辖市卫生行政部门可以成立药品审评委员会,对新药进行评审,对已经生产的药品进行再评价"。随后2001年发布的《中华人民共和国药品管理法》对其进行了修订,第三十三条规定:"国务院药品监督管理部门组织药学、医学和其他技术人员,对新药进行评审,对已经批准生产的药品进行再评价"。2002年《中华人民共和国药品管理法实施条例》第四十一条指出"国务院药品监督管理部门对已批准生产、销售的药品进行再评价,根据药品再评价结果,可以采取责令修改药品说明书，暂停生产、销售和使用的措施；对不良反应大或其他原因危害人体健康的药品，应当撤销该药品批准证明文件"。

二、临床药物评价的目的及意义

（一）临床药物评价的目的

（1）确保临床使用的药品的安全性和有效性，及时发现其特殊的ADR。

（2）优化医疗机构用药结构，保证安全用药、提高合理用药水平。

（3）促进和完善药品研发、生产、流通、使用等药物政策，健全药品供应保障制度。

（4）推动有关证据用于国家基本药物，以及仿制药品、儿童药品的研发申报的鼓励品种遴选和动态调整。

（5）对药品价格政策和国家基本药物目录内药品的生产提出鼓励扶持政策的建议。

（6）促进卫生资源配置效率的提升，控制不合理的药品费用支出。

（7）对药品剂型、规格、包装的改进提出合理化建议，引导企业研发和生产更适宜临床需求的药品。

（二）临床药物评价的意义

药物作为预防、诊断、治疗疾病，提高人民健康水平的一种重要的、不可缺少的特殊商品，与人民群众的生活水平、生命质量以及社会经济的发展等都具有着密切的联系。随着医药科学技术的迅猛发展，社会经济实力和人民生活水平与质量的不断提高，人民对自身健康保健的需求日益增长。医疗机构有必要通过临床药物评价，及时准确地掌握药品使用情况，不断提高药品的合理使用和科学管理水平，健全药品供应保障制度，使药品为保障和维护人民健康发挥更大的作用。

借助最新的医药科学技术，通过临床评价的方式对已经上市药物的临床使用情况进行调研与分析评价，不仅可以对特定药物的安全性和有效性做出客观评价，指导临床使用最佳的药物治疗方案，规范临床合理用药；还可以鼓励创新药物的研究和开发，加快新药的审批，为药品监督管理部门对相关药物政策的制定和实施提供依据，提高监管水平，保证人民群众用药安全有效。

（许杜娟）

第二节　药物经济学研究

一、药物经济学定义和发展

药物经济学（pharmacoeconomics）是卫生经济学一个子领域，广义的药物经济学，是专门研究与药品相关的经济学问题，包括药品研发、生产、流通、使用、保险给付、产业竞争等；狭义的药物经济学，是指药物经济学评价（pharmcoeconomic evaluation），即应用经济学的原理和方法对药物治疗方案的成本和效果进行全面的评价和分析，其目的是寻找最经济有效的治疗方案，促进临床合理用药。药物经济学研究结果不仅能够规范医生用药，帮助临床医护人员优化药物预防与诊治方案，保证药物的有效利用，使得患者以最经济的方法获得最佳的治疗收益，更重要的是为政府管理部门合理分配医药卫生资源和制定有关医药卫生政策提供依据，同时可协助社会医疗保险机构制定合理的报销制度和医疗保险目录的遴选更新，指导医药企业的新药研发及市场营销决策。

药品作为一种防病治病、保护人民健康的特殊商品，同时也是一种经济资源，而资源的有限性是所有经济学问题的共同特点。由于社会人口老龄化和疾病谱的改变，以及人们对医疗服务的需求和期望不断提高，推动了现代医学的飞速发展，生物技术药物、靶向药物不断涌现，新药的研制和生产对于提高人民的健康水平起到了重要的作用，但是，另一方面由于开发新药的成本高，新药价格昂贵，使药品费用在整个医疗费用中占有较高比例。包括新药在内的医疗新技术的临床应用，已被认为是医疗费用上涨的重要原因。怎样合理利用有限的医药卫生资源，控制医疗费用的不合理上涨，已成为国家的卫生监督管理部门和社会保障机构关心的一个重要问题。利用好有限的医药资源，寻找合理用药、减少药品浪费的策略和方法，探索生产成本低、疗效好的新药，产生最大的经济和社会效益，推动了药物经济学的产生和发展。

药物经济学是20世纪70年代发展起来的一门应用性学科。1986年"药物经济学"一词首次在Townsend发表的"上市后药物研究和开发"中出现，1991年第一本药物经济学专著《Principle of Pharmacoeconomics》问世和1992年《药物经济学》杂志的出版，标志着药物经济学作为一门独立学科已经形成。近十年来，药物经济学发展迅速，澳大利亚、美国及欧洲多个国家都先后制定和颁布了药物经济学研究准则、药物经济学评价指南。药物经济学评价方法已被广泛地接受，并应用在药品的研制、生产、使用和监督管理、基本药物的遴选、医疗保险药品目录制定以及药品定价、药品费用控制等多方面。

我国的药物经济学发展始于1993年，药物经济学的研究兴起于2002年，自从我国医疗行业启动医药卫生体制改革、医疗保险制度改革和药品生产流通体制改革"三改并举"后，药物经济学在政策应用阶段起着重要作用。随着我国的医药卫生体制改革的不断深入，"以患者为中心"服务理念的贯彻落实、按病种付费（diseases related to groups，DRGs）的开展，医疗保险目录的药品纳入和盈利需求，相关人员在政策制定、基本药物遴选、合理用药、临床治疗以及药品研发和生产中都更加关注药物经济学效果，药物经济学的价值在我国得以彰显。

二、药物经济学的作用

1.为医师的临床决策提供依据　药物经济学研究通过比较不同药物治疗方案、药物治疗方案与其他方案（如化疗、手术、放疗等）的成本与效果，揭示特定疾病、特定人群的最佳药物选择和治疗步骤，其结果有利于临床决策，同时可作为制定临床标准诊疗规范的重要参考。比如，对同种疾病而言，不同的药物治疗方案、药物治疗与其他治疗方案有时可达到相同的治疗效果。这其中包括配伍用药的不同组合、给药方法的改变、给药频率的改变（例如，Bid改为Qd）、使用药物治疗而不用手术治疗等。依据药物经济学研究结果确立的临床诊疗规范，能够在同样医疗开支的情况下，患者取得最大的健康效果。

2.用于制定药品报销范围　对各种上市药品的经济学评价，可以为政府制定《国家基本药物目录》《基本医疗保险用药目录》《临床诊疗指南》以及为其他重大卫生经济学问题提供科学参考依据。药品的安全性、有效性、经济性是药品进入《基本医疗保险药品目录》的关键，而基于药物经济学的客观研究，可以将临床专家推荐药品进入目录过程中所忽略的经济性因素进行弥补，使决策更加科学准确。目前大多数发达国家将参照药物经济学评价的结果制定药品报销目录。欧洲国家、美国、澳洲和韩国要求药品进入目录时，必须执行药物经济学评价，而不具备良好评价结果的药品会从目录中删除。

3.控制药品费用 造成药品费用急剧增长有合理和不合理的两方面的因素，前者包括人口老龄化、疾病谱改变、居民保健意识增强等因素，而后者包括药品价格管理存在漏洞、医院补偿机制不完善、不合理用药等因素。药物经济学评价有利于控制药品费用不合理上涨，它在保证医疗质量的前提下，从治疗效果和成本两个角度出发，综合评价药物治疗成本，为临床合理用药的选择提供依据。

4.有利于临床药师发挥作用 医院临床药师参与制定药物治疗方案，可提高药物治疗合理性，减少药费开支；实施治疗药物监测可降低ADR发生率，节省住院时间和相关治疗费用；实施合理用药宣传，可提高患者服药依从性和药物治疗效率等。同时，通过对已有病例资料中的药物治疗结果做回顾性的评价与分析，得出不同的药物治疗方案对同类或同种疾病治疗产生的经济学效果，可用于指导现行临床药物治疗方案的选择与实施。开展药物经济学评价有利于改变临床重治疗效果而忽视治疗成本的现状，使临床药师的作用得到有效的发挥。

三、药物经济学评价方法

新药的随机对照临床试验重点考察的是药物的疗效和安全性，而临床使用的不同药物，其成本、给药途径、疗效、不良反应各不相同，单从药物的疗效或成本进行的比较分析不能对药物做出全面完整的评价。药物经济学是利用经济学的原理和研究方法对药物治疗的成本（投入）和结果（产出）进行完整的评价。常用的药物经济学评价方法有四种，即最小成本分析、成本效果分析、成本效用分析和成本效益分析。这四种方法的成本均由货币值表示，它们之间的差异主要在于对结果指标的测量上的不同，其中最小成本分析为不完全分析，其余三种均为完全分析。随着社会经济的不断发展，现阶段还出现了预算影响分析等其他方法。

1.最小成本分析法（cost-minimizationanalysis，CMA） 最小成本分析法可用于两种或两种以上药物的比较。当这些药物表现为相等的治疗效果时，分析哪一种药品的治疗费用或价格最低，其成本测量单位是货币值。与单纯成本分析相比，最小成本分析法首先要求进行效果分析，即在比较多个治疗方案的临床结果间没有显著性差异或虽有差异，但无临床意义的前提下，才对成本进行比较。如在几种治愈率相似的药物中，某药的费用虽高但疗效快，可以缩短住院时间，整个治疗过程的费用可能反而较低。

药物经济学研究中的成本可分为直接成本和间接成本两大类。直接成本指直接用于提供诊疗或药品等医疗服务时所花费的成本，包括直接医疗成本（即住院费、药费、诊疗费、检查费、手术费等用于治疗的成本）和直接非医疗成本（即患者因病就诊或住院所花费的个人成本，如往返于医院的交通费、患者的伙食费、家属探望的路费等）。在计算直接成本时应注意收费或价格的多少并不等于成本。但从患者的角度出发，用收费或价格代替成本可以反映患者的经济负担。因为目前对成本的精确测定存在一定的难度，大多数报道的药物经济学研究中的成本实际上仅是费用。间接成本为社会成本，指由于疾病而丧失的资源，如因病损失的工资、奖金，或由于病死所造成的损失，以及疾病给患者或家属带来的身体和精神上的痛苦。间接成本的测算难度较大，常用的计算方法有人力资本法（human capital approach）和意愿支付法（willingness to pay，WTP）。

最小成本分析法由于所比较的方案在临床治疗结果（包括疗效和安全性等方面）均相

同，因此应用范围比较局限。

2.成本效果分析法（cost-effectiveness analysis，CEA） 成本效果分析是卫生经济评价中最常用的方法，通过对达到某一治疗效果的不同药物治疗方案进行比较，从中选择成本低、效果好的方案。即用最小的成本达到预期的目的。其表示方法为每一效果单位所消耗的成本，如每治愈一例胃溃疡患者的费用，或每确诊一种疾病的费用表示。

在成本效果分析中效果为采用临床指标，如：抢救患者数、治愈病例数、存活时间、死亡人数、延长生命年限、预防并发症数量等等。成本效果分析的结果通常有二种表示方法：成本–效果比（cost-effectivenessratio，CER）和增量成本–效果比（incrementalcost-effectiveness ratio，ICER）。

成本效果比（C/E 或 E/C）即每产生单位效果的成本。例如以治愈率作为效果单位，则可用治疗方案组内所有患者的成本总和/治愈的病例数，或平均治疗成本/治愈率，得到的结果为该治疗方案平均每治愈一例患者的成本花费。

增量成本效果比（$\Delta C /\Delta E$）指多种治疗方案均可接受，也即治疗方案的成本–效果比值相等或相近的情况下，与基本方案相比较，每增加一个单位的效果所增加的成本。一般说来，新的方案导致成本增加时，一般增加的成本与增加效果的比值（$\Delta C/E$）越低，该治疗方案的实际意义最大。

增量成本通常用 $R= (\overline{C}_T - \overline{C}_C) / (\overline{E}_T - \overline{E}_C) = \Delta \overline{C} / \Delta \overline{E}$ 来表示，其中 $\overline{C}_T$ 和 $\overline{E}_C$ 分别为试验组的平均成本和效果，$\overline{C}_C$ 和 $\overline{E}_C$ 分别为对照组的平均成本和效果。

在药物经济学评价中通常是对两种或两种以上的能达到相同的临床结果指标治疗方案进行比较，但单纯计算某种治疗方案的成本效果比的意义不大，即使对两种或两种以上治疗方案的成本效果比进行比较也不能充分显示所比较方案间的相互关系，但是，将所评价的治疗方案与基本对照方案比较，进行增量分析意义则更大。

成本效果分析仅能对相同项目进行比较，如评价同一疾病的不同药物治疗方案。在成本效果分析中未考虑患者的生命质量，其效果为单纯的临床结果指标如治愈率、病死率等，在评价那些既可影响生存又对患者的生命质量有明显影响的药物时有一定局限性。

3.成本效用分析法（cost-utility analysis，CUA） 成本效用分析法是成本效果分析的一种特殊形式，与成本–效果分析不同的是，该方法用于定量测定由于健康状况的改变所获得的最大效用。"效用"指用于测量患者接受医疗服务的费用和达到的满意程度，其结果是以社会效益来衡量的，是综合考虑治疗效果、患者的满意程度以及生活质量的提高等多种健康效用指标。成本效用分析法适用于临床结果指标不同的各种不同治疗药物之间的比较，这种分析方法通过将治疗产生的患者生活质量影响和生存一并转换成一个共同的衡量单位。衡量这种结果的最常用效果指标是质量调整生命年（quality adjusted life years，QALYs）。QALYs是一种衡量健康的单一指标，它具有同时考虑患者的临床结果和健康方面的总体变化，生存时间的延长，生活质量的提高和社会评价的优点。用 QALYs 比较具有不同类别健康产出项目的成本投入量，可以使干预效果的评价更为适用、合理。

计算QALYs所用的生命质量调整权数称为健康效用值（health-state utility），指某个健康状态相对于完全健康的生命质量，反映评价者对某种特定健康状况满意程度的多维主观判断，通常以0~1的数值表示死亡状态到完全健康状态，对于某些严重影响生命质量的疾病状态也可能出现小于0的效用值。健康效用值的测定方法通常有标准概率法、时间交换法、等级尺度法和生命质量表测定等，可根据疾病的性质及信息资料的可获性来选择其中一种。

将某项治疗方案所能延长的生命年数乘以健康效用值就等于该方案所能延长的QALYs。

成本效用分析的结果是由于健康状况的改变带来的最大效用。当所研究的疾病为明显影响患者生命质量的慢性疾病时，临床干预或治疗的主要结果往往表现为患者生命质量改变，而病死率、治愈率等可能不是最主要的临床结果，这时用成本效用分析进行药物经济学评价具有明显的优点。例如在比较类风湿关节炎的药物治疗方案时，各种治疗对患者的病死率并不会产生明显的影响，但患者的生理功能、疼痛程度、心理等方面却会因不同的治疗效果有很大的差别，这时用QALYs作为效果评价指标较合适。

成本效用分析采用QALYs作统一的效果单位，因此可用于疾病的不同药物治疗方案或干预措施间的比较。成本效用分析在药物经济学评价中的应用越来越多，如对可延长生命、但伴有严重副作用的治疗方案的评价；对不影响死亡率，但会影响发病率和生活质量的慢性病的治疗方案的评价等。但对由于健康效用值仍然是主观指标，病残权重的测定尚缺乏统一的标准，成本效用分析还存在一定的局限性。

4.成本效益分析法（cost-benefit analysis，CBA） 如果将医疗保健作为人力资本的一种投资或者将医疗保健作为满足于人的一种消费，健康的结果就可以用货币价值来表示。成本效益分析就是一种将成本和效果均以钱数（货币）进行测量和评估，计算和比较货币得失净值或费用与效益比值的经济学分析方法。该方法可用于比较完全不同的项目，如不同疾病的治疗方案，甚至疾病治疗与其他公共投资项目间的比较，适用于全面的卫生投资决策。由于成本效益分析需要将成本和效果都转变成货币值来表示，而健康效果转化成货币价值有一定的难度，目前主要采用人力资本法或意愿支付法来估算生命和健康的价值，但估计值往往受到经济背景、社会地位、主观看法和收入等诸多种因素的影响，而且一般临床工作者和公众很难接受以货币来衡量生命和健康的价值，因此成本效益分析法在药物经济学研究中应用相对较少。

5.预算影响分析法（budget impact analysis，BIA） 预算影响分析是广义经济学评价的基本组成部分，可独立开展，也可随同成本效果分析一起开展，主要用于测算纳入新的一个医药产品对医疗保险支出的综合影响。在实施前，首先要确定接受治疗的人群和新干预措施的指标，再比较发生在新干预措施实施前的治疗组合。预算影响分析的主要框架包括治疗人群规模、时间范围、治疗组合、干预成本、其他医疗成本和结果。预算影响分析的应用取决于所在国家的卫生制度，多用于卫生技术评估，目前，我国在这方面的相关研究还比较欠缺。

四、药物经济学研究步骤

1.确定研究目的 进行药物经济学研究首先应明确研究目的，即明确拟解决的实际问题，在此基础上进一步明确研究者的立场和分析比较的方案等。

（1）研究者的立场 研究者的立场代表了药物经济学研究的服务对象。药物经济学研究的服务对象包括卫生决策部门、社保机构或者保险公司、医疗机构和患者等。从不同利益角度出发的分析观点往往会影响到研究的方法和结果。如果从患者的角度出发，药物的成本可能仅考虑患者自付的药品费用等直接医疗费用和就诊所用车旅费等直接非医疗费用；如果从医院的角度出发，要考虑所有的直接医疗成本，不仅是患者自付的那部分，还要考虑直接非医疗成本，如其他科室的分摊成本；如果从卫生决策部门或医疗保险机构的角度出发，则需要研究全社会成本，如国家对医院即医务人员的工资补贴、减少患病或死亡后节省的间接医疗成本或为社会多创造的生产价值等。理想的药物经济学评价应从社会成本和利益的角度进行全面的评价，为决策提供有效的信息。

（2）目标人群　根据研究目的进一步确定目标人群。目标人群的选择应与该研究结果所要应用的人群一致，包括研究对象的人口学特征、社会阶层、经济收入等。

（3）确定比较的方案　在评价一种药物时，需要选择和分析所有待评价的备选方案才能得出结论。供比较药物或治疗方案的选择正确与否直接影响评价的结果。所列备选方案应具可行性及可比性，不能为了得到有利于所评价药物的结果而选择疗效差或费用很高的对比药物，通常应选择目前临床上治疗该疾病最常用的或公认较好的药物作为对比方案（如包括现有最佳治疗药物和低成本治疗措施等）。在对比药物治疗方案的选择上应得到临床医师的肯定，保证符合临床医师用药习惯和临床药理学的理论。

2.确定评价方法

（1）选择适当经济学评价方法　评价时所用的评价方法和评价指标应与所要解决的问题相适宜，通常根据所研究疾病的特点以及药物对患者健康影响的主要结果，确定用哪种类型的评价方法进行分析。如对患者的生命质量有较大影响的疾病或治疗，除进行成本-效果分析外，还应考虑成本-效用分析，是否要进行增量分析也应明确。

（2）确定分析的时间框架　结合所研究疾病的特点和药物疗效出现的时间确定分析的时间框架。例如评价十二指肠溃疡的药物治疗方案时，所需的分析时间最多一年，因为在这段时间内已能观察到药物治疗对溃疡愈合、不良反应以及溃疡复发等主要的临床结果指标。而评价干扰素治疗慢性活动性乙型肝炎时，如果主要的结果指标为肝硬化或肝癌的发生情况，所需分析时间可能长达数十年。

（3）设计合适的研究方案　药物经济学研究方案的设计主要有以临床试验为基础的经济学评价（trial-based study）、以前瞻性队列研究为基础的经济学评价（prospective cohort study）、以数据库为基础的研究（database study）和模型研究（modelling study）四种类型。

以临床试验为基础的评价可分为真实条件下的临床试验经济学评价（pragmatic trial）和严格控制的临床试验经济学研究（piggy-backed economic evaluation）。前者是专为药物经济学研究设计的方案，方案中考虑了不同临床条件下用药的实际情况，如依从性、药品的联用等，保证了药品干预措施成本效果的外在真实性。后者通常在药物临床试验（特别是Ⅲ期临床试验）的过程中伴随研究，内在一致性较强，被广泛用于药物的经济学评价。但是，这两种方案都受到时间限制，对长时间才出现的效果干预难以用终点指标进行评价。并且，前方案需消耗大量人力物力，后方案与实际运用有差异，结果的外延性差。

以前瞻性队列研究为基础的经济学评价最大程度上考虑了患者在药物干预过程中存在的各种问题，如依从性、药品的更换、药品的联用等，同时也考虑了患者诊治过程中与临床指南不完全相同之处，研究结果的外延性强。但前瞻性队列研究在研究过程中缺少对各种混杂因素的控制，容易引起偏倚，并且随访时间长，研究花费大、在操作上较为困难。

数据库研究是常用的研究方案。数据库研究属于回顾性研究，其研究成本低廉，数据详细，并且可通过对相关患者进行跟踪调查弥补回顾性研究所导致的偏倚。但另一方面，数据库研究仍然难以避免各种因素导致的偏倚。因此，选择该设计方案应明确研究结果存在的缺陷和问题，提醒决策者其研究结果的不足之处。

模型研究是区别于其他研究方案的研究方法。由于各种原因评价所需的资料并非都能从科学性及论证力较强的前瞻性研究中得到，往往要借助模型分析来提供决策信息。目前可用于药物经济学评价的模型有多种，临床研究中较常用的有决策树模型和Markov模型，前者是模型研究的基础，后者是在决策树基础上发展起来的用于复杂情况下疾病转归和发展的模型。模型分析研究经费相对较少、研究期相对较短。但模型研究本身也存在不足，如模型分析中所应用的数据多为他人的或先前的研究结果，存在数据的准确性和可靠性问题。如果不恰当的使用临床数据，观察数据存在偏倚等，均会影响模型研究结果的适用性。

3. 成本的鉴别、测量和赋值　首先应确定成本的构成以及测定方法。药物干预的成本在费用的计算中应包括直接医疗成本、直接非医疗成本和非直接成本，如副作用的治疗费用、治疗无效者改用其他方法治疗所增加的费用、延长住院天数带来的住院床位费等，不能单纯计算所评价药品的费用以及相关的操作费用，或仅按拟定的疗程计算各种药物治疗的费用而不考虑实际治疗结果相关的费用。在应用随机对照临床试验的数据时应注意对结果进行校正，如去除临床试验带来的费用。

如果分析期较长，如治疗的过程持续数年或治疗的效果要在数年后才能观察到，这时应按一定的贴现率将远期成本进行贴现计算，折合成现在的货币单位。对贴现率的取值尚无统一的标准，较多研究中取3%或5%进行计算。由于费用数据大多呈非正态分布，因此在对各组成本或费用进行描述或比较时应采用适当的统计方法，如用中位数表示平均水平、用非参数统计方法检验等。

4. 效果的计算　根据所研究疾病和药物的主要治疗效果确定结果评价指标以及测量的方法，如治愈率、病死率、住院天数等等是常用的结果指标。如果进行成本-效用分析应确定健康效用值测定方法。对不同药物治疗效果的评价应遵循有关临床疗效评价的原则，避免测量偏倚。在利用回顾性资料进行药物经济学评价时应注意所比较的各组患者除治疗药物不同外，是否存在其他可能影响预后的因素的差别，应对各组的基线情况包括年龄、性别、病情等等进行比较分析，以判断对组间治疗效果的评价是否真实可靠。

药物经济学评价中效果评价是很重要的环节，只有在确定药物治疗方案确实有效的前提下才有进行经济学评价的必要性。

5. 经济学评价　按确定的经济学评价类型以及测算的成本和效果，计算相应的经济学评价指标。如各治疗方案的平均成本效果比，或增量成本效果比，结果的表达应符合临床药物评价要求。

目前大多数药物经济学评价中仅计算增量成本效果比的点估计值，但像其他研究一样药物经济学评价结果也存在抽样误差，因此在估计增量分析结果时应选择合适的统计方法估计可信限范围。

6. 敏感性分析　在药物经济学研究中，尤其是在成本-效果和成本-效用分析中，很多参数是不确定的，由于成本和效果以及与测量成本和效果有关的因素的变化均可能对药物经济学评价的结果产生影响，因此，还需对研究结果进行敏感度分析，提供有关评价结果不确定性（uncertainty）的信息。

敏感性分析是卫生经济学评价中传统的分析不确定性的方法，常作为成本效果分析的重要组成部分。敏感性分析的原理是对一些重要的参数，如成本的不确定因素（包括药品价格的波动，以及固定资产折旧率、提成率的估计值），效果的不确定因素通常是（疗效率、不良反应率、未经治疗患者的死亡率）等，根据其实际可能存在的变化范围，采用与基线分析相同的方法计算出增量成本效果比的变化范围，以判断这些参数的变化对分析结果的影响及程度。敏感性分析的缺点是分析者必须主观地判断分析哪些变量、变化的范围以及结果变化的可接受范围，分析的结果在很大程度上取决于研究者的主观愿望。敏感度分析方法包括单向敏感度分析（one-way analysis），双向分析（two-way analysis），阈值分析（threshold analysis）和概率敏感度分析（probabilistic sensitivity analysis）。现有常用的统计学分析方法包括bootstrap法、filler法、可接受曲线（acceptability curves）法也越来越多的运用到敏感性分析中。

7. 推广及应用价值　在前面分析的基础上得出结论，应对结论进行合理的解释和说明。在调研有关文献的基础上，与其他同类的研究结果比较，说明本研究结果的外推性。

五、药物经济学研究文献的应用

药物经济学发展至今，发表了很多药物经济学的研究报告，这些研究报告的应用价值可从研究结果真实可靠性、研究结果的内容和该结果能否用于自己的患者三个方面综合考虑。

1. 研究结果是否真实可靠？

研究结果的可靠性可从研究方法是否科学合理进行评价，主要考虑以下几点。

（1）是否对所分析的药物治疗方案进行全面的比较

①仅对各种药物治疗方案的成本或疗效进行比较，不是真正的药物经济学评价。

②分析的角度和立场是否明确？从该分析角度能否回答所研究的问题？

③是否对所有相关的方案进行比较分析？选择的对比治疗方案是否恰当，是否和目前临床上常规使用的治疗方案作对比？

（2）对成本和临床结果的测量是否适当？

①临床疗效是否肯定随机对照临床试验估计药物的疗效是最可靠的。单个的临床试验虽然有较好的内部真实性，但因试验对患者的高度选择性以及临床试验的依从性均可能高于常规治疗，这种结果的外部真实性较低，对结论的推广有一定的局限性。相对而言，多个临床试验的系统综合结果更有利于药物经济学的研究。

②成本或费用的测量是否准确文献中是否明确所用的是成本、费用或是价格，对评价结果可能有什么影响？如果分析期较长是否考虑贴现？

③分析的角度是否明确？从研究立场出发，成本的内容是否恰当？

④成本和结果数据的综合分析是否恰当？是否进行了增量分析？

如果一个方案疗效好且成本低，则不必进行增量分析。增量分析中选择作为基础方案是否现有的常规治疗，只有在不违反伦理的情况下，不进行临床治疗才可作为基础对比方案。

（3）是否进行必要的敏感性分析？

（4）是否对治疗人群的与成本和费用有关的基线情况进行估计？

许多临床实践中，治疗的成本和效果均与患者治疗前的情况特别是疾病的严重程度有关，如在对高血脂患者的治疗中，越是血脂高的患者治疗的成本效果比较低。患者的年龄也是影响疗效和费用的重要因素。因此，文献中应报告患者的基线情况，特别是回顾性研究，基线情况的比较是判断疗效测量准确性的重要依据。

2. 文献报道的研究结果是什么？

文献报道的药物经济学评价的结果是否能得到所评价的药物治疗方案比对照方案更好或相似的结论，可以以下几点进行判断。

（1）每个治疗方案的增量成本和增量费用是多少？

（2）各亚组间的增量成本或增量费用是否有差别？

（3）敏感性分析的结果是否改变了分析的结论？

3.文献报道的结果是否能应用于自己的患者？

如果文献的结果确实可信，且结论是所评价的药物较其他对比治疗方案好，则进一步从以下几点考虑是否能将该结果应用于自己的临床实践。

（1）该药物治疗收益是否大于风险？

（2）如果用该治疗方案，你的临床患者是否可能得到与文献中相似的临床疗效？①获得的临床试验情况与你的常规临床治疗情况是否相似？②你的患者在病情等各方面与文献中的患者是否相似？③研究中对患者的处理方法与你的日常临床诊疗工作是否一致？

（3）如果用该治疗方案，所需成本是否与文献报道相似？

在不同的地区或国家中，组成治疗成本的各部分所占的比例很可能不同，因此即使使用相同的治疗方法和成本测定方法，得到的成本也可能与研究报道的不一致。好的研究报告应具体说明成本的构成，如手术费、药品费、住院费等所占的比例。

（赵　鑫）

第三节　药物流行病学研究

药物流行病学是运用流行病学的原理、方法，调查、研究药物在人群中的利用和分布，评价药物使用效果的一门应用学科。对药品不良反应及药品不良反应监测的研究产生了新的学科；新药临床试验在获得安全性数据方面所存在的缺陷，以及社会对药品效应作出正确评价的需求，是学科建立并能迅速发展的客观原因。本章主要概述药物流行病学的基本概念与基本研究方法，为使读者易于理解，也提供了相应的学科发展的背景资料。

一、药物流行病学的由来与形成

药物流行病学（pharmacoepidemiology）于1984年被明确看作一门学科，由流行病学与临床药理学两个学科相互渗透、延伸而发展起来，是流行病学学科一个新的分支；但是早在20世纪50～60年代，临床医师与药理学家已经应用比较对照的研究方法考察药物在人群中治疗与预防疾病的效应，故药物流行病学实践早已进行。

（一）药物流行病学的概念

药物流行病学是一门研究药物在人群中的利用和分布，评价药物效应的交叉学科，即将流行病学的基本理论、方法与知识应用于评价药物的应用及其效应的应用学科。流行病学是研究疾病和健康在人群中分布及影响分布的因素，借以阐明分布规律、探索病因，从而制定防治疾病的策略和措施并评价效果，以达到预防、控制、消灭疾病的一门学科，是预防医学专业、即公共卫生专业的核心课程之一。药物流行病学是流行病学在药学领域中的具体应用。20世纪60年代初期沙利度胺事件后，各国都加强了对药品不良反应（adverse drug reaction，ADR）的研究。最早研究药品不良反应的做法是收集可能与用药有关的不良反应信息。这一信息有两种来源，一是来自于医药专业刊物的报道，二是来自于医务人员对在临床发现的可疑的药品不良反应向药政部门的报告。后者由于强调"可疑即报"，因此在发现新药临床试验未能发现的药物安全性问题方面，灵敏度更高。但方法的特异度有一定问题，即对报告中的药物与不良反应之间因果关系判断的准确性受多种因素的干扰。为了能科学地判断志愿报告中药物和不良反应之间的因果关系，学术研究部门、制药公司、药政机构乃至司法部门求助于流行病学。于是，流行病学研究的主要方向从对ADR机制方面的研究逐步变成了对ADR事件本身是否成立的研究；对药物与发生的不良事件之间的因果关系，也从临床判断，逐步发展为运用流行病学比较对照的方法来鉴别。于是，药学和流行病学渐渐靠拢、结合，最终产生了一门新的学科——药物流行病学。

（二）药物流行病学的形成过程

药物流行病学的发展可追溯到20世纪60年代初，它很大程度上是在药政管理机构和制药企业，希望能更科学、更正确地处理药物可疑的安全问题的要求推动下形成和发展起来的。近百年来，作用强的药物不断涌现，患者得到了更有效的治疗，但也更多遭受了药物带来的危害。据20世纪90年代的数据统计，美国住院患者中后果严重的ADR发生率为6.7%，致死的ADR发生率为0.32%；1994年，住院患者中共有221.6万例发生严重的ADR，10.6万例发生致死的ADR，居美国主要死因的第4~6位。药政管理的历史可以说是人类与ADR斗争的历史，药政法规的建立和变动，都是对发生的ADR事件做出的反应。药物流行病学学科形成和发展的直接起因是药物对人类造成的伤害。

1961年，沙利度胺导致上万个婴儿出生畸形的惨痛教训，使各国对药政法规作出重大调整。美国1962年通过了Kefauver-Harris修正法，除了对新药临床试验提出了更严格的要求外，还要求对1938年至1962年间上市的所有药物逐一再评价，淘汰不安全、无效的药物与制剂。这一举措标志着对新药临床试验在得出安全性数据方面的局限性有了察觉。英国、德国、瑞典等国纷纷建立了ADR志愿报告监测体系（spontaneous reporting system，SRS），并成立了国家药物安全监测中心或药物安全委员会。接着，世界卫生组织（world health organization，WHO）也设立了专门部门，收集、鉴定来自各国药物监测部门的资料。

志愿报告仅提供了ADR的报告数字，为了探究ADR的发生率，还必须知道用药的基本人数。于是在上世纪60年代中期，英国、美国、瑞典等国又出现了一系列药物应用的研究（drug utilization studies）。随之，医药界又开展了对不合理处方的机率及引起因素的调查研究。

在各国药政管理日趋严格的情况下，20世纪60年代后仍然发生或发现了一系列严重的ADR。这一系列在药物投入市场后才发现的ADR，促使医药界有识之士进一步认识到新药临床试验有局限性，必须系统地建立新的研究药物在人群中反应的方式。

经过各国药学界、医学界与流行病学界的多年努力，一门研究药物在大样本人群中的应用及其效应评价的新学科——药物流行病学逐渐形成。

（三）药物流行病学学科迅速发展的促成因素

1. 新药临床试验方法学上的固有缺陷 样本的大小，与药物效应的检出密切相关。发生率低的不良反应，难以在小样本的新药临床试验中发现。新药临床试验的试验期限有限，受试者又大都是青壮年男性，一般都是单一用药，因此对于评价潜伏期很长的不良反应、药物上市后在各种人群使用过程中的安全问题、预测药物相互作用问题等均效果不佳。新药临床试验固有的局限性，正是药物流行病学学科得以存在和发展的根本原因。

2. 医疗保险的需要 药物品种和应用的不断增加，导致医疗保险不仅要进行疾病的流行病学和药物应用的研究，还要开展相关数据的分析，如药品应用后人群中出现各种效应的分子、分母，测定药品使用者的疾病、合用药物等混杂因素和危险因子。

3. 方法学的突破 从社会大样本人群中获取数据、分析数据的方法有了突破性的发展，继而对社会大样本人群的数据价值有了更深的认识。方法学的突破为学科的迅速发展创造了客观条件。

4. 研究需要多次重复 由于各种流行病学研究经常得出相悖的结论，近年来认识到对各种问题都有必要在不同的人群中做三次以上的流行病学研究，为用药出现危险性的假设提供充足的依据。如苯丙醇胺（phenylpropanolamine，PPA）的安全性问题，在20世纪80年代初，鉴于不断有引起出血性脑卒中的个例报道，美国FDA就组织过两次专家调查，当时的结论是安全的；但在这之后，依然不断有引起出血性脑卒中的个例报道。美国FDA在90年代初又再次委托耶鲁大学组织调查，2000年得出了有引起出血性脑卒中风险，与前两次调查完全相悖的结论，使该药在2000年年底不得不撤出了美国市场。

（四）开展药物流行病学研究的意义

1. 样本更大，数据估测更确切 药物效应在上市前的试验，由于试验样本数有限，因此其结果也必定有局限性。药物上市后，就可在用于治疗的同时，对效应做非实验性的流行病学研究。因此，可积累比新药临床试验大得多的患者数据，可更确切地估测药物治疗的效应和不良反应的发生率。

2. 可长期进行 新药临床试验观察时间有限，上市后长期使用使药物滞后反应的研究成为可能。如孕妇暴露于己烯雌酚，其子代一二十年后发生子宫颈癌或阴道细胞腺癌与己烯雌酚的相关性研究只有在上市后的研究中才能发现。

3. 可在特殊人群中进行 新药临床试验带有不切实际的因素。由于种种原因，一般不在老人、儿童、孕妇等人群中进行，药物对这些人群的效应研究只能在上市后进行。

4. 可研究其他疾病、其他药物对药物效应的影响 出于对数据统计的考虑，新药临床研究要求研究对象基本特征均衡，以减少结果的不稳定性，增加检出确实存在的组间差异的可能性。因此，一些患有其他疾病或正在使用其他药物的患者，不会作为受试对象。而药物上市后的研究可探寻其他疾病、其他药物等因素对药物效应的影响。

5. 可进行药物应用的研究 医师处方的方式、患者用药的方式会因多种因素的影响而变化，这在药物上市前难以预料。要研究用药的实际情况及使用方式的影响因素，只有在药物上市后才可能进行。

6. 可进行超剂量用药对人体影响的研究 新药临床试验时安排周详，几乎不可能发生超剂量用药的情况。因此，只有在药物上市后在社会人群的使用过程中，才可能观察到超剂量用药时药物对人体的效应。

7. 可进行药物经济学研究 近年来，社会对医疗费用越来越敏感，已开始应用卫生经济学的研究方式，评价使用药物的费用和价值。药物的价值，涉及的不仅仅是药物本身的价值。药物如引起不良反应，那么治愈不良反应的花费，可能远远超过药物本身的价值；而药物如缩短疗程，则可能大大节约用药开支。在药物上市前，虽也能预测到和药物使用有关的经济问题，但要进行严密的研究，也只有在上市以后。

二、药物流行病学研究方法

（一）几个常用的统计学基本概念

1. 率 即某一现象发生的频度或强度，又称频率指标。计算公式为：

率=发生某现象的观察单位÷可能发生此现象的观察单位总数×100%（或1000‰，……）

率常用100为基数，也有依习惯，使算得的率保留一二位整数，而取1000或以上作基数，如肿瘤死亡率用10万作基数。

表 13-1 某医院某年 ADR 集中监测的资料

（用药住院患者数：男 5445，女 5032）

药物类别	男			女		
	反应人数	发生率（%）	构成比（%）	反应人数	发生率（%）	构成比（%）
抗生素	198		36.0	211		37.4
心血管药物	146		26.5	135		24.0
非甾体抗炎药	51		9.3	67		11.9
镇静抗癫痫药	35		6.4	38		6.7
呼吸系统药物	17		3.1	14		2.5
消化系统药物	22		4.0	19		3.4
内分泌药物	32		5.8	43		7.6
其他	49		8.9	36		6.5
合计	550	10.1	100.0	563	11.2	100.0

据表 13-1 提供的资料，该医院该年 ADR 在男性患者中的发生率为：

$$550 \div 5445 \times 100\% = 10.1\%$$

表示该医院该年每100个男性住院患者中平均有10.1人发生 ADR。

2.构成比 即某一事物内部各组成部分所占的比重，又称构成指标。常以百分数表示，计算公式为：

构成比=某一组成部分的观察单位数÷同一事物各组成部分观察单位的总数×100%

一组构成比之和就为100%，有时因尾数取舍的影响，其和可能略超过或不足100%，合计项仍可标出100%，以示一组构成比的整体。

据表 13-1 提供的资料，在男性住院患者 ADR 发生者中，抗生素引起的构成比为：

$$198 \div 550 \times 100\% = 36.0\%$$

表示该院该年每100例发生 ADR 的男性住院患者中，平均有36例为使用抗生素而引起。

某医院在1988年1月至8月的 ADR 报告试点工作期间，共收到25份报告，在此期间，入院患者数共计1952例，对病例资料分析见表13-2。

表 13-2 某院 ADR 监测报告分析

ADR 症状	报告数	发生率（%）
急性锥外系	6	24.0
皮疹	5	20.0
迟发性运动障碍	4	16.0
白细胞减少	4	16.0
GPT 增高	3	12.0
其他	3	12.0
共计	25	100.0

这样分析显然是错误的，表中的百分比是构成比，不是率。

3.相对比　即两个有关指标之比，常以百分数或倍数表示。计算公式为：

$$相对比=指标A \div 指标B（或 \times 100\%）$$

据表13-1提供的资料，住院患者中ADR发生率在两性间的比例为：

$$10.1 \div 11.2=0.90$$

表示该院该年男性住院患者与女性住院患者发生ADR的频率之比为0.90：1。

4.概率　概率是描述事件发生可能性大小的一个度量。概率的统计意义是：设在相同条件下，独立地重复做 n 次试验，事件A出现 f 次，则称 f/n 为事件A出现的频率。当 n 逐渐增大时，频率 f/n 始终在某一常数 P 的左右作微小的摆动，就称 P 为事件A的概率，记作：

$$pr（A）=P$$

在许多实际问题中，当概率不易求得时，只要 n 充分大，可以将频率作为概率的估计值。概率一般用相对频数来表示，事件A的概率可表示为：

$$pr（A）=A出现的次数 \div A可能出现的总次数$$

在某病房为时半年的ADR集中监测中，被监测的158个出院患者中有20人发生不良反应，随机抽出1人发生ADR的概率为：

$$pr（发生ADR）=20 \div 158=0.127或12.7\%$$

5.发生（病）率（incidence rate）和患病率（prevalence rate）　发生率是用来衡量原无某病的人群在特定的时间内发生该病的比率，即一定时间内人群中发生某病的新病例数。患病率用来衡量人群在特定时间内的患者数。这两个率可用下式表示：

$$发生率=一定时间内在特定暴露人群中的某病新病例数 \div 暴露人群总数$$
$$患病率=某时点特定暴露人群中的某病病例总数 \div 暴露人群总数$$

显然，发生率衡量疾病的出现，而患病率衡量疾病的存在。发生率含有"新"的意思，患病率含有"全部"的意思。

发生率只反映疾病发生的比率，发生率的变化意味着致病因素的变化，发生率对探索病因有重要意义。

患病率取决于两个因素——发生率和病程。患病率下降既可由于发生率下降，也可能由于患者恢复快或死亡快、病程缩短所致。病程很短的疾病，尽管发生率很高，患病率仍可不高；而病程长的疾病，发生率虽不高，患病率却可很高。

（二）药物流行病学的研究步骤

流行病学研究方法可分为三个过程：第一步，研究能够代表研究对象总体特征的一个样本；第二步，将从样本中得出的结果推论至整个人群，得出关于人群的一般结论；第三步，将人群的一般结论抽象至科学的理论，即因果性的结论。

药物流行病学研究都是选择能够代表研究对象总体的样本进行的，这些样本理论上应代表特定人群的总体特征。例如，要进行一项缬沙坦降低血压效应的随机对照临床试验，随机选择了40例患高血压的中年男性给予缬沙坦（20例）或安慰剂（20例），6周后观察受试者的血压变化。结果显示，使用缬沙坦的20例男性的血压比使用安慰剂的20例男性的血压降低得更多。此例中，40例研究对象即研究的样本，理论上应是从中年男性高血压患者中随机抽样得到（实际上，研究的样本几乎从来不是真正从研究的目标总体中随机选择的，因为从逻辑上讲，首先不可能鉴别所研究的个例是否真正属于特定人群总体，但是研究的样本常常还是作为所研究的人群总体中无偏的样本来对待）。

至此，会得出缬沙坦可以降低中年男性高血压患者血压的结论，但需做深一步研究：是否这一观察结果是因机会所致，即由随机变异所引起。为评价其可能性，可进行统计检验，即对两组结果间的差异是否由机会引起做定量测定。如果检验结果证明有统计学显著性差异，就说明联系不是由机会引起。确定是否是由随机变异导致研究结果的过程就是所谓的统计学推论，是科研中统计检验的主要目的。

如果没有统计学显著性差异，那么科研就此为止。如有，就可尝试把研究的结果做推论，可说缬沙坦总的来说是一抗高血压药，这就是所谓的科学或生物学推论，结果是因果性的结论。为了得出这一结论，需要把这一联系在研究人群总体之外的人群总体中（包括不代表研究样本的人群）验证。不同于统计学推论，生物学推论没有确切的定量法则，而是根据其他科学文献的有关数据与检测获得的数据，做出判断。

综上所述，药物流行病学的研究程序可用图13-1表明。

图 13-1　药物流行病学研究程序

1. 机会、偏倚、混杂　药物与相关效应之间的联系有四种基本类型，药物流行病学研究首先要区分这些联系。

（1）不存在联系的联系　即彼此独立，毫不相干的联系。

（2）人为的联系　即假的或伪造的联系。这可能有两种原因造成，机会（chance）或偏倚（bias）。

机会是非系统的，即随机变异或随机误差所致。科研中统计检验的目的就是要评价机会，估价研究中观察到的结果完全由机会引起的概率。

偏倚是在流行病学调查研究过程中，因研究设计、数据测量、资料分析、结果解释等各个研究环节所发生的错误，使得研究或推论的结果系统地偏离真实值。偏倚既可造成实际并不存在的明显差异，也可掩盖真正的联系。偏倚有许多种类，按产生原因可分为选择偏倚、信息偏倚和混杂偏倚。选择偏倚常见的来源有入院率偏倚、现患-新病例偏倚、检出症候偏倚、排除偏倚、易感性偏倚等，信息偏倚常见的来源有回忆偏倚、报告偏倚、暴露怀疑偏倚、诊断怀疑偏倚、检测偏倚等。防止选择偏倚的措施一般为：查阅文献、反复讨论可能出现的偏倚，从源头避免；在一般人群总体中选择研究对象，或设立多组研究对象；研究对象纳入或分组时，采用随机化的原则；降低"不应答"率、"不依从"率、失访率，一般应低于15%。防止信息偏倚的措施一般为：制定详细可操作的资料采集方法；研究前，对调查员进行严格的培训；资料收集时，使用"双盲法"的原则；校正所有的仪器设备；制定严格的质量控制措施、恰当的质量监测方法。

（3）间接的，混杂的联系 混杂（confounder）是流行病学的中心概念，也可称为混杂偏倚（confounder bias）。虽然混杂也存在于实验性研究中，但在非实验性研究中的意义更为重要。所谓混杂，即由于混合了外来的因素，导致了对所研究的暴露效应的估价被曲解。混杂也是所研究疾病的决定因素，混杂必定和所研究的暴露有联系，但混杂不是所研究的暴露与疾病因果链中的中间变量。混杂可造成联系的假象或掩盖真正的联系。例如在对消化性溃疡危险因素的研究中，可发现关节炎与消化性溃疡有很强的联系。很显然，关节炎与消化性溃疡不存在因果关系，而是被非甾体抗炎药所混淆的一种间接联系。真正与消化性溃疡有因果关系的是非甾体抗炎药。这是混杂夸大了暴露效应，造成联系的假象。在苯丙醇胺的研究中，如不排除年龄这一混杂因素，就会掩盖或歪曲苯丙醇胺引起出血性脑卒中真正的风险。这两个例子很清楚，但大多数混杂并非如此。在研究设计时，必须考虑到既和暴露有关，又和疾病有关的各种因素，把它们作为可能的混杂处理。更恰当的是，应用一些特殊的流行病学技术来控制：研究对象分组时采用随机化的原则，对已知的混杂因素进行分层随机；采用配对设计，将可疑的混杂因素作为配对因素；设定研究对象的纳入条件，如年龄或性别可能为混杂因素时，限定研究对象的年龄段或性别；资料分析时，采用分层分析的方法，计算标准化率，使用多因素分析的方法。见表13-3。

表 13-3　控制混杂的方法

随机安排
选择受试者
排除（exclusion）
匹配（matching）
数据分析
分层（stratification）
数学模型（mathematical modeling）

（4）直接的，真正的因果联系。

综上所述，流行病研究时可能发生三种错误：随机错误、偏倚错误和混杂；发生随机错误的概率可用统计学的方法来定量，偏倚需用正确的研究设计来防止，混杂可通过对研究设计和数据分析的处理来控制。如能把这三种错误都排除，那就可求得真正的因果联系。

2. 因果联系的标准 1965年，Austin Bradford Hill 提出"因果性质联系的标准"以来，有多种形式的大同小异的标准出台。这些标准可概括成以下五点，这五点并非任何一点都是考虑因果关系（sausality）的必要条件；但一般说来符合得越多，因果性就越强。

（1）与现有资料要有一致性（或有生物学合理性） 即从已有的文献资料中其他类型信息的观点来看，要言之成理，判断与现有的生物学基础理论是否一致。其他类型信息是指其他人体研究的数据，其他有关问题研究的数据，动物实验的数据以及科学的病理生理学理论。如苯丙醇胺是一种合成的拟交感神经药，其结构与收缩血管的胺（如肾上腺素、去氧肾上腺素、麻黄碱等）和兴奋中枢神经的药物（如安非他明）相似。其药理性质已证明该药可收缩血管，升高血压，这些资料都明确了该药引起人出血性脑卒中有生物学合理性。如果某项发现能为已有的资料和理论所解释，一般更令人信服。当然也不能要求所有的发现都符合这条标准，否则科学上不会有重大的突破。

（2）联系的一贯性 科学的标志之一是可以重现。如果一项发现是真的，就应该可以以不同的研究方式，在不同的时间地点，不同的人群中得到重现。如消化性溃疡和阿司匹林、吲哚美辛等非甾体抗炎药的联系，吸烟与肺癌的联系已在多种地点、多种研究方式中得到证实。证明这些联系的文章已有数千篇，不能相信一项真正的发现仅会出现1次。

（3）联系的时间程序　有两个方面，一是先因后果，原因在时间程序上必须是在结果之前；二是原因与结果的间隔时间应有其特点，使用氰化物与死亡仅间隔几秒，青霉素引起的过敏性休克及死亡发生在几分钟至几小时以内，吩噻嗪类引起的肝炎发生在几天至几个星期以内，氯霉素引起的再生障碍性贫血发生在用药后1至4个月。

（4）联系的特异性　即在假定的结果不出现的情况下，原因是否存在；假定的原因不存在的情况下，结果是否出现；亦即是否"有因必有果，有果必有因"的问题。这一项在生物学上除了感染性疾病之外，很难适用。肝炎不可能在没有肝炎病毒的情况下出现，但并非感染了肝炎病毒都会出现肝炎的临床症状；使用氯霉素的人并非都会得再生障碍性贫血，得再生障碍性贫血的也并非都使用过氯霉素。对于一些发生率较低的反应更难适用，如虽然已证明苯丙醇胺与出血性脑卒中有关联，但在日常生活中，很少看到用了含苯丙醇胺的制剂导致出血性脑卒中，即使在出血性脑卒中的患者中也很少能发现在发病前的3天中用过苯丙醇胺。由于较难应用，该标准常常略去。然而当一种暴露引起较确定的生物学变化时，则说明联系有极强的因果性质。

（5）联系的强度

①量的强度：指其联系范围的大小，即是对两个研究结果的差异大小的考虑。相互联系量大，往往说明其间有因果性。量小的联系仍可能具因果性，量小有可能因研究设计方面的问题所致。一般认为相对危险度（relative risk，RR）在2.0以下的为弱联系。吸烟与肺癌的相对危险度，多方面研究的结果是10.0至30.0，是极强的联系。而女性出血性脑卒中患者中以苯丙醇胺作为食欲抑制剂的比值，比同样状况下健康人中以苯丙醇胺作为食欲抑制剂的比值，要大16倍，说明有很强的联系。

②剂量–反应的强度：暴露越多，危险越甚，则说明存在剂量–反应关系。与此相当的是持续时间–反应的关系，即暴露时间越长，危险越大。如果有剂量–反应或是持续时间–反应的关系存在，则说明这种暴露更像是引起结果的原因。

剂量–反应关系在流行病学和临床药理学学科中都是极为重要的概念。

③研究的类型方式：指的是不同的研究方式得出结果的因果联系强度不同。在药物流行病学研究中，临床随机对照研究得出结果的因果联系强度要强于队列研究，而队列研究得出结果的因果联系强度又要强于病例对照研究。

（三）药物流行病学的研究方法

1.个例报道（case reports）　个例报道，即对个别病例的简单报道。在药物流行病学研究中，个例报道大多描述的是个别病例暴露于药物，发生了不良的结果。

个例报道的用处是提出有关药物效应方面的假设，供较严格设计的研究做检验。由于没有比较对照，对于个例报道，研究者无法弄清所报道的病例是否是典型的暴露，也无法弄清报道的结果是否是典型的结果。对于不良的结果是否因暴露于药物而引起，还是有其他原因，通常也无法测定。所以，个例报道很少用来作因果性评述。在药物流行病学研究中，个例报道常常是为进一步深入的研究提供信号。美国FDA先后组织了3次对苯丙醇胺安全性的调查，都起因于不断地有苯丙醇胺引起出血性脑卒中的个例报道。

2.病例组报告（case series）　病例组报告是对一系列单一暴露的患者，描述和评价其临床结果，也可是对一系列相同临床结果的患者，研究其以往的暴露。病例组报告的病例通常是来自同家医院或医疗单位。

在药物流行病学研究中，病例组报告有两个原因而显得极为有用。首先，可用来对不良反应的发生率做定量评估；其次，可用来确定某种不良反应在比临床试验大的人群中是否出现。例如美国对哌唑嗪的上市后的监测就是为了对其首剂反应的发生率做定量评估，面对西咪替丁的上市后监测就是为了发现可能在社会人群使用中出现的问题。

由于是一系列病例的报告总结，病例组报告比之个例报道，可较明确得出患者暴露和结果是否典型。但由于缺乏对照，不能确定患者的何种特征是暴露或结果所致。如某病例组报告报道某医院发现某疾病所有的患者都是60岁以上的男性，在不清楚这家医院患者的年龄分布前，就不能下结论该疾病和60岁以上的男性有联系。再如某病例组报告发现30%肺栓塞的妇女用过口服避孕药，如无其他资料，不能说明这一数据是高或是低，还是相当。因此，除了提供暴露患者的疾病描述外，病例组报告在确定问题的因果性质方面，并不是很有用。

3.**长期趋向分析**（analyses of secular trends）　也称为生态研究（ecological studies），测定假设为原因的暴露趋向和假设为效应的疾病趋向，研究两个趋向是否一致。这种趋向的测定可以跨时间、跨地域进行，即分析来自某一地区的数据，研究其在一段时间内的变化，或分析来自某段时间的数据，研究其在地区与地区之间或国家与国家之间的差异。这类研究常常应用生物统计学。例如可以把咪唑类驱虫药的销售量数据与脑炎发生率相比较，测定两者之间是否有联系。

长期趋向分析可用来快速为假设提供证据或做出否定。但是这种研究缺乏来自个例的数据，研究的是一组病例，所以不能控制混杂变量。因此，当暴露趋向与结果趋向相符合时，长期趋向分析的方法不能用来区分何种因素更像真正的原因。例如近年来妇女的肺癌病死率一直在增长，这一情况确实也和观察到的妇女吸烟率的增长相符合，似乎支持吸烟与肺癌有联系的假设；但是妇女就职的比率也一直在增长，不能排除有些职业和发生肺癌有联系。

4.**病例对照研究**（case-control studies）　病例对照研究是检验病因假说的研究方法，把患某种疾病的患者组与不患有该疾病的对照组相比较，寻找在既往暴露上的差异。例如可选择患静脉栓塞的青年妇女与不患静脉栓塞的青年妇女相比较，寻找既往使用口服避孕药上的差异。这样的研究已进行了多次，都论证了使用口服避孕药与静脉栓塞有极强的联系。对苯丙醇胺的研究，耶鲁大学就是将49岁以下患出血性脑卒中的患者与不患出血性脑卒中的患者相比较，研究3天内使用过苯丙醇胺比值之差别，发现比值比（odds ratio，OR）为16.0，即暴露于苯丙醇胺出血性脑卒中的危险性÷非暴露于苯丙醇胺出血性脑卒中的危险性=16.0，说明了苯丙醇胺有引起出血性脑卒中的风险。

病例对照研究在研究引起某一疾病的多种可能原因时特别有用，可以应用相同的病例组和对照组研究任何可能是危险因素的暴露。这种研究方法对于研究较为罕见的病例也特别有用，因为能保证得到充分数目的病例。比之队列研究，病例对照的研究方法可用来研究样本数较小的病例。例如经典的已烯雌酚与阴道腺癌的研究，只研究了8个病例和40个对照，而用队列研究解决这一问题，需积累数千暴露病例。

病例对照研究一般是回顾性地获取暴露信息。信息资料一般摘自病史或在面谈访问时获得。因此，病例对照研究的方法受到回顾性收集资料是否可靠的限制。此外，对照组的选择是否恰当也是一个问题；选择不当可导致选择偏倚，得出不准确的结论。

5.**队列研究**（cohort studies）　又称为群组研究，它比病例对照研究更直接地检验病因假说。队列研究的方法是在某特定人群中确定两组，一组暴露于某一可疑的致病因素或者具有某种被怀疑与所研究的疾病的发生有关的特征，另一组则不暴露于该可疑因素或不具有该特征。两组除暴露有差别外，其余方面应基本相似。所有这两组的对象都被同样地观察一段时间，然后寻找两组结果的差异。队列研究一般把暴露患者与不暴露患者相比较，也可把一种暴露与另一种暴露比较。例如可把口服避孕药与其他避孕方法相比较，寻找静脉栓塞发生率的差异。队列研究既可是前瞻性的，即与研究的事件同时进行，又可是回顾性的或称为历史性的，即在所研究的事件发生后进行研究。

以哪类患者为研究对象是队列研究与病例对照研究的主要差别。如图13-2所示，病例对照研究选择患者的出发点是是否有某种疾病，然后研究其既往的暴露。而队列研究选择患者的出发点是是否有某种暴露，然后研究其以后的疾病过程。

队列研究的主要优点是不存在病例对照研究所存在的主要问题——选择对照组的困难。此外，前瞻性的队列研究也不存在回顾性收集资料所存在的可靠性问题。因此，队列研究论证结果的因果性比病例对照研究论证结果的因果性更强。在研究一种暴露（尤其是较少见的暴露）引出多种结果时，队列研究尤为有用。所以，队列研究在新药上市后监测，研究可能的效应时尤为有用。但是，队列研究在进行结果较为少见的研究时，需要极大的样本。如对苯丙醇胺引起出血性脑卒中的研究，至今未见有用队列研究的方法进行，原因之一是事件本身的发生率极低，如欲通过队列研究得出结论，可能需要极大的样本。此外，研究潜伏期较长的药物效应，前瞻性的队列研究也需要花费较长的时间。

图13-2　队列研究和病例对照研究从不同的角度着手研究

6.病例对照研究和队列研究的分析比较及差别

（1）相对危险度（RR）和比值比（OR）　相对危险度是暴露组中疾病的发生率与非暴露组中疾病的发生率的比值。相对危险度不是频率，不意味着疾病的发生率。如某暴露的相对危险度是10.0，仅说明有该暴露的发病的概率比无该暴露的发病的概率大10倍。假如该疾病是罕见病，暴露者疾病的发生率仍然可以很低。相对危险度大于1.0，就说明研究中的暴露对象比不暴露的对象患病的危险性大，或是说明暴露可能是疾病的原因。相对危险度小于1.0，则说明暴露对象比不暴露对象患病的危险性小，或是说明暴露可能可以防止疾病。相对危险度为1.0，则意味着暴露与非暴露对象患病的危险相同，或是说明暴露可能与疾病无关。

队列研究的结果可直接计算相对危险度，但是病例对照研究显然不能，因为无法知道暴露人群与非暴露人群的数目，也即无法得出两组人群的发生率。在病例对照研究中可用另一种测量指标——比值比，作为相对危险度的一种近似估计。比值（odds）的含意是：若某事件发生的频率为p，不发生的频率为1-p，则发生与不发生的频率之比p/（1-p）称为该事件发生的比值。见图13-2，病例组中暴露的比值为A/C，对照组中暴露的比值为B/D，则病例组暴露的比值与对照组暴露的比值之比OR=（A/C）/（B/D）=AD/BC。由于病例对照研究一般用于罕见的病例，比值比与相对危险度的结果又很接近，因此病例对照研究得出的比值比常不严格地当作相对危险度。

相对危险度和比值比的表示都要用到 P 值，P 值指的是拒绝差异是数据的随机变异所致的最低显著性水平，P<0.01 指的是所现察的差异因数据的随机变异所致的概率小于 0.01。用 P 值可检验是否相对危险度和 1.0 有统计学显著性差异，即二组间的差异是否由随机变异所致。

相对危险度和比值比还可更妥当地用可信区间（confidence intervals，CI）表示。CI 是对总体参数极可能落入的数据范围作概率推断的一种有用工具。95%CI 相对危险度意味着有 95% 的机会总体的相对危险度在其范围内。如果 95%CI 相对危险度大于 1.0，P 值小于 0.05，那就说明结果有统计学显著性差异。可信区间比 P 值可提供的信息多得多，当可信度（如 95%）确定后，CI 愈窄，参数估计的精度愈高。例如，一项研究得出相对危险度（95%CI）为 1.0（0.9～1.1），就明确表示了很不可能存在这一联系；一项研究得出相对危险度（95%CI）为 1.0（0.1～100），则不说明或否定存在这一联系。这二项研究还是都可用相对危险度 1.0，P 值大于 0.05 来表示。另举一例，一项研究得出相对危险度（95%CI）为 10.0（9.8～10.2），则精确定量地说明危险大了 10 倍；一项研究得出相对危险度（95%CI）为 10.0（1.1～100），则除了说明危险可能增大外，说明不了什么。这二项研究还仍可报告为相对危险度 10.0（P<0.05）。再举一例，一项研究的相对危险度（95%CI）为 3.0（0.98～5.0），说明有很强的联系；而若相对危险度（95%CI）为 3.0（0.1～30），就不能说明存在联系；尽管这二项研究都可报告为相对危险度 3.0（P<0.05）。

（2）特异危险度（excess risk）　另一能从队列研究计算出的统计项是特异危险度，也称危险差异（risk difference）或归因危险度（attributable risk，AR）。相对危险度是暴露组的发生率与非暴露组的发生率之比，而特异危险度是二组发生率之差。特异危险度的大小不仅与两个率的差别有关，还与两个率的绝对值大小有关。例如，两个率分别为 120‰ 和 110‰ 时，特异危险度为 10‰；若两个率分别为 11‰ 和 1‰ 时，特异危险度也为 10‰。显然，11‰ 与 1‰ 的差别要比 120‰ 与 110‰ 的差别大得多。而如相对危险度为 16，说明两者发生率的比值为 16.0，即前者的发生率比后者的发生率大 16 倍。但在进行药物的利益风险评价时，绝不可能将百万分之 0.16 与百万分之 0.01 的差别，与 16% 与 1% 的差别等同考虑。在研究问题的因果性质时，相对危险度更为重要，而研究暴露对发生率的影响时，特异危险度更常考虑。因为特异危险度代表了暴露引起的疾病发生率的增加。

由于不能从病例对照研究得出发生率，自然也无法从病例对照研究得出特异危险度。但可计算 P 值检验二组之差是否由机会所引起，特异危险度的可信限同样也可计算，并作类似解释。

7. 随机临床研究（randomized clinical trials）　实验性研究是研究人员对每一受试者所受的治疗均予干预的研究方式。即研究人员把受试者随机分组进行临床研究。例如，理论上可把已婚生殖期妇女随机分成使用和不使用口服避孕药两组，然后观察在静脉栓塞发生率上两组的差异。这一方法的主要长处是随机分配，而这是使可能带有不明或不能测定的混杂因素的研究组间进行比较的唯一办法。因此，随机临床研究所论证的因果联系比上述任何方法所论证的都更有说服力。

在药物流行病学研究中随机临床研究的主要问题是伦理道德问题。此外，随机临床研究开销较大，有人为因素。由于这种方法已在上市前论证药物的效应时应用，因此似乎在上市后的监测中没有必要再用。在药物流行病学研究中，这一方法主要用于药物效应的补充研究。

（四）药物流行病学研究方法的分类与比较

每种研究方法都有其优缺点（表 13-4）。个例报道，病例组报告，长期趋向分析，病例对照研究和队列研究都可归为观察性研究或非实验性研究。在这些研究中，研究者对治疗均不加干预，而只对进行的治疗及结果加以观察和评价。个例报道，病例组报告及长期趋向分析也称为描述性研究。病例对照研究、队列研究和随机临床试验因为都设有对照组，因此归为分析性研究。分析性研究又可按照选择受试者的方法和收集数据的方法而分为两种（图13-3）。从如何确定受试对象的角度看，病例对照研究和队列研究正好相反，即病例对照研究是以有无疾病角度出发选择受试对象，而队列研究是从是否暴露出发的。从这一点看，临床随机试验也可看成是队列研究的一种，研究者对医疗处理做了干预划分，并非仅仅观察。从时间的角度看，可把研究分为前瞻性和回顾性，前瞻性研究即数据收集和事件的发生同步进行，回顾性即数据收集在事件发生之后。回顾性研究利用病史、随访、面谈等寻找过去发生的事件；数据收集还可通过"无时间意义"的横断面研究的方法进行，即研究某一时间内的情形。前瞻性的病例对照研究很少，但从原理上讲，队列研究和病例对照研究不论从哪种时间结构方式都是可进行的。随机临床试验只能是前瞻性的，因为它是唯一的研究人员可对治疗干预的研究方式。

表13-4　流行病学各种研究方法的优缺点

方法	优点	缺点
随机临床试验（实验性研究）	最具说服力的方法；唯一可控制不明或不可检测的混杂的方法	费用大；有人为因素；伦理道德上难于进行
队列研究	能研究多种结果；能研究罕见的暴露；不易出现选择偏倚；暴露数据不偏倚；可获得发生率	结果数据可能有偏倚；费用较大；如进行前瞻性的，可能需要数年才能完成
病例对照研究	能研究多种暴露；能研究罕见的疾病；易，快，费用不大	控制选择较困难；暴露数据可能有偏倚
长期趋向分析	能迅速解答问题	对混杂无控制
病例组报告	对发生率能作出定量估计	没有对照组，不能用于检验假设
个例报道	廉，易，产生假设	不能用于检验假设

图13-3　流行病学研究方法

（五）药物流行病学研究方法的选择

每一种研究方法都有一定的科学价值。一般说来，个例报道和病例组报告提出联系的假设，长期趋向分析和病例对照研究探索联系的可能性，药物流行病学的科研就是这样一个过程。此外，如果研究的问题并不迫切且有资金保证，也可进行队列研究和随机临床试验。

例如口服避孕药是否引起静脉栓塞的问题，开始由个例报道和病例组报告提出假设，然后通过长期趋向分析和一系列的病例对照研究做进一步探索。以后，由于口服避孕药的重要意义、大量的用药人群，以及用药主要是健康的青壮年妇女等因素，又进行了二次长期的、大规模的队列研究。这问题可能更值得用随机临床试验的方法研究，只是从伦理道德考虑不能进行。

再如"沙利度胺事件"，沙利度胺并非是重要的、突破性的药物。由于药物不良反应严重，在发表了个例报道，进行了病例对照研究和长期趋向分析后，就立即从市场上撤消，没有必要再等待做队列研究和随机临床试验。事后进行了一项回顾性的队列研究，比较了胚胎四肢发育期用药和其他时期用药的结果。

任何科研方法，无论是观察性的还是实验性都不是完美的，都将在实践中继续发展。

三、药物流行病学进展

（一）ADR监测和药物警戒概念的演变及与药物流行病学的关系

1. ADR监测与药物流行病学　ADR监测以1964年英国黄卡制度（yellow card system）的问世而宣告诞生。ADR监测有志愿报告体系（spontaneous reporting system，SRS）、集中（或强化）监测体系（intensive reporting system）等多种方式。由于SRS一直是ADR监测的主要方式，近年来，ADR监测一般指的是SRS。

从传统看，ADR监测报告一直是欧洲药政机构药物安全工作的重点，而美国、加拿大药政机构偏向于应用流行病学的方法及数据库的方法研究药物安全问题。但近年，欧洲有发展数据库与流行病学方法的趋势，而美国则致力于提高ADR报告的数量与质量。

ADR监测报告类似于个例报道，通常以临床判断为根据，主要作用是获取新的药物安全问题的信号，提供的是质的数据。围绕ADR监测的研究，主要是病例的因果关系以及报告体系存在的合理性与报告体系的实践问题。ADR监测也进行一些量的研究，如报告率、相对报告率或是病例与非病例的比值比及低报（under-reporting）等不确定性的数据。而药物流行病学研究着重的是得到有关量的数据，得出特异危险度与相对危险度。药物流行病学对于机制方面的研究，常常不作论证，而是推论或提示。药物流行病学强调应用流行病学的方法研究药物开发各个阶段，而ADR监测涉及的只是药物开发中的一个特定的过程——药物进入市场后。

总之，ADR监测报告只是对个例的一种临床判断，是对药物和所疑反应的一种临床关注，为进一步深入的流行病学或实验性研究提供信号或假设。而流行病学研究着重的是基于人群的一种危险测定。低报、只报告已众所周知的不良反应与虚假报告是ADR监测的主要问题，但ADR监测是药物流行病学最为活跃的阵地。

2. 药物警戒与药物流行病学　1974年，药物警戒（pharmacovigilance）一词伴随着ADR监测体制在法国建立而问世。警戒一词的释义是：监视、守卫，提供安全保障（大英百科全书，1962），因而药物警戒可理解为：监视、守卫，避免来自药物的危害，提供用药安全保障。20世纪90年代开始，由于药物警戒有参与临床上防止、减少ADR的发生或减轻发生的ADR的意义，且生动、形象，该词已逐渐被广泛接受，已在许多场合上取代了ADR监测一词的使用。

药物警戒的定义是：监测和防止药物不良反应的所有方法，不仅是药物上市后的监测，还包括了药物在临床甚至临床前研制阶段中的监测。药物警戒应用的方法可以是流行病学方法，也可以是实验室的（如为了弄清机制，应用动物模型重复某种不良反应）和诊断性的方法（如归因的方法）。药物警戒的最终目的是帮助制订决策（如治疗计划的选择，药品上市的许可，药品的管理等）。欧盟药品管理机构对药物警戒的定义是："从管理目的出发，对在正常使用情况下出现的药物不良反应进行收集与科学评价，包括药品消费以及误用、滥用等数据的收集。"即药物警戒不只是传统的ADR监测，还包括了所有其他提供用药安全保障的工作。

药物警戒与药物流行病学之间的关系有二重理解。欧洲国家与药政管理方面普遍认为药物警戒采用的是包含了 ADR 监测和流行病学方法在内的所有有效的方法。而美国、加拿大与学术部门则更多倾向于药物流行病学既包含药物警戒（认为是 SRS 的同义词），又包含用流行病学方法的研究。

可以这样理解：药物警戒的概念包含了与其目标相符合的所有的方法，包括药物流行病学；但药物流行病学的内容不只限于药物的安全性，超出了药物警戒的范畴。

（二）近年盛行的药物流行病学研究方法

近年来盛行的药物流行病学研究方法按照其难度、复杂程度与所含信息内容，依次递进为：病例对照研究（case-control study）、链连记录数据库（record-linkage databases）、医疗病历数据库（medical practice databases）、队列研究。

数据库的方法在药物流行病学研究中极有潜力，因为：①使在短期内完成大规模队列研究有了可能；②由于数据通常是因为其他目的而收集，因此研究费用较少；③链接量大。但也存在问题，如难以在社会人群中进行罕有事件的研究，以及数据的质量有时较差。因此，数据库是药物流行病学研究有价值的资源，但并非是能解决所有药物问题的万能药。本节描述两个数据库方法的应用与优缺点，病例对照与队列研究的方法不再赘述。

1. 链连记录数据库 这类数据库一般由医疗保险公司创建，储有报销费用（药费、住院费等）方面的资料，还往往附有诊断。但少有其他同时的暴露（如非处方药物的使用）及混杂的信息。数据库往往由于其数据的非医疗性质而应用受限，因此需与其他数据资料库（如住院病历）连接，以获取可用的信息（如暴露与转归）。

这一方法最早的例子是加拿大萨克其万河（saskatchewan）省卫生保健数据库的应用。该数据库储有 20 年来省内 110 万人的资料，可与死亡与癌症登记以及住院记录连接。因此很适合于观察一些暴露于常见危险因素（如癌、非甾体抗炎药）的远期后果。但由于暴露于所研究药物的对象相对较少，以及该省处方集上允许使用的药物品种有限，因而应用受到限制。类似的链接记录数据库研究还有 COMPASS（medicaid-medicare），北美的 HMOs，苏格兰的 MEMO 等。有些数据库没有覆盖所辖地区的全部人口，且有人群层次的限制，如 COMPASS 中大都是穷人与老人，HMOs 只限于参加者。此外，由于医疗保险所允许使用的药品有一定范围，因而可研究的药物受限。

2. 医疗病历数据库 这类数据库储有大量的患者治疗记录，除了出院病史上的诊断、专科疾病、手术与临床检验数据外，还有处方、混杂因素，以往史等回顾性记录资料。典型的是英国的 GPRD（general practice research database），已建立了十余年，储有 500 余万患者的资料。由于医疗资料详尽，该数据库已被数次论证功能极大。

该数据库虽然庞大，但也有诸如其他数据库同样的问题，如使用新上市药物的患者数很少，因而更适合于对较老的，已比较了解的药品或药物种类的一些假设以及危险因素的研究。此外，数据库中也没有包括非处方药。

英国的初级卫生保健体制以全科医师为中心，专科疾病的资料都已收集其中，而在其他能任意就医的国家，也就很难得到如此详尽的医疗记录。

（三）当前药物流行病学研究中的热点问题

近年来，药物流行病学研究中许多关于危险因素分析的问题成为讨论的热点。主要涉及不稳定性危害、滞后事件、多重用药及罕有事件。

1. **不稳定性危害（non-constant hazard functions）**　在经典的流行病学中，通常考虑危害如图13-4中的曲线A，是以持续、稳定的形态出现的。但在药物性危害中，这种情况并不常见。由于掺有其他暴露与其他易患因素，事件往往提早出现。而一些长期用药的患者，往往由于避免了早期的危害，受危害程度也大大减轻（如首剂效应，图13-4中的曲线B）。出现这些情况的原因可能是：患者以往用过相同的药物或相同种类的药物已致敏，或是遗传或代谢的因素，或是与患者其他的疾患或同用的其他药物的相互影响。致敏物耗竭（depletion of susceptibles）的假设，可解释这种长期用药，患者危险性反而减小的现象。这一假设同样可用于解释患者以往用药发生过不良反应，再用同一药品，危险性却减小的现象。因此，根据其类型与机制，以往用过同类药或是可使反应更易发生（如过敏反应），或是可减少发生的可能性（致敏物耗竭）。不清楚药物不良反应的机制，就可能在估计反应危害性时严重失误。

图 13-4　药物危害作用：随时间危险程度变化（不变）
A：典型的稳定持续危害；B：用药后危害迅即到达最大，然后下降（致敏物耗竭）；
C：长期用药后危险逐渐增大（滞后事件）

2. **滞后事件（delayed events）**　即在长期用药后，甚至在撤药后才出现的事件（如图13-4中的曲线C）。在癌症患者中可见到，其他患者也有，如某些特殊代谢类型的患者出现药物蓄积。这一情况与前述的正好相反，短期暴露不能鉴别危害性，只可能在少数长期用药的患者身上发生。类似的是撤药综合征，如果研究在撤药后即中止，就会疏漏。如果目光局限于眼下的治疗窗，就可能误认为是当前所用的药物所致。

3. **多重用药（multiple exposures）**　如上所述，持续用药既可能加重也可能减轻不良反应的危害程度。依从性研究表明，持续用药还存在更为复杂的问题。一些被看作用药无变化的患者，所用药品的生产厂家很可能变化。同样的药物不同厂家生产，其中无治疗作用的附加剂往往不同，附加剂也可能引起不良反应，而医师处方时不一定会注意到药物生产厂家的变动。

药物流行病学的最大难题是药物效应的持续时间问题。关于以往的用药，特别是很久之前的用药，一般无法知道；而以往的用药往往对不良反应的发生有影响。因此，要确定引起不良反应的用药时间窗极为困难。多项研究正在进行这方面的工作。

理想的研究模式应是所有患者的用药、剂量、疗程都相同，不良事件出现在观察期间（图13-5）；但即使在很规范的临床试验中，也很难做到这一点；尤其是队列研究，患者用药会变（且很可能是间断用药，见图13-6），剂量会变，且不良事件很可能出现在观察期以后，导致分析更加复杂。总之，致敏物耗竭与治疗指征的混杂，有时使结果变得难以解释。

图 13-5 理想的队列研究：用药规范

事件（×）发生在用药观察期内

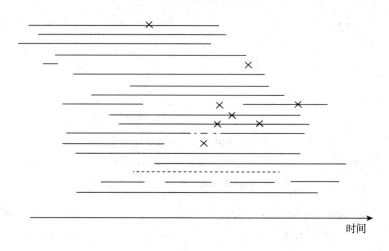

图 13-6 临床实际情况：多重不规则用药

用药间断，剂量时大时小，不良反应发生后仍用药，不良反应在撤药后出现。

4．**罕有事件（rare events）** 对极为罕见的事件，传统的药物流行病学方法已难以应用。可能不得不寻找其他的方法，如病例–人群方法（case-population approaches）。

四、药物流行病学研究展望

药物流行病学研究始于疑问，这种疑问通常来自于药物警戒中的 ADR 监测报告，即在 ADR 监测敲响了药物安全的警钟后，药物流行病学进一步作深入地探讨。因此，药物流行病学不是否定 ADR 监测，而是与 ADR 监测密切相关。药物流行病学的用途可归结如下。

（1）在诊断有疑、归因不明、设计有偏倚、混杂因素不清，造成病例组报道不能证明其因果关系的情况下，鉴别因果关系。

（2）在事件尚未为人注意，或是问题的程度尚不清楚的情况下，评估危险度。

（3）对尚无特别警告而已知同类药都有问题的新药，以及对临床前实验数据有疑或是临床试验有疑的新药做预估。

流行病学研究方法的极大提高，为药物流行病学的进一步发展创造了条件。评估病例对照研究中混杂因素方法的创建、大规模社会人群数据库的发展、多个国家协作进行大规模或特大规模队列研究在方法学和技术上的进步、处理使用指征引起混杂问题的病例－时间－对照方法（case-time-control design）的建立，都将大大有利于进行：①药物使用后长期效应的研究，如与癌症的关系；②药物在社会人群中大量应用后利弊问题的研究；③药物误用的危险因素，以及药物使用新指征的研究等。

　　近年来，药物流行病学学科蓬勃发展，药物流行病学已经对药政政策的制订和人民群众的健康状况、生活质量产生了强烈的影响，并将持续扩大影响。由于与经济发展密切相关，且在政府、企业、学术等部门中研究与应用的重点不同，药物流行病学领域的专业人员将持续不断地增加。预计今后，药物流行病学研究的重点将从药物与不良事件间因果关系、危险程度的评估，趋向于处理较复杂的问题，比如疾病与药物不良反应（总体上的或是某类反应），在看病、住院、发病率、病死率、医疗费用等方面对卫生资源的影响，为卫生资源的合理配置提供更科学的方法。

（宫　建）

第四节　药物利用评价

一、药物利用评价概述

（一）药物利用评价的发展史

　　20世纪60年代，美国医院药师协会（American Society of Health-System Pharmacists，ASHP）为对药品使用的有效性和合理性作出评价提出了药物利用评估（drug utilization review，DUR），1976年医院实施DUR的原则、框架和方案正式建立，并随着其在医院的推广应用而迅速完善和成熟起来。为顺应临床药学工作推行与发展的需要，1987年，ASHP在DUR的基础上提出了药物利用评价（drug use evaluation，DUE）的概念，1996年又提出了药物利用评价（medication use evaluation，MUE）的概念。

　　DUR是按照预定的标准，评价、分析和解释一个给定的医疗卫生制度下药物利用的模式；特别着重于研究药物的市场、处方分布和应用情况，以及由此引起的医疗、社会和经济的决策分析。

　　DUE是指在药物治疗过程中，根据事先制定的标准，对药物的选择、给药途径、给药剂量、药物配伍等问题是否合理、准确而进行的评价。

　　MUE是以患者达到最理想的预后状态为目标，致力于评价和提高药物应用过程的一种工作测评方法。MUE应用于药物治疗、疾病状态、药物应用过程（开药、备药和调剂、给药和监控）或者具体预后情况。

　　从DUR、DUE、MUE三者的英文定义上来说，"review"主要是指回顾、审查、评论，是药物利用评价早期发展阶段所赋予的名称，多以回顾性评价为主，故称之为DUR；"evaluation"主要是指评价、评估，DUE（或MUE）是基于DUR的内涵进一步发展而提出的，在实施上注重同步性或前瞻性评价；MUE与DUE相类似，而相对于DUE，MUE使用"medication"一词取代"drug"，是将评价工作扩展到药物治疗全过程，而不只是药物本身。

　　MUE与DUE相类似，但更加强调患者的治疗效果和生活质量；高度需要多学科专业人员合作。MUE可以对临床治疗结果（如感染的治愈、血脂水平的下降）进行评估。

MUE注重改善患者预后状态，包括DUE的目标。使用"MUE"而不是"DUE"，是为了改善药物应用，需要采用更加多样性的途径。MUE将支持药学监护作为基本目标：即通过达到预期的、与药品相关的治疗的预后状态来提高患者个体的生存质量。通过关注药物应用系统，MUE有助于鉴别已发生的和潜在的药物相关问题，解决实际存在的用药问题，并避免潜在药物相关问题的发生，以达到最佳的预后效果。

在医疗卫生系统中，必须把MUE作为一种有组织授权的程序过程进行药物治疗管理，以规则为基础，由跨学科团队设计和管理，并进行系统的实施。MUE的执行需要开处方者、药师、护士、管理人员和其他代表患者的监护员的共同努力。

（二）药物利用评价的目的及意义

1.药物利用评价的目的

（1）建立最佳的药物治疗方法和合理用药指南（标准）。

（2）防止药品相关问题的发生。

（3）评估药物治疗方法的有效性。

（4）提高患者的用药安全性。

（5）确立药物应用过程中不同学科间的一致。

（6）促进药物应用程序的改进。

（7）促进药物应用程序的标准化。

（8）通过标准化过程，从患者的预后状态和资源利用两种渠道增加评价创新药物实际应用价值的机会。

（9）使程序变动最小化，以降低药物应用的不良结果。

（10）确定医疗卫生保健机构哪些部门的卫生保健人员需要更多的信息和培训。

（11）尽量减少药物治疗费用。通常，治疗费用的一部分可能与药品本身的成本相关。如果从治疗开始时药品的选择和管理达到最优化，则会有效降低并发症的发生，并减少成本和资源的浪费，最终降低整体成本。

（12）达到或高于内部和外部质量标准（如专业实践标准、认证标准或者政府法规）。

2.药物利用评价的意义

自药物使用以来，不合理用药问题就一直存在。不合理用药不仅降低医疗质量、造成资源的浪费，而且可能给患者造成伤害。药物利用评价的意义在于力求实现用药合理化，保障患者的用药安全；提高医疗质量，节约卫生资源。

（1）药物利用评价从客观上保证合理的开具处方和随之而来的治疗质量的提高，其次是使不需要的药物消费支出降到最小，即在保证治疗质量的前提下，使用不太昂贵的药品，甚至不用药物的治疗来代替原先的治疗方法，或者用较好、较昂贵的药物缩短治疗疗程，从而降低医疗总费用。与针对个别患者用药的治疗药物监测不同，药物利用评价寻求识别和纠正整个医院的不合理的药物使用，所以它是面向所有患者的。

（2）药物利用评价把合理用药扩展到一个更广、更深的领域。一方面，它把研究对象从个别患者的合理用药扩展到一个医院、一个地区，甚至全国，即从药物使用的宏观角度考察药物利用情况。另一方面，它根据经济学原理，把研究领域扩展到整个社会药物资源的最佳利用上，不仅考虑个别患者用药是否合理，而且从药物资源的社会分布、处方用药的频度、数量等考察药物是否达到物尽其用，以避免出现滥用药物和用药过度或用药不足等问题。

（3）药物利用评价不仅仅是搜集数据，更重要的是评价、分析和解释数据，而且通过药物利用评价可以选择疗效高、毒副反应低的药物，淘汰疗效差、毒性大的药物，为医院药品采购和国家生产提供可靠信息，以达到改进卫生保健、节约资源的目的。

（三）药物利用评价中药师的作用

MUE是由医师、药师、护士、管理人员和其他部门的共同参与实现的。在药物利用评价中，药师是药品供应、调配和发药等有关药物利用过程的实践者和执行者。一旦选定待评价的药物，药师应与医师共同制定评价药物利用的标准，根据被批准的评价标准收集使用该药品的住院患者的有关资料，经医师、药师共同分析后将结果和结论报告给药事管理与治疗学委员会（组）和医疗质量管理委员会，并提出改善治疗效果的各种建议。

由于药师本身所具有的专业知识背景和确保药品合理使用的责任，在持续的药物治疗评价和改进过程中，必将担当领导作用，并与医疗卫生保健团队中其他成员共同合作。在MUE中药师的职责包括以下几项。

（1）根据医疗卫生保健机构的整体目标和资源供应能力，制定药物治疗评价项目和过程的实施计划。

（2）与处方医师共同合作，制定某些药物的具体用药准则，设计有效的药物应用过程。

（3）根据药物治疗标准审核每个用药医嘱，并根据需要与处方医师和其他人员共同商议。

（4）管理MUE项目及过程。

（5）收集、分析和评估每位患者的具体数据，辨别、解决和预防药物治疗相关问题。

（6）解释和报告MUE过程中发现的问题，对药物治疗流程的改进提出建议。

（7）根据药物治疗评价结果，为医疗卫生保健团队中其他成员提供信息和培训。

二、药物利用评价的分类

MUE是在实际用药过程中开展的应用研究。依据研究资料性质，可分类为定性研究及定量研究；按研究发生时间，可分类为前瞻性研究、同步性研究和回顾性研究等。

（一）根据研究资料性质的分类

1.定性研究 定性研究（qualitative studies）是指对药物利用的质量、必要性和恰当性进行评价。定性研究侧重于药物利用质量（如安全性和有效性）的评价，其评价标准可以是公认的、有权威性的药物利用标准或相对性标准。定性研究的主要数据来自医师的处方和用药医嘱。通过调查医疗机构、一定时间段的用药处方或医嘱，结合开处方的理由，分析处方内容，评价用药的适当性。对定性的药物利用研究而言，就是计算出用药不合理患者占总用药人群的百分率。

定性研究的关键在于判断标准，判断标准明确划定合理与不合理、适当与不适当的界限。定性的判断标准包括给药适应证、每日剂量、疗程、给药途径等评判用药合理性的基本要素，严格的标准还包括判断处方中所开具的药物是否为效果最佳的或不良反应最小。

在定性的药物利用评价中，研究对象的特征一般无法用数字表示，大多数用语言文字表述的判断句作为评价指标。例如，最简单的"是"或"非"、"剂量大于推荐剂量"之类的逻辑判断值。一般单一的评价指标只反映药物利用某一现象的某个方面，勾画全貌需要采用相关的一套评价指标，即评价标准。有些药物利用的评价标准是专门为特定的研究项目制定的，因此随着药物利用评价的日趋成熟，一些评价标准已经成为对日常药物利用过程具有指导意义的准则，甚至已经形成相应的法规。

2.定量研究 定量研究（quantitative studies）是定量描述药物利用现状、药物利用的经时动态变化、预测药物利用趋势的一类研究。定量研究的目的是使用数据库获得药物利用的量化数据，用调查所提供的资料及统计学方法，对有关药物利用研究的数据进行量化分析，预测人群的药物利用效果，比较药物利用率的地区差异，对药物利用的临床效果、药物销售价格和消费结构及其社会、经济效益做出评价，反映一定范围的卫生保健总体水平、变化和发展趋势。例如，金额排序分析、药费指数、占用资金比等金额指标；药物利用指数、平均治疗日数、购药数量分析、用药频度分析、处方频数分析、ABC分类等表现数量的指标均属此研究范围。另外，诸如药源性疾病、药物不良反应的发生率等药物利用过程中特定事件的发生情况研究也属于定量研究的范畴。在医疗机构，定量评价主要是通过处方分析进行，通常要计算每个患者的平均处方数、每张处方的平均成本、某种药物的处方频度等。例如，上个月患者消耗了大约价值多少元的头孢菌素，去年门诊所用镇静药的消耗量占总用药量的百分数等。显然，这些数据对确定某些药物是否存在滥用和过度使用现象是有帮助的。药物利用的定量评价只有进行纵向或横向比较，通过数理统计的方法进行数据处理才有实际意义。

运用一定的统计方法，对总体各单位标志的具体表现进行登记、核算、汇总、综合，即可形成各种说明研究对象数量特征的统计指标。

定量指标按其表现形式和作用的不同分为数量指标和质量指标。数量指标（又称总量指标）是用来反映社会现象总规模或工作总量的指标，包括总体的单位数目和标志总量两种。质量指标又称相对指标，反映的是社会现象的相对水平、工作质量及内在比例关系，常以平均数或相对数表示。在药物利用过程中各种现象以数字表现其特征，形成特定的药物利用定量指标和定量指标体系。

在药物利用评价中，可依据研究课题的性质、目的和范围，结合使用定量研究与定性研究。

（二）根据研究发生时间的分类

依据药物利用研究时间与临床药物利用发生时间的先后作为方法学分类标准，将药物利用评价可分为前瞻性评价、同步性评价和回顾性评价。

1.前瞻性评价 前瞻性评价是指在治疗实施之前按照拟订的准则或标准对处方、医嘱或病案进行分析，发现治疗中重复用药或取药、不恰当的剂量、用药频度和药物相互作用或药物不良反应等问题，并加以解决。

前瞻性评价带有预测或积极干预的含义。这种研究方法常用于评估医师的处方是否符合标准。在药学人员调配药品之前研究人员仔细审查医师的处方内容，对照事先制定好的评价标准，逐个药物、逐个项目地评判，对发现的问题估计可能产生的结局，必要时进行干预，提出建议或意见。其优点是可预先调整治疗方案，从而提高治疗的效果、安全性、效价比和患者的依从性；缺点是会推迟治疗的启动。

2.同步性评价 同步性评价又称即时性或现时性评价，是在患者接受药物治疗的同时对其进行药物利用评价研究，按照拟订的准则或标准对处方、医嘱或病案进行分析。这类研究对患者具有很大的效益，常见的评价内容有患者对药物的反应情况，包括药物的疗效与不良反应、对药物的敏感性等。其结果可用来调整治疗方案，增强医务人员的责任感，患者也可诉说治疗的感受并参与研究，但这类研究可能干扰药物治疗的进程。药师在配方发药时对医师的处方评价或开展治疗药物监测等都是同步性药物利用研究。

3.回顾性评价 回顾性评价的重点是医生的处方行为、药房的配方、发药过程和患者对医嘱的依从性。它是以实际用药人群为调查样本，收集用药过程中的重要数据（如处方、领药单、病历等），按照事先制定的标准予以评价。当发现用药不当的问题时，通过药师的有效干预，并采取必要的纠正或预防措施，改进或杜绝不合理的用药。一般是收集6个月到1年的相关资料，通过审查已执行的处方，发现其中的不适当之处，并查找普遍性的问题。其特点是在开具处方、调配药品、服用药品等发生之后收集和分析有关资料，不直接影响已完成的治疗，也不推迟治疗过程，但其结果可以用来改善以后同类患者的治疗。大多数药物利用评价属于回顾性评价，目的在于预防滥用与不合理用药的再发生。

三、药物利用评价的实施步骤及方法

（一）药物利用评价的实施步骤

虽然不同的医疗机构之间、不同的患者群体之间MUE的实施步骤可能存在差异，但是MUE的实施过程都要经历以下几个步骤。

（1）确定药物利用评价流程的组织单位和具体负责人，明确其职责，对医疗卫生保健机构的药物利用评价过程进行监督和指导。在理想情况下，药事管理与药物治疗学委员会应该确定一个年度计划，列出哪些药物或者临床状况是评价的部分。

（2）确定审查机制，全面监管药物治疗系统。

（3）确定对药物治疗各个关键环节进行深度分析的优先次序。

（4）向医疗机构相关人员告知药物利用评价流程的目的和预期收益。

（5）依据医药文献中提供的可靠的科学证据制定具体药物和药物治疗的规范、指南、治疗方案和监护标准。

（6）对医疗机构的专业人员进行培训，促进相关规范、指南的执行以及治疗方案和监护标准的使用。

（7）建立相关机制，确保医疗机构的专业人员之间的及时沟通。

（8）在药物应用过程中，应用药物利用评价的评价标准、指导原则、治疗方案和监护标准。

（9）收集数据并进行评价。

（10）根据药物利用评价的结果，建立并实施药物应用程序（如有需要），改进药物治疗过程。

（11）评估所采取行动的有效性，完善资料。

（12）必要时，将所做的改进纳入到评价标准、指导原则、治疗方案和监护标准中。

（13）重复计划、评估及行动等环节，以持续改善药物应用过程。

（14）定期评估药物利用评价程序本身的有效性，并做出必要的改进。

（二）药物利用评价的研究方法

MUE是一项社会性、科学性、实用性很强的活动，可受诸多社会因素和有关人员的心理因素的影响。由于研究涉及国家药品监督管理的体制、法律和医疗卫生保障制度，一般是在实际的内外因素作用下，研究影响药物利用不同环节的因素，因而在研究方法上不同于药学其他学科的研究方法。MUE的研究方法采用多学科相结合的模式，并结合自身的研究任务和特点加以界定。它更多地借鉴和引用了成熟的流行病学、数理统计学和卫生经济学的理论和研究方法，运用调查、数据分析和结果评价的方法，考察社会大环境中药物与人之间的相互关系和相互影响，在应用上已经取得了可观的成果。

药物利用评价常用药物流行病学的方法研究与分析人群中与用药有关的各种表现。多引用流行病学经典方法如调查方法或实验设计中的前瞻性队列研究、病例对照研究等描述、解释、控制和预测特定时间和人群中药物的应用和效果，阐明影响发生率与分布的各因素之间的相互关系，对现用药物的安全性和有效性两方面进行科学、可靠的评价，是系统性、科学性很强的药物上市后监测手段。

药物利用过程中发生的各种随机现象呈现多种数量关系，需要借助数理统计学原理和方法。最为常用的统计学方法是卡方检验法，研究两组（或多组）率或者构成情况间的差别是否有显著性意义。比较性药物利用评价最后的数据处理常用卡方检验求P值，来判别试验组与对照组结果差别有无统计学意义。下面介绍几种目前常用的方法。

1.调查的方法　调查的方法可以说是药物利用评价中最常用和最主要的方法。

调查一般规定特定的人群、地理范围和时间跨度，收集预先规定的数据，然后进行加工整理、分类排序，从而反映在特定环境下的药物利用或与药物利用有关的情况。调查性研究分两种类型，一种是现况调查，另一种是筛查。

2.监测的方法　监测的方法是指在一定地域范围内，对具有某种特征的人群进行某些内容的动态观察。在药物利用评价中，例如药物不良反应属于小概率事件，其发生是随机的，对这种性质的资料，可以采用监测的方法，通过专门机构，持续不断地收集零星、分散的数据。监测的主要作用包括：发现药物治疗风险，发出险情警报；识别某种或某类药物利用的高风险人群；提供可靠的证据，影响药物利用决策，正确引导社会公众的用药行为。

监测性研究最大的特点是长期性和连续性。在药物利用评价中，监测的方法主要用于药物不良反应资料的收集。此外，特殊药物的使用情况、药物有效性以及治疗效益、治疗成本同样可通过监测获得有用的资料。

监测工作主要包括三个方面。

（1）系统地收集有关资料　药物利用的监测工作是针对特定事件的，因此有关该事件的资料越详实越好。

（2）分析、解释和评价所收集到的资料　通过对检测物的药物不良反应病例进行统计、复核并产生警告信号。

（3）通过信息的发布，尽快把资料散发给各有关方面，提醒其他医疗机构乃至全国的医务人员，减少以后用药过程中类似药物不良反应的发生。

3.因果关系分析法　药物利用中存在许多影响患者最终治疗结果的因素，这些因素错综复杂，其相互之间的关联方式、变化趋势以及对最终结果的作用大小都是因果研究的内容。因果关系研究中最常采用的是因果关系分析法。科学的方法认为，通过观察和实验进行因果关系研究最能获得正确的结论。

4.成本（费用）–结果分析法　应用最小成本分析法、成本–效果分析法、成本–效用分析法、成本–效益分析法等比较和选择最好或较好的药物利用方案。该方法学的特点集中表现在收集资料的类型和数据处理两方面。

（三）药物利用评价实施相关的问题

1.选择需要或必须进行评价的药物和药物治疗过程

（1）药物利用评价实施中被评价的药物或药物治疗过程，应根据以下一种或几种情况选择。

①已知或者怀疑药物可能引起不良反应，或者该药物与其他药物、食物发生相互作用，或者诊断过程中表现出明显的健康风险。

②在治疗过程中这种药物可能使患者发生严重的不良反应。

③这种药物治疗涉及的患者众多，或者该药物被频繁使用。

④这种药物或者药物治疗流程是某种疾病、病情、治疗流程上的一个关键组成部分。

⑤药品具有潜在的毒性或者正常剂量会引起不适。

⑥药品只有在采用某种特殊方式使用时才最有效。

⑦正在考虑是否应该在处方集中保留，添加到处方集中或从处方集中删除的药品。

⑧当药物治疗或药物应用程序不合理时，会对患者预后或者系统费用产生负面影响，适应证以外用药。

⑨药物治疗成本很高。

（2）必须进行药物治疗评价的情况　药物利用评价是针对发生了某些事件，说明某些药物治疗可能需要改进而进行的，这些事件包括如下。

①药物不良事件，包括给药错误、可预防的药品不良反应和毒性反应。

②出现治疗失败的指征，如意外的再次入院和对抗感染治疗发生细菌耐药。

③为提高药物的疗效药师进行的干预，包括各种药品和类型的干预。

④虽然有某种便宜的、疗效相当的药品可供使用，却使用了过多的昂贵药品，即要求使用或使用非处方集药物。

⑤患者不满意或生活质量降低。

2.MUE标准的制定　MUE的成功与否，关键在于制定MUE标准。MUE标准种类很多，其分类方法也不统一。通常将MUE划分为模糊（implicit）标准和明确（explicit）标准两类。模糊标准又称主观标准，主要依据评价者自身的判断能力、临床经验和掌握的文献知识，带有明显的主观性。明确标准又称客观标准，其制定完全以医药书籍和专业文献为基础，说理比较充分，表述清楚而确定，能保证产生比较一致而可靠的评价结果。在实际评价过程中，这两类标准各有优缺点，因此若两种标准结合，就能形成更为理想的MUE标准。

另一种分类法是按照在MUE过程中的作用将MUE标准分为筛选（screening）标准和评判（judgment）标准两种。筛选标准主要用于药物利用评价研究初期，依照特定的药物利用评价研究目的，对大量药物利用方面的资料进行初步评估。评判标准考虑问题比较周密、细致，揭示问题比较深入，还能发现隐藏的问题。

还有一种是将MUE标准分为结构性标准、过程性标准和结果性准则。

结构性标准：是观察单位的人口统计学和生态学特征，如一组与药物使用质量有关的准则，包括处方者的教育背景、专业训练、行医年数、对药物信息的了解等。

过程性标准：是指在什么时候、什么地方、如何给予药物治疗、给予什么药物。例如，一位医师在开具某个特定药物前做过什么重要事情；开具抗生素药物之前，他是否做过细菌培养，是否恰当地监测药物效果。这类准则在评价中比结构性准则有更多的动态性。

结果性准则：主要是评价药物使用的最佳结果，即被评价的要素对患者整个健康和幸福有什么作用。结果性准则在药物利用评价中往往难以制定和运用。定性评价有时要采用相对性标准，即由不同层次、不同专业的卫生人员进行评价。例如，先由药师作初步评价，挑选不合格的处方，然后由有经验的医师继续评价，并进行筛选，最后由药事管理与治疗学委员会进行最终评价。

（1）药物利用评价标准的必备条件　药物利用评价标准是成功实施药物利用评价研究

的关键所在，尽管药物利用评价标准分类方法不统一，但必须具备如下条件。

①保持评价过程的科学性：MUE的科学性是指评价的结果能否真实反映药物利用的客观情况。在一般情况下，由于一项MUE研究要经历6个月到1年，研究中涉及的人员包括来自各方面的医护人员和药学人员，只有按照预先制订的统一标准进行评价，才能避免评价者主观原因带来的偏倚。

②保证评价结果的可靠性：MUE研究采用的标准必须具有权威性和确凿的科学理论基础，使评价结果可靠、可信。

③维持评价结论的有效性：任何一项药物利用评价研究都是在特定的小环境中进行的，但其结论应当具有普遍意义，可以推论同类医疗机构或相似的不同时期的药物利用情况。为了使在单一医疗机构实施的药物利用评价结果具有一定范围的借鉴意义，有些国家制定了统一的药物利用评价标准。自1994年美国医院药师协会（ASHP）陆续颁布一系列临床常用药物的MUE标准，使全美开展的MUE研究有了规范化的统一标准，确保了MUE研究的科学性，为持续开展MUE创造了良好的外部环境。

（2）制定药物利用评价标准的步骤

①成立制定药物利用评价标准的专项工作小组：该小组通常由医院药事管理与药物治疗学委员会指定的专业造诣精深、临床用药经验丰富、德高望重的临床医师、药师及医疗行政管理人员组成。

②确定MUE标准的类型和结构框架：MUE所用的筛选标准和评判标准从内容到形式都具有明显的不同。筛选标准要求简练直观、不宜过细、比较原则、要点突出；评价标准则要求详细、具体和全面。ASHP制定的MUE标准具有统一的格式，不仅明确提出临床使用某种药物的理由和证实该理由的关键指标，还包含对用药后临床反应的评价指标以及结局指征。对于有多个适应证的药物，ASHP分别制定了相应的评价标准，可见，MUE的评判标准是非常严谨的。

③收集资料：根据研究选定的药物、确定的MUE类型和结构框架，从相关的国家法令性文件、权威性的期刊和著作中收集与该种（类）药物有关的资料。另外，还应注意收集本单位协定处方集和医师经验用药的有价值的资料。

④起草MUE标准草案：通过对收集资料的分析整理，经过小组成员的充分讨论，拟订出药物利用评价标准的草案。

⑤专家审查：将MUE标准草案分发给各有关临床科室、医院药学部门、行政管理部门审阅，听取专家对草案各个项目的具体意见。必要时将草案送交至制药企业、研究部门、政府卫生行政主管部门和医药学术组织审阅，征求各方面的意见。

⑥试行和检验标准：经过充分讨论和征求意见，形成正式文本，提请医院药事管理与治疗学委员会审查批准。

⑦修订和更新标准：正式将MUE标准应用于MUE研究并得到实际的检测结果之后，需要经常参考临床用药的新文献报道，了解药品供应部门对MUE标准有效性的反馈意见，及时补充修订现行的标准，使标准更加适用和完善。

3. MUE中可供利用的信息资源 原始专业文献和最新的参考资料是制定MUE标准必需的关键资源。一般情况下，应认可医学和药学文献中的建议并以其为基础；已发表的关于某种MUE的特殊药学文献，如美国医院药房杂志（AJHP）和美国医院药师学会（ASHP）等提供了各地区可接受的某药物的利用评价标准；计算机软件，包括为药物利用评价而设计的网络信息系统、数据库等现代信息资源，可有助于数据处理和报告结果；由国家相关部门组织专家修订的《抗菌药物临床应用指导原则》《中成药临床应用指导原则》和《糖皮质激素类药物临床应用指导原则》，亦可有助于发现药物利用系统中需要改进的地方。

4. MUE的后续工作　应该对MUE流程进行定期审核，确定是否需要改进。MUE的成功与否应该以是否提高治疗效果为依据。根据药物利用评价结果对药物评价系统进行改动时，需要由所有具有患者服务职责的部门和医务人员决定，而不仅仅由负责监管药物利用评价的委员会（如药事管理与药物治疗学委员会）负责。根据药物利用评价结果，需要开展的后续工作一般包括：与每位处方医师和其他医务人员沟通，让医务人员知晓药物治疗系统及监测流程的变动，为医务人员提供相关信息和培训教育。

5. 开展MUE需要避免的问题

（1）缺乏权威性　一项药物利用评价工作若没有医疗管理人员参与就很可能是无效的。因此，药物利用评价流程必须具有权威医疗管理人员的支持和官方机构对药物利用评价的认可。

（2）缺乏组织性　如果不能规定每个参与人员的作用和责任（如谁负责标准的建立、谁与其他部门联系、谁收集和处理数据、谁评估数据等），那么药物利用评价很可能无法成功。

（3）缺乏沟通　涉及药物利用评价的每一个人都应了解其对医疗保健系统的重要意义以及药物利用评价的目的和程序。药师负责管理药物利用评价工作的流程，确保所有参与评价工作的各类专业人员之间及时沟通，在评价开始前，应该将标准传达给所有相关的卫生保健人员。药物利用评价应是负责药品应用的药事管理与药物治疗委员会和医疗质量委员会的常规工作内容。

（4）缺乏记录及文件档案管理　对药物利用评价工作要做适当记录，做好药物利用评价的存档工作，包括每个患者用药的医嘱和从收集的评价资料中得到的结果或结论性资料，存档工作侧重于所提出的建议和将要采取的措施。

（5）缺乏参与　药物利用评价并非靠一人之力，也不仅仅是一个部门或一个专业团体的责任。药物治疗标准的制定是一个多学科团队达成共识的过程，MUE需要医、药、技、管理部门共同协作完成。

（6）缺乏连续性　如不能完整地进行药物利用评价研究，会降低其提高患者治疗效果方面的意义，故一定要对最初的工作进行评价，然后进行必要的调整，追求不断的发展。

（7）妨碍患者治疗的评价方法　收集数据不能占用过多的时间以致影响患者的治疗，也不应该因为特殊的抽样技术或评价方法而限制使用能够提高患者治疗水平的干预措施。

（8）缺乏便捷数据和信息管理　不仅要利用现有的数据进行评估，还要从已有的计算机管理系统资料中得到更大的收获。应及时发现资料收集和分析方面的缺陷，优先建立不断更新的信息支持系统。

（付秀娟）

扫码"练一练"

第十四章　新药临床试验研究

随着新药研发技术的不断更新，人类从多种途径可以获得新药，诸如天然产品提取、定向合成、利用毒副作用及老药新用等。新药最终均要通过新药评价，对于新药评价的程序和方法，每个国家都有自行的一套完整体系。

新药评价通常可分为临床前评价和临床评价两大阶段。临床前评价主要在体外或动物身上进行。其研究目的在于初步确定药物的有效性与安全性，研究内容包括药学、药效学、毒理学和药物动力学的一般规律。由于动物种属之间对药物的反应存在明显差异，单凭动物实验结果不能确切评价药物用于人体后是否安全，因此必须进行临床评价。新药只有在经过临床疗效和毒性确切评价后，才能作为临床治疗药物。

新药临床评价（即临床研究）分为新药临床试验Ⅰ、Ⅱ、Ⅲ、Ⅳ期，其研究对象是正常健康志愿者或患者；主要目的是研究药物的耐受性、药代动力学特征、剂量–效应关系、治疗作用和安全性、新药上市后疗效及不良反应等，为指导临床合理用药提供科学依据。Ⅰ期临床试验通常是初步的临床药理学及人体安全性评价试验。观察人体对于新药的耐受程度和药物代谢动力学，为制定给药方案提供依据。Ⅱ期临床试验指的是随机盲法对照临床试验。对新药有效性及安全性做出初步评价，推荐临床给药剂量。Ⅲ期临床试验是扩大的多中心临床试验。应遵循随机对照原则，进一步评价有效性、安全性。Ⅳ期临床试验则是新药上市后监测。在广泛使用条件下考察疗效和不良反应（注意罕见不良反应）。

第一节　新药的基本概念及分类

一、新药的基本概念

新药（new drug）是指首次化学合成的新化合物或从植物（包括中药材）、动物、细菌、真菌等中获得的活性产物。《中华人民共和国药品管理法》（2001年修订）规定，药品是指用于预防、治疗、诊断人的疾病，有目的地调节人的生理功能并规定有适应证或者功能主治、用法和用量的物质，包括中药材、中药饮片、中成药、化学原料药及其制剂、抗生素、生化药品、放射性药品、血清、疫苗、血液制品和诊断药品等。2002年颁布的《中华人民共和国药品管理法实施条例》修订版规定，新药是指未曾在中国境内上市销售的药品。

二、新药注册的分类

（一）中药、天然药物注册分类
（1）未在国内上市销售的从植物、动物、矿物等物质中提取的有效成分及其制剂。
（2）新发现的药材及其制剂。
（3）新的中药材代用品。
（4）药材新的药用部位及其制剂。

（5）未在国内上市销售的从植物、动物、矿物等物质中提取的有效部位及其制剂。

（6）未在国内上市销售的中药、天然药物复方制剂。

（7）改变国内已上市销售中药、天然药物给药途径的制剂。

（8）改变国内已上市销售中药、天然药物剂型的制剂。

（9）已有国家标准的中药、天然药物。

针对中药、天然药物分类的说明：注册分类1~8的品种为新药，注册分类9的品种为已有国家标准的药品。

（1）"未在国内上市销售的从植物、动物、矿物等物质中提取的有效成分及其制剂"是指国家药品标准中未收载的从植物、动物、矿物等物质中提取得到的天然的单一成分及其制剂，其单一成分的含量应当占总提取物的90%以上。

（2）"新发现的药材及其制剂"是指未被国家药品标准或省、自治区、直辖市地方药材规范（统称"法定标准"）收载的药材及其制剂。

（3）"新的中药材代用品"是指替代国家药品标准中药成方制剂处方中的毒性药材或处于濒危状态药材的未被法定标准收载的药用物质。

（4）"药材新的药用部位及其制剂"是指具有法定标准药材的原动、植物新的药用部位及其制剂。

（5）"未在国内上市销售的从植物、动物、矿物等物质中提取的有效部位及其制剂"是指国家药品标准中未收载的从植物、动物、矿物等物质中提取的一类或数类成分组成的有效部位及其制剂，其有效部位含量应占提取物的50%以上。

（6）"未在国内上市销售的中药、天然药物复方制剂"

①传统中药复方制剂：应在传统医药理论指导下组方，以传统工艺制成，处方中药材必须具有法定标准。

②现代中药复方制剂：应在传统医药理论指导下组方，可以采用非传统工艺制成。

③天然药物复方制剂：应在现代医药理论指导下组方，其适应证用现代医学术语表述。

④中药、天然药物和化学药品组成的复方制剂：包括中药和化学药品，天然药物和化学药品，以及中药、天然药物和化学药品三者组成的复方制剂。

（7）"改变国内已上市销售中药、天然药物给药途径的制剂"包括：不同给药途径之间相互改变的制剂及局部给药改为全身给药的制剂。

（8）"改变国内已上市销售中药、天然药物剂型的制剂"是指在给药途径不变的情况下改变剂型的制剂。

（9）"已有国家标准的中药、天然药物"是指我国已批准上市销售的中药或天然药物的注册申请。

（二）化学药品注册分类

（1）未在国内外上市销售的药品。

①通过合成或者半合成的方法制得的原料药及其制剂。

②天然物质中提取或者通过发酵提取的新的有效单体及其制剂。

③用拆分或者合成等方法制得的已知药物中的光学异构体及其制剂。

④由已上市销售的多组分药物制备为较少组分的药物。

⑤新的复方制剂。

⑥已在国内上市销售的制剂增加国内外均未批准的新适应证。

（2）改变给药途径且尚未在国内外上市销售的制剂。

（3）已在国外上市销售但尚未在国内上市销售的药品。

①已在国外上市销售的制剂及其原料药，和（或）改变该制剂的剂型，但不改变给药途径的制剂。

②已在国外上市销售的复方制剂，和（或）改变该制剂的剂型，但不改变给药途径的制剂。

③改变给药途径并已在国外上市销售的制剂。

④国内上市销售的制剂增加已在国外批准的新适应证。

（4）改变已上市销售盐类药物的酸根、碱基（或者金属元素），但不改变其药理作用的原料药及其制剂。

（5）改变国内已上市销售药品的剂型，但不改变给药途径的制剂。

（6）已有国家药品标准的原料药或者制剂。

（三）生物制品注册分类

（1）未在国内外上市销售的生物制品。

（2）单克隆抗体。

（3）基因治疗、体细胞治疗及其制品。

（4）变态反应原制品。

（5）由人的、动物的组织或者体液提取的，或者通过发酵制备的具有生物活性的多组分制品。

（6）由已上市销售生物制品组成新的复方制品。

（7）已在国外上市销售但尚未在国内上市销售的生物制品。

（8）含未经批准菌种制备的微生态制品。

（9）与已上市销售制品结构不完全相同且国内外均未上市销售的制品（包括氨基酸位点突变、缺失，因表达系统不同而产生、消除或者改变翻译后修饰，对产物进行化学修饰等）。

（10）与已上市销售制品制备方法不同的制品（例如采用不同表达体系、宿主细胞等）。

（11）首次采用DNA重组技术制备的制品（例如以重组技术替代合成技术、生物组织提取或者发酵技术等）。

（12）国内外尚未上市销售的由非注射途径改为注射途径给药，或者由局部用药改为全身给药的制品。

（13）改变已上市销售制品的剂型但不改变给药途径的生物制品。

（14）改变给药途径的生物制品（不包括上述12项）。

（15）已有国家药品标准的生物制品。

（四）预防用生物制品注册分类

（1）未在国内外上市销售的疫苗。

（2）DNA疫苗。

（3）已上市销售疫苗变更新的佐剂，偶合疫苗变更新的载体。

（4）由非纯化或全细胞（细菌、病毒等）疫苗改为纯化或者组分疫苗。

（5）采用未经国内批准的菌毒种生产的疫苗（流感疫苗、钩端螺旋体疫苗等除外）。

（6）已在国外上市销售但未在国内上市销售的疫苗。

（7）采用国内已上市销售的疫苗制备的结合疫苗或者联合疫苗。

（8）与已上市销售疫苗保护性抗原谱不同的重组疫苗。

（9）更换其他已批准表达体系或者已批准细胞基质生产的疫苗；采用新工艺制备并且

实验室研究资料证明产品安全性和有效性明显提高的疫苗。

（10）改变灭活剂（方法）或者脱毒剂（方法）的疫苗。

（11）改变给药途径的疫苗。

（12）改变国内已上市销售疫苗的剂型，但不改变给药途径的疫苗。

（13）改变免疫剂量或者免疫程序的疫苗。

（14）扩大使用人群（增加年龄组）的疫苗。

（15）已有国家药品标准的疫苗。

第二节　药物临床研究的发展历史及我国药物临床研究管理体系的建设

一、药物临床研究

药物临床研究包括新药临床研究和药品上市后再评价。

新药临床研究（clinical study）包括临床试验（clinical trial）和生物等效性试验（bioequivalence trial）。临床试验是指任何在人体（患者或健康志愿者）内进行的药物的系统性研究，以证实或揭示试验药物的作用、不良反应及（或）试验药物的吸收、分布、代谢和排泄，目的是确定试验药物的疗效与安全性。

生物等效性试验是以人为受试者评价两种或两种以上药物临床效应是否一致的临床研究，通常是受试药物与已上市药物进行比较。生物等效性试验可以选择临床试验或临床药动学方法进行。以临床药动学方法进行的生物等效性试验又被称为生物利用度试验（bioavailability trial）。

新药临床研究是新药研究开发的必经阶段，其研究资料和结果不仅是药品监督管理部门进行新药审批的重要内容和关键依据，也是药品临床应用信息的最重要来源。因此药物的最基本属性——安全性和有效性最终都需要通过临床试验来检验，因此开展新药临床研究是至关重要的。

药品上市后再评价（post marketing drug evaluation）是以安全、有效、经济、适当的合理用药指标，对已批准上市的药品，在广泛人群中应用的情况做出进一步的科学评价，以加深对该药品的认识，探索该药品的合理应用方法的研究工作。

二、药物临床研究的发展历史

人类在药物发展过程中所经历的沉痛教训，使人们逐步认识到一个新药上市前，必须经过科学的、规范的药物临床研究，以充分证明和评价其安全性和有效性，这对于保障人的生命健康至关重要。也正是对药物安全性和有效性认识的不断深入，使得世界各国新药临床研究管理法规、监督管理体系及其伦理学不断发展和完善。

新药临床研究的管理体系及其伦理学的发展大致经历了三个时期。

第一个时期（20世纪初到60年代）是新药临床研究管理体系与伦理学初步形成的时期。1938年的磺胺事件催生了相关法令的出台。美国国会于1906年通过了食品药品法《药政法规》，该法规对药品管理不够严格。1935年药学家们发现了磺胺的抗菌作用，各种磺胺片剂、胶囊相继问世。1937年美国Massengill公司的主任药师瓦特金斯（Harold Watkins）为使小儿服用方便，用二甘醇和水作溶媒，配制了色、香、味俱全的口服液体制剂，该制剂当时未做动物实验（当时美国法律是允许的）。1938年磺胺醑剂造成107人中毒死亡。后来动物试验证明磺胺本身并无毒性，而造成中毒死亡的是工业用的二甘醇。美国联邦法院以在醑剂中用二甘醇替酒精，掺假及贴假标签为由，对该制药公司罚款1688美元，主任药剂师瓦特金斯也在内疚和绝望中自杀。同年6月1日，美国国会通过了由美国食品药品监督管理局（food and drug administration，FDA）强制实施的《食品、药品和化妆品法》，规定药品上市前必须进行安全性临床试验，并通过"新药审批"程序提交安全性临床试验结果。这也是全球第一个要求药品在销售前进行临床科学试验的法律。1946年纽伦堡审判，德国纳粹医师利用人体试验和优生之名，通过人体试验杀死600万犹太人、战俘和其他无辜者。二战后在纽伦堡正式成立的国际法庭，从1946年12月9日开始，对23名医学战犯进行了审判，并且纽伦堡法庭制定了国际上进行人体试验伦理方面的第一部规章，即《纽伦堡法典》，作为人体试验的基本原则。20世纪60年代发生的"反应停"事件，即药品生产厂家刻意隐瞒了该药的安全性试验结果，将药品直接给患者使用，造成大量的不良反应报道。此事件引起了美国社会对药品安全立法的关注，促成了食品药品修正案（Kafarver-Harris科沃夫·合里斯）在国会参众两院全票通过，并且于1962年10月10日，正式成为美国法律。1964年6月，《世界医学协会赫尔辛基宣言》（简称《赫尔辛基宣言》）在第18届世界医学协会联合大会中被采用，该宣言制定了涉及人体对象医学研究的道德原则，是一份包括以人作为受试对象的生物医学研究的伦理原则和限制条件的国际文件，比《纽伦堡法典》更加全面、具体和完善。

第二个时期（20世纪70~80年代）是规范化和法制化的管理体制形成时期。20世纪70年代，一些发达国家逐步发现了药物临床试验中方法科学性、数据可靠性及伦理道德等方面存在的各种问题。1970年，美国食品药品监督管理局制定并公布了《药物临床试验的技术指导手册——完善和良好的对照试验》，这是全球第一个药物临床试验质量管理规范。1974年，美国国会任命了一个国家委员会，以审核临床研究的基本原则和伦理问题，并提出了临床研究中的三条伦理学原则，即自主性原则、受益性原则和公正性原则。1975年第29届世界医学协会联合大会修订了《赫尔辛基宣言》，详细规定了涉及人体试验必须遵循的原则，即必须把受试者或患者利益放在首位，对药物临床试验的全过程进行严格质量控制，以确保受试者或患者的权益受到保护。在此时期，美国、韩国、当时的欧共体、日本、加拿大、澳大利亚等国先后制定和颁布了各自的药物临床试验质量管理规范，使世界药物临床试验进入了一个法制化管理的新时期。

第三个时期（20世纪90年代至今）是国际统一标准逐步形成的时期。20世纪90年代初世界卫生组织（World Health Organization，WHO）根据各国药物临床试验质量管理规范，制定了适用于各成员国的《WHO药物临床试验规范指导原则》。由美国FDA联合欧洲、日本等地区和国家相关管理部门与专业协会发起的人用药物注册技术要求国际协调会（International Conference on Harmonization of Technical Requirements for Registration of Pharmaceuticals for Human Use，ICH）于1990年在比利时布鲁塞尔召开第一次大会，共同商讨统一的GCP国际标准，并提出第一版草稿，此后又经过四次修改，自1997年1月起"人用药品注册技术要求国际协调会议——临床试验质量管理规范"（International Conference on Harmonization of Technical Requirements for Registration of Pharmaceuticals for Human Use-Good

Clinical Practice，ICH-GCP）正式颁布实行。目前世界各国的药物临床试验，特别是国际多中心临床试验，均以WHO和ICH的药物临床试验规范指导原则为参照标准，《赫尔辛基宣言》至今也经过六次修订，成为全世界药物临床研究共同遵循的伦理原则，至此，全世界的药物临床试验规范化管理进入了国际统一标准的时期。

三、我国药物临床研究管理体系的建设

目前，世界各国政府及其药品监督管理部门均以GCP的法规形式具体管理新药临床研究，以保障受试者的安全与研究结果的可靠，从而保证上市药品的安全性与有效性。

我国目前实施的《药品注册管理办法》为2007年版，规定完成一次新药的研究开发需要有两次注册申请：第一次注册申请即是药品注册申请人在临床前药学研究、药理毒理研究结束后，向国家食品药品监督管理部门提交药物临床研究的注册申请，注册获准即可获得国家食品药品监督管理部门签发的药物临床试验批件；完成临床试验后，药品注册申请人可以第二次注册申请，以获取新药证书与药品批准文号。

伴随着《药品注册管理办法》的不断完善，我国新药的临床研究也逐渐规范。1998年3月2日，我国《药品临床试验管理规范》（试行）颁布，并于1999年9月1日正式实施。2003年9月1日重新颁布并更名为《药物临床试验质量管理规范》（good clinical practice，GCP），新药必须经过国家食品药品监督管理部门批准后方可开展临床研究，而且应该严格遵循GCP的要求。我国现行GCP的制定，参照了WHO和ICH的药物临床试验规范指导原则，其中各项要求结合了中国现阶段新药临床研究的具体情况，基本实现与国际接轨。

第三节　新药临床试验研究的基本内容与基本要求

目前，我国现行《药品注册管理办法》将新药临床试验分为Ⅰ、Ⅱ、Ⅲ、Ⅳ期。无论哪个类别的新药申请生产注册，一般来说，均应当进行临床试验。

一、新药Ⅰ期临床试验的基本内容与基本要求

Ⅰ期临床试验（phase Ⅰ clinical trial）研究内容包括：药物耐受性试验与药代动力学研究。其目的是研究人体对药物的耐受程度，并通过药代动力学研究，了解药物在人体内的吸收、分布、消除的规律，为新药Ⅱ期临床试验提供安全有效的合理试验方案。我国GCP要求，Ⅰ期临床试验必须在经过卫健委与国家食品药品监督管理部门共同确认、批准的，拥有Ⅰ期临床试验资格的国家药物临床试验机构内进行；必须由有经验的临床药动学相关专业背景的人员和医师根据药动学和药效学研究结果进行周密的试验设计；必须由上述专业人员和经过培训的护师具体实施。

Ⅰ期临床试验分为两个阶段进行，第一阶段为人体耐受性试验，确定安全剂量；第二阶段为人体药动学研究，第二阶段必须在人体耐受性试验完成后方可开始进行。

（一）耐受性试验

1. **受试者及例数**　健康受试者应无心血管、肝脏、肾脏、消化道、精神神经等疾病病史，无药物过敏史。在试验前应详细询问既往病史，作全面的体格检查及实验室检查，并根据试验药物的药理作用特点相应增加某些特殊检查。排除AIDS和HIV病毒感染者、药物

滥用者、最近3个月内献血或作为受试者被采样者、嗜烟嗜酒者和近2周曾服过各种药物者。年龄18~45岁，体重一般不应低于50 kg，体重指数一般在19~24范围内。一般男、女各半，但应注意是否存在性别差异，另外，一些有性别针对性的药物，如性激素类药物、治疗前列腺肥大药物、治疗男性性功能障碍药物及妇产科专用药等则应选用相应性别的受试者，对于毒性作用大的药物可选择目标适应证患者进行试验。

最低病例数为20~30例。

2. 初试给药剂量确定 有以下三种方法。

（1）Blackwell法敏感动物LD_{50}的1/600或最小有效量的1/60。

（2）改良Blackwell法两种动物LD_{50}的1/600及两种动物长期毒性试验中出现毒性剂量的1/60，取四者中的最低量。

（3）Dollery法最敏感动物有效剂量的1%~2%及同类药物临床治疗量的1/10。

3. 最大给药剂量确定 最大剂量可采用同类药临床单次最大剂量或动物长期毒性试验中出现可逆损害的1/10。当最大剂量组仍无不良反应时，试验即可结束。当剂量递增到50%受试者出现Ⅱ度不良反应时，虽未达到最大剂量，亦应结束试验。

4. 试验分组及剂量递增 从初试最小剂量到最大剂量之间分4~6个组。组间剂量距离视药物毒性大小和试验者的经验而定。毒性较小且试验者有丰富经验，可少设几个组。凡作用较强毒性较大的药物，剂距应缩小，以免出现严重不良反应。各个试验组剂量由小到大逐组进行；每组6~8人，不得在同一受试者中进行剂量递增的连续耐受性试验。在进行低剂量耐受性试验时，有时每组仅2~3人进行试验，接近治疗量时，每组应有6~8人进行试验。

剂量递增国内普遍采用改良Fibonacci法，即以初试最小剂量开始，按+100%、+67%、+50%、+30%~+35%，以后均按+30%~+35%比例递增。

5. 试验方法 受试者于试验前与服药后一定时间作全面体查，包括体格检查、心电图检查、血液尿液化验、血液生化等进行检查，重点关注不良反应发生情况。数据处理及统计分析应对试验前和试验后各项检测数值进行统计比较，并注意有无剂量依赖性关系，考虑每组例数少，以描述性分析为主，并注意将统计学意义与临床意义结合起来。

（二）药代动力学研究

新药的临床药代动力学研究旨在阐明药物在人体内的吸收、分布、代谢和排泄的动态变化规律。对药物上述处置过程的研究，是全面认识人体与药物间相互作用不可或缺的重要组成部分，也是临床制定合理用药方案的依据。新药的临床药代动力学研究主要研究对象是健康志愿者，也有部分目标适应证患者和特殊人群如肝肾功能损害、老年患者和儿童患者药代动力学研究。

1. 单次给药药代动力学研究

（1）受试者及例数 基本同耐受性试验，应注意女性作为受试者往往要受生理周期或避孕药物的影响，因某些避孕药物具有药酶诱导作用或抑制作用，可能影响其他药物的代谢消除过程，因而改变试验药物的药代动力学特性。所以在选择女性受试者时必须对此进行询问和了解。因临床上大多数药物不按体重计算给药剂量，所以同批受试者的体重应比较接近。一般要求每个剂量组8~12例。

（2）药物剂量 一般选用低、中、高3个剂量，主要根据Ⅰ期临床耐受性试验的结果确定，并参考动物药效学、药代动力学及毒理学试验的结果，以及经讨论后确定的拟在Ⅱ期临床试验时采用的治疗剂量推算。高剂量组剂量必须接近或等于人最大耐受的剂量。

（3）研究过程 受试者在试验日前进入Ⅰ期临床试验病房，晚上统一清淡饮食，然后禁食10小时，不禁水。次日晨空腹口服药物，用200~250 ml水送服，按试验方案在服药前、后不同时间采取血样。一般在吸收相至少需要2~3个采样点，峰浓度附近至少需要3个采样点，消除相至少需要3~5个采样点。一般不少于11~12个采样点。采样应有3~5个消除半衰期的时间，或持续到血药浓度为 C_{max} 的1/10~1/20。

根据试验中测得的各受试者的血药浓度–时间数据进行药代动力学参数的估算，求得药物的主要药代动力学参数，以全面反映药物在人体内吸收、分布和消除的特点。主要药代动力学参数有：T_{max}（实测值）、C_{max}（实测值）、AUC_{0-t}、$AUC_{0\to\infty}$、V_d、K_{el}、$t_{1/2}$、MRT、CL 或CL/F。对药代动力学参数进行分析，说明其临床意义，并对Ⅱ期临床研究方案提出建议。应根据试验结果，分析药物是否具有线性或非线性动力学特征。

2. 多次给药药代动力学研究 当药物在临床上将连续多次应用时，需明确多次给药的药代动力学特征。根据研究目的，应考察药物多次给药后的稳态浓度（C_{ss}），药物谷、峰浓度的波动系数（DF），是否存在药物蓄积作用和（或）药酶的诱导作用。

（1）受试者的选择及例数 均同单次给药药代动力学研究。

（2）试验药物剂量 根据Ⅱ期临床试验拟订的给药剂量范围，选用一个或数个剂量进行试验。根据单次给药药代动力学参数中的消除半衰期确定服药间隔以及给药日数。

（3）研究过程 试验期间，受试者应在Ⅰ期临床试验病房内进行服药、采集样本和活动。口服药物均用200~250ml水送服。受试者早、中、晚三餐均统一饮食。根据单剂量药代动力学求得消除半衰期，估算药物可能达到稳态浓度的时间。应连续测定3次谷浓度以确定已达稳态浓度。当确定已达稳态浓度后，在最后一次给药后，采集一系列血样，包括各时相，以测定稳态血药浓度–时间曲线。

根据试验中测定的3次谷浓度及稳态血药浓度–时间数据，求得相应的药代动力学参数。包括达峰时间（T_{max}）、稳态谷浓度（$C_{ss,min}$）、稳态峰浓度（$C_{ss,max}$）、平均稳态血药浓度（$C_{ss,av}$）、消除半衰期（$t_{1/2}$）、清除率（CL，或CL/F）、稳态血药浓度–时间曲线下面积（AUC_{ss}）及波动系数（DF）等。对试验结果进行分析，说明多次给药时药物在体内的药代动力学特征，同时应与单剂量给药的相应药代动力学的参数进行比较，观察它们之间是否存在明显的差异，并对药物的蓄积作用进行评价，提出用药建议。

（4）生物样品的药代动力学分析方法 由于生物样品一般来自全血、血清、血浆、尿液或其他临床生物样品。具有取样量少、药物浓度低、干扰物质多以及个体差异大等特点，因此必须根据待测物的结构、生物介质和预期的浓度范围，建立灵敏、专一、精确、可靠的生物样品定量分析方法，并对方法进行确证。

目前常用的分析方法如下。①色谱法：气相色谱法（GC）、高效液相色谱法（HPLC）、色谱–质谱联用法（LC-MS、LC-MS-MS、GC-MS、GC-MS-MS）等，可用于大多数药物的检测；②免疫学方法：放射免疫分析法、酶免疫分析法、荧光免疫分析法等，多用于蛋白质多肽类物质检测；③微生物学方法：可用于抗生素药物的测定。生物样品的分析一般首选色谱法，如HPLC、GC或LC-MS、GC-MS，这类方法灵敏度、特异性、准确性一般都能适应临床药代动力学研究的需要，应用最广，大约90%的药物浓度测定可以用色谱法来完成。

方法学评价的考察指标包括：①特异性；②标准曲线和定量范围；③定量下限；④精密度与准确度；⑤样品稳定性；⑥提取回收率；⑦基质效应；⑧方法学质控等。

二、新药Ⅱ期临床试验的基本内容与基本要求

Ⅱ期临床试验（phase Ⅱ clinical trial）是对新药治疗作用的初步评价阶段。其目的是初步评价药物对目标适应证患者的治疗作用和安全性，也包括为Ⅲ期临床试验研究设计和给药剂量方案的确定提供依据。此阶段的研究设计可以根据具体的研究目的，采用多种形式。

（一）Ⅱ期药物临床试验的分期及主要研究内容

Ⅱ期临床试验可分为2个阶段进行，即试验第一阶段（Ⅱa）和第二阶段（Ⅱb）临床试验。

1. Ⅱa期 用于目标适应证的治疗剂量和治疗效果的探索，适应于国内外均未上市的新药。试验可采用剂量–反应对照方法，以小样本剂量递增形式对药物的剂量–效应关系进行初步评价。在进行剂量设计时，应注意以下几个方面：①剂量的确定应根据Ⅰ期临床试验的结果而定；②选择足够宽的剂量范围，以能够获得准确的量–效关系；③设置零或低剂量组用于确定最小有效剂量；④最大剂量不能接近最大耐受剂量。

2. Ⅱb期 在Ⅱa期的基础上，进一步探索药物对目标适应证的剂量–效应关系。通常用3个以上剂量按成组序贯设计进行随机对照研究，以获得群体平均量–效关系数据。如果剂量选择合适，能确定临床受益或非期望作用与药物剂量或血药浓度的关系。可设置安慰剂对照以确定其疗效或设置阳性对照以判断疗效程度。剂量效应研究的目的是确定合理的初始治疗剂量，以及由疗效指导的剂量调整及其调整间隔，超过此剂量时，受益不会增加但风险增加。

（二）Ⅱ期药物临床试验推荐使用方法及遵循原则

依据设置对照组方法不同，Ⅱ期药物临床试验可以分为随机对照试验（randomized controlled trial，RCT）、交叉试验（cross-over design，COD）、自身前后对照试验（before-after study）、非随机同期对照试验（nonrandomized concurrent control study）和历史性对照试验（historical control study）、序贯试验（sequential trial）等方法。

Ⅱ期临床试验方法推荐随机盲法对照临床试验（blind randomized controlled clinical trial）。这是将研究对象按随机化的方法分为试验组与对照组，试验组给予治疗措施或受试药物，对照组不给予欲评价的措施或受试药物，而给予对照药物或安慰剂（placebo），前瞻性观察两组转归结局的差别，且受试者不知道接受的是何种处置措施或服用的药物是受试制剂，还是参比制剂（或安慰剂），而试验人员可以知道（单盲），或也不知道受试者接受的是何种处置措施或服用药物的具体信息（双盲）的临床试验。

随机盲法对照临床试验设计应遵循三个基本原则，即设置对照（control）研究对象的随机化（randomization）分组和盲法（blind method）原则。设置对照的目的在于尽可能避免或减少由于各种因素干扰而造成的误差，排除一切非药物因素对药物临床评价所造成的影响。很多因素可能影响疾病的过程，也有可能干扰药物的疗效或加重药物的不良反应，例如：患者的个体差异，环境中物理、化学和营养因素，疾病状态，安慰剂效应（研究表明部分患者服用安慰剂后病情改观）等。随机化分组可保证两组间的可比性，使影响患者预后的因素在两组间分布均衡，排除一些非研究因素的各种混杂偏倚的干扰。盲法（blind method）是为了控制在临床试验的过程中以及研究人员对结果进行解释时产生有意或无意的偏倚，包括受试者对治疗的态度、研究人员由于对治疗的了解而有意筛选、安排受试者、对终点的评价、对脱落的处理、在分析中剔除数据等。

（三）Ⅱ期临床试验方案设计要点

Ⅱ期临床试验方案设计需遵守我国《药物临床试验质量管理规范》《新药（西药）临床研究指导原则》、WHO的GCP指导原则等有关规定，并符合《药品注册管理办法》中所规定的技术标准和注册要求。

1. **病例入选标准（inclusion criteria）**　Ⅱ期临床试验按规定需进行盲法随机对照试验100对，即试验药与对照药各100例共计200例。目标适应证的诊断标准应明确，受试对象必须符合临床上普遍接受的诊断标准，即确诊为患有该疾病，并在新药的治疗作用范围内。除此之外，还必须制定严格的排除及剔除标准。Ⅱ期临床试验应尽量在住院患者中进行，以确保患者按时用药及检查，并进行必要的剂量调整和处理出现的不良反应，对某些口服和局部外用制剂进行Ⅱ期临床试验可包括部分适宜的门诊患者。

2. **剂量与给药方法（dosage and administration）**　规定明确的给药剂量与方法。试验药物的治疗剂量和疗程的确定应是Ⅱ期临床试验的主要目的之一。

3. **疗效评价（assessment of efficacy）**　我国新药有效性评价一般采用症状、体征、实验室检查与专业特异指标四个主要观察指标，用四级评定标准。痊愈（cure）：指上述四个主要观察指标均转为正常；显效（markedly improvement）：上述四个主要观察指标中有一项未恢复正常；进步（improvement）：上述四个主要观察指标中有两项未恢复正常；无效（failure）：治疗3天后，上述四个主要观察指标未见恢复正常，病情无改善或恶化。痊愈和显效合计为有效，据此计算有效率。四级评定优于国外常用的痊愈、有效、无效3级评定，因为3级评定有效范围宽、不易质控、主观偏倚不易排除。

4. **不良反应评价（evaluation of adverse drug reactions）**　每日观察并记录所有不良事件（adverse event）。

安全性评价应对临床试验中出现的与治疗目的无关的各种事件给予关注，包括异常症状、体征、实验室或特殊检查异常，均应准确记录及随访；并应尽可能确定上述异常与所试药物的关系。不良事件与可疑药物的因果关系判断依据包括：不良事件是否符合可疑药物可能导致的常见的不良反应类型；可疑药物与不良事件的出现是否有合理的时间关系；停药后不良事件是否有所缓解或消失；重复用药时不良事件是否重现；不良事件是否与原发病、并发症、合并用药及食物、环境等有关。用于药品不良反应因果关系评价方法很多，目前我国采用WHO国际药品不良反应监测合作中心建议使用的方法，将"药品"和"不良事件"的关系分为肯定、很可能、可能、可能无关、待评价、无法评价六个等级。

"可能"：需同时满足以下三个条件：①用药及反应发生时间顺序合理；②同时有文献资料佐证；③停药以后反应停止，或迅速减轻或好转（根据机体免疫状态某些不良反应可出现在停药数天以后）。

"很可能"：满足上述"可能"所有条件的同时必须排除原患疾病等其他混杂因素影响。

"肯定"：在"很可能"基础上，再增加一个条件，即再次使用，反应再现，并可能明显加重（即激发试验阳性）。

"可能无关"：不满足以上所有条件。

"待评价"：药品不良反应报表内容填写不齐全，等待补充后再评价，或因果关系难以定论，缺乏文献资料佐证。

"无法评价"：药品不良反应报表缺项太多，因果关系难以定论，资料又无法补充。

进行结果统计时，将前三项计为所试药物的不良反应，据此计算不良反应发生率。

5. **患者依从性（patient compliance）** 门诊病例很难满足依从性要求，试验设计时应尽量减少门诊病例入选比例。

6. **数据处理与统计分析（data management and statistical analysis）** 应在试验设计中考虑好数据处理和统计分析方法，既要符合专业要求也要达到统计学要求。

7. **病例报告表（case report forms，CRFs）** 需与试验方案设计一致，应达到完整、准确、简明、清晰等要求。

8. **总结报告（final report）** 试验设计时应考虑总结要求：如各种计分、评分的标准；两组病例基础资料比较应无统计学显著差异；各种适应证两组疗效比较；两组病例总有效率比较；具有重要意义的有效性指标两组结果比较；两组不良反应率比较；两组不良反应临床与实验室改变统计分析等等。

多中心试验（multi-center trail）是由多位研究者按同一试验方案在不同地点和机构同时进行的临床试验。多中心试验由一位主要研究者总负责，并作为各临床试验机构间的协调研究者。各中心同期开始与结束试验。多中心试验可以在较短的时间内搜集所需的病例数，且搜集的病例范围广，用药的临床条件广泛，临床试验的结果对以后推广应用更具代表性。

三、新药Ⅲ期临床试验的基本内容与基本要求

Ⅲ期临床试验（phase Ⅲ clinical trial）是治疗作用确证阶段。其目的是进一步验证药物对目标适应证患者的治疗作用和安全性，评价利益与风险关系，最终为药物注册申请获得批准提供充分的依据。Ⅲ期临床试验一般应为具有足够样本量的随机盲法对照试验。《药品注册管理办法》规定，试验组最低要求300例。

Ⅲ期临床试验应在Ⅱ期临床试验完成之后进行，即在Ⅱ期临床试验证明药物有效的基础上，对治疗作用进行确证。Ⅲ期临床试验方案设计要点原则上同Ⅱ期临床试验。某些药物类别，如心血管疾病药物往往既有近期试验目的，如观察一定试验期内对血压、血脂的影响，还有远期试验目的，如比较长期治疗后疾病的死亡率或严重并发症的发生率等。故Ⅲ期临床试验不单是扩大Ⅱ期临床试验病例数，还应根据长期试验的目的和要求，选择合理的临床观察终点，进行详细的设计，并做出周密的安排，才能获得科学的结论。

通常，Ⅲ期临床试验结束后，即可进行新药的第二次注册申请，以获得CFDA发放的药品批准文件，包括新药证书、药品批准文号，从而获得研究开发对象的上市许可。

四、新药Ⅳ期临床试验的基本内容与基本要求

Ⅳ期临床试验（phase Ⅳ clinical trial）是新药获准上市后所做的临床研究阶段。其目的是考察在广泛使用条件下的药物的疗效和不良反应，评价在普通或者特殊人群中使用的利益与风险关系以及改进给药剂量等。通常采用多中心开放试验（multi-center opened trial）。

Ⅳ期临床试验必须在该药品批准上市的适应证范围内进行。通常设计成开放试验，不设对照组，但也可以根据需要对某些适应证或某些试验对象进行小样本随机对照试验。有关病例入选标准、排除标准、退出标准、疗效评价标准、不良反应评价标准、判定疗效与不良反应的各项观察指标等，应根据试验的人群和试验目的，参考Ⅱ期临床试验的设计要求。病例数应当符合统计学要求和最低病例数要求，最低要求为2000例。

五、新药生物利用度试验的基本内容与基本要求

生物等效性是指两种或两种以上药物临床效应的一致性。生物等效性试验既可以用临床对照试验方法进行评价（即判断两种或以上的制剂是否能够产生一样的药效），也可以采用生物利用度试验进行评价（即采用药动学指标来判断），后者是国内外推荐的首选方法。生物利用度试验是以药动学方法评价拟上市药品与已上市对照药品是否生物等效的比较试验。这是以药动学参数为指标，比较同一种药物的相同或者不同剂型的制剂，在相同的试验条件下，其活性成分吸收程度和速度有无统计学差异的人体试验。通常采用随机交叉试验设计方法进行试验设计，受试者常为健康成年男性，要求例数≥18。试验设计及其基本要求与临床药动学研究相似，但二者的研究目的不同。用于评价生物利用度的药动学参数主要包括C_{max}（峰浓度）、T_{max}（达峰时间）、AUC（曲线下面积）、$t_{1/2}$（半衰期）等。

药物生物利用度研究须具备GCP要求的各项必要条件，并按规范要求进行试验。要求研究单位有良好的医疗监护条件、良好的分析测试条件和良好的数据分析处理条件。新的生物利用度评价通常在临床研究机构的Ⅰ期临床试验室进行。

第四节　药物临床试验机构在新药临床试验中的管理职责

我国药物临床试验必须在通过国家药品监督管理部门和卫健委组织的资格认定的医疗机构中进行。药物临床试验机构是新药临床试验的主要载体，在临床试验中具有以下管理职责：

一、严格按照有关法规对所承担的临床试验项目进行管理

药物临床试验机构负责实施临床试验，对临床试验的各阶段进行管理，包括立项评估、接受申办者和药监部门监督和检查，并对监查的质量进行评估等。此外，药物临床试验机构对申办者违反《药物临床试验质量管理规范》或者要求改变试验数据、结论的，也应当向所在地省、自治区、直辖市药品监督管理部门和国家药品监督管理部门报告。

药物临床试验机构在接受临床试验任务时，应审查药物是否具有国家药品监督管理局（National Medical Products Administration，NMPA）同意进行临床试验的批件，申办者的资质是否合格，临床前相关资料是否齐备，申办者素质及试验管理操作是否规范，药物试验的研究价值和意义，以及拟承担试验任务部门情况评估等。对资料不全、申办者操作不规范、负责本品种的专业在研项目过多，或认为本品种临床研究价值不大时不予接受。接受项目后，负责试验项目主要研究者会同申办者，召集参与试验的各机构办公室人员、主要研究者召开项目实施协调会，讨论和确定试验方案、知情同意书等临床试验文件，并向相关伦理委员会进行临床试验伦理申请。

临床试验实施前，机构负责人应与申办者签订项目实施合同，内容包括项目名称、试验目的、试验周期、试验例数、损害赔偿、付款方式、试验结果提交日期等。临床试验启动前，药物临床试验机构应在申办者协助下，进行主要研究人员的培训，包括现行GCP及相关法规和临床试验运行管理制度培训，学习试验方案与标准操作规程（standard operating procedure，SOP）、统一病例报告表（case report form，CRF）填写要求等，务必保证培训能达

到保护受试者权益和保证试验质量的效果。药物临床试验机构必须具备符合试验要求的医疗设施、实验室设备、人员配备（所有研究者都应具备承担该项临床试验的专业特长、资格和能力），应具备处理紧急情况的一切设施以确保受试者的安全。实验室检查结果应准确可靠。

药物临床试验机构在获得申办者提供的中试生产规模受试药物的抽样、批号、有效期等数据及检验报告、伦理委员会批件、研究者手册、试验方案和CRF等文件，并核对无误后，试验即可正式开展。在试验过程中，主要研究者应及时掌握临床试验进度和进展情况，及时审查试验记录，指导解决试验中发生的各种问题，并接受申办者和内部质量监察员的检查，发现问题或不合格项时及时整改。若临床试验因各种原因中止或中断，研究者应及时报告研究机构负责部门，必要时需报伦理委员会审批同意。

按试验方案规定纳入受试者、实施研究并完成随访后，临床试验部分结束。此时主要研究者需全面审查，并核对病例报告表和原始记录。数据由统计部门进行统计分析。收到统计分析结果后，申办者同研究机构主要研究者按规范要求撰写临床试验报告，双盲试验应进行揭盲并记录。此时，需审查资料是否完整，是否符合GCP及相关规定要求，受试者知情同意和不良事件处理及其记录是否符合要求，受试者病例资料的真实性溯源，总结报告对试验结果的描述是否与实际情况一致等。所有临床试验档案由研究机构资料室统一保存和管理。

二、严格管理临床试验药品

临床试验用药品是指用于临床试验中的试验药物、对照药品或安慰剂，包括各期临床试验、人体生物利用度或生物等效性试验的研究药物。试验用药品作为临床试验的核心，对试验结果的可靠性起着至关重要的作用，与上市销售的药品相比，其给受试者带来的潜在风险更大。所以，药物临床试验机构应严格遵循GCP有关"试验用药品管理的标准操作规程"严格管理试验用药品，保障临床试验安全、有效进行。试验用药品的管理流程一般包括：药品接收、储存保管、发放、使用、回收及返还五个环节。

（一）试验用药品的接收

申办者提供的试验用药品由机构办公室接收，接收试验用药品时，需填写"试验药品接收入库登记表"，核对并记录试验用药品的名称或编码、规格、数量、包装有无注明"试验用药"、生产日期、批号、有效期、贮藏条件、遗失、损坏情况等。要求提供试验药品包括对照药品或安慰剂的质检报告。移交人、接收人需签字并签署日期。此外，应注意核对申办方提供的药检合格报告与实际接收到的药物批号是否一致。

（二）试验用药品的保管

试验用药品保存于专用药柜和冰柜，并上锁，设专人保管、专人发放、专本登记。每个试验项目的药品独立存放，并做好标识。试验用药品必须严格按照保存条件储藏，温度、湿度要适宜，避免强光照射，保管人员需要每日定时测定并书面记录温度和湿度。临床试验开始后，药品管理人员应定期检查试验用药品的储存方式和条件，检查是否有近效期药品，并及时清点，确保药品数量准确、库存充足，并记录在案。

（三）试验用药品的发放

临床试验中心药房依据印有"药物临床试验"专用章的处方发放试验用药物。住院受试者的试验药品由护理人员凭专用处方领取；门诊受试者的试验药品由本人或家属凭专用处方领取。药品管理员在收到处方后，首先要核对处方是否盖有GCP专用章，有无医师签名，医师是否为该项试验的研究者，处方书写是否合乎规范，处方上的用量用法和试验方案规定是否一致，然后按照处方上开具的试验药品编号和数量发放相应药品，同时填写"试验药品分发/回收登记表"，记录受试者随机号、受试者姓名缩写、药品名称/编号、规格、批号、分发数量、接收人、分发人、日期等信息。发药后及时更新库存记录。

（四）试验用药品的使用

临床试验用药物不得销售，严禁向受试者收取费用。研究者必须保证所有试验用药物仅用于该临床试验的受试者，且不得转交给任何非临床试验参加者或随意用作其他用途。住院受试者，由护士按医嘱给受试者用药，并在"受试者用药登记表"上记录：发放药量、用法用量、用药开始时间、用药结束时间、共用药量、剩余药量和空包装回收等信息。对于门诊受试者，应要求其将试验药品的使用情况如实填写在"受试者日志"上，以便对受试者的实际用药情况进行评估。

（五）试验用药品的回收

门诊受试者每次随访时应将剩余药品和已使用药品的空包装退回试验药品管理员处；住院受试者、护士应于下次领药时将剩余药品或空包装退回药房。药品管理员将回收情况记录在"试验药品分发/回收登记表"上。药品管理员要与研究者共同清点所剩的试验用药品的数量，核算所用数量与临床试验所需数量是否一致。试验结束时，药品管理员与监查员按用药记录核查剩余药品无误后，将全部未使用的试验用药品、受试者退回的剩余药品及已使用试验用药品的外包装退回申办者，并填写"回收/出库登记表"，或由GCP办公室、申办方共同将剩余药品销毁，并签署有关销毁的记录文件。

三、记录与报告管理

病历是临床试验的原始文件，药物临床试验机构应完整保存。病例报告表中的数据来自原始文件并与原始文件一致，试验中的任何观察、检查结果均应及时、准确、完整、规范、真实地记录于病历和正确地填写至病例报告表中，不得随意更改，确因填写错误，作任何更正时应保持原记录清晰可辨，由更正者签署姓名和时间。临床试验中各种实验室数据均应记录或将原始报告复印件粘贴在病例报告表上，在正常范围内的数据也应具体记录。对显著偏离或在临床可接受范围以外的数据须加以核实。临床试验中的资料均须按规定保存及管理，且应保存至临床试验终止后五年。

四、数据管理与统计分析

数据管理的目的在于把试验数据迅速、完整、无误地纳入报告，所有涉及数据管理的各种步骤均需记录在案，以便对数据质量及试验实施进行检查。用适当的程序保证数据库的保密性，药物临床试验机构应具备计算机数据库的维护和支持程序。临床试验中受试者分配必须按试验设计确定的随机分配方案进行，每名受试者的处理分组编码应作为盲底由申办者和研究者分别保存。设盲试验应在方案中规定揭盲的条件和执行揭盲的程序，并配有相应处理编码的应急信件。在紧急情况下，允许对个别受试者紧急破盲而了解其所接受的治疗，但必须在病例报告表上述明理由。临床试验资料的统计分析过程及其结果的表达必须采用规范的统计学方法，临床试验各阶段均需有生物统计学专业人员参与。

第五节　受试者权益的保障

在药物临床试验的过程中，必须对受试者的个人权益给予充分的保障，受试者的权益、安全和健康必须高于对科学和社会利益的考虑。知情同意书签名与伦理委员会对伦理申请的审批是保障受试者权益的主要措施。

一、成立独立的伦理委员会保障受试者权益

伦理委员会（ethics committee）是由从事医药相关专业人员、非医药专业人员、法律专家及来自非药物研究单位的人员组成的独立组织，至少由5人组成，并有不同性别的委员。其职责为核查临床试验方案及附件是否合乎道德，并为之提供公众保证，确保受试者的安全、健康和权益受到保护。伦理委员会虽然建立在药物临床试验机构内，但具有独立性，其组成和一切活动不应受临床试验组织和实施者的干扰或影响。

临床试验方案须经伦理委员会审议同意并签署批准意见后方可实施。在试验进行期间，试验方案的任何修改均应经伦理委员会批准。试验中发生严重不良事件，应及时向伦理委员会报告。

伦理委员会应从保障受试者权益的角度严格按下列各项内容审议临床试验方案。

（1）研究者的资格、经验，及是否有充分的时间参加临床试验，人员配备及设备条件等是否符合试验要求。

（2）试验方案是否充分考虑伦理原则，包括研究目的、受试者及其他人员可能遭受的风险和受益及试验设计的科学性。

（3）受试者入选的方法，向受试者（或其家属、监护人、法定代理人）提供有关本试验的信息资料是否完整易懂，获取知情同意书的方法是否适当。

（4）受试者因参加临床试验而受到损害甚至发生死亡时，给予的治疗和（或）保险措施。

（5）对试验方案提出的修正意见是否可接受。

（6）定期审查临床试验进行中受试者的风险程度。

二、签署知情同意书

知情同意书（informed consent form）是参加临床试验的受试者在了解某项临床试验的内容后，表示自愿参加该项临床试验的文件证明。研究者需向受试者说明试验性质、试验目的、可能的受益和风险、可供选用的其他治疗方法以及符合《赫尔辛基宣言》规定的受试者的权利和义务等，使受试者充分了解后表达其是否同意参与临床试验。

研究者或其指定的代表必须向受试者充分和详细解释有关临床试验的情况，并获得受试者或其法定代理人签署的知情同意书后方可进入临床研究。知情同意书的内容应包括以下几方面。

（1）试验目的、试验的过程与期限、检查操作、受试者预期可能的受益和风险，告知受试者可能被分配到试验的不同组别。

（2）受试者参加试验及在试验中的个人资料均属保密，但必要时，药品监督管理部门

伦理委员会或申办者可以按规定查阅参加试验的受试者资料。

（3）受试者参加试验应是自愿的，而且有权在试验的任何阶段随时退出试验而不会遭到歧视或报复，其医疗待遇与权益不会受到影响。

（4）如发生与试验相关的损害，受试者可以获得治疗和相应的补偿。

（5）必须给受试者充分的时间以考虑是否愿意参加试验，对无能力表达同意的受试者，应向其法定代理人提供上述介绍与说明。知情同意过程应采用受试者或法定代理人能理解的语言和文字，试验期间受试者可随时了解与其有关的信息资料。

研究者经过对受试者进行充分和详细解释试验的情况后获得知情同意书，受试者或其法定代理人在知情同意书上签字并注明日期，执行知情同意过程的研究者也需在知情同意书上签署姓名和日期。对无行为能力的受试者，如果伦理委员会原则上同意、研究者认为受试者参加试验符合其本身利益时，则这些患者也可以进入试验，同时应经其法定监护人同意并签名及注明日期。儿童作为受试者，必须征得其法定监护人的知情同意并签署知情同意书，当儿童能做出同意参加研究的决定时，还必须征得其本人同意。在紧急情况下，无法取得本人及其合法代表人的知情同意书，如缺乏已被证实有效的治疗方法，而试验药物有望挽救生命，恢复健康或减轻病痛，可考虑作为受试者，但需要在试验方案和有关文件中清楚说明接受这些受试者的方法，并事先取得伦理委员会同意。

（范　蕾）

扫码"练一练"

第十五章　医院药学教育

　　我国现代医院药学学科的形成已经有一百多年时间，医院药学工作模式从传统的处方调剂阶段已发展到临床药学、药学监护阶段，学科的核心定位是以患者为中心的临床药学服务与实践、培养药学监护和药学研究人才的药学教育。因此，医院药学教育主要涉及传统医院药学、临床药学、药学监护的理论教学和实践教学的课程体系以及相应的教学评价体系；在借鉴融合传统药学、临床医学、预防医学等学科特色的基础上，医院药学教育的理论教学和实践教学体系逐步在完善。本章重点介绍临床药学教育的相关内容。

第一节　临床药学教育的发展

一、高等医药院校临床药学教育

（一）国外高等医药院校临床药学教育

　　国外的临床药学教育发展较早，以美国的Pharm.D（doctor of pharmacy）教育最为经典，成为了欧洲及亚洲国家开展临床药学教育纷纷效仿的模式。1945年，美国药学院校联合会（American Association of Colleges of Pharmacy，AACP）提出了以合理用药为核心的临床药学教学体制和设立临床药师岗位的建议。1950年，美国南加利福尼亚大学药学院（University of Southern California, School of Pharmacy）制定了第一个Pharm.D培训计划。1957年，美国密歇根大学药学院（University of Michigan，College of Pharmacy）Donald Francke教授首次提出6年制Pharm.D课程，并强调生物医学的教学内容。20世纪60年代，美国的临床药学教育迅速发展。1966年，南加利福尼亚大学药学院率先创立临床药学专业。1967年，美国肯塔基大学（University of Kentucky）制定的临床药学专业毕业临床实习方案在全美推行。1968年，美国加利福尼亚大学将Pharm.D的全部课程进行了修订，强化医学课程和临床训练项目，推出"生物医学模式"的药学教育，为现代临床药学教育模式构建了基本的框架。1970年，美国对全国药学院实行强制性的临床药学教育，标志着临床药学教育体制在美国的全面开展。1974年，美国药学教育委员会实施了新的Pharm.D学位授予标准，同年AACP规定Pharm.D学位的授予必须完成大纲所规定的1500小时的临床实习训练。

　　1990年，美国明尼苏达大学（University of Minnesota Twin Cities）药学院的Hepler和Strand两位专家提出了药学服务的新模式——药学监护（pharmaceutical care，PC），至此，Pharm.D专业教育成为了"以患者为中心"的药学服务实践的必然选择。1997年，美国药学教育委员会通过了Pharm.D专业教育实施程序认证标准指南，规定从2000年6月1日起，全面实施Pharm.D教育，所有经美国药学教育委员会认证的药学院都要在2005年后停止其他传统的药学教育。目前，Pharm.D已成为美国药学教育委员会认可的最高临床药学教育水平，是美国从事执业药师工作的唯一准入学位（图15-1）。

图 15-1　美国药学教育的基本模式

Pharm.D课程体系包括：2~4年的预科课程，主要学习数学、化学、生物学、统计学、人文科学等基础课程。4年的专业课程，前3年主要学习药学、基础医学和临床药学等专业知识，同时每年贯穿少量的引导性的药学实践训练，旨在增加学生对药学服务、调剂、药政法规、药品经营等专业实践活动的认知；最后一年学生全程投入至少1500小时的高级药学实践训练，在医院的各临床科室、医院药房、社会药房等不同的实践地点接受培训，参加专科或多学科的查房、患者监护、专业会议和研讨等。不同药学院的Pharm.D课程设置稍有不同，其共同特点为：侧重生物学和医学知识，采用学科间相互结合的综合性教学；重视和强调药学实践，采用早期见习与后期强化相结合的连续性训练等。美国通过上述对药学教育的一系列改革，培养了一批高质量的临床药学专业人才，从而推动了美国临床药学实践与药物临床研究的发展。

目前，德国、英国、法国、瑞士、挪威、古巴、智利、印度、韩国、日本、西班牙、加拿大、澳大利亚等国家均已实施或即将实施Pharm.D教育及临床药师培训制度。以日本为例，20世纪60年代，日本引入了美国药物信息服务的理念，并逐渐意识到药师的真正角色和专业职责。2001年8月，日本药学教育正式提出向6年制（相当于Pharm.D课程）转变。2002年8月，日本药学会出台了日本6年制药学教育的整体规划，侧重临床药学，包括药学专业教育、实习训练和毕业后实习教育等。2003年9月，日本药学会成立了药学教育协会，制定了具体的培养方案，包括培养目标、课程体系、相关教材编制、实习方案等。2004年6月，日本政府对《药剂师法》进行了相应修改，规定药剂师国家考试的报考者原则上应为6年制药学专业毕业生，4年制药学专业毕业生需在完成药学相关专业硕士或博士课程的基础上，补修所缺的临床药学课程和完成至少6个月的实习后，方可获得考试资格。2005年，日本制定了针对6年制药学教育的新国家药剂师考核标准。2006年，6年制药学教育在日本药学教育领城全面实施（图15-2），就此完成了4年制传统药学教育向6年制临床药学教育的变革。上述日本药学教育的改革，是日本社会应对人口老龄化、医疗技术高度专业化以及医药费用严重赤字等问题，满足民众对提高医疗保健及健康水平需求的必然选择。由此，服务型药学人才培养，成为日本高等药学教育办学的主流方向。

图 15-2　日本临床药学教育的基本模式

（二）国内高等医药院校的临床药学教育

我国临床药学教育兴起于20世纪70年代末，历经了30余年的发展，已经初步形成了"五年制本科教育——硕士研究生教育——博士研究生教育"的临床药学教育格局。尽管各个层次的教育模式依然在探索，但日益规范与改革创新已经成为了临床药学专业人才培养未来发展的主流趋势。

1.临床药学专业的本科教育　我国临床药学本科教育始于1989年，教育部批准华西医科大学药学院（现为四川大学华西药学院）试办全国第一个五年制临床药学专业。1998年，教育部在进行药学类专业目录调整时将本专业取消，并入药学专业。2002年1月，卫生部与国家中医药管理局联合颁布了《医疗机构药事管理暂行规定》，明确提出："药学部门要建立以患者为中心的药学保健工作模式，开展以合理用药为核心的临床药学工作"，并要求医疗机构"逐步建立临床药师制"。该规定成为真正推动我国医院药学模式改革的起点，同时也对医药类高等院校提出了培养临床药学专业人才的需求。部分国内医药类高等院校开始尝试在药学专业或医学专业下开设临床药学方向的办学，学制为四年至七年不等。随着各试办专业的逐步开展以及国家对临床药师需求的增加，2006年经国家教育部批准，我国首个五年制临床药学专业布点在中国药科大学备案，2012年，教育部正式颁布《普通高等学校本科专业目录（2012年）》，将五年制临床药学专业作为国家特设和控制布点专业。截至2019年底，已有51所高校被批准开设五年制临床药学专业，至此，五年制成为我国临床药学本科教育的主流学制（图15-3）。

我国五年制临床药学专业课程体系与传统药学课程体系相比，发生了重大的变化：减少了化学和药学类课程的百分比，增加了生物学和医学课程的比重，构建了以"临床药物治疗学"为核心的临床药学专业课程体系；强调实践技能的培养，增加了一年左右的临床实践训练类课程。随着临床药学本科办学规模的逐渐增加，为规范办学标准，2013年教育部成立药学类专业教学指导委员会（简称教指委），2014年成立了该委员会下属的临床药学专业教学协作组，着手开展《临床药学本科专业教学质量国家标准》《临床药学专业实践教学基地标准》《全国临床药学专业实践教学基地教学指南》《临床药学本科专业办学准入标准》《临床药学本科专业及其实践教学基地认证试点标准》等的制定工作。截至2019年6月底，这些标准已陆续出台和执行；这将引导我国临床药学高等教育逐渐步入规范化的办学轨道，各办学高校也将进入调整和规范办学体系、加强办学条件建设、提升专业人才培养质量的新阶段。

图 15-3　中国临床药学教育的基本模式

2.临床药学专业的研究生教育　1986年，复旦大学药学院试办了第一个临床药学硕士研究生班。2002年起教育部批准部分学校在药学一级学科下自主设立临床药学硕士点和博士点，截至2010年，仅有6所大学设有临床药学二级学科硕士、博士点。随着临床药学实践在医院的大力推行，临床药学专业人才的需求也急剧增加，很多高校亦敏锐地意识到临床药学发展的契机。中国研究生招生网数据显示，至2016年底，已有21所院校招收临床药学专业或临床药学方向硕士研究生，其中17所院校招收药学（临床药学）专业博士研究生。

目前，临床药学专业硕士研究生和博士研究生培养的基本学制均为3年，但北京大学药学院和复旦大学药学院为长学制本硕连读研究生培养，学制为6年。各高校临床药学研究生培养方案目前尚无统一的标准，大致分两种：一为传统的科研型人才培养模式，强调开展与临床用药需求相关的科学研究，如临床药动学、药物基因组学、药物代谢组学、药物流行病学、药物经济学、循证药学等方面的研究，科研为主、实践为辅，大多数高校临床药学研究生的培养以这种模式为主；二为实践型人才培养模式，强调以"提供临床药学技术服务"为核心的实践技能训练，实践为主、科研为辅，药学（临床药学）专业型硕士研究生培养倾向于此种模式。部分学校如中国药科大学、沈阳药科大学等，采用的是科研与实践兼顾的培养模式。

二、临床药师培训及毕业后继续教育

（一）国外临床药师毕业后继续教育制度

毕业后继续教育是美国临床药师培养的另一典范性制度。在美国，取得Pharm.D学位的年轻药师可根据自己的兴趣选择职业发展方向，如社会药房药师、医院药房药师、临床药师等。其中选择成为医院临床药师或药学院临床药学专业教师者，则必须完成住院药师培训（pharmacy residency program）。住院药师培训注重培养临床药师全面的药学知识、临床技能和职业态度，一般需要1~2年。根据培训目的不同可以分为两个阶段：毕业后培训第1年（postgraduate year one，PGY1）和毕业后培训第2年（postgraduate year two，PGY2）。

PGY1注重培养全科临床药师。在培训中，住院药师要完成从学生到独立的临床实践者的角色转换，为下一步成为专科临床药师做好准备。PGY1通常在美国卫生系统药师协会（American Society of Health-system Pharmacists，ASHP）认证的同一培训基地内完成，每一科室一般不超过4个月，要求完成必修的轮转专业（儿科、药学信息、重症药学监护等）及5个选修的轮转专业。PGY2是专科临床药师培训，须在完成PGY1培训后才可申请。住院药师可在不同的培训基地进行门诊药学服务、心血管病、重症监护、老年病、肿瘤、传染性疾病等专业的培训（表15-1）。PGY2注重训练临床药师解决某一专业领域临床问题的能力和针对复杂病例的药学管理能力，全面培养其临床实践、科研和教育技能，使其成为某一领域临床治疗团队中的药物治疗专家。通过PGY1和PGY2培训，美国培养了一大批专业的临床药师和临床药学带教师资，极大地推动了美国医院药学的发展。

表 15-1　美国药学专业委员会（board of pharmacy specialties，BPS）
认定的临床药师培训专业与合格标准

	专业	合格标准
BPS	急诊监护药学	满足三项中的其中一项： ① 完成四年的实践经历，且至少有50%的时间用于急诊监护领域的药学实践活动 ②完成PGY2急诊护理药学实习培训 ③完成PGY1实习培训，外加一年的实践经历且至少有50%的时间用于急诊监护领域的药学实践活动
	抗肿瘤药学 精神病药学	满足两项中的其中一项： ①完成四年的实践经历，且至少有50%的时间用于肿瘤病学/精神病学的药学实践活动 ②完成PGY2实习培训，外加一年的实践经历且至少有50%的时间用于肿瘤病学/精神病学的药学实践活动
	核药学	4000小时核药学实践培训/经历，包括理论学习（至少2000小时）和培训/实践（至少4000小时）
	药物治疗学	满足两项中的其中一项： ①完成三年的实践经历，且至少有50%的时间用于药物治疗学实践活动 ②完成PGY1实习培训

续表

	专业	合格标准
BPS	营养支持药学	两项均需满足： ①完成三年的实践经历，且至少有50%的时间用于营养支持药学的实践活动 ②完成营养支持药学专业的PGY2实习培训
	心脏病学及传染病学	两项均需满足： ①获得委员会认证的药物治疗专家（board certified pharmacotherapy specialists，BCPS）资格 ②档案文件要求（申请人资料，近期简历，提交代表至少25名药师的请愿书）
其他	老年病药学	至少两年作为执业药师的经历

日本、韩国等国家根据自身药学发展的需求，也设有临床药师在职培训或毕业后再教育项目。例如，日本有药师毕业后再培训制度，获得执业资格的药师可在日本药剂师认定机构所认证的医院或社区药房，通过集中研修（如借助会议、电视、DVD等媒体途径）、小组研修（如案例讨论等）和实践研修（直接参与医院或社区药房的临床药学实践）等方式，获得某一临床专业领域（如心血管、消化、肿瘤、儿科、老年病等）所需的学分，成为专科临床药师；若想进一步成为临床药学带教教师，还需参加带教药师岗前培训项目，强化在临床药学教学理念、学生指导、实践课程及其教学方法等方面的能力培养。

（二）国内临床药师岗位培训制度

随着我国医院药学逐步向"以患者为中心"的药学管理工作模式转变，为适应医疗机构建立临床药师制的人才需求，2005年卫生部下发了《卫生部办公厅关于开展临床药师培训试点工作的通知》，并指定19家医院作为第一批卫生部临床药师培训基地，开始探索适合我国的在职临床药师培训模式。同年成立了"临床药师培训专家指导委员会"，着手制定临床药师专业培训标准、临床药师培训基地管理办法、培训手册、培训考核办法以及质量评估等相关指导性和规范性文件。历经10余年的发展，目前我国临床药师岗位培训模式已初步形成，上述相关制度和标准也相继建立。

现阶段我国临床药师岗位培训的对象主要是高等医药院校药学专业或五年制临床药学专业全日制本科以上毕业生，年龄在40岁以下；前者需在医疗机构药学部门工作2年以上，后者需工作1年以上；县及县级以下医疗机构学员年龄可放宽至45岁以下、药学专业专科以上毕业。学员应具有从事临床药师工作和参与临床药物治疗实践的意愿，身心健康，结业后所选送的医疗机构应确保其从事专职临床药师工作。培训主要在国家卫生健康委员会认证的临床药师培训基地进行，采用脱产方式，为期1年至1年半，设有呼吸内科、抗菌药物专业、心血管内科、肿瘤专科、消化内科等10个专业领域（表15-2），培养具有参与临床药物治疗实际工作能力的专科临床药师。学员要求初步掌握临床药物治疗方案设计与评价的能力，掌握与所参与的临床专业有关的50种以上常用药品相关专业知识，具有较强的提供药物信息咨询和宣传合理用药能力、书写医疗文书能力、沟通交流技能等。按规定完成临床药师岗位培训计划并经考核合格的学员，获得"临床药师岗位培训证书"，将成为专科领域的临床药师。

此外，取得临床药师岗位培训证书的药师还可在国家卫生健康委员会认证的临床药师师资培训基地参加带教临床药师培训项目。该项目主要培训以提高临床药物治疗水平为目标的带教方法与带教能力，包括：床边教学、点评修改作业、主持病例讨论、理论与临床案例考试题目设计以及组织实施管理能力等。完成培训且经考核合格者，授予"临床药师带教师资岗位培训证书"，具备临床药师带教的资质。

表 15-2　国家卫生健康委员会认定的临床药师培训专业与要求

专业	培训内容及基本要求（1 年的培训期）	
	轮转要求	其他要求
呼吸内科	①完成 1728 学时的轮转实践 ②书写典型病例分析 >10 份，教学药历 >30 份，编写慢阻肺、慢性支气管炎、支气管哮喘、支气管扩张用药教育材料各 1 份	
抗菌药物	①完成微生物科（1 个月）、呼吸内科（6 个月）、外科（2 个月）和 ICU（2 个月）共计 1728 学时的科室轮转实践 ②书写典型病例分析 >10 份，教学药历 >30 份，编写肺炎、胆囊炎、泌尿系感染用药教育材料各 1 份	
心血管内科	①完成 1728 学时的轮转实践 ②书写典型病例分析 >10 份，教学药历 >30 份，编写高血压、慢性心力衰竭、冠心病、心律失常患者用药教育材料各 1 份	①进行临床药学与药学监护不少于 2 周，完成治疗药物血药浓度监测 >20 次 ②参加专业学术讲座不少于 1 次 / 周，每次 >2 小时，每年共计 >50 次 ③专业知识理论课学时不少于 192 小时，其中集中培训 >2 周，平时小课 >20 小时 ④参加病历讨论会不少于 1 次 / 月，全年参加专业病历讨论会 >10 次 ⑤参加科研论文或综述写作培训 >3 次，不少于 1 小时 / 每次，完成科技论文或综述 1~2 篇
肿瘤专科	①完成 1728 学时的肿瘤科病房轮转实践 ②书写典型病例分析 >10 份，教学药历 >30 份，编写 4 种肿瘤患者用药教育材料各 1 份	
消化内科	①完成消化内科门诊及病房共计 1728 学时的轮转实践 ②书写典型病例分析 >10 份，教学药历 >30 份，编写所选定的 5 种疾病的患者用药教育材料各 1 份	
ICU 专科	①完成 1728 学时的轮转实践 ②书写典型病例分析 >10 份，教学药历 >30 份（应涵盖所选定的 5 种综合征）	
器官移植专科	①完成 1728 学时的轮转实践 ②书写典型病例分析 >10 份，教学药历 >30 份，编写器官移植术后护理、免疫抑制剂治疗药物监测、药物—药物相互作用、饮食—药物相互作用、用药依从性患者教育材料各 1 份	
神经内科	①完成 1728 学时的轮转实践 ②书写住院病例分析 >10 份，教学药历 >30 份，编写教学计划中选定的 5 种疾病患者用药教育材料各 1 份	
肾内科	①完成 1728 学时的轮转实践 ②书写典型病例分析 >10 份，药历 >30 份，编写教学计划中选定的 5 种疾病患者用药教育材料各 1 份	
内分泌科	①完成 1728 学时的轮转实践 ②书写住院病例分析 >10 份，教学药历 >30 份，编写教学计划中选定的 5 种疾病患者用药教育材料各 1 份	

上述在职临床药师培训项目在我国临床药学专业人才和带教师资匮乏的现状下发挥了重要的人才输注作用，积极推动了医疗机构临床药学实践的开展，同时也促成了最早的一批临床药学带教师资队伍的建设。

第二节 医院药学的教育功能

一、医院药学在临床药学专业人才培养中的教育功能

（一）与高等医药院校人才培养对接，承担临床药学专业理论与实践教学

无论从人才培养目标、课程设置、课程内容还是教学方法上，现代药学（或临床药学）教育均不同于传统药学教育，是药学教育自身的创新与发展，其目标是培养服务型、应用型与技能型人才，强调临床合理用药能力、服务理念与责任意识。药学与医学的深度融合，理论与临床实践的密切结合，是临床药学核心理论体系的重要特点，也决定了临床药学教育必须纳入实践元素。

2015年教指委下发的《临床药学本科专业教学质量国家标准（修订稿）》中，明确指出临床药学办学机构须有稳定的临床药学实践教学基地，基地应为三级甲等医院，优先选择国家卫生健康委员会批准的临床药师培训基地。基地要设立专门的临床药学教学机构，具有规范的实习教学计划、教学大纲等教学文件，提供较好的实习条件。基地要建有稳定的实习带教师资队伍，带教药师应具备药学类本科及以上学历、中级及以上专业技术职称。实践阶段的带教药师应持有国家卫生健康委员会或其他有关权威组织机构颁发的临床药师（或带教师资）培训证书。同时，教指委下发了《临床药学专业实践教学基地标准》，对临床药学实践教学基地的教学条件、教学管理、教学保障、药学部门/临床专科的基本条件及细则均给出了详细的规范。可见，医院药学部门已成为临床药学专业教育的重要承担者，在自身发展与提升的同时，须肩负起专业人才培养的责任。加强和规范自身的教学功能，提升药学人员的综合素质和教学能力，已成为医院药学部门自身发展和学科建设的重要内容，也将成为体现和评价医院药学建设质量和水平的重要标准。

与高校的人才培养体系对接，临床药学实践教学基地的药学部门主要承担两方面教学任务，一是临床药学专业核心课程的理论授课，如《临床药物治疗学》《临床药理学》等。此类课程实践特色鲜明，理论体系与临床药学实践密切结合，适合由兼具教学资质和临床药学实践经验的兼职教师承担；二是临床药学实践教学，包括见习、药房轮转实习和临床专科轮转实习等。基地的药学部门是临床药学实践教学的主要承担者，负责实习的指导、考核和教学保障等。

（二）临床药学实践教学的主要内容

实践是临床药学的重要学科特色，实践教学是临床药学专业教育最为核心的内容，也是评价临床药学教育质量的重要指标。临床药学实践教学的内容主要有临床药学见习、临床药学实习和社会实践等。

临床药学见习是认知性教育，学生在医院病房、医院药房、社会药房或药品生产、经营企业等进行短期实践，初步认识未来职业领域的工作性质、内容和职业价值，激发其对专业学习的兴趣和对自身未来发展定位的思考。临床药学实习包括医院药学部门实习和临床专科实习两部分内容。《临床药学本科专业教学质量国家标准（修订稿）》明确规定，临床药学实习总时间不少于42周，其中药学部门实习时间不少于12周，临床专科实习时间不少于30周。药学部门实习由符合资质的药师带教，主要在调剂部门、药品库房、临床药学室等进行轮转，使学生了解药学部门的工作环境、日常管理要求，了解药学信息资源，熟

悉药品管理相关的法律、法规及规定，熟悉常见治疗药物监测方法及其治疗窗范围，初步掌握处方（用药医嘱）审核的基本内容及处方调剂技术等。临床专科实习应由符合资质的临床药师和临床医师共同组成带教组带教，要求优先选择呼吸内科、心血管内科、内分泌科等3个及以上国家卫生健康委员会认定的临床药师培训专业，每个专科实习时间不少于6周。通过临床专科实习，使学生熟悉和掌握指定病种的药物治疗指南及其主要治疗药物的药效学、药动学、临床适应证、常用剂量和给药方法、禁忌证等；掌握指定病种的临床药物治疗原则及治疗方案的设计和评价方法，初步具备药物选择与应用、药物疗效判断、药物不良反应监测分析以及预防、发现、解决潜在或实际存在的用药问题的能力。此外，培养学生与患者及医护人员的沟通交流能力，使其掌握药学查房、教学药历书写、药物咨询及患者用药教育等的基本技能，训练其阅读专业期刊及基本的循证药学思辨能力，能结合临床实践撰写文献综述或学术论文。社会实践要求学生参与医院或社区等与医疗相关的志愿者活动，加深学生的职业责任感和对患者的心理与需求的理解。

综上，通过临床药学实践教学，使学生能够将临床药学基础知识、基本理论和临床实践相结合，初步具备未来职业发展所需的职业精神、运用药学知识解决临床实际问题的能力和沟通能力，具备理论联系实际、创新拓展及可持续开展临床药学专业服务的能力。

（三）开展临床药学实践应遵循的原则

1. 药学伦理原则　临床药学专业人才最基本的职业精神是遵循临床实践的伦理规范，热爱药师职业，恪守职业道德，尊师守纪，刻苦钻研，精益求精。以患者为中心、以合理用药为核心，维护生命的尊严，全心全意为患者服务，是药学伦理的核心内容。

1852年，美国药师协会（The American Pharmacists Association，APhA）成立，其以当时已被美国药师们广泛接受为职业指导原则的"费城药学院伦理准则"为模板，起草了第一个伦理准则。该准则在1922年、1952年、1975年、1994年被不断修改。1994年修改后的版本较以前版本有显著的不同，它不再是特定实践活动的指导原则，而是提供以道德责任和美德为基础的基本原则。该原则首次将药师与患者的关系定义为盟约关系，强调药师的道德责任，如同情、关心、诚信和正直，具体内容如下。

（1）序言　药师是协助公众实现最佳用药的健康领域专业人员。该原则由药师制定并拥护，目的是公开陈述支撑药师角色和职责的最基本原则。这些原则基于道德责任和美德行为，旨在指导药师处理其与患者、其他健康领域专业人员以及社会公众的关系。

（2）原则

①药师应尊重患者与药师之间的盟约关系。

②药师应以一种关心、富于同情心和信任的方式提升患者的临床获益。

③药师应尊重每位患者的自主权和尊严。

④药师应以诚实正直的方式处理与专业人员的关系。

⑤药师有责任维系持续的专业能力。

⑥药师应尊重同事和其他健康领域专业人员的职业价值和能力。

⑦药师应服务于个人、群体和社会的需求。

⑧药师应在医疗资源的分配方面保持公正。

药师的职业伦理原则可进一步强调为"药师誓言"。该誓言通常在美国药学院校的毕业式上宣读，很多药学专业学生则将其作为进入专业课程学习时的"白大褂仪式"的部分内容。"药师誓言"声明，药师的主要关注点应是人类健康事业和减轻人类的痛苦。药师被期待成为道德、伦理和法律行为最高标准的保持者。2007年，"药师应尊重和保护个人隐私和健康信息，应承担新一代药师的教育责任"，被纳入药师誓言。

2017年11月，第27届全国医院药学学术年会暨第77届世界药学大会卫星会在昆明召开，我国的《药师誓言（征求意见稿）》在国内率先发布，这是中国药学会医院药学专业委员会在国际药学联合会2015年发布的《药师誓言》基础上，参考医务人员的誓词并反复修改而成的。全文如下：

药师誓言（征求意见稿）

我是药师，我郑重宣誓：

我将凭良知、尊严及专业素养献身药学事业。

友爱同仁，尊崇感戴师长；

尽心尽责，服务病患大众；

倾我所能，保障用药安全；

追求新知，提升执业能力；

崇尚科学，不断开拓创新。

我将以国家荣誉、病患健康为首要职责。

全心全意，造福祖国人民；

进德修行，坚守职业节操；

廉洁自律，恪遵法律法规；

诚实守信，弘扬传统美德；

关爱病患，尊重个人隐私。

我是药师，我庄严承诺：

誓言所系，生命相托；

自愿立誓，永不背弃！

在医改的推动下，临床药师队伍需要自强、自立、自信，以自身药学专业知识、技能及素养，参与健康中国建设，服务于患者和公众的用药安全。

2. 临床药学实践中的基本礼仪和行为规范 临床药学实践不同于学校的课堂教学，其定位在临床或社会药学工作岗位，参与实践的学生作为临床医疗团队的成员之一，要逐步完成向临床药学服务者的心理转换，遵守职业礼仪和行为规范。

（1）临床药学实践中的礼仪要求 临床药师是以患者为中心、提供药学服务的人员，仪表应端庄大方、行动得体、自然美观，体现医疗工作者的职业精神和对他人的尊重。

①着装：衣着应整洁正式，避免奇装异服；工作期间应按规定着工作服上岗，并佩带工作牌，工作服、衬衣等应干净平整，工作期间不可穿拖鞋。

②仪容仪表：发型美观，男士不留长发，不蓄胡髯，女士长发应束起，化淡妆，不用刺激强烈的香水，不留长指甲，不涂有色指甲油；口腔保持清洁，工作期间不吃零食。

③行为姿态：站立时应抬头挺胸、目视前方、收腹立腰、双臂自然下垂、双手相握置于腹前、双腿并拢、脚尖自然分开；语言文明，谈吐文雅，待人接物自然亲切，态度友好诚恳，与人交谈时应精神饱满、面带笑容，做手势时动作幅度适中，目光随指示方向移动。

④树立"服务意识"：服务于患者，以平等和尊重之心对待患者，多理解患者的处境，学会换位思考；服务于医疗团队的其他医务人员，以专业的学识、诚信的人格和真诚的合作精神建立职业间的尊重，共同致力于提高临床治疗的收益。

（2）临床药学实践中实习生的行为规范 临床药学实践是临床药学专业学生重要的学

习环节，正确的学习态度和行为规范是实践得以有效进行并获得良好质量的保证。参与实践的实习生应主要注意以下几个方面。

①应有高度的人道主义精神，爱护患者，保护患者的隐私权和知情权，严格遵守保护性医疗制度，严禁为了个人方便而损害患者利益。

②严格遵守实践教学基地实习科室的出勤制度、作息制度和其他各项管理制度；不得旷工、迟到和早退。生病、有重要事情必须按相关规定办理请假手续。不允许出现影响实践教学基地正常医疗秩序的行为。

③以实事求是的科学态度进行实践，谦虚谨慎，勤学好问，刻苦钻研，注重理论与实践的结合。

④注意文明礼貌，尊敬带教老师。在有疑问时，应随时报告带教老师，不能擅自处理；在临床治疗方面的意见与带教老师不一致时，应采取恰当的方式提出，不应对患者、同事或其他医务人员做任何不恰当、无依据、不真实、不专业的评论。

⑤积极参与学术活动，培养严谨的科学作风，规范使用各种医疗器械和实验仪器，认真做好实习记录和相关数据的累积工作。贵重仪器和器械的使用应严格遵守相关的规定。

⑥维护学校和临床药学实践教学基地的集体荣誉，维护学校和实践教学基地间的合作关系。在完成实习任务的情况下，提倡主动协助实践教学基地做一些力所能及的工作。

⑦培养与患者、其他医务人员及带教教师等的相处与交流能力和技巧，遇到问题及时与带教教师和学校的负责老师沟通，积极寻找解决问题的途径。

3.临床药学实践中实习生的素养和理解　临床药学实践是理论教学的实践延伸，也是培养实习生素养的关键时期。实习生素养包括思想政治素养、文化素养、业务素养、身心素养等各个方面，涉及其道德品质、外表形象、知识水平、业务能力等内容。临床药学实践中对实习生素养的培养是一项系统工程，是实习生学习过程中承上启下的重要环节。

（1）提升带教师资队伍的人文素养　临床药学实践带教教师的人文素养是实习生人文素养培养的质量保证，通过实施带教教师资格准入制度，加强对教师人文素养的培训，如职业道德、社会责任、心理素质、沟通能力等，提高临床药学实践带教师资队伍的人文素养水平，为实习生起到模范引领作用。

（2）将人文素养知识纳入实习生的考核评价体系　细化临床药学实践教学对人文元素的要求，发挥考核评价这个"指挥棒"的作用，通过增加实习生对人文素养内涵理解的考核评价，促进实习生自主学习人文素养的积极性，如临床药师职业精神、与患者及医护人员的沟通能力、医疗法规、治疗指南等。

（3）岗前培训强化人文素养的元素　在临床药学实践岗前培训中增加人文素养的教育内容，如药师宣言、医学生誓言、团队合作等，以医学人文精神引领临床药学实践学习。

二、医院药学人员的在职继续教育

药学是一个不断发展、不断创新的学科。新药品的不断涌现，药品知识的不断更新，医学和生物科学技术的迅速发展，特别是医药相关政策的不断出台，临床药学实践在我国的逐步推进，对医院药师，尤其是临床药师的专业技能和知识结构提出了许多新的挑战。人才的培养和知识结构的更新是医院药学部门发展的基石，因此，医院药学人员的在职继续教育是医院药学常规而持续的工作内容。

（一）医院药学是在职临床药师培训及毕业后继续教育的主体

面对"建立分级诊疗制度""药品零差价"等医药相关政策的不断出台和试行，以"患者为中心"的药学技术服务已成为我国医院药学未来的主导方向，对高素质的临床药学专业人才的需求也日益迫切。而现阶段我国的临床药师数量远无法满足临床药学发展的需求；而且，传统的药学教育所构建的偏重化学的知识结构、长期远离一线的临床工作，均使现有的在职药师很难胜任临床药学实践。继续教育和自我学习已成为现代药师适应医院药学发展需求的必由之路，也促使医院药学部门建立规范的在职临床药师培训制度和体系，为临床药师的成长和再教育提供有力的支撑。

十余年的实践证明，在职临床药师培训制度通过对具有较好药学教育背景、业务能力强、思想素质高的医院药师集中培养，系统地补充药物治疗学理论，强化训练合理用药的基本理念、药物治疗方案选择、药物评价及开展药学监护、药学教育等能力，极大地促进了医院药师向服务型临床药学专业人才的转型，对短期内构建专职的临床药师队伍，推进我国临床药学实践的开展发挥了重要的作用。培训合格的临床药师返回到各自的工作岗位，作为骨干力量，也带动了各自医院临床药学工作的起步和开展。进一步规范和推广现有的在职临床药师培训制度，提升临床药师在职培养的容量和质量，标准化临床药师培训项目的认证制度，推进临床药师在职教育的国际化，将是未来医院药学教育领域重要而长期的建设内容。

与临床医学专业人才培养类似，临床药学专业人才的培养需高等医药学教育与临床实践训练的密切结合。高等医药院校办学的定位是将通识型人才培养成为临床药学专业人才，塑造此类人才未来职业发展所需的综合素质和专业能力，包括理论知识结构、初步的临床药学思维、基本的临床药学实践技能和继续学习的能力等。然而，合格的临床药师应具备完善的专业知识体系和服务临床的实践能力，这些则需要在毕业后的临床实践中不断地积累与发展。因此，与高校的临床药学教育对接，开展临床药学毕业后继续教育，促进毕业生适应执业环境、熟悉执业制度，强化执业能力，从学生转变成具有独立开展临床药学服务能力的专业化、专职化、专科化的临床药师，是医院药学教育的另一重要职责，也是现阶段我国医院药学需要积极探索与拓展的领域。

临床药学专业人才的在职教育应侧重以下几个方面。

1. 职业精神和职业道德教育　引导临床药师正确认识自身的职业价值，热爱药师职业，恪守职业道德，树立以患者为中心，全心全意为公众健康服务的理念。

2. 强化职业技能训练　包括能独立开展药学查房、药学会诊；参与临床药物治疗方案的决策和调整；开展处方和医嘱的审核、分析和点评，对医院的药物利用情况、用药趋势进行分析评价；具备个体化给药方案设计、药物治疗监测、不良反应监测、分析与评价的能力；实施药学监护、患者用药教育与用药指导；具备获取药学信息、开展药学信息服务与药物咨询服务的能力等。

3. 沟通能力与技巧的训练　包括与患者的沟通能力、与医疗团队中其他专业人员的沟通与协作能力等。

（二）医院药学专业人员的终身继续教育

20世纪60年代，法国第一次提出"终身教育"的概念，基本观点是教育应该贯穿于人的终生，每个人都不受年龄、资历和地位的限制，在任何需要的时候均可接受教育。这种终生教育的思想已被许多国家所接受，有些国家还将其纳入法制的轨道。

药学自身的无限发展潜力决定了医院药学专业人员应树立终身教育的思想。医院药学部门各个岗位的药学专业人员，无论是药品供应、药品调剂、医院制剂、新药临床研究、临床药学还是医院药事管理等，均应适应现代医药科学技术的飞速发展，在实践中不断地吸收新知识、新理论和新技术，努力提高药学服务水平，为公众健康提供最佳的药学技术服务。医院药学部门应针对不同阶段、不同层次的药学专业人员建立持续的再教育制度和体系，为药学专业人员提供学习与提升的平台；应建立药学专业人员继续教育的激励机制，鼓励药学专业人员通过参加国内外学术会议、进修学习、出国研修、组织技能竞赛、参与药学科学研究等多种形式，不断地提升和完善自身的专业素质。总之，医院药学部门应通过不断完善和拓展继续教育体系，建立稳定且高素质的医院药学队伍，提高医院药学的管理水平，促进医院药学整体实力的发展和提升。

（宫　建）

扫码"练一练"

参考文献

［1］杨长青.处方调剂和患者用药指导［M］.北京：人民卫生出版社，2014.

［2］胡晋红.医院药学［M］.第3版.上海：第二军医大学出版社，2010.

［3］阚全程.医院药学高级教程［M］.北京：人民军医出版社，2014.

［4］孙春华，封宇飞.医院药师调剂手册［M］.北京：中国医药科技出版社，2011.

［5］中华人民共和国卫生部.静脉用药集中调配质量管理规范［M］.北京：人民卫生出版社，2010.

［6］吴永佩，颜青，张健等.全国静脉用药集中调配工作模式与验收管理培训教材［M］.北京：科学技术文献出版社，2016.

［7］刘新春，米文杰，王锦宏等.静脉用药调配中心(室)教程［M］.上海：复旦大学出版社，2014.

［8］王玉琴，李玉珍，甄健存.医院药师基本技能与实践［M］.北京：人民卫生出版社，2013.

［9］王长连.实用药学服务知识与技能［M］.北京：人民卫生出版社，2012.

［10］中国药学会医院药学专业委员会.医疗机构药学工作质量管理规范［M］.北京：人民卫生出版社，2013.

［11］郭代红.医疗机构药物安全性监测［M］.北京：人民军医出版社，2010.

［12］吴永佩，张钧.医院管理学药事管理分册［M］.北京：人民卫生出版社，2011.

［13］王晓波主译.药房管理规范2012-2013版［M］.北京：人民卫生出版社，2014.

［14］陆林.药物监测方法-治疗性用药与药物滥用［M］.北京：人民卫生出版社，2011.

［15］陈枢青，祁鸣，马珂主译.药物基因组学-在患者医疗中的应用［M］.杭州：浙江工业大学出版社，2013.

［16］李宁，于健春，蔡威.临床肠外肠内营养支持治疗学［M］.北京：中华医学电子音像出版社，2012.

［17］Koda-Kimble MA，Young LY，Kradjan WA，et al. Applied Therapeutics：The Clinical Use of Drugs［M］. 10th Edition. New York：Wolters Kluwer，Lippincott Williams & Wilkins，2012.

［18］Chisholm-Burns MA，Schwinghammer TL，Wells BG，et al. Pharmacotherapy：Principles & Practice［M］. 2nd Edition. New York：McGraw Hill Medical，2010.

［19］The Joint Commission of Pharmacy Practitioners (JCPP). Pharmacists Patient Care Process，May 29，2014.

［20］Melanie J. Rantucci. Pharmacists talking with patients：A guide to patient counseling. New York：Lippincott Williams & Wilkins，2007.

［21］戴尔·卡耐基.沟通的艺术与处世智慧［M］.北京：中国华侨出版社，2012.

［22］陈实.器官移植学［M］.北京：人民卫生出版社，2014.

［23］曾因明.危重病医学［M］.北京：人民卫生出版社，2006.

［24］王顺年.临床药师工作手册［M］.北京：人民军医出版社，2015.

［25］葛卫红.华法林抗凝治疗临床药师指导手册［M］.北京：人民卫生出版社，2009.

［26］杨世民.药事管理学.第5版.北京：中国医药科技出版社，2015.

［27］合理用药国际网络（INRUD）中国中心组临床安全用药组，中国药理学会药源性疾病学专业委员会，中国药学会医院药学专业委员会，等.中国用药错误管理专家共识［J］.药物不良反应杂志，2014，6（16）：321-326.

［28］合理用药国际网络（INRUD）中国中心组临床安全用药组，中国药理学会药源性疾病学专业委员会，中国药学会医院药学专业委员会，等.医疗机构给药环节用药错误防范指导原则［J］.药物不良反应杂志，2016，2（18）：4-7.

［29］中华医学会器官移植学分会.中国肾移植受者免疫抑制治疗指南［J］.中华器官移植杂志，2016，7（5）：1-5.

［30］中华医学会心血管病学分会，中国老年学学会心脑血管病专业委员会.华法林钠抗凝治疗的中国专家共识［J］.中华内科杂志，2013，52：76-82.

［31］倪伟建，方焱，张善堂，等.基于药物基因组学与血药浓度监测指导的个体化用药研究［J］.中国医院药学杂志，2018,38(17):1863-1868.

［32］王育红，黄金宇.职业道德与药学伦理学［M］.北京：北京大学出版社，2013.

［33］杨长青.医院药学［M］.北京：中国医药科技出版社，2018.

［34］中国药学会医院药学专业委员会.医疗机构药学工作质量管理规范（操作手册）［M］.北京：人民卫生出版社，2016.

［35］陈洁.药物经济学［M］.成都：成都科技大学出版社，2000.

［36］陈洁.临床经济学［M］.上海：上海医科大学出版社，1999.

［37］林果为，沈福民.现代临床流行病学［M］.上海：上海医科大学出版社，2000.

［38］胡善联.药物经济学与药品政策研究［M］.昆明：云南科技出版社，2000.

［39］MRGold，JESiegel，LBRussell，etal. Cost-effectiveness in Health and Medicine［M］.NewYork：Oxford University Press，1996.

［40］JESiegel，GW Torrance，LB Russell，etal. Guidelines for pharmacoeconomics studies［J］.Pharmacoeconomics. 1997,11(2):159.

［41］S Byford and SP almer. Common errors and controversies in pharmacoeconomic analysis［J］.Pharmacoeconomics. 1998,13(6):659.

［42］MF Drummond，WS Richardson，BJO'Brien，etal. Users' guides to the medical literature. XⅢ. How to use an article on Economic analysis of clinical practice A. Are the results of the study valid?［J］.JAMA. 1997,277(19):1557.

［43］BJO'Brien，D Heyland，WS Richardson，et al. Users' guides to the medical literature. XⅢ. How to use an article on Economic analysis of clinical practice B. What are the results and will they help me in caring for my patients?［J］.JAMA. 1997,277(22):1802.

［44］韩胜昔，叶露.质量调整生命年的介绍与评述［J］.中国药物经济学，2012，7（6）：12-15.

［45］刘国恩.中国药物经济学评价指南及导读：2015版［M］.北京：科学出版社，2015.

［46］高胜男，刘国强.药物经济学在医药卫生领域的应用［J］.中国药物经济学，2017，12（8）：16-18.

［47］WD Wranik, L Gambold, N Hanson, et al. The Evolution of the Cancer Formulary Review in Canada: Can Centralization Improve the Use of Economic Evaluation?［J］.Int J Health

Plann Manage, 2017, 32 (2) : e232–e260.

［48］RI Yagudina, AU Kulikov, VG Serpik, et al. Concept of Combining Cost–effectiveness Analysis and Budget Impact Analysis in Health Care Decision–Making ［J］. Value Health Reg Issues, 2017, 13 : 61–66.

［49］MI Aladul, RW Fitzpatrick, SR Chapman. The Effect of New Biosimilars in Rheumatology and Gastroenterology Specialities on UK Healthcare Budgets: Results of a Budget Impact Analysis ［J］. Res Social Adm Pharm, 2018, S1551–7411 (17) : 30978–30986.

［50］刘成裕,刘广宣.药物经济学:评价与应用［J］.中国药物经济学,2019,14(02):122–128.

［51］Lawson DH. Pharmacoepidemiology: a new discipline ［J］. Br Med J,1984; 289: 940～941.

［52］官建.药物流行病学研究中的无应答问题及解决方案［J］.药物流行病学杂志,2012,21(3): 142–145.

［53］官建,潘雯,毕开顺,等.药物流行病学在临床药学专业中的作用及其授课关键浅析［J］.中国药房,2013,24（48）: 4606–4608.

［54］官建,吴明智,李翠英,等.基于Web of Science的药物流行病学领域药物安全性文献计量分析［J］.药物流行病学杂志,2018,27（5）: 338–341.

［55］官建,郭凤,李翠英,等.预防医学理念在临床药学多维实践考核评价体系构建中的作用［J］.中国公共卫生,2016,32（11）: 1602–1604.